全国高等医学院校本科规划教材

供临床医学、预防医学、全科医学及相关专业使用

全科医学概论

（第3版）

主编　刘学政　刘可征

科学出版社

北　京

内 容 简 介

《全科医学概论》（第 3 版）为了便于本科生学习，在内容上主体延续上一版，除了根据最新进展对若干内容做了更新、完善外，主要在一些章节方面做了调整，使其更加适合全科医学人才"5+3"的培养模式与国家住院医师规范化培训考核和执业医师资格考试衔接，从而使本书的框架结构更清晰，内容更系统和完整。

本书为全国高等医学院校本科规划教材，可供临床医学、预防医学、全科医学及相关专业使用。

图书在版编目（CIP）数据

全科医学概论 / 刘学政，刘可征主编. —3 版. —北京：科学出版社，2022.1
全国高等医学院校本科规划教材
ISBN 978-7-03-070857-1

Ⅰ.①全⋯　Ⅱ.①刘⋯②刘⋯　Ⅲ.①家庭医学－医学院校－教材
Ⅳ.①R499

中国版本图书馆 CIP 数据核字（2021）第 256621 号

责任编辑：郝文娜 / 责任校对：张　娟
责任印制：李　彤 / 封面设计：吴朝洪

科学出版社出版
北京东黄城根北街 16 号
邮政编码：100717
http://www.sciencep.com
北京建宏印刷有限公司 印刷
科学出版社发行　各地新华书店经销

*

2016 年 6 月第　二　版　开本：787×1092　1/16
2022 年 1 月第　三　版　印张：26 1/2
2023 年 2 月第二次印刷
字数：644 000
定价：98.00 元
（如有印装质量问题，我社负责调换）

编 者 名 单

主　　编　刘学政　刘可征

副主编　吴　佩　邱　伟　李伟明　张　伟　李才锐　辛程远

编　　者（按姓氏笔画排序）

王良君（锦州医科大学）　　　　王明华（湖北医药学院）

田红梅（赤峰学院）　　　　　　刘可征（包头医学院）

刘学政（锦州医科大学）　　　　刘雅妮（桂林医学院）

刘斌钰（山西大同大学）　　　　阮世颖（南昌大学）

孙　琪（宁夏医科大学）　　　　李才锐（大理大学）

李伟明（昆明医科大学）　　　　吴　佩（皖南医学院）

吴　琼（中国医科大学）　　　　吴　辉（新乡医学院）

邱　伟（赣南医学院）　　　　　邱雅慧（锦州医科大学）

辛程远（吉林医药学院）　　　　张　伟（牡丹江医学院）

张　态（大理大学）　　　　　　陈晓芸（大连大学）

邵　爽（首都医科大学）　　　　周文敬（延边大学）

赵　英（南华大学）　　　　　　徐仲卿（上海交通大学）

黄宇清（井冈山大学）　　　　　薛　凌（锦州医科大学）

编写秘书　王良君（兼）

前　言

　　全科医学于 20 世纪 80 年代末引入我国，历经 30 多年的研究与实践，目前已基本建立了适合我国国情的全科医学教育体系。近年来，我国政府陆续出台了一系列政策和文件，使全科医学的发展迈入了一个崭新的时代。特别是 2018 年 1 月国务院办公厅颁布了《国务院办公厅关于改革完善全科医生培养与使用激励机制的意见》（国办发〔2018〕3 号）并启动了新一轮的医药卫生体制改革后，使医教协同下的院校全科医学教育改革进一步深化——全国高等医学院校更加重视全科医学学科建设，面向全体医学类专业学生开展全科医学教育和全科临床见习实习，有条件的高校纷纷成立全科医学教研室、全科医学系或全科医学学院，并将《全科医学概论》设为学生必修课程，同时依托全科专业住院医生规范化培训基地和助理全科医生培训基地，建设了一批全科医学实践教学基地。2020 年 9 月国务院办公厅又颁布了《国务院办公厅关于加快医学教育创新发展的指导意见》（国办发〔2020〕34 号），该意见的出台为加大全科医学人才培养力度，加快培养"小病善治、大病善识、重病善转、慢病善管"的防治结合型全科医学人才，系统规划全科医学教学体系，加强面向全体医学生的全科医学教育指明了方向并提供了政策保障。

　　在这大好形势的鼓舞下，为进一步做好医学院校的全科医学教育，加强全科医学教材建设，促进全科医学人才培养质量的提高，我们启动了《全科医学概论》（第 3 版）教材的修订工作。为博采众长，使本书更臻完善，此次编委会又新增了 3 所院校的一线教师和全科医生作为本书的撰稿人，调整补进了 8 位中青年骨干教师和全科医生，编写力量进一步壮大，年龄层次、知识结构和学缘结构更合理，学历层次更高，编写经验更丰富。

　　本版教材修订仍坚持全国高等学校 5 年制本科临床医学专业教材评审委员会确立的本科教材突出"三基"（基本理论、基本知识和基本技能）和"五性"（思想性、科学性、先进性、启发性、适用性）的编写原则。主要教学对象为 5 年制本科临床医学、预防医学专业学生，同时兼顾其他医学专业本科医学生的全科医学教学需要。修订中承袭了前两版教材的框架和体系，正文仍由 3 篇 24 章构成，内容上紧扣全科医学人才培养目标，体现新时期教改和课程思政精神；拓展教材的广度和深度，增加教材的知识性和人文性；并根据近年国家出台的全科医学教育和发展指导意见及文件精神，对有关内容进行了完善、更新和补充；同时通盘考虑了本教材如何适应全科医学人才"5+3"培养模式改革，注意内容与住院医师规范化培训考核、国家执业医师资格考试及职称考试的衔接。为了更好地教学服务本次修订还增加了教学课件 PPT。

本书在修订过程中，得到了有关医学院校领导专家、兄弟院校同仁们的大力支持，在此一并表示衷心感谢！

与其他专科相比，全科医学在我国仍然是一门发展中的学科。对于书中存在的疏漏和不足之处，恳切希望相关专家学者、师生不吝赐教和批评指正。

刘学政

2021 年 12 月

目　　录

第三篇　常见健康问题的全科医学处理

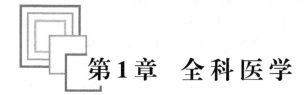

第1章 全科医学

学习并理解全科医学的定义、学科特点与基本原则，熟悉全科医学发展史、产生背景及与相关学科的关系，了解全科医学的相关学术组织与学术期刊。

全科医学（general practice）又称家庭医学（family medicine），正式建立于 20 世纪 60 年代，是一门新型的临床二级学科。它在西方国家通科医生长期实践经验的基础上，综合了现代生物医学、行为科学和社会科学的最新研究成果，形成了指导医生从事基层医疗保健第一线服务的知识技能体系。1969 年美国家庭医疗委员会（American Board of Family Practice，ABFP）正式成为美国第 20 个医学专业委员会（实际上是主要负责组织专科考试的考试委员会），标志着家庭医学学科在全球的诞生，这也是该学科建立的一个里程碑。这一新型学科 20 世纪 80 年代末传入中国，1993 年 11 月中华医学会全科医学分会成立，标志着我国全科医学学科的诞生。现历经几十年的发展、研究与实践，全科医学为培训合格的全科医生及其团队提供了较为完善的全科医疗服务知识体系，这种以病人为中心的全科医疗服务，逐渐得到了广大社区居民的认可。在当前深化医药卫生体制改革的大潮下，全科医生正践行着他们的历史使命，尝试着承担起其在卫生保健系统中守门人的重任。

本章将介绍全科医学的基本概念、学科特点、全科医学的发展史、全科医学与相关学科的关系、全科医学的学术组织及学术期刊等内容。

第一节 全科医学概述

一、全科医学的定义

关于全科／家庭医学的定义，国内外尚未有统一的概念，不同的学者对其有着不同的界定。ABFP 在 1984 年对家庭医学的定义为："家庭医学是一种整合生物医学、行为医学及社会科学的专科，其知识和技能的核心源于传统的开业医生和以家庭为范围的独特领域，而不是以病人的年龄、性别或器官系统的疾病来分科。家庭医学的训练，除了提供以家庭为单位的照顾外，还要对病人负起持续性健康照顾的责任，在医疗系统中担任提供协调病人照顾的独特专业性角色。"澳大利亚皇家全科医生学院（The Royal Australian College of General Practitioners，RACGP）对全科医学的定义为："全科医学是卫生保健系统的一个组成部分，它整合目前的生物医学、心理学及社会学科于一体，为所有的人、家庭及社区提供基本的、连续的、综合的和协调的医疗保健服务。"也有学者给全科医学下了一个功能性的定义："全科医学是全科医生在为个人及其家庭提供连续性、综合性的医疗保健时所运用的知识和技能。它也包含经过医学研究发展起来的新知识，以满足现在及未来的需要。"世界家庭医生组织欧洲学会（WONCA Europe）对全科/家庭医学的定义是："全科/家庭医学是一门理论与实践相结合的学科，具有独特的教学、科研、循证与临床实践内容，并且以初级医疗卫生为主作为服务特色。"

我国在引入全科医学以后，结合了 ABFP 和 WONCA 欧洲学会等对全科医学的定义，目前使用最多的定义为："全科医学是一个面向社区与家庭，整合临床医学、预防医学、康复医学及人文社会学科相关内容于一体的综合性临床医学二级专业学科；其范围涵盖不同年龄和性别、各个器官与系统、各类疾病及健康问题。其主旨是强调以人为中心、以家庭为单位、以整体健康的维护与促进为方向的长期负责照顾，并将个体与群体健康照顾融为一体。"

二、全科医学的知识范畴和学科特点

（一）全科医学的知识范畴

全科医学学科知识体系的构建基于以下 3 个方面：①通过通科医生长期的医疗实践而逐渐积累起来的经验；②从其他医学学科中整合而来的知识和技能；③通过全科医学的专业研究不断发展起来的属于自己的独特知识、技术、观念和态度。因此，全科医学的知识范畴比较宽泛，除了西方国家通科医生在长期医疗实践的基础上所获得的临床经验外，还在学科长期的发展与研究中，不断整合生物医学、行为科学、心理学和社会科学等学科的最新研究成果。其内容主要分为两部分：①全科医学基本理论，主要包括全科医学的基本知识和原则、临床策略、家庭保健理论、预防医学、社区医学、社会医学、行为医学、健康管理学、医学伦理学和医学法学等方面的知识和技能；②全科医学临床医学部分，主要研究社区常见健康问题与处理方法，包括内科学、外科学、妇产科学、儿科学、精神医学等临床相关学科，以及预防、保健、治疗、康复等方面的知识和技能。

（二）全科医学的学科特点

全科医学学科有其独特的知识、技能、态度/价值观，其服务内容十分广泛，在深度上与其他临床专科的知识和技能相比较浅，但其服务的病人和病种又与其他临床专科有一定的交叉。全科医学具有如下的学科特点。

1. 是一门综合性的临床医学学科　全科医学具有跨学科、跨领域的综合性知识体系，是一门独立的临床二级学科，整个知识体系包括总论（基础理论）和各论（临床医学技能）两部分。总论部分主要介绍全科医学的理论精髓，包括以病人为中心、以家庭为单位、以社区为基础、以预防为导向的健康照顾等，同时还包括全科医学临床服务基本技能和服务工具等内容。各论部分主要包括临床诊疗中常见健康问题／疾病的诊断、处理与评价的方法和技术等。其服务内容不仅涉及临床内、外、妇、儿等医学专科，同时还涉及心理学、行为科学、预防医学、医学哲学等学科，但是全科医学并不是以上学科片断知识和技术的集合，而是根据服务对象的需要和需求，将各门相关知识、技能有机整合为一体，并发展创造新的知识和技能，其理论基础是整体的医学观和系统论。

2. **定位于基层卫生保健领域** 全科医学主要服务领域为基层卫生保健。以家庭、社区为背景，以处理常见问题为主，并且大量是处于疾病未分化阶段的健康问题。全科医学强调要对病人及其家庭、社区负责，对疾病预防、服务质量、病人满意度、卫生资源的有效利用和医学伦理学问题等全面负责，因此，全科医学是一门适用于基层医疗、社区卫生服务和初级卫生保健领域的医学专科。

3. **是一个广度上的医学专科** 跨学科、跨领域的综合性的全科医学与其他临床医学专科有着显著的区别，其他临床专科都是在一定的领域或范围内不断向纵深方向发展，是一种深度上的医学专科；而全科医学则是在一定深度上朝横向发展，是一个独特的、范围宽广的临床医学专科，成为多学科连接的纽带（图1-1）。一定深度是指处理社区常见健康问题而不是指疑难的专科化问题所需要的知识和技能，横向发展的结果是能解决问题的范围越来越广泛，服务内容越来越丰富、全面，病人的需要能得到充分的满足。

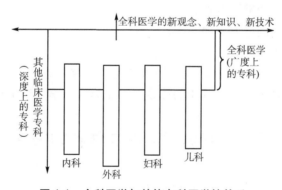

图1-1　全科医学与其他专科医学的关系

4. **具有整体论的临床思维方法** 从临床思维方法上看，与传统经验医学不同，全科医学运用具有科学基础的整体论和系统理论的方法，并应用现代医学的研究成果来解释发生在病人身上的局部问题和整体变化，注重在诊疗实践中结合循证医学的研究结果，注重病人及其健康问题的"背景"和"关系"，同时从生理、心理、社会、文化等多维度考虑，提供全人照顾。

5. **高度重视服务艺术** "高情感"的全科医学以人为本，注重人胜于疾病，注重伦理胜于病理，注重满足病人的需要胜于疾病的诊疗。它在强调技术水平的同时，十分注重将技术与艺术有机地结合为一个整体，使医学真正成为服务于人的科学。

6. **具有地域和民族特点** 由于文化背景、社会经济发展水平、医疗保健体系和医疗保障制度的不同，各国的全科医学和全科医疗存在明显的地域和民族特点，所以，在学习其他国家的全科医学经验时不能生搬硬套，诊疗病人时也应充分考虑民族、文化、经济发展水平等因素对病人疾病诊疗的影响。

此外，全科医学还具有独特的服务内容、独特的临床诊疗方法和技术，有关内容详见第 2 章。

三、全科医学的基本原则

全科医学是以生物 - 心理 - 社会医学模式和系统整体论为理论指导。全科医生在工作中提供"全面"的服务，是全科医学的"全"字的具体体现，主要包括 5 个方面的含义：①主动服务于社区中的全体居民；②整合内科、外科、妇产科、儿科等各种临床医学专科的服务；③开展生物、心理、社会服务模式的健康照顾；④兼顾个人、家庭和社区；⑤预防、治疗、保康、康复、健康教育、健康管理一体化服务。

全科医学的基本原则主要包括以下 9 个方面。

(1) 人性化照顾。

(2) 综合性照顾。

(3) 连续性照顾。

(4) 可及性照顾。

(5) 协调性照顾。

(6) 以家庭为单位的健康照顾。

(7) 以社区为基础的健康照顾。

(8) 以预防为导向的健康照顾。

(9) 团队合作的工作方式。

以上原则是全科医生开展社区卫生服务的基本策略，指导着全科医生的工作实践，在全科医疗服务中有着更充分而具体的体现（详见第 3 章第三节全科医疗的基本特征）。

四、全科医学与相关学科的关系

(一) 全科医学与临床其他二级学科

内、外、妇、儿等学科与全科医学一样均为临床医学二级学科，这些二级学科都形成了自己的知识和技能体系。由这些临床专业学科培养合格的医生，无论在医院内还是在医院外，均为病人提供着独特服务内容的专科医疗服务，其业务内容与其他学科虽有一定的交叉，但是交叉往往有限或很少。

而全科医学与其他各二级临床专业学科在知识和内容上都一定的交叉，交叉的多少与社区居民的卫生服务需求有着明显的联系。通常情况下，全科医学的知识宽度跨越了临床所有二级专业学科，它的范围涵盖了其他临床专科的所有常见问题或疾病的照顾。从国际上全科医学住院医师培训项目中各临床科室轮转的时间长度来看，内科、外科、妇产科、儿科的轮转时间较长，而眼科、耳鼻喉科、放射科等轮转时间较短，而且不同国家的培训项目中各科室轮转的时间也不尽相同。由此可见，全科医学覆盖各临床专科的知识和技能的量也不尽相同，培训中学到什么程度和学习什么内容均随着政府、医疗保险机构、社区民众的医疗保健需求而定。

> **链 接**
>
> 2019 年 11 月 11 日,受国家卫生健康委员会科教司的委托,中国医师协会组织修订了《全科专业住院医师规范化培训基地标准(2019 年修订版)》和《全科专业住院医师规范化培训内容与标准(2019 年修订版)》,全科专业住院医师规范化培训内容包括全科医疗实践和其他临床科室轮转培训。见表 1-1。
>
> **表 1-1 轮转安排建议表**
>
> | 年度 | 培训内容 | 培训基地 | 轮转科室 | 培训地点 | 时间分配(月) |
> |---|---|---|---|---|---|
> | 第一年 | 全科实践 | 基层实践基地 | 全科医学科 | 门诊为主 | 1 |
> | | | 临床基地 | 全科医学科 | 门诊或病房 | 1 |
> | | 科室轮转 | 临床基地 | 内科(心内、呼吸、消化、内分泌) | 主要在病房、门诊补充 | 8 |
> | | | | 神经内科 | 主要在病房、门诊补充 | 2 |
> | 第二年 | 全科实践 | 基层实践基地 | 全科医学科 | 门诊(含中医、康复) | 1 |
> | | | 临床基地 | 全科医学科 | 门诊或病房 | 1 |
> | | 科室轮转 | 临床基地 | 内科(肾内、血液、风湿、肿瘤) | 病房或门诊 | 2 |
> | | | | 儿科 | 主要在病房、门诊补充 | 2 |
> | | | | 外科、普外、泌尿、骨科 | 门诊 | 2 |
> | | | | 妇产科 | 门诊 | 1 |
> | | | | 皮肤科 | 门诊 | 1 |
> | | | | 五官科(眼科、耳鼻喉科) | 门诊 | 1 |
> | | | | 精神科 | 门诊 | 1 |
> | 第三年 | 科室轮转 | 临床基地 | 传染科 | 门诊 | 1 |
> | | | | 急诊内、外科 | 门诊 | 2 |
> | | 全科实践 | 临床基地 | 全科医学科 | 门诊或病房 | 1 |
> | | | 基层实践基地 | 全科医学科 | 门诊为主 | 3 |
> | | | | 预防保健科 | 门诊 | 2 |
> | | 选修科室 | 临床基地或基层实践基地 | 临床科室,影像科或基层实践基地 | 门诊或病房 | 3 |
> | 合计 | | | | | 36 |
>
> 注:①各基地可根据本标准适当调整轮转顺序。②临床基地为综合医院,临床科室轮转期间,每月至少安排 2 天基层实践基地培训(建议固定在同一基层实践基地的全科门诊)。③基层实践基地为社区卫生服务中心和乡镇卫生院。④轮转建议由基层实践基地开始,第 3 年在基层实践基地结束。⑤基层实践基地部分培训内容不达标的,可弹性安排临床基地完成。原则上同一基地轮转计划应保持一定的稳定性与持续性。⑥选修科室重点考虑当地疾病谱发病情况与住院医师实际需求。资料来源:中国医师协会,全科专业住院医师规范化培训内容与标准(2019 年修订版)。

（二）全科医学与预防医学

预防医学是医学的一个分支，是以人群为主要研究对象，按照预防为主的卫生工作方针，从群体的角度探索与人类疾病和健康相关问题（社会、心理、环境等因素与疾病和健康的关系），预防疾病的发生，控制疾病的发展及促进健康的一门医学学科。近年来，由于威胁人类健康的疾病已由传染病转变为慢性非传染性疾病，所以预防医学的主要任务逐渐从群体预防为主转向个体和群体预防相结合，从被动预防转向主动预防，从生理疾病的预防扩大到心理、行为和社会预防，从仅以公共卫生人员为主体延伸到以公共卫生和临床医护人员为主体，预防疾病的责任在以政府、社会为主的同时更强调居民个人所应承担的责任。

由于全科医生就工作在社区的第一线，与病人最早接触，并且与社区病人有着良好的医患关系，所以他们最擅长也最方便在社区中提供个体化的预防服务——临床预防服务。同时全科医学一直强调以社区为导向的基层保健的重要性，为适应我国社区卫生服务的发展要求，全科医生必须学习与群体预防和公共卫生有关的知识和技能，以更好地承担国家规定的社区公共卫生服务任务和职责。

（三）全科医学与社会医学

社会医学是一门医学与社会科学相结合的边缘交叉学科，从宏观和微观不同层次研究社会性的医学问题，既为制订卫生事业的发展战略、策略、方针、政策、规划提供理论和实践依据，同时也为更新医疗工作的思维观念指导医学实践服务。也可以说社会医学是一门从社会学角度研究医学问题的科学，它主要研究社会因素和健康之间的相互作用及其规律，以制订社会保健措施，保护和增进人群的身心健康水平和社会活动能力，提高人们的生活质量。近年来，社会医学以其研究成果体现"生物 - 心理 - 社会医学模式"，推动医学模式转变和"新型健康观"形成，并积极倡导"社会大卫生观"，促进区域性卫生规划的建立与新卫生政策的形成，在卫生改革中起着重要作用。

全科医学和社会医学的关系非常密切：①全科医学吸收社会医学的研究成果，以"生物 - 心理 - 社会医学模式"和"新型健康观"作为理论基础；②全科医学在"社会大卫生观"指导下开展其服务；③全科医学运用社会医学有关方法，研究如何满足社区民众卫生服务需求等问题；④全科医学使社会医学的理论、方法与全科医生的日常服务相结合，扩大了社会医学的应用范围并丰富了其内涵，提高了社会医学研究成果的可操作性。

（四）全科医学与社区医学

社区医学是公共卫生和社会医学在 20 世纪中期深入发展的产物，它通常是应用流行病学及医学统计学方法进行社区调查，并经由社区医务人员诊断确定社区群众中的健康问题及其在医疗保健照顾方面的需求，继而拟定出社区的健康计划，动用社区内资源，通过社区医疗保健工作改善群众的健康问题，并适时对实施的健康计划进行评估，以达到预防疾病、促进健康的目的。总之，社区医学是一门充分挖掘利用社区资源，突出社区特点，满足社区卫生需求的医学。其特点是要求把人群中个体（健康人、病人）的卫生需求（医疗、预防、保健和康复）问题回归到群体（家庭、社区和社会）的高度，与他们生活的家庭、社区和社会联系起来去认识、分析和处理。

全科医学与社区医学有着极为密切的联系：①两者有着相同的着眼点，即均立足于社区，为社区居民的健康服务；全科医学借助社区医学的理论和方法研究社区人群健康问题的性质和形态，这是全科医生认识健康和疾病的类型及其完整过程的基础。全科医生也参与解决社区中不同人群的健康问题，并将其与针对个人的医疗实践相结合。②两者有着不同的着重点，即全科医学以个人为重心、家庭为单位、社区为范围，而社区医学则以人群为重心，较少涉及家庭和个人。

（五）全科医学与中医学

中医学（包括草药、针灸、按摩等）是我国医学界公开承认的医学学科，其教育、科研和医疗实践取得了丰硕的成果，其临床医疗服务被人民群众广泛接受，在居民疾病治疗、康复及保健方面起着积极的作用，这种现象在世界上是独一无二的。中医药以其安全、有效、费用相对低廉、诊疗技术简便、方法灵活多样，深受广大社区居民的欢迎，并提高了医疗服务的公平性和可及性，与此同时也证明了中医药在社区广阔的发展前景。

全科医学与中医学有很多相似之处，尤其是全科医学的基本原则与中医学思想惊人相似。例如：中医学的"整体观"和"以人为本"的思想，与全科医学"以病人为中心，以家庭为单位，以社区为范围"的服务模式如出一辙。而这种治疗理念上的密切吻合，又使得中医呈现出独特的学科优势，如中医学对一些现代医学治疗效果不佳的病毒性感染、肿瘤等疾病有独特的疗法和治疗效果。但传统医学也存在着"重经验、轻理论，重归纳、轻分析，缺乏标准化诊断数据，中药作用机制不明确"等缺点，其目前的发展水平还不能完全满足民众的需要。所以，全科医生应该也必须了解其主要的类型、特点、疗效，同时也应该看到它的局限性，以便能够适应社区群众的健康信念，并用它来丰富全科医学的理论和治疗手段。当病人准备使用这类医疗手段时，全科医生可以对病人提出有益的建议，从而最大限度地避免这些疗法对病人的潜在伤害。

第二节 全科医学的发展简史

一、全科医学学科的产生与历史背景

（一）全科医学学科的产生与发展

1. 古代"郎中"式的医治者 在古代，医生基本上是不分科的，多以"多面手"的身份出现在病人及其家属面前，那时的医生在中国被称为"郎中"，在西方国家被称为"治疗者"（healers/therapists），其含义都是指能够为病人提供服务的"医治者"。当病人发生疾病时，医治者能够运用朴素的自然哲学医学理论，并根据对病人的大体了解和观察、自己的经验及书本上的理论与个案记载对病情做出猜测判断，对病人的整体状态及其与环境的相互关系进行描述与解释；采用各种治疗手段包括药物、针灸、按摩、放血等来刺激病人体内的自主调节系统，使之发生有利于健康的调整，进而促进疾病"自愈"或康复。如中医学的"阴阳五行学说"、"六淫"和"七情"的病因学说；希波克拉底的"四体液学说"、"论空气、土壤和水"等，都体现了这种朴素的整体观念。其目的在于协助病人"自愈"，即帮助病人从病理状态自然恢复到身体与精神的平衡状态。为此，医治者往往要在病人家里和床边守候很长时间，以便对疾病进行观察，而病人及其家属则通过叙述病史、体验症状及实施协助自愈的照顾，在诊治过程中参与很多，扮演了相当重要的角色。当然，这种诊疗方式应归于当时对疾病的病因、病理认识的肤浅和治疗的乏术，而在现代医学高度发达的今天，自然会取而代之。

然而今天，现代医学高度普及和发展，人们却发现其方法和应用上存在着局限性，便不免回顾历史，怀念那时朴素自然协调的思维方式、服务实践和医患关系。而全科医学的建立和发展，可以说是医学界适应时代和民众的需要，将古代医学的精华重现于今天的一种"螺旋式上升"的成功实践。

2. 近代的通科医生 5～15 世纪，由于受中世纪宗教神学统治的影响，医学从古希腊自然哲学又倒退为宗教医学，西方医生们通常根据圣经理论解释生命和疾病现象，重视烦琐的神学推理而轻视实际观察与操作，更极力反对人体解剖和外科这些会导致"流血"的行为，致使外科医生的社会地位较低，沦为理发匠等下层社会角色。少数经过欧洲医学院正规培训的内科医生毕业后在城镇开业，通常不做手术，也不配置药品，并且不与其他医治者合作，他们只服务于富人和上层社会，被称为"贵族医生"。而服务于穷人和农村地区的"医治者"，大多数是毕业于理发匠学校的外科医生和缺乏训练的药剂师。

18 世纪中期，兴起了欧洲开发北美新大陆的"移民热"，一些"贵族医生"也迁移到了美洲。由于医生数量甚少，无法满足大量移民的医疗服务需求，加之这些"贵族医生"即内科医生只为富人和贵族服务，使美洲大陆的医生人手紧缺问题更加突出。为了解决此问题，当局不得不打破原有的欧洲社会等级界限，让所有的开业医生——无论是否医学院校毕业，无论是内科医生、外科医生、药剂师还是其他医治者都按照多面手的通科医生方式进行工作，向病人提供验尿、放血、灌肠、缝合、配药等各种服务，以满足当时社区居民对各种医疗服务的高度需求。此时，通科型医生就在 18 世纪的美洲诞生了。

类似的进程也发生在 18 世纪末与 19 世纪初的英国。工作在社区的"多面手"医生逐渐争得了与内科医生相似的社会地位。医学生毕业后如果通过了医疗、药物、外科及接生技术的考试，即可获得"通科医生"的开业资格。19 世纪初，英国的 *Lancet* 杂志首次将这些接受过一般训练、具有多种技能个体开业的行医者称为"general practitioner"（通科医生，简称 GP），由于这一名称于 19 世纪的欧洲（英国）首先使用，所以说，通科医生诞生于 18 世纪的美洲，而正式命名于 19 世纪的欧洲。

直到 19 世纪末，通科医生一直占据西方医学的主导地位。当时约 80% 的开业医生都是通科医生，这些通科医生大多在社区独立开业行医，尽管当时医疗水平不高，但他们生活在社区居民之中，对病人及其家庭情况有较为全面的了解，在疾病照顾时能够提供周到细致、经济有效的医疗服务，所以备受居民的尊敬，在社区中享有很高的威望。从全科医学发展的历程来看，可将这种看病不分科，根据社区居民的健康需求提供各种医疗保健服务的通科医疗看作是全科医学的雏形，即 20 世纪以前及 20 世纪初期是通科医生时代。

3. 专科医疗的兴起与通科医疗的衰落 通科医生为病人提供的服务即为通科医疗。

通科医疗在西方国家经历了"马鞍形"的发展过程，这与专科医学化的进程密切相关。

19世纪末，物理学、化学、解剖学、生理学、生物学及细菌学等基础学科的迅猛发展，为医学教育建立在科学的基础之上奠定了基础。1889年成立的约翰·霍普金斯（Johns Hopkins）医学院对医学教育进行了改革，实施了集理论、研究和临床实践为一体的四年制医学教育。1910年，美国著名教育学家 Abraham Flexner 应美国医学会和卡耐基（Carnegie）基金会的邀请，对175所医学院校进行了调查研究，并发表了具有历史意义的考察报告即 Flexner 报告《加强生物医学教育》。该报告极力主张加强生物医学的教育和研究，同时，高度肯定和热情推荐了约翰·霍普金斯医学院将临床医疗、教学和科研融为一体的做法。受这一报告的影响，人们对发展专科医学越来越重视，促使整个医学朝着专科化的趋势发展。1917年，眼科专科学会首先成立，在1930～1940年，先后成立了14个专科医学会及相应的住院医师培训项目，专科化趋势更为显著。此后欧美各医学院校纷纷根据不同专业的要求将课程细分和重新组织教学，医学科学研究逐渐在以医院为主体的临床活动中占据了中心位置，从此医学便开始了意义深远的专科化进程。其间虽然也有像 Peabody（1923年）这样的学者在大力宣传全科医生的重要性，但并未受到重视。

到了20世纪，特别是第二次世界大战之后，科学技术进步推动医学迅猛发展，促使生物医学研究进一步深入，医学向着专科化、技术化方向不断迈进，专科医生的地位也随之不断提高，这些转变促使医学院校的医学生在毕业时都优先选择各专科培训，选择做一名专科医生。而具有相当规模的综合性医院也如雨后春笋般遍布各大城市，专科医疗已然成为医学的主导，专科医疗服务进入了兴盛时期。随着专科医疗服务模式的成功，使得以医院为中心、以专科医生为主导、以消灭生物学疾病为目标的生物医学模式取得了统治地位。由于医院配备了先进的诊疗设备，又拥有一大批懂得新技术的专科医生，使得这种综合性医院比社区诊所更能吸引病人，在诊疗过程中掌握现代医学知识和专业技能的专科医生则在人们心目中树立了神圣的形象，相比之下社区中的通科医生备受社会冷落，数量急剧减少。如1900年，美国每600位居民就拥有1位通科医生，到了1960年，下降到每3000位居民才拥有1位通科医生（表1-2）；1931年通科医生与专科医生的比例为4：1，1940年为3：1，1949年为2：1，而到了1975年，这个比例已降至1：4，通科医生队伍逐渐萎缩。

表1-2 1930～1980年美国全科医师数量变化情况

年份	全国医生人数	私人执业医生比例（%）	全科医生占私人执业医生的比例（%）
1931	150 425	89.2	74.5
1940	165 290	86.5	66.I
1949	191 577	78.5	49.9
1959	225 772	71.1	36.3
1967	294 072	64.6	21.3
1975	388 626	79.6	28.0
1985	545 986	86.2	27.1

注：①此表摘自中国台湾地区中山医学院附属医院家庭系李孟智教授主编的《家庭医学与全民保健医业管理》；②在1975～1985年的数字中，包括了基层医师（primary care physician）中的全科／家庭医学科、内科及儿科开业诊所的医生

4. 专科医疗局限性显现与通科医疗的复兴 从 20 世纪 50 年代后期起，由于人口老龄化速度加快、慢性非传染性疾病和退行性疾病患病率急剧上升，而专科医疗暴露出对此医治乏术；医疗费用的飞速上涨，而专科医疗暴露出对此无能为力，使得基层医疗保健的重要性又重新显现出来。因为对于慢性病缠身的老年人来说，与在医院接受专科医生的长期治疗并付出昂贵的医疗费用相比，他们更希望自己能够在熟悉的社区和家庭环境中得到医生的长期、方便、经济、完整的照顾和健康管理，所以怀着对昔日社区中通科医生的美好回忆，公众开始呼唤通科医疗的回归。当然，通科医生深知，新时代需要的并不是传统的通科医生，而是一种新型的通科医生，他们需要整合生物医学、行为科学和社会科学的最新研究成果和通科医疗的成功经验，而且能够满足现代化社会的要求，能弥补医院提供的专科医疗服务的缺陷和不足，并能合理利用卫生资源、降低卫生费用。

1947 年，美国通科医疗学会（American Academy of General Practice，AAGP）正式成立，随后英国、加拿大、澳大利亚等国也陆续建立了全国性全科医生学会，在 20 世纪 60 ~ 70 年代，美国和加拿大两国又将该学会更名为家庭医生学会。更有意义的是，它们不仅将通科医生改称"家庭医生"（family physician），还将家庭医生提供的服务由传统的通科医疗改称"家庭医疗"（family practice），将其赖以实践的知识基础和学科体系称为"家庭医学"（family medicine）。在美国，家庭医学于 1969 年被美国医学专科委员会（American Board of Medical Specialties, ABMS）批准为第 20 个医学专科，这就意味着家庭医学作为一个新的临床二级学科正式建立，这是家庭医学发展历史上一个新的里程碑。同年，美国家庭医疗委员会（ABFP）成立，该专科委员会从 1970 年开始负责举行每年一次的考试，从 1976 年开始，还负责举办每年的家庭医生再认证考试，要求每个家庭医生每 6 年进行资格再认证一次。ABFP 已于 2005 年正式更名为美国家庭医学委员会（American Board of Family Medicine，ABFM）。在美国家庭医学发展的同时，英国也于 1952 年建立全国性全科医生学会即皇家全科医生学会（Royal College of General Practitioners，RCGP），在对全科医学的学科定位和全科医疗服务质量的要求上与美国一样有了新的改变，在全科医生服务的内涵上有了质的变化，但在英文表达上英国一直用 GP（General Practice）的称谓，未作更改，而为了改变人们对原来"通科医生"只通不专、缺乏专业训练的印象，将"general"的译名从"通"改为"全"，以示其服务全方位、全过程的特点。这样，世界上就有了全科医生和家庭医生这样同一种医生，两种名称的事实。而在当时尚未回归祖国的香港地区因受英国的影响，于 1977 年成立了全科医生院，建立了全科医学专业，其称谓表达上与英国相同。

随着各国全科／家庭医学学科、学会的相继建立和住院医师培训项目的陆续启动，标志着全科医疗迈入了专业化发展的道路。上述重要事件大大促进了基层保健服务的发展，经过全科／家庭医学规范化专业培训后在社区开业的家庭医生数量不断增加。为了满足民众对基层卫生保健的需求，世界卫生组织（WHO）和世界家庭医生组织（WONCA）共同指出，在 21 世纪，全科医生与专科医生的比例应至少达到 1：1，即平均每 2000 人口就要有 1 名全科医生，由此可见，加快发展全科医学，大力培养全科医生已成为很多国家发展基层医疗保健服务的重要任务之一。

（二）全科医学产生的历史背景

1. 疾病谱和死因谱的改变　在 20 世纪中期以前，影响人类健康的主要疾病是各种传染病和营养不良性疾病。随着第一次卫生革命的成功和人们营养状态的普遍改善，影响人类健康的主要问题不再是各种传染病和营养不良症，取而代之的是由不良行为生活方式和退行性病变引起的各种慢性非传染性疾病。与 20 世纪 80 年代的死亡谱对照，心脑血管疾病、恶性肿瘤和意外死亡已成为世界各国共同的前几位死因。慢性非传染性疾病造成的疾病负担不断增加，据估计，2005 年全球慢性非传染性疾病导致的死亡人数已经达到 3500 万，占全球总死亡人数的 60%。与此同时，一些旧的传染病如结核病、疟疾等死灰复燃，艾滋病、严重急性呼吸综合征（SARS）、H1N1 等新的病毒不断涌现，尽管生物医学研究已经耗费巨资，但对于像艾滋病这样的传染病至今也未找到有效的疫苗和药物，所以人类仍面临着各种传染病的威胁。

疾病谱和死因谱的改变对医疗服务提出了新的挑战。因为各种慢性病的病因和发病机制都非常复杂，病程又漫长，身体损害常涉及多个器官和系统，并且缺乏特异性的治疗手段。所以，应对这类疾病服务时间要求长期而连续；服务地点要求以家庭、社区为主；服务内容要求生物、心理、社会、环境等全方位；服务类型要求综合性的照顾（护理、教育、咨询等干预）重于医疗干预；服务方式要求医患双方共同参与，特别强调病人本身主动和自觉的控制，而不仅是被动的服从医嘱。上述要求导致了社会对全科医生价值的再思考，重新呼唤发展全科医学。

2. 人口老龄化与卫生服务需求的变化　第二次世界大战以后，各国的社会经济条件普遍改善，加之公共卫生事业的迅猛发展和第一次卫生革命的成功，使人口死亡率，特别是婴儿死亡率和孕产妇死亡率明显下降，促进了人类的长寿和人口数量的激增。人口过剩使生活空间过度拥挤、公共设施明显不足、卫生服务供需矛盾等成为危害公众健康的重要问题。在人口迅速增长的同时，人口老龄化问题日趋严重，许多发达国家和部分发展中国家已经进入了"老龄化社会"（65 岁及以上人口占总人口比例超过 7% 或 60 岁及以上人口占总人口比例超过 10%）。我国在 2000 年已正式宣告进入"老龄化社会"。

人口老龄化给社会造成了巨大的压力。主要表现在：①社会劳动人口比例下降，老年人赡养系数明显增大，社会的经济负担加重；②老年人对衣食住行、医疗保健及自身发展等方面的特殊需要又要求全社会给予特别的关注。1982 年 7 月，联合国在维也纳召开了老龄问题的世界大会，大会通过了《维也纳老龄问题国际行动计划》，提请世界各国关注老龄化问题。老年人生理功能衰退，行为能力下降，加之家庭结构、社会地位、经济收入、心理精神等方面变化，使老年人的生活质量全面下降，出现了"长寿"与"健康"两个相互矛盾的目标。而高度专科化的生物医学模式因其医疗服务的狭窄性、片断性及费用的昂贵又加剧了这一矛盾。因此，如何全面提高老年人的生活质量，满足其各种医疗和健康需求，已成为自 20 世纪 60 年代以来公众和医学界共同关注的话题。

另外，随着人们生活水平的普遍提高，卫生服务需求也发生了很大变化。人们已经改变了原来的生病就医的思维观念，而是主动进行健康投资，积极预防疾病、延缓衰老、提高生命质量等。人们观念上的转变，使其对卫生服务提出了更高的要求，人们的卫生需求不再仅仅是疾病的治疗，而是扩大到生命周期中全方位的医疗保健；健康的概念也从生理范围扩大到心身健康和社会领域。因此，人们迫切需要社区医生或全科医生能够在社区对其进行长期的健康管理，提供全方位的服务。

链 接

我国老龄人口是人口中增长最快的群体。2008年，全国60岁以上老年人为1.67亿。到2050年更将超过4亿，届时每4个人中就有1个老年人。目前，我国80岁以上的高龄老人已经超过2000万。到21世纪下半叶，将保持在8000万～9000万，高龄化水平达到25%～30%。根据联合国预测，21世纪上半叶，中国将一直是世界上老年人口最多的国家，占世界老年人口总量的1/5。2006年，中国已有21个省（自治区、直辖市）成为人口老龄型地区，老龄化比率上升迅猛，每年以3.2%的速度增长。在一些大城市，老龄化趋势更加明显，上海、广州等地老龄人口已经达到或超过18%，老龄化压力已经开始显现。

根据第七次全国人口普查结果，2020年11月1日零时我国31个省、自治区、直辖市（以下简称省份）60岁及以上人口为264 018 766人，占总人口数的18.70%，其中65岁及以上人口为190 635 280人，占13.50%。与2010年第六次全国人口普查相比，60岁及以上人口的占比上升了5.44%，65岁及以上人口的占比上升了4.63%。

3. 医学模式的转变　"医学模式"又称"医学观"，是人类在认识自身生命过程及与疾病抗争的无数实践中得出的对医学的总体认识，是对人类健康观和疾病观的一种哲学概括，是认识和解决医学及健康问题的思维和行为方式。它产生于医疗卫生实践，反过来又对医疗卫生实践起着重要的指导作用。因受到不同历史时期的科学技术水平、哲学思想和生产方式等的影响，在人类医学发展历程中有过多种不同内容的医学模式，如古代神灵主义医学模式、自然哲学医学模式，近代的机械论医学模式，现代的生物医学模式，以及生物-心理-社会医学模式。

生物医学模式是16世纪欧洲文艺复兴时期发展起来的医学观，它把人作为生物机体进行解剖分析，致力于寻找每一种疾病特定的病因和生理病理变化，并研究相应的生物学治疗方法。其理论观点是还原论，即认为每一种疾病都必然可以在器官、细胞或分子上找到可以测量的形态学或化学改变，都可以确定出生物的或物理的特定原因，都应该能够找到特异性的治疗手段。这种医学模式曾在特定的历史阶段对防治疾病、维护人类健康做出了巨大的贡献，例如奠定了试验研究的基础，推动了特异性诊断及疗法的发展，有效地控制了急性传染病和寄生虫病等。直到今天，生物医学模式依然是医学科学界占统治地位的思维方式，也是大多数专科医生观察处理自己领域内问题的基本方法。

但随着疾病谱、健康观的改变及病因病程的多样化，生物医学模式的片面性和局限性逐渐暴露出来，其缺陷在于：它无法解释某些疾病的心理社会病因，以及疾病造成的种种心身不适，无法解释生物学与行为科学的相关性，更无法解决慢性病人的心理疾病和生活质量降低等问题。到了19世纪末，随着预防医学、行为科学、心身医学、医学哲学等学科的发展，系统论的思维逐渐被接受，最终促成了新的医学模式的产生。

生物-心理-社会医学模式的概念是由美国罗彻斯特大学医学院精神病学、内科学教授Engle于1977年首先提出的。该模式是一种多因多果、立体网络式的系统论思维方式。

它认为人的生命是一个开放系统，通过与周围环境的相互作用以及系统内部的调控能力决定健康状况，生物医学仍是这一模式的基本内容之一，但其还原方法被整合到系统论的框架中，与整体方法协调使用。无论是医学的科学研究领域、医生的诊疗模式或医疗保健事业的组织形式，都将根据新的模式进行调整，使之适应医学模式转变的需要。

 问题讨论

　　某 40 岁男性因"反复发作性头痛近 1 年，加重 1 天"而就诊。病人自述近 1 年来经常无明显诱因感到头痛，疼痛为钝痛，位于双侧颞部，可持续数小时，休息后症状可缓解，经常感觉疲乏无力。他从事销售工作，与老板有很大矛盾；结婚 16 年，妻子是一名工人，夫妻关系不和，经常吵架；有一个女儿 15 岁，正在上中学。病人吸烟已有 20 年，每天吸烟约 30 支；饮酒，每天饮半斤白酒或至少 2 瓶啤酒。心、肺、腹部及神经系统查体未发现异常。

　　请分析：

　　1. 在生物医学模式下，专科医生的诊断和治疗方案会是怎样的？

　　2. 在生物 - 心理 - 社会医学模式下，全科医生的诊断可能包括哪些？全科医生将如何照护、帮助该病人？

4. 医疗费用的高涨与卫生资源的不合理分配　　20 世纪 60 年代以来，由于医疗服务的高度专科化发展和高新技术的普遍应用，世界各国都面临着医疗费用高涨的问题。以美国为例，1970 年美国医疗费用占国内生产总值的 7.3%，1991 年上升到 13%，现在已经达到 14% ～ 16%。与此同时，卫生资源的分配极不合理，据 WHO 统计，全球 85% 的卫生经费应用在不足 10% 的人身上，这使医学目的的公正性遇到巨大挑战。

　　各种新药的研制和高技术医学的快速发展使医疗投入急剧增长，但在改善人类总体健康状况方面却收效甚微，即成本和效益相距甚远。这不仅使政府和社会不堪重负，公众也因得不到及时、方便、便宜的基层医疗服务而不满，所以，人们迫切要求改变现行的医疗服务模式和卫生资源分配方式。

　　"健康是 一项基本人权"的观点日益深入人心，健康和医疗保健服务已经成为全世界敏感的政治和社会问题之一。各国正日益普及管理化医疗保健（managed care），要求建立"人人皆可享有的医疗保健制度"。"人人享有卫生保健"不仅是 20 世纪的，也是 21 世纪的全球卫生战略目标。医疗保健事业更好地体现其公平性和可及性，已经成为 21 世纪世界各国政府和民众共同关注的重要问题。

二、我国全科医学的引进与发展

（一）全科医学的引进

　　中国于 20 世纪 80 年代后期正式引入全科医学概念。在 1986 年和 1988 年，中华医学会派代表参加了在英国伦敦和中国香港举行的世界家庭医生组织（The World

Organization of National Colleges，Academies and Academic Association of General Practitioners/Family Physicians，WONCA）年会及亚太地区会议，并邀请了当时的 WONCA 主席 Dr. Rajakumar（1986～1989 年担任主席）和 Dr. Peter Lee（李仲贤医生，1992～1995 年担任主席）访问北京，随后由 Dr. Peter Lee 进行了多次高层访问和研讨，介绍全科医学的概念及其在国外所取得的成效。在 Dr. Peter Lee 和一些国际友人的积极努力和帮助下，1989 年 11 月，第一届国际全科医学学术会议在北京召开，同时北京全科医学学会成立，同年，首都医学院（1994 年更名为首都医科大学）成立了中国第一家全科医学培训中心，开始在中国传播全科医学，并启动了全科医学师资培训和理论培训工作。1991 年 7～12 月，受 WONCA 委托，由加拿大国际发展署（CIDA）资助，加拿大家庭医生学会委派家庭医生 Brian Cornelson 到首都医学院全科医学培训中心指导工作；随后 1992 年 1～3 月，我国台湾中山医院的李孟智医生到首都医学院继续 Cornelson 的工作。1992 年，首都医学院率先尝试开设了临床医学专业全科医学方向的试点班。1993 年 11 月中华医学会全科医学分会成立，标志着我国全科医学学科的诞生。1994 年，上海医科大学附属中山医院成立全科医学科。1995 年 8 月，中华医学会全科医学分会正式成为 WONCA 组织成员。1996 年，首都医科大学成立了全科医学教研室。在中国全科医学的引入和随后几年的发展中，不仅得到了 WONCA 的直接支持，而且得到了来自英国、美国、加拿大、以色列、澳大利亚等多个国家的全科医学专家的技术支持。通过国内和国际广泛的学术交流与合作，全科医学的理论在中国开始推广，学术界开始认识并研究全科医学的相关理论，在国内部分地区开始尝试进行全科医疗的服务模式和全科医学教育模式试点工作。由于政策环境尚未形成，局部地区虽然开始尝试进行全科医疗实践活动，但从总体上看，这一时期全科医学的发展比较缓慢，仍处于概念传播和理论探讨阶段。

（二）全科医学的发展

在 1997 年以前，全科医学在中国的发展仅限于局部试点，一直未大面积铺开。从 1997 年开始，中国政府陆续出台了一系列的政策和文件，使全科医学的发展进入了一个崭新的阶段。

1. 适宜全科医学发展的政策环境已经形成　1997 年 1 月，《中共中央、国务院关于卫生改革与发展的决定》明确提出要"加快发展全科医学，培养全科医生"。1999 年 12 月，卫生部召开了"全国全科医学教育工作会议"，标志着我国全科医学教育工作正式启动，并进入规范化发展的阶段。2000 年，卫生部颁发了《关于发展全科医学教育的意见》、《全科医师岗位培训大纲》、《全科医师规范化培训试行办法》和《全科医师规范化培训大纲（试行）》，提出了我国全科医学教育的发展目标。2006 年 2 月 24 日，国务院召开全国城市社区卫生工作会议，并下发了《国务院关于发展城市社区卫生服务的指导意见》，在意见中指出要加强高等医学院校的全科医学和社区护理学学科教育，将培养社区卫生服务技能作为医学教育的重要内容。2006 年 6 月 30 日，由人事部、卫生部、教育部、财政部、国家中医药管理局五部委联合颁发了《关于加强城市社区卫生人才队伍建设的指导意见》，在意见中落实了国务院要求加强全科医学教育和学科建设的指示：要求医学院校开设全科医学课程；有条件的医学院校要成立全科医学系，并将全科医学科纳入学校重点建设学科整体规划之中；加强全科医学教材建设；组织医学生到社区卫生服务中心（站）进行见习或实习；医学院校还要创造条件积极探索全科医学研究生教育，有条件的高等学校要举办全科医学研究生学位教育。这一系列政策的出台和文件的颁布，极大地改善了全科医学发展的政策环境，为全科医学的快速发展指明了方向。为贯彻党的十九大和全国卫生与健康大会精神，落实《"健康中国2030"规划纲要》要求，2018年1月14日，国务院办公厅颁布《国务院办公厅关于改革完善全科医生培养与使用激励机制的意见》，对于加快培养大批合格的全科医生，对于加强基层医疗卫生服务体系建设、推进家庭医生签约服务、建立分级诊疗制度、维护和增进人民群众健康具有重要意义。

2. 全科医学教育体系已经基本建立 全科医学教育培训自1989年起进行试点，至今经历了30多年的探索和发展，现在已经基本建立起全科医学教育体系，包括医学本科生的全科医学教育、毕业后全科医学教育（三年制全科医学住院医师规范化培训和全科医学研究生教育）、全科医生岗位培训、全科医生继续医学教育和各种短期的全科医学培训。据调查显示，截至2009年3月30日，在我国112所高校中，已有51所（45.5%）高校开设了全科医学概论课程，其余院校中，有14所高校（23.0%）计划在未来几年内相继开设全科医学课程；全国除西藏外，普遍开展了全科医生岗位培训，全科医生继续医学教育也逐渐在各省、自治区、直辖市陆续开展。目前在一些医学院校已经相继建立了全科医学院、系、研究所。2004年，上海复旦大学医学院正式建立了全科医学硕士点；2005年，首都医科大学分别在国家批准的临床医学一级博士学位授权学科内自主设置了全科医学硕士、全科医学博士学位授权学科，并于2006年开始招收全科医学博士、硕士研究生。随后，浙江大学医学院、重庆医科大学分别于2008年和2009年开始招收全科医学硕士研究生。2012年，北京大学医学部等67所院校（不含中医院校）也开始招收、培养全科医学专业学位研究生。此外，一系列全科医学相关教材和全科医生培训规划教材应运而生，基本保证了各层次学生和各类培训人员的需要。随着我国社区卫生服务的广泛深入开展和全科医学人才发展的需要，中华医学会全科医学分会与国家医学考试中心共同制定了全科医生任职资格和职称晋升标准。2005年，我国已经尝试完成了全科医生制度的初步研究，并制定了全科医生培养方案。2012年7月，为贯彻落实《国务院关于建立全科医生制度的指导意见》，规范并加快全科医生培养，卫生部和教育部共同制定了《全科医生规范化培养标准（试行）》。2018年《国务院办公厅关于改革完善全科医生培养与使用激励机制的意见》提出，建立健全适应行业特点的全科医生培养制度，高等医学院校要高度重视全科医学学科建设，面向全体医学类专业学生开展全科医学教育和全科临床见习实习。鼓励有条件的高校成立全科医学教研室、全科医学系或全科医学学院，开设全科医学概论等必修课程。依托全科专业住院医师规范化培训基地和助理全科医生培训基地，建设一批全科医学实践教学基地。随着我国全科医学的不断发展，为进一步加强全科专业住院医师规范化培训，提高培训质量，受国家卫生健康委科教司的委托，中国医师协会组织修订了《全科专业住院医师规范化培训基地标准（2019年修订版）》和《全科专业住院医师规范化培训内容与标准（2019年修订版）》。

3. 全科医学培训机构、学术机构和学术刊物不断涌现 为适应全科医学教育培训的需要，2000年7月成立了卫生部直属的第一个全科医学培训中心，挂靠在首都医科大学；

2002 年 8 月成功构建了以国家级全科医学培训中心为核心，各省市全科医学培训中心为骨干的全国培训网络，开展了大量全科医学师资培训和全科医生骨干培训工作。2003 年 11 月中国医师协会全科医师分会成立，从此全科医生有了自己的行业服务、协调、自律、维权、监督、管理的组织。1998 年《中国全科医学》创刊，这是国内首家公开发行的中央级全科医学学术性刊物；随后 2002 年和 2003 年，《中华全科医师杂志》《中华全科医学》分别创刊，这些期刊为全科医学教育资源共享提供了平台，并加强了国内的全科医学学术交流。

4. 全科医学与社区卫生服务紧密结合、共同发展 社区卫生服务是我国城市卫生工作的重要组成部分，是解决群众看病难和看病贵问题的重要举措，是实现人人享有卫生保健的关键环节，是在政府领导、社区参与、上级卫生机构指导下，以基层卫生机构为主体，全科医师为骨干，合理使用社区资源和适宜技术的基层卫生服务。

全科医学的发展与社区卫生服务的开展密切相关，两者相辅相成。全科医学是社区卫生服务的理论指导，是为基层医疗保健体系专门培养全科医生的临床医学学科，其培养的全科医生是社区卫生服务的核心和骨干力量，其倡导的全科医疗服务方式代表了社区卫生服务发展的最佳服务模式。根据社区卫生服务发展的需要已相继开展了上述各种全科医学人才培训项目。

经过 30 年来的探索与实践，我国全科医学发展取得了一定的成绩，但由于我国与发达国家在观念、教育体制、付费机制及卫生服务模式等方面存在着很大差别，全科医学的发展仍面临不少困难与挑战。尽管如此，我国原有的三级医疗保健网、大批医学专业人才及初级卫生保健机构等，都可作为社区卫生服务/全科医学人才队伍建设的基础。同时，社区居民的全科医疗服务的客观需求仍是大量而迫切的，包括人口老龄化、疾病谱改变、建立城市医疗保险体制的压力、经济发展与生活质量改善导致医疗保健需求的增加，乃至我国医药卫生体制改革的不断深入和全面推进等，都为全科医学的发展提供了良好的机遇与广阔的应用空间。目前，更适合我国全科医学学科发展和人才培养的政策环境已经形成，在良好的政策环境中，只要我们广泛研究各国经验、博采众长，发扬我国卫生服务资源优势，相信在不久的将来会形成具有我国特色的完善的全科医学教育和服务体系，全科医学人才队伍会不断成长和壮大，更好地满足民众对基层医疗服务的需求。

第三节　全科医学的学术组织及学术期刊

一、国内外全科医学相关学术组织和机构

1. 世界家庭医生组织 英文名称：The World Organization of National Colleges, Academies and Academic Association of General Practitioners/Family Physicians, WONCA；又称 World Organization of Family Doctors，是对"全科/家庭医师国家级学院和学会的世界组织"的简称。该组织于 1972 年在澳大利亚的墨尔本成立，是全世界全科/家庭医师的最高学术组织，是 WHO 在社区卫生方面的高级顾问与工作伙伴。WONCA 的目标和使命是通过提倡和保持家庭医学高水平的服务来改善世界人民的生活质量。WONCA

又按地区分为亚太、欧洲、北美、非洲等区域组织，各区域每年召开 1 次区域年会；总会每 3 年召开 1 次世界大会，为全科 / 家庭医师提供学术交流和知识更新的讲坛，以促进世界各地的全科 / 家庭医师进行教育、科研和服务方面的交流与合作。凡是成立了全国性全科 / 家庭医学团体的国家即可申请成为 WONCA 的会员国；同时全科 / 家庭医师亦可申请成为 WONCA 的个人会员。截止到 2007 年 7 月，WONCA 已经拥有 119 个成员组织，遍布全球 99 个国家，代表着全世界 25 万余名经过规范化培训、考试合格的全科 / 家庭医师。中国于 1994 年成为 WONCA 的正式成员国。

2. 中华医学会全科医学分会 于 1993 年 11 月在北京正式成立，它是中国第一个全科医学学术组织，也是最大的学术组织，它的成立标志着我国全科医学学科的诞生。1995 年 8 月 10 日中华医学会全科医学分会正式成为 WONCA 会员，并于 1996 年、2003 年分别在上海和北京成功举办了"第 1 届国际全科医学学术会议"和"第 13 届 WONCA 亚太地区会议"。多年来，该分会一直致力于发展国内全科医学事业，开展全科医学人才培训及国际、国内全科 / 家庭医学的学术交流工作，承担政府委托职能及承办委托任务，旨在提高全科医务工作者专业技术水平，促进全科医学学科的繁荣和发展，促进医学科技的普及与推广，促进全科队伍的成长，为医学工作者服务，为人民健康服务。

3. 中国医师协会全科医师分会 该分会由首都医科大学和中国全科医学杂志社共同发起，并于 2003 年 11 月经卫生部、民政部批准在深圳正式成立。全科医师分会是在中国医师协会理事会领导下负责组织本行业进行行业服务管理，开展相关工作的机构，是全科医学领域的全国性社会团体。其宗旨是：发挥专科协会的行业指导、服务、自律、监督作用；维护医生的合法权益；努力提高医疗水平和服务质量；全面利用社区内外有限的卫生资源，为病人个体及其家庭提供连续性、综合性、协调性、人格化和个体化的医疗保健服务，最大限度地满足广大居民的健康需求，为提高我国人民的健康水平和社会主义建设服务。

4. 卫生部全科医学培训中心 于 2000 年经卫生部批准正式成立，并挂靠在首都医科大学。中心自建立以来，先后组织举办了本科生教育、成人学历教育、全科医生在职培训、继续医学教育、全科医学师资培训、社区护理培训、社区卫生服务管理干部培训等各种类型与层次的全科医学培训项目。为卫生部有关司局、北京市卫生局、各地区卫生局及各种医疗机构就发展社区卫生服务模式与人力建设问题提供了大量的咨询、研究设计、人力规格设计、人力培训、教学大纲与教材建设等。同时广泛地开展了科学研究和国际学术交流，在社区全科医学教育体系、社区综合性健康示范工程、全科医疗与社区卫生服务模式评价、社区人群慢性病管理等方面进行了研究和探索；与 WONCA 及各国有关学术团体，建立了广泛、长期的友好合作关系。

5. 教育部高等学校全科医学教学指导分委员会 于 2007 年 11 月在首都医科大学成立，其主要任务是加强全科医学学科建设、课程建设、科学研究和学术交流，建立全科医学教育体系，开展高层次人才培养，带动学科的发展，为培养全科医学人才奠定基础，为发展社区卫生服务做出贡献。

6. 中国高等教育学会医学教育专业委员会全科医学教育研究会 该研究会是中国高等教育学会的一个分会，成立于 2007 年 12 月，办公室设在首都医科大学。其主要任务是开展全科医学教育的理论与实际问题的研究，广泛团结全科医学教育工作者，认真研究和积极解决全科医学教育中存在的问题，不断规范和完善全科医学教育和培训工作，总结经验，探索规律，为全科医学教育改革和发展服务，为促进我国全科医学教育和社区卫生服务的发展做出积极的贡献。

7. **中国社区卫生协会**　该协会是全国性的行业性、学术性、非营利性法人社会团体，是直接受民政部和卫生部管理的国家一级协会，其办公室设在首都儿科研究所。其前身是中国医院协会社区卫生服务分会，于2007年7月4日正式更名为"中国社区卫生协会"。其宗旨是：遵守中华人民共和国宪法、法律、法规和方针政策，遵守社会道德风尚。团结全国社区卫生服务工作者及社会各界热心社区卫生服务事业的人士，促进我国社区卫生服务事业的发展，加强政府、社会与社区卫生服务机构的联系，维护社区卫生服务机构及其工作者的合法权益，为社区卫生服务机构和工作者服务。加强社区卫生服务机构的行业自律和行业管理，努力提高社区卫生服务工作者的职业道德和业务素质，提高社区卫生服务质量、工作效率和科学管理水平，倡导创新、求实、诚信、协作精神，更好地为保护和增进人民健康服务。

二、国内外全科医学学术期刊

1. **美国家庭医师学会杂志**　美国家庭医师学会主办3种杂志，分别为《美国家庭医师》（*American Family Physician*），《家庭医学年刊》（*Annals of Family Medicine*），《家庭医疗管理》（*Family Practice Management*）。前两种杂志分别创刊于1998年和2003年，均为国际性期刊。《美国家庭医师》杂志刊登的内容多以临床诊疗的研究为主。其栏目主要为：临床证据、专家咨询、一周实习日记、读者来信、医药和社会、实践指南、病人信息、预防医学临床实践、临床研究、美国预防服务等。《家庭医学年刊》为美国双月刊，以发表高水平的家庭医学研究论文为主，很有影响力，影响因子常大于4，主要栏目为：杂志俱乐部、社论、论著、研究方法、系统评价、思考、知识更新等。《家庭医疗管理》杂志1998年创刊，现为双月刊，主要栏目如下：述评、观察与视点、信息快递、编码及医疗文书、实践点滴、读者来信、继续教育测验等。

2. **《加拿大家庭医师杂志》**　英文名为 *Canadian Family Physician*，由加拿大家庭医师学会主办，1967年创刊，是进入《科学引文索引》的杂志。该杂志办刊宗旨是使全科医师、教育者、研究者和政策制定者及时了解最新信息、接触家庭医学的最新理论，以官方的两种语言为在加拿大各地采用不同服务方式的家庭医生提供服务，促进家庭医学学科不断发展和病人照顾质量的不断改进。

3. **《英国全科医学杂志》**　英文名为 *British Journal of General Practice*，创刊于1953年，为英国皇家全科医生学会主办，是世界上最早的全科医学学术杂志，其原名为《皇家全科医师杂志》，该杂志已进入《科学引文索引》。其主要栏目有：全科医学教育、继续医学教育、文献综述、医学生教育、住院医师培养、临床研究与方法、服务管理、述评、论著、读者来信、国际家庭医学教育。

4. **《澳大利亚家庭医生杂志》**　英文名为 *Australian Family Physician*，该杂志由澳大利亚全科医师学会主办，2008年进入《科学引文索引》，其栏目包括：述评、争鸣、临床实践、研究等。其办刊宗旨是为澳大利亚全科医生提供有助于提供优质病人照顾的指南、证据基础、确切的医疗信息，引导全科医生从事全科医学教育活动，并提供学术论坛。

5.《中国全科医学》 英文名为 *Chinese General Practice*，创刊于1998年，是国内首家公开出版发行的全科医学专业的国家级学术期刊。创刊20余年，真实记载了我国全科医学和社区卫生服务发展的历程，代表着我国全科医学的发展水平，发挥着全科医学领域学术期刊的前沿和导向作用。刊物的宗旨和任务是宣传党和国家有关医疗卫生改革的方针政策；研究探讨中国全科医学发展的现状、特点和趋势；交流全科医学临床研究成果和临床实践经验；普及全科医学理论知识，全面提高广大基层医务人员的"全科意识"。现为旬刊，版面包括"红色学术"：内容以全科医学的学科建设和发展、社区卫生服务工作研究和管理为主；"蓝色临床"：内容以临床学术研究、技能操作和经验交流为主；"黄色读者"：内容以临床常见病、多发病为主，依托强大的专家资源，邀请权威专家结合病例、依据指南进行详细讲解，以提高基层医生临床技能，指导基层医生临床实践。

6.《中华全科医师杂志》 英文名为 *Chinese Journal of General Practitioners*，创刊于2002年，由中国科学技术协会主管，中华医学会主办并编辑出版的国家级学术期刊。刊物宗旨是以科学性、普及性和实用性为原则，用全科医学的科学理论和技能指导临床医务工作者的医疗服务实践，以人为本，为医生创造良好的继续教育机会和学术交流平台，致力于全面提高医生的综合素质。其栏目主要有：述评、论著、专家论坛、全科医学教育、社区卫生服务与管理、健康管理与教育、政策解读、临床研究、临床集锦等。

（刘学政）

复 习 指 导

1. 全科医学是一个面向社区与家庭，整合临床医学、预防医学、康复医学以及人文社会学科相关内容于一体的综合性医学专业学科，是一个临床二级学科；其范围涵盖了各年龄、不同性别、各个器官系统及各类健康问题/疾病。

2. 全科医学的主旨是强调以人为中心、以家庭为单位、以整体健康的维护与促进为方向的长期负责照顾，并将个体与群体健康照顾融为一体。

3. 全科医学基本原则包括人性化的照顾、综合性照顾、连续性照顾、可及性照顾、协调性照顾、以家庭为单位的照顾、以社区为基础的照顾、以预防为导向的照顾、团队合作的工作方式。

4. 全科医学学科特点包括：①是一门综合性的临床医学学科；②定位于基层卫生保健领域；③是一个广度上的医学专科；④具有整体论的临床思维方法；⑤高度重视服务艺术；⑥具有地域和民族特点。

第2章 全科医生

学习要求

掌握全科医生的素质要求、具备的能力和知识结构，掌握全科医生的工作任务以及全科医生与其他专科医生的区别；熟悉全科医生在基层服务中的地位和使命；了解社区服务中全科医生扮演的角色。

第一节 全科医生概述

一、全科医生的定义

全科医生（general practitioner，GP）又称家庭医师（family physician）或家庭医生（family doctor），是毕业后接受了全科医学教育或全科医学住院医师培训合格后，在基层开展全科医疗服务的新型临床医生。英国皇家全科医学院对全科医生的定义是"在病人家里、诊所或医院里向个人和家庭提供人性化、基层、连续性医疗服务的医生。他承担对病人所陈述的任何问题做出初步决定的责任，在适当的时候请专科医生会诊。为了共同的目的，他通常与其他全科医生以团队形式一起工作，并得到医疗辅助人员、适宜的行政人员和必要设备的支持。其诊断由生物、心理、社会几个方面组成并为了促进病人健康而对其进行教育性、预防性和治疗性的干预。"美国家庭医生学会将全科医生定义为执行全科／家庭医疗的健康照顾者。"他所受的训练和经验使他能够从事内、外科若干领域的服务。对于家庭成员不论其性别、年龄或所发生的身体、行为及社会层面的问题，均能以独特的态度和技能提供持续性与周全性的医疗保健服务。必要时也适当利用社区资源及专科咨询，向病人及其家庭提供相关的健康指导"。

从以上定义不难看出，全科医生是经过全科医学专门训练工作在基层的临床医生，能够为病人个体及其家庭成员以及社区居民提供优质、方便、经济有效、全方位负责式的健康管理。其服务对象涵盖不同的性别、年龄的人；其服务内容涉及生理、心理、社会各层面的健康问题；能在所有与健康相关的问题上，为每个服务对象当好健康代理人。

二、全科医生的工作任务

全科医学的任务被定位于初级医疗保健，它是建立在生物医学、心理医学和社会科学的相互整合基础上的一门综合性学科。因此，一个合格的全科医生应能胜任以下工作。

(1) 社区各种常见病、多发病的医疗及适宜的会诊和转诊。

(2) 急、危、重病人的院前急救、转诊及出院后管理。

(3) 社区健康人群与高危人群的健康管理，包括疾病预防、周期性健康检查与咨询。

(4) 社区慢性病病人的系统管理。

(5) 根据需要提供居家照顾及其他家庭服务。

(6) 社区重点人群（包括老年人、妇女、儿童、残疾人等）保健。

(7) 人群与个人健康教育。

(8) 提供基本的精神心理卫生服务（包括初步的心理咨询与治疗）。

(9) 医疗与伤残的社区康复。

(10) 计划生育技术指导。

(11) 社区卫生服务信息系统的建立与管理。

(12) 通过团队合作执行家庭护理、卫生防疫、社区初级卫生保健任务等。

三、全科医生在服务中的角色

如果对全科医生进行形象的描述，则他有一个掌握了现代全科医学观念的头；他的脊柱是对疾病的诊疗能力；他一手抓预防，一手抓保健；他的双脚是社区活动能力和人际关系协调能力。全科医生应立足于社区，扎根于基层。

全科医生活跃在某一社区，对社区内的社会背景十分熟悉，有了解社区中不同家庭背景及个人特性、身体素质、生活习惯的便利条件，也有利于与病人建立亲密的关系，只有他们才能为社区中的个人及家庭提供连续性、综合性、便捷有效的医疗保健服务，最大限度地满足社区居民的健康需要。

根据其承担的工作任务，全科医生在社区服务中扮演的角色主要包括以下几个方面。

1. 对医疗保健体系和保险体系 对医疗保健与保险体系来说，全科医生承担着：①守门人的角色。作为首诊医生，全科医生同时也是医疗保健体系的"门户"，严格依据有关规章制度和公正、成本或效果原则等从事医疗保健活动，与保险系统共同守好服务对象健康的门。②团队管理与教育者的角色。全科医生作为社区卫生服务团队的核心人物，在日常医疗保健工作中管理人、财、物，协调各种人际关系以及与社区社会各方面的关系，负责团队成员的业务发展和继续教育，并保证服务质量和学术水平。

2. 对社会 ①全科医生参与社区和家庭中的各项活动，与社区和家庭建立亲密的人际关系，推动健康的社区环境与家庭环境的建立和维护。②全科医生动员组织社区各方面积极因素，协助建立与管理社区健康网络，利用各种场合做好健康促进、疾病预防和全面健康管理工作；建立与管理社区健康信息网络，运用各类形式的健康档案资料做好疾病监测和统计工作。

3. 对病人与家庭　对病人与家庭来说，全科医生承担着：①医生的角色。负责病人常见健康问题的诊治和全方位、全过程管理，包括疾病的早期发现、干预、康复与终末期服务。除此之外，他必须完成首诊医生的角色，由于距离接近，关系密切，全科医生往往是病人第一个接触到的医生。如果在健康保险系统中建立了首诊和转诊制度，病人则必须首先到全科医生这里就诊，全科医生是法定的首诊医生，是病人进入医疗保险的"门户"。作为首诊医生，全科医生必须能够获取有效的医疗信息，并及时地对病人的健康问题及其严重程度做出判别，必要时能够帮助病人联系会诊和转诊等。②咨询者的角色。③教育者的角色。④朋友的角色。全科医生要对病人及其家庭的健康全面负责，必须全面了解病人所患健康问题的背景，如果不能成为病人及其家庭的朋友，就无法得到他们的信任和支持，也就无法了解个人和家庭的健康问题，最终就无法有效地帮助个人和家庭解决与健康相关的问题。⑤有效管理者的角色。在全科医疗服务中，全科医生生活在社区中，是个人和家庭的朋友并且拥有广泛的社会资源。因此，最有条件在社区中针对慢性病病人实施系统化、规范化、连续性和综合性的管理计划，在有效地维护个人和人群健康的同时，节省了大量的卫生资源。⑥协调者的角色。

四、全科医生的素质要求、知识结构及能力

（一）全科医生的素质要求

全科医疗体现了全科医学的宗旨，全科医疗质量的高低取决于全科医生的素质，包括思想素质和业务素质。对于病人来说，医生既要容易接近、沟通，可以信赖、依靠；又要能提供满意的服务及高超的医技。要使全科医生在工作中按照全科医学的基本原则，为居民提供综合且连续的全科医疗服务，必须具备扎实的业务功底、良好的人文素养和出色的管理能力。

1. 强烈的人文情感　全科医学以人为中心的照顾原则，要求全科医生必须具有对人类和社会生活的热爱与长久兴趣，具有服务于社区人群并与人相互交流、相互理解的强烈愿望和需求。其对病人的高度同情心和责任感长久不变，是无条件的、全方位的、不求回报的。与纯科学或纯技术行业的要求不同，这种人格是当好一个全科医生的基本前提。

2. 出色的管理能力　全科医生的核心工作就是病人、家庭与社区居民的健康管理，以及社区卫生服务团队的发展与管理。因此，全科医生必须有自信心、自控力和决断力，敢于并善于独立承担责任、掌控局面。在团队中要具有协调意识、合作精神和足够的灵活与包容性，从而成为团队的核心，与内外各方面保持良好的人际关系；同时，能随时平衡个人生活与工作的关系，以保障自己的身心健康与服务质量。

3. 执着的科学精神和自我发展能力　因为全科医生的工作相对独立，服务的人群范围受限，容易导致知识陈旧或技术的不适当运用。为保持与改善基层医疗质量，科学态度和自我发展能力是全科医生的关键素质之一，全科医生必须能够严谨、敏感而孜孜不倦地对待业务工作，注重任何继续医学教育的机会，能批判性地评价新知识，理解其与社区和全科医疗的相关性；并将其结合于日常服务实践中。

4. 高尚的职业道德　全科医生应具备高尚的职业道德，有很强的敬业精神、奉献精

神及全心全意为人民服务的态度。品行端正、客观、公正、坦率真诚、尊重他人，有积极向上的世界观和人生观，具有良好的自我调控能力，耐心细致持久地做好每次工作。

(二) 全科医生的知识结构

全科医生不是全能医生。不可能、也不要求每位全科医生同时达到具备各个专科医生所属领域应掌握的知识深度和诊治技能，这是由全科医生工作范围和职责所决定和要求的。因此，在全科医生的专业训练和随后的医学继续教育中，全科医生所掌握的知识都是有选择性的，这依赖于他们所服务社区居民的健康需求。从总体上来看，全科医生应具有以下知识与技能：①与疾病诊疗和照顾相关的各种医学知识与技能；②了解与病人健康问题的发生、发展与康复相关的人文社会因素的知识与技能，如考虑病人情境、依从性、成本效益等；③与服务体系相关的知识与技能，如医疗服务体系利用、医疗管理、团队合作等；④与职业价值观形成相关的知识与技能，如服务和诊疗的态度、价值观、职业责任感等；⑤与自身和团队业务发展相关的知识与技能，如终生学习的能力、参与科研和教学的能力、评估或质量保证、信息收集与批判性阅读的能力等。

从总体上看，全科医生的知识结构应包括以下 4 个方面。

1. 以解决健康问题为核心的学科知识 全科医生首先是一名服务于临床工作第一线的临床医生。熟练掌握解决社区常见健康问题或疾病的知识与技能是对一名全科医生最基本的要求。

2. 全科医学的基本理论知识 全科医生应熟练掌握全科医学的基本理论和原则，并用以指导临床实践。内容主要包括全科医学的基本理论和方法、临床思维模式、社区常见健康问题或疾病的处理方式与技巧等。

3. 人文学、社会学的科学知识 医疗服务中最根本的纽带是良好的医患关系，而建立医患关系的基础是医生要了解病人的就医期望和企求，而病人除了患有健康问题外，还是一个社会人，他们的保健需求会受社会、家庭和文化等很多因素的影响。所以医生在看病的同时，更应了解病人。要想了解人，光靠医学专业知识则远远不够，就需要选择性地学习和掌握人文、社会等学科的知识，如心理学、社会学、医学心理学、家庭动力学理论、医学伦理学、社会医学等。

4. 预防医学的相关知识 为更好地贯彻以社区为导向的医疗服务原则，为个人和群体提供科学有效的健康照顾，全科医生还需要掌握公共卫生学、预防医学、社会医学、卫生统计学、流行病学、卫生管理学、卫生经济学、卫生法学等学科的知识和技能。

 问题讨论

2008 年我国某市的一项调查显示，该市城区社区卫生机构的卫生技术人员中，大专以上学历占 64.9%。按照中编办制定的标准，每万人应配备 3 名全科医生、3 名护士的全国标准，社区卫生机构全科医生、护士的达标率分别为 54.3% 和 28.3%。所有社区均备有高血压常规使用的设备，但是 90% 以上的社区在使用准确性差的腕式电子血压计，几乎所有全科医生都忽略血压计标准化和校正问题。该市 60% 以上的全科医生人均管理社区人口数超过 5000 人，人均管理高血压病人 400 人。90% 以上的社区医生

人均管理社区人口数超过 5000 人，人均管理高血压病人 400 人。90% 以上的社区医生没有接受过心血管疾病的进修，获得高血压相关知识的渠道也不够通畅。社区医生中 17% 掌握了高血压的流行病学相关因素，26% 知道高血压的靶器官损害，28% 知道高血压的危险分层，32% 知道高血压的血压水平分类。社区人群中知晓自己患病状况的高血压病人中，未治疗的占 18.4%，间断服药的占 19.3%，一直服药的占 62.3%。

请分析：

1. 该市社区卫生人力存在的问题有哪些？
2. 该案例提示应该在哪些方面加强对社区医生的培训？

（三）全科医生应具备的能力

为适应全科医疗服务工作的开展，更好地服务于社区人群和发展自我，全科医生应具备以下技能。

1. 对健康问题和疾病诊疗的技能　全科医生在疾病诊疗过程中，不像在综合医院里工作的其他专科医生那样拥有高级且多样的检查设备和医疗仪器，而是凭借丰富的知识、长期照顾病人的经验、细心的观察、针对性的体格检查以及对病人家庭和生存环境的了解等手段对病人的健康问题进行诊疗。因此全科医生要求具备与疾病诊疗相关的基本技能，如熟练的问诊技术、体格检查技术、基本的实验室检查和检测技术等。

2. 健康问题或疾病的识别及转诊的技能　全科医生作为守门人，要能处理社区居民 80%～90% 的各科常见健康问题或疾病；通过协调性服务对病人健康问题进行连续性照顾；同时，要求全科医生要具备对疑难危重问题给予及时识别和转诊的能力。

3. 个体和群体相结合的服务技能　全科医生不仅要具备服务于社区中个体病人的能力，同时还要具备着眼于社区人群的生态学特征和健康问题特征，在科学研究的基础上，为社区居民群体提供适当的医疗、预防、保健、咨询和康复等服务的能力。

4. 自我发展的潜能　全科医生应具备终生学习的能力、参与科研和教学的能力、信息收集和批判性阅读的能力。在医疗实践中，通过不断地积累经验，始终保持对全科医疗事业的兴趣和热情，以应对事业发展过程中的各种挑战。

5. 团队合作与事业发展的能力　全科医生是全科医疗乃至社区卫生服务团队的核心力量。他不仅是学术核心人物，也是工作团队发展和事业发展的带头人。在工作中不仅要自我发展，也要带领团队在学术和服务中保持先进，同时还要具备出色的经营和管理能力，如机构的服务质量管理、人事管理、财务管理、药品管理、机构的可持续发展等。

链　接

2011 年国务院颁布的《国务院关于建立全科医生制度的指导意见》中明确提出：规范全科医生培养模式。将全科医生培养逐步规范为"5+3"模式，即先接受 5 年的临床医学（含中医学）本科教育，再接受 3 年的全科医生规范化培养。在过渡期内，3 年的全科医生规范化培养可以实行"毕业后规范化培训"和"临床医学研究生教育"两种方式。同时指出，近期要多渠道培养合格的全科医生。包括大力开展基层在岗医生转岗培训，对符合条件的基层在岗执业医生或执业助理医生，按需进行 1～2 年的转岗培训，成为全科医生或助理全科医生；对经济欠发达的农村地区工作的 3 年制医学专科毕业生，可在国家认定的培养基地经 2 年临床技能和公共卫生培训合格并取得执业助理医师资格后，注册为助理全科医生，即"3+2"模式。也就是说"5+3"模式是我国全科医生培养的主流模式或期望的唯一目标模式。而在过渡时期，主要是"3+2"模式和转岗培训。

五、全科医生与其他专科医生的区别

按照国际惯例，全科医生是在毕业后接受过全科医学专门训练的专科医生，与经过其他临床专业学科的住院医师培训合格的各临床专科医生相比，具有许多特殊性。

例如，全科医生与普通内科医生相比较，工作内容和服务方式既有很大的区别，同时又有很多的联系。两者所诊疗的疾病种类基本相似，但是全科医生还肩负着病人个体和社区人群的预防保健、健康咨询、临床各科常见疾病的诊疗，而且外科、儿科、妇科等常见疾病的诊疗也在全科医生的诊疗范围内。从服务内容上，全科医生的服务内容较普通内科医生宽泛，而且服务的模式也与普通内科医生有所不同，全科医生强调用适宜的技术为病人提供综合的、连续性服务，包括邀请其他专科医生会诊、将病人转诊给其他科别的专科医生等。普通内科医生的服务模式多以疾病的诊疗为中心。全科医生与其他临床专科医生，同样也存在着训练背景、服务范围、服务模式等方面的区别。

全科医生与其他专科医生的区别见表 2-1。

表 2-1 全科医生与其他专科医生的区别

项目	全科医生	其他专科医生
1. 所接受的训练	全科医学专业训练	专科训练
2. 服务对象	社区中的健康人、高危人群和病人	只为就诊的病人服务
3. 健康问题的特点	以处理早期未分化的疾病为主	以处理高度分化的疾病为主
4. 照顾重点	疾病自身的康复、病人康复后的适应和生命质量	疾病自身的康复
5. 服务内容	融预防、保健、治疗、康复、健康教育于每一位病人的就诊和康复过程中，对医疗的全过程负责	注重疾病的治疗，只对医疗的某些方面负责
6. 诊疗手段与目标	以物理学检查为主，以满足病人的需要为目标，以维护病人的最佳利益为准则	依赖高级的仪器设备，以诊断和治疗疾病为目标，注重个人的研究兴趣
7. 服务模式	以生物 - 心理 - 社会医学模式为基础	以生物医学模式为基础
8. 服务中关注点	个人、家庭、社区兼顾	就诊的病人
9. 服务的连续性	提供连续性的服务	不连续（特定疾病或疾病的特定阶段）服务

项目	全科医生	其他专科医生
10. 服务的主动性	沿着人的生命周期和疾病周期主动服务	非主动性服务（只接待就诊的病人）
11. 医患关系	亲密、连续的医患关系	间断性的医患关系

资料来源：梁万年，路孝琴 .2018. 全科医学 . 2 版 . 北京：人民卫生出版社

第二节　全科医生在基层服务中的地位和使命

20 世纪 80 年代以来，各国医疗卫生保健方面呈现出以下趋势：病人的年龄更加老龄化；各种生活方式相关疾病，如性传播疾病和慢性非传染性疾病等的威胁日益增加；卫生服务地点更多地从医院转移到社区和家庭；民众的健康权利意识与病人的需求不断增加，要求医生的数量与分布更趋合理，更多地面向社区；很多国家采用"管理化医疗保健"，即控制总费用的医疗保险模式，对卫生服务公平性和经济合理性的要求更加突出；各种新药和高新技术设备大量涌现，迫使医生在"技术兴趣与经济限制"的双重压力之间面临更频繁的选择。上述种种趋势给医学界和医疗服务系统造成了更大的压力，也促成了伦理学争论与改革浪潮。作为社区卫生服务的学术核心和业务骨干，全科医生在承担基层诊疗工作的同时，还被赋予了更重要的历史使命。具体包括如下。

1. 承担个体与群体的预防服务任务与使命　生物医学模式的健康观认为，健康就是没有疾病。它在健康与疾病之间划了一条明显的界限，可以称之为"无病即健康"。因为易于操作，所以被医生广泛接受。其缺陷是过于狭窄，不包括许多病理基础不明的疾患（来自病人自我感觉的不适）或功能问题；同时过于武断和静止，没有疾病时也可能处于疾病前期，特别是许多慢性病，完全遵照这一观念将有可能失去疾病早期的有效控制机会。

生物 - 心理 - 社会医学模式的健康观以 WHO 1947 年提出的定义作为代表，即"健康是身体上、精神上和社会上的完好状态，而不仅是没有疾病或虚弱"。这种定义适应了现代社会的多元思维要求，认为良好的健康状况要由全社会共同创造，并强调个体的自我保健责任。同时，它认为健康是一种"状态"，即把健康和疾病看作是并存于一个连续统一体中的动态过程，认为人的健康状态往往波动于健康与疾病之间；承认在健康和疾病之间存在着一个广阔的中间区域（通常人们称之为"亚健康状态"），此区域的任何一段上都是健康与疾病并存，故可称之为"亦此亦彼"。此时若能够及时发现并控制作用于人体的健康危险因素和致病因素，进行健康促进和疾病预防，即可促使健康向疾病发展的进程逆转。而体现综合性保健观念的预防战略及其按照慢性疾病自然史的不同发展阶段设计的三级预防措施，则为这种新型健康观提供了有力的工作手段。

三级预防措施可以概括如下：一级预防（primary prevention）又称病因预防，是在疾病尚未发生时针对致病因素(或危险因素)采取措施，也是预防疾病和消灭疾病的根本措施。WHO 提出的人类健康四大基石"合理膳食、适量运动、戒烟限酒、心理平衡"是一级预防的基本原则。二级预防（secondary prevention）又称"三早"预防，即早发现、早诊断、早治疗，是防止或减缓疾病发展而采取的措施。三级预防(tertiary prevention)又称临床预防。

三级预防可以防止伤残和促进功能恢复，提高生存质量，延长寿命，降低病死率，主要是对症治疗和康复治疗措施。显然，这种根据疾病周期进行的综合性预防措施涉及预防、医疗、康复、心理、行为、社会等许多领域，需要多学科人员共同承担。但是，由于其出发点是慢性病的防治，需要以临床医生为骨干进行长期综合性照顾与协调。全科医生作为个人和家庭的责任保健医生，以在社区提供综合性、持续性、协调性服务见长，理应为社区、家庭和个人承担一、二、三级预防任务，成为预防措施的实际协调人。

2.承担发展"照顾医学"的任务与使命　这一使命的提出，来源于对"医学目的"的讨论。该讨论是在20世纪80年代中期由美国哈斯廷斯中心D. Callahan教授发起的。在WHO的支持下，13个发达程度不同的国家参与了该项研究计划，包括：智利、中国、捷克、丹麦、德国、印度尼西亚、意大利、荷兰、斯洛伐克、西班牙、瑞典、英国和美国。各国的工作小组中包含了医学、生物学、法律、哲学、神学、卫生政策、管理、政治和公共卫生等多学科的专家，历时多年，于1996年11月提交了一份工作报告。该报告号召各国医学界、政府和公众"审查医学目的"，敦促将对"治愈和高科技"医学的优先选择，转移到"照顾医学"，重点是公共卫生和预防。

医学的传统目的可以归纳为三个：对抗疾病和延长生命，促进和维持健康，以及解除疼痛和疾苦。而第二次世界大战以来现代医学的飞速发展，使得人们对于上述三者之一，即对抗疾病与延长生命格外青睐，似乎只要投入足够的金钱和科学热忱，医学将能够治愈所有疾病；并将死亡视为医学的失败，任何时候都要尽一切可能抵制死亡。医学为此目的付出了巨大的努力，现今已能在重症监护室（ICU）中普遍使用各种高技术手段来维持生命，使许多奄奄一息者尚能拖延数月至数年之久；但当社会越来越难以继续为此付出高昂代价之时，一些专家开始反省。这些专家认为"昂贵地、雄心勃勃地、无休止地去寻求进步，那是过去50年来医学的标志，现在许多国家已经走到了可供性的边缘"。为此，报告提出了四点新的医学目的：①预防疾病损伤、促进维持健康；②解除疾病引起的痛苦；③治疗照顾患病与无法治愈者；④避免早死、追求安详死亡。

由以上联想到"治愈"（cure）和"照顾"（care）这两个概念。现代医学偏向于"治愈"；当治愈无望时，便宣布放弃，忽视了对病人的照顾与同情。"对症处理"或"姑息治疗"实际上并未得到足够的重视。为了实现上述新的医学目的，需要在医院以外的广大社区发展"照顾医学"，以现代医学和替代医学（传统医学）为手段，实现为慢性病病人解除痛苦并改善生命质量的目的；同时强化预防疾病与促进健康的有效方法的研究。因此，围绕着"生命周期"，以生命准备、生命保护、生命质量为中心发展照顾医学的重任，就落在了全科医生肩上。

3.承担重塑医生形象，推进卫生改革的任务与使命　根据医学史记载，从希波克拉底时代起，医生就与病人保持密切的接触，这种接触既有人际关系上的联系，也有肉体上的温柔触摸，包括各种物理检查和身体语言，医生以此对病人提供关怀照料。通过这种密切接触将医生的爱心传递给病人，使之获得诊治与慰藉，而医生本身就成为治病的良药。因此，密切接触的做法是医生人性化服务的体现。

然而，随着现代高技术医学的发展，各种诊疗设备代替了医生的手工检查甚至诊断思维，致使医生与病人之间的距离不断拉大。在很多医院里，病人被视为疾病的载体，医生仅对其所患疾病感兴趣，而不顾及其作为"人"的期望与情感需求；医生则成为高高在上的技术操作工，失去了昔日与病人亲密无间的关系，致使医患关系越来越走向冷淡和对立。

高新医疗技术作为"双刃剑"，在挽救了大量危重病病人的同时，也产生了许多不良反应，造成卫生资源的高投入、产出的低效率、服务的低覆盖和服务对象的低满意度。一些国家政府和公众已经感到了"投入越多、满意越少"。这种资源配置方向上的不当，已经影响到了医学和医疗保健事业的可持续性，甚至涉及社会公正和政局稳定问题。

认识到一味发展高技术医学的弊病，各国政府和医学界权威人士都试图通过卫生改革，纠正卫生资源配置的偏差，强调对基层医疗保健的投入和人文医学的发展，以适宜技术和高情感的手段，实现卫生服务的经济有效、高覆盖与高满意度。由于全科医生在基层医疗服务中使用适宜技术、最接近和服务于广大社区民众，因此，重塑医生的良好形象、恢复密切的医患关系、实现卫生服务的公平性与经济性，这一推进卫生改革的重任也寄厚望于这支队伍。

（薛 凌 吴 辉）

复习指导

1. 全科医生的素质要求：①强烈的人文情感；②出色的管理能力；③执着的科学精神和自我发展能力；④高尚的职业道德。

2. 全科医生应具备的能力：①对健康问题和疾病诊疗的技能；②健康问题或疾病的识别及转诊的技能；③个体和群体相结合的服务技能；④自我发展的潜能；⑤团队合作与事业发展的能力。

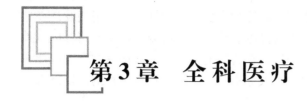

第3章 全科医疗

学习要求

通过本章的学习，掌握全科医疗的定义、性质、服务对象及范围；掌握全科医疗的基本特征及全科医疗与专科医疗的区别与联系。熟悉全科医疗在卫生保健系统中的定位与作用。了解全科医疗与社区卫生服务的关系。

全科医疗（general practice），在有些国家和地区亦称为家庭医疗（family practice），它也是一种基层医疗专业服务，是社区医疗卫生服务的主要形式。全科医疗提供的是以个人为中心、家庭为单位、社区为范围的持续性、综合性、协调性、个体化和人性化的医疗专业服务。

第一节　全科医疗基本概念

一、全科医疗的定义

全科医疗是全科医生所从事的医疗实践活动，它是一种将全科/家庭医学理论应用于病人、家庭和社区照顾的基层医疗保健体系，是在整合生物医学、行为科学和社会科学研究成果基础上发展起来的一种新型基层医疗模式。全科医疗除了利用医学专业知识外，还强调应用家庭动力学、人际关系学、咨询和心理治疗等专业的技能主动为社区中的全体居民提供以个人为中心、家庭为单位、社区为范围的连续性、综合性、协调性、个体化和人性化的医疗专业服务。

美国家庭医师学会（American Academy of Family Physicians，AAFP）给家庭医疗（即全科医疗）下的定义："家庭医疗是一个对个人和家庭提供持续性和综合性卫生保健的医学专业。它是一个整合生物医学、临床医学和行为科学的宽广专业。家庭医疗的范围涵盖了所有年龄、性别、每一种器官系统以及各类疾病实体。"

全科医疗服务的主要特点就是强调连续性和综合性、个体化的医疗照顾。连续性体现在对服务对象的"长期负责式照顾"，也就是说全科医生一旦与当事人建立了某种合约关系，就应当随时关注他们的身心健康，无论其主观的、客观的、即刻的与长期的各种需求都要做出及时的评价与反应，意味着关注的中心是将整体人作为服务对象，对其长期负有管理责任，而且不管何时何地都不能放弃这种责任。综合性体现在早期发现并处理疾病、预防疾病和维持健康、在社区对病人提供医疗服务、必要时协调利用社区内外的资源为病人服务。个体化体现在使居民和病人在合适的地点、时间接受适宜的医疗专业服务。因此这是一种由医生主动提供的以个人为中心、以健康促进为目的、以需求为导向的医疗服务。

二、全科医疗的服务对象

全科医疗服务（general medical service）内容包括人的整个生命周期，即妇女围生期保健、新生儿保健、少儿保健、青年保健、老年保健、濒死期与死亡照顾，而生命周期的每个阶段都有其特定的生理、心理与社会方面的健康危险因素与疾病。同时，全科医疗的范围涵盖了所有年龄、性别、每一种器官系统以及各类疾病实体。因此，全科医疗服务对象为社区中的全体居民（包括病人和健康人、就医者和未就医者），而且提供的是生理、心理和社会各方面的服务，包括对个体进行健康咨询、健康教育、疾病诊疗、预防和康复等服务，从而达到控制疾病、维持健康的目的。

三、全科医疗的服务范围

全科医疗服务的主要特点就是强调连续性和综合性、个体化的医疗照顾。因此其服务范围体现了广泛、综合个体化的性质，包括了健康档案的建立、医疗处理、预防工作、保健工作、康复管理、健康教育、计划生育技术指导及社区健康管理服务8个方面内容。

目前，更多的学者将上述8个方面内容集中归纳为三大方面，也就是基本医疗、基本公共卫生和健康管理。

1. 基本医疗　包括为维护人体的生存、发育和发展所必须采用的一系列医疗手段。主要有：日常健康维护，如针对某些较轻的自限性疾病、处于维持阶段的慢性病、非器质性疾病的功能紊乱及范围较小的局部外伤体表感染等的诊治；一些疾病的处理，如流行性传染病；短期内可危及生命或致重残的疾病；老年慢性病；女性生育和计划生育；地方病和职业病；先天遗传疾病及其他需要基本医疗的病症。

2. 基本公共卫生　公共卫生服务是由卫生及相关部门向全体居民提供的预防、医疗、康复、健康指导等一切卫生保健。主要是针对人群传染病、职业病、地方病及严重危害人民健康的慢性非传染性疾病和由环境因素及不良生活方式导致的疾病进行综合预防治疗。

国家卫生行政部门早在2011年就制定了基本公共卫生服务规范，主要内容包括：城乡居民健康档案管理服务、健康教育服务、预防接种服务、0～6岁儿童健康服务管理、孕产妇健康服务、高血压病人健康管理服务、2型糖尿病病人健康管理服务、重性精神疾病病人管理服务、传染病及突发公共卫生事件报告和处理服务、卫生监督协管服务等各种规范。

3. 健康管理 健康管理是针对个体和群体的健康进行全面监测、分析、评估，提供健康咨询和指导以及对健康危险因素进行干预的全过程。一般情况下健康管理有三个步骤：第一步，了解健康，了解了健康状况才能有效维护健康。主要工作是收集健康状况的信息，包括一般状况（性别、年龄等）、目前健康状况和疾病家族史、生活方式（膳食、体力活动、吸烟、饮酒等）、体格检查（身高、体重、血压等）和血实验室检查（血糖、血脂等）。第二步，对健康及疾病风险评估，即根据收集的被管理者的健康信息对其健康状况进行评估预测，确定处于哪种健康状况，帮助管理对象综合认识健康风险，鼓励和帮助他们纠正不健康的行为和习惯，制订个性化健康干预措施并对其效果进行评估。第三步，进行健康干预，在前两步的基础上以多种形式帮助管理对象采取行动，纠正不良的生活方式和习惯，控制健康危险因素实现健康管理计划的目标（详见第11章全科医疗中的健康管理服务）。

四、全科医疗的基本性质

全科医疗是全科医生所从事的医疗实践活动。

首先，它是一种基层医疗，但不同于一般意义上的基层医疗。理想的全科医疗提供的是高水平、高质量的初级卫生保健，是专科医疗与基层医疗联系的纽带，是居民健康和控制医疗费用支出的"守门人"。其次，它也是专科性医疗，是以门诊服务为主体的专科医疗。全科医疗虽然提供综合性的、整体性的医疗保健服务，但它具有专科医疗的基本特征，就研究对象而言，全科医疗有其独特的研究系统，也包括器官、细胞、分子。社会是它涉及的系统；社区是它研究的器官；家庭是它研究的细胞；个人是它研究的分子（图3-1）。就学术领域而言，全科医学已形成特有的理论体系，并具有与众不同的价值观和方法论；就作用和地位而言，全科医学在医疗保健系统中扮演的角色是任何专科所无法取代的。因此，全科医疗也是一种独特的专科性医疗。

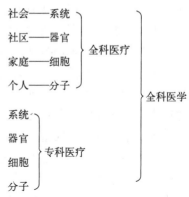

图 3-1 全科医疗的研究系统

第二节 全科医疗与卫生保健系统

一、全科医疗在卫生保健系统中定位与作用

我国目前的医疗保健体系为三级医疗网。在农村，一级机构为村卫生所，二级机构为乡卫生院，三级机构为县级医疗卫生单位。在城市，一级机构为基层医疗单位，二级机构为区级医疗单位，三级机构为市级医疗单位。理想的卫生保健体系应该是以基础医

疗为基础的正三角形（图 3-2）。其宽大的底部是可以被群众广泛利用、立足于社区、提供基本医疗保健和公共卫生服务的门诊机构；中部是区域性医院、慢性病医院和其他能处理需要住院的常见健康问题的机构；顶部是利用高技术处理疑难危重问题的少数三级医疗中心。

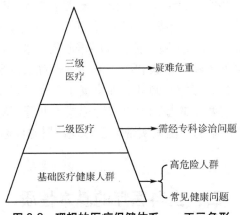

图 3-2　理想的医疗保健体系——正三角形

全科医疗定位于基层医疗，负责人的健康时期、疾病早期未分化阶段，以及经专科诊疗后无法治愈的各种病患的长期照顾，其关注中心是人而不是病，无论其服务对象有无生物学上定位的疾病或病患，全科医疗都要为其提供令人满意的照顾，即它对服务对象具有不可推卸的长期照顾的责任。因此，全科医疗在卫生保健系统中的作用不仅是疾病的诊断与治疗，还包括以下内容。

1. 预防　预防医学是一门研究如何通过采取适当的干预措施而达到防止疾病发生、控制疾病发展、尽可能地维护和促进个人和群体健康的医学学科。预防为主是新中国成立以来卫生工作的一条重要经验，20 世纪 60 年代初我国就已经消灭了天花，比全球消灭天花提前了十几年。20 世纪 90 年代又消灭了脊髓灰质炎病毒感染。由于成功地实施了儿童计划免疫接种，我国数亿儿童的健康得到不同程度的保障，这些都是坚持预防为主方针的结果。全科医疗以全体人群健康为己任，必须贯彻预防为主的方针。而且全科医生有机会提供一、二、三级预防服务（详见第 9 章以预防为导向的健康照顾）。

2. 治疗　治疗是医生的主要工作任务，但全科医疗服务的治疗不同于专科医疗的治疗，它包括了躯体的、心理的及社会适应各方面的综合性照顾，并且提供人生的各个阶段、疾病的各个时期的持续性照顾。

3. 康复　康复是综合、协调地应用各种措施，减少伤者身心、社会功能障碍，以发挥其身体、解剖的最高潜能，使病伤者能重返社会，提高生活质量。也就是说利用医疗的、训练的、心理的各种方法促进病人躯体功能、心理状态、适应能力的恢复，促使他们重新回归生活、回归社会。由于康复医疗需要长时间、持续性，同时需要家人的帮助，所以也必定是以社区、家庭为工作场所的全科医生的责任所在。

4. 保健　1948 年 WHO 成立时宣布的宪章中指出："健康是指躯体上、精神上和社会适应上的完善状态，而不仅是没有疾病或虚弱。"没有疾病并不等于健康，在疾病与健康之间还存在亚健康状态，因此，全科医疗服务就应该促进亚健康状态的人群向健康转化，避免疾病的发生。

5. 健康教育 是通过信息传播和行为干预，帮助个人和群体掌握卫生保健知识，树立健康观念，自愿采纳有利于健康行为和生活方式的教育活动与过程。其目的和重点是改变不良行为，消除或减轻影响健康的危险因素，从而预防疾病的发生，促进健康及提高生活质量。怎样获得健康促进，怎样识别和避免危害健康的因素，建立健康的生活方式，这都需要通过健康教育来实现。健康教育需要全社会的力量，而既掌握了医学知识，又工作、生活在社区中的全科医生是健康教育的主力军。

6. 计划生育技术咨询及指导 全科医生有责任承担计划生育技术的咨询、指导。开展诸如新婚期、妊娠期、围生期、哺乳期的咨询及指导。

二、全科医疗与社区卫生服务

全科医疗提供的是以个人为中心、家庭为单位、社区为范围的连续性、综合性、协调性、个体化和人性化的医疗保健服务。社区卫生服务是以基层卫生机构为主体，合理使用社区资源和适宜技术，向居民提供预防、医疗、保健、康复、健康教育等服务的一种基层卫生服务。社区卫生服务以全科医学为基础、全科医生为依托、社区人群卫生为导向，在社区范围内开展经济、方便、及时、周到、亲切、便宜、有效的初级卫生保健服务。两者联系非常密切。社区卫生服务是全科医生推行初级卫生保健的工作形式和服务内容，全科医生通过社区卫生服务更加完善初级卫生保健，满足广大民众的卫生需求，同时为国家和民众节省了人力、物力和财力。通过社区卫生服务，推行新的医疗模式，在实践中不断总结经验，探讨和发展社区卫生服务的运行机制，使其与各专科医院建立双向转诊制度，逐步将居民的社区卫生保健分层次、按等级管理，并且合理的纳入医疗保险系统之中。因此，初级卫生保健是目的，全科医疗是模式，而社区卫生服务是途径。最终应用全科医疗新模式通过各种社区卫生服务方式达到人群的初级卫生保健需求，实现"人人享有卫生保健"的目标。

～ 链 接 ～

《国务院关于建立全科医生制度的指导意见》（国发〔2011〕年23号）提出逐步形成以全科医生为主体的基层医疗卫生队伍，为群众提供安全、有效、方便、价廉的基本医疗卫生服务。坚持整体设计、分步实施，既着眼长远，加强总体设计，逐步建立统一规范的全科医生制度，又立足当前，多渠道培养全科医生，满足现阶段基层对全科医生的需要。到2020年，在我国初步建立起充满生机和活力的全科医生制度，基本形成统一规范的全科医生培养模式和"首诊在基层"的服务模式，全科医生与城乡居民基本建立比较稳定的服务关系，基本实现城乡每万名居民有2～3名合格的全科医生，全科医生服务水平全面提高，基本适应人民群众基本医疗卫生服务需求。在《国务院办公厅关于改革完善全科医生培养与使用激励机制的意见》（国办发〔2018〕3号）中又进一步提出，到2030年，我国城乡每万名居民需拥有5名合格的全科医生。

第三节　全科医疗的基本特征

全科医疗是群众首先接触和最常接触的基层医疗专业服务,而且是以门诊服务为主体,强调以人为中心、家庭为单位、社区为范围整体性医疗保健服务,具体特征如下。

一、人性化照顾

人性化照顾(personalized care),亦可称为以人为中心的照顾(person centered care),或称为全人的照顾(whole-person care)。全科医疗集科学、技术与人文相统一,它着重于人,而不是病。

首先,要把病人看成一个人。全科医生不仅是根据疾病考虑问题,而且是根据病人的病情、需要来考虑问题,他把病人看作一个处于痛苦中需要治疗、关心、尊重和信任的人,而不是一部需要修理的机器,或是一个药物反应的容器。病人有和医生相同的需求和同等的权利,有权了解自身的健康问题并得到合理的解释,有权拒绝或延迟检查和治疗、有权询问医生做出某一决定的理由和疾病的预后。全科医学是以尊重人的个性和权利为特征的个性化的医疗保健,全科医生只有在医疗实践中同情病人、理解病人、尊重病人、信任病人,对病人的感情产生共鸣,才能得到病人的极大赞赏。

其次,要把病人看成一个完整的人。病人不仅是一个生物有机体,还是一个家庭、社区或社会的成员;不仅有生理活动,还有心理活动。因此,在医疗实践中,不能孤立地看待各器官、系统的疾病,应该提供整体性的医疗保健;病人不仅有治疗躯体疾病的需求,还有心理、社会方面的需要,应该考虑心理、社会、文化、经济、宗教、环境、职业等多种因素对健康的影响。

另外,人具有个体化倾向,只有充分了解病人是一个什么样的人,才能正确理解其所患的是什么病。每个人都有其不同的社会、文化和宗教背景,不同的经济状况及对疾病的不同反映方式,同样的主诉在不同的人身上会有不同的含义,同样的治疗在不同的人身上会产生不同的效果。古希腊的先哲希波克拉底曾经说过"了解你的病人是什么样的人,比了解他们患什么病更加重要"。全科医生必须根据病人的个性特征,提供个体化的医疗保健。应该认识到,"一种疾病的治疗可能完全是非个体化的(对专科医生来说),但一个病人的保健却完全是个体化的(对全科医生来说)"。要提供个体化保健必须在原来的背景上观察病人的问题,这样才能了解问题的真实意义和变异程度。然而,病人进入病房后,就完全脱离了原来的环境,医生看到的也往往是脱离了原来背景的、孤立的问题。脱离背景的问题有时是令人费解的,而一旦把问题放在它原来的背景上,便可得到一幅完整的图像,问题的来龙去脉也一目了然。William James 指出:"全科医生应该在问题所处的环境之中和之外去观察它,以便熟知问题的整个变异范围。"

问题讨论

王某，40岁男性，事业单位管理人员，患糖尿病6年，一直在内分泌科专科门诊进行治疗，口服降糖药已用至最大剂量，血糖控制仍不理想，内分泌科专家建议改用胰岛素治疗，病人不愿接受，而且极不高兴，并出现焦虑和抑郁情绪，血糖控制更加不理想。

请分析：

病人为什么不愿意接受专科医生的治疗？如何理解以人为中心的健康照顾？

二、综合性照顾

综合性照顾（comprehensive care）是全科医疗"全方位"或"立体性"特征的体现。其含义是指：从服务对象上看，不分性别、年龄，不管疾病属于什么类型；从服务内容上看，包括疾病的治疗、预防和健康促进；从服务层面上看，包括生物、心理和社会三个方面；从服务范围上看，包括个人、家庭和社区；从服务手段上看，包括现代医学、传统医学、替代医学等（图3-3）。

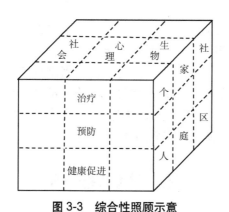

图3-3 综合性照顾示意

从综合性保健的范围来看，以生物医学模式为基础的专科医疗的服务范围是狭小的，通常以个人的、生物的、治疗的层面为其内涵。而以生物-心理-社会医学模式（bio-psychosocial medical model）为基础的全科医疗提供的是防、治、保、康、教、计六位一体的综合性照顾。

三、连续性照顾

连续性照顾（continuity of care）是全科医疗的重要特征。当全科医生接受个人及其家庭为医疗保健对象时，就开始担负起个人及其家庭连续性照顾的责任，这种责任不因单一疾病的治愈或转诊而中止，且不受时间和空间的限制。连续性照顾是全科医学中的重要一环，它可以代表一种态度、一个过程和一种行为。对于其他专科医生来说，每天所接触的疾病是连续的，而病人是间断的，不同的病人所患的疾病基本相同，这些专科医生往往对疾病更感兴趣，如心血管科的医生每天接触的疾病大多是比较典型的心血管病，对疾病的认识较深刻，而对病人的了解却较肤浅。对全科医生来说，病人是连续的，疾病是间断的，他一直为某一个人及其家庭负责，在不同的时期为个人及其家庭解决不同的健康问题，不仅对疾病感兴趣，而且更关心患病的人及其家庭。这种连续性体现如下。

1. 生命周期各个阶段 从婚育咨询开始，经过妊娠期、产期、新生儿期、婴幼儿期、少儿期、青春期、中年期、老年期直到濒死期，都会得到全科医疗服务。如果病人去世，全科医生还要照顾其家属居丧期的健康，乃至某些遗传危险因素的连续性照顾问题。

2. 疾病的周期（健康—疾病—康复） 每个阶段都要提供照顾。全科医疗对其服务对象都负有一、二、三级预防的连续性责任，从健康促进、危险因素的监控，到疾病的早、中、晚各期的长期管理。即使病人被暂时转诊到上级医院，仍为其协调安排住院治疗及负责出院后的继续治疗和康复。

3. 时间与地点 无论何时何地全科医生对其服务对象都负有连续性责任，可以根据病人需要事先或随时提供服务。

四、可及性照顾

可及性照顾（accessible care）包括方便可用的医疗设施、固定的医疗关系、有效的预约系统、上班时间外的服务，还包括心理上的亲密程度、经济上的可接受性及地理位置上的接近。任何地区开展全科医疗试点时，都应考虑地点、服务内容、服务时间、服务质量、人员素质，服务价格与收费方式等，使绝大部分民众，特别是基层百姓感受到这种医疗是可以信任，并值得充分利用的服务。可及性照顾充分体现了全科医疗经济、方便、及时、周到、亲切、便宜、有效的优势。

五、协调性照顾

协调性照顾（coordinated care）的原则是利用社区内或社区外的一切可以利用的资源，为个人及其家庭提供全面的医疗保健服务。如果仅由不同的专科医生提供一些零碎的、缺乏协调的医疗保健，这可能是既不经济又危险的事情。提供协调性照顾是全科医生应该掌握的基本技能之一，他们必须学会与不同的个人、团体和组织（医疗的或非医疗的）进行有效的合作，善于利用医疗、家庭及社区（社会）等方面的资源，为个人及其家庭提供医疗、精神、经济等多方面的援助。这种合作不仅可以弥补全科医生知识和能力方面的不足，而且可以使全科医生的服务更为有效。会诊和转诊是全科医生与其他医务人员之间最基本的合作方式,而会晤则是全科医生与非医疗组织进行合作的基本方式。全科医生对各种健康资源的协调和利用，使其可以胜任服务对象的"健康代理人"角色，完成协调性照顾的任务。

如果某全科医生有三个甲状腺功能亢进症的病人，其中一人适合药物治疗，另一人需要手术治疗，第三个人可能适合放射性碘治疗。作为一名全科医生就要根据病人的整体情况做出判断，及时恰当地向病人提出处理建议，妥善安排，使之各得其所。

这样全科医生的协调作用就会十分突出，他通过会诊、转诊和会谈等协调措施，与内分泌科、核医学科、外科等专科医生及病人家庭等方面积极合作，共同解决病人的问题，从而确保获得医疗服务的正确、有效和高质量。病人的特定问题解决后，专科医生应该准备好回访资料，使全科医生能及时、准确地指导病人进行继续治疗或康复，此即双向转诊。

六、以家庭为单位的健康照顾

以家庭为单位的健康照顾的原则是使全科医疗区别于一般基层医疗或专科医疗的重要基础，也是许多国家将全科医疗称为"家庭医疗"的主要原因。若忽视了"家庭"这一要素，全科医疗便丧失了它主要的专业性。全科医生的服务对象之一是家庭，同时也是其诊疗工作的重要场所。全科医学吸收了社会学关于家庭的理论和方法，形成了一整套家庭医学的知识和技能，体现了对于家庭与健康相互影响的格外关注与重视。

（一）以家庭为单位健康照顾的理由

1. 家庭成员间相互影响　一个家庭成员的问题可影响到家庭的其他成员，一些疾病可在家庭中流行。

2. 个人与家庭间存在相互作用　家庭可通过遗传、社会化、环境和情感反应等途径影响个人的健康或疾病的发生、发展及预后，个人的健康问题也可影响整个家庭的内在结构和功能。

3. 家庭也可以被看成一个病人　一个家庭中的健康问题往往不是个别成员的问题，而是所有成员的共同问题，如生活在同一家庭中的成员常有同样的生活习惯、行为方式和就医行为，另外，家庭有其内在的结构和功能，当家庭成员间的沟通或关系出现障碍时或家庭遭遇重大压力事件又缺乏有效资源时，整个家庭便处于危机状态；这时，只有把整个家庭看成一个病人，解决家庭的共同问题，才能保持个人的健康。

4. 家庭也是全科医生解决个人健康问题的重要场所和有效资源　家庭医学的实践与研究表明，只有以家庭为单位的照顾，才能为个人提供完整的医疗保健服务。

（二）以家庭为单位健康照顾的优点

1. 了解病人的家庭可以找出真正的病因　了解病人的家族史，可以为遗传疾病的诊断提供重要的线索；病人的不健康行为可能是由家庭功能障碍引起的；传染病可以在家人间互相传播；病人的症状也可能是因家人患病而引起的焦虑反应；病人的健康问题可能与家庭危机有关；家庭也常影响病人的就医行为，病人过度使用卫生资源往往表明其家庭有严重的功能障碍。

2. 家庭可增加病人对医嘱的顺从性　家庭不仅可以给予病人经济上、心理上的支持，而且可以主动参与病人的治疗和康复过程，督促病人遵从医嘱，尤其在慢性病人的保健方面，家庭的作用是关键性的，如糖尿病病人的饮食控制；脑卒中病人的康复等。

3. 病人的病史及躯体症状常要靠病人家属提供　例如，婴幼儿的病情常由成年人发现，甚至在就诊前已经过患儿父母的处理。

4. 通过了解家庭可以找到真正的病人 谁是病人？这是全科医生应在行医过程中时刻关注的问题，在许多场合，来看病的人往往不是真正的病人，真正的病人是家庭的其他成员或整个家庭。

5. 以家庭为单位的照顾可以扩大全科医生的服务范围 根据家庭生活周期理论可以预测家庭问题。家庭生活周期的不同阶段存在不同的健康危险因素、重要事件和压力，家庭生活周期的每一次转折对家庭来说都是一种紧张刺激，如果处理不当，对家庭及家庭成员的健康都将产生巨大影响。及时了解、评价家庭结构和功能，可以发现影响家庭及家庭成员健康的危险因素，适当采取必要的措施进行干预，化解于萌芽中。同时，也扩大了全科医生的服务范围。

◻ 问题讨论

李某，机关干部，58岁，既往有高血压病史，口服药物血压一直控制在正常范围。近期血压变得难以控制，在医院体检和实验室检查病人无阳性结果发现，病人平时性格温和，已临近退休与世无争，但每天回家发现长期温顺的妻子变得脾气暴躁，食欲大增还没有力气，晚上睡眠不佳，致使李某也不能安心休息，几次检查后发现血压变得难以控制。

请分析：

该案例中病人血压控制不良，与哪些因素有关？该案例中真正的病人是谁？如何理解以家庭为单位的健康照顾？

七、以社区为基础的健康照顾

以社区为基础的健康照顾（community-oriented primary care）是全科医疗的基本宗旨。全科医疗是立足于社区的卫生服务，其主要实施地点不是在医院病房，而是在社区卫生服务的场所，包括社区卫生服务中心、社区卫生服务站（诊所）、护理院、托老所、养老院、临终关怀院、病人家庭或单位等地方。"人人健康"的重要基础是"健康的社区"，不考虑社区这一重要因素，就难以为个人及其家庭提供完整的医疗保健服务，就难以主动服务于社区中的全体居民，更难使医疗保健服务产生最佳效益。通过以社区为基础的照顾，可以全面了解人类健康问题的性质、形态及公众的就医行为；社区是个人及其家庭健康的重要背景，只有在社区的背景上观察健康问题，才能完整、系统地理解个人和家庭的健康和疾患；以社区为基础的照顾要求全科医生同时关心求医者、未求医的病人和健康的人，只有这样，才能更有效地维护全体居民的健康；通过以社区为基础的照顾可以合理利用有限的卫生资源，并在动员社区内外医疗和非医疗资源的基础上，最大限度地满足社区居民追求健康生活的需求；提供以社区为基础的照顾，可以有效控制各种疾病在社区中的流行。

全科医疗以社区为基础的照顾可以归纳为：全科医生在社区人群健康状况的大背景下，以病人个体化诊疗为主，同时关注社区人群整体健康。也就是说，全科医生要具有群体照顾的观念。

八、以预防为导向的健康照顾

开展以预防为导向的健康照顾（prevention oriented care）是全科医疗对个人、家庭和社区健康的整体负责与全程控制的具体体现。全科医疗着眼整体健康的维护与促进，注重并实施从生到死的"生命周期保健"，就应根据其服务对象不同的生命周期中可能存在的危险因素和健康问题，提供一、二、三级预防。预防医学的目的，是将医学知识与技术应用于疾病的预防和健康促进。"一分预防一分金"，预防医学在医学实践中的重要性早已为人们所熟知。但事实上，由于预防工作显效慢，其重要性往往不为公众所认识，加上缺乏足够的经济、社会支持，以致在专科化的医疗体系中普遍存在"重治轻防"的现象，难以贯彻"以防为主"的方针。预防医学在全科医疗中扮演着十分重要的意义，是连续性、综合性保健的主要内容之一。预防医学通常落实于基层医疗，而全科医疗是基层医疗的最佳模式，可将预防与治疗相结合以获得最佳效益，全科医生负责首诊医疗，与病人及其家庭接触最多，关系最密切，在提供连续性保健时，有许多从事预防工作的良机，是预防医学工作的最佳执行者。从图 3-4 可以看出预防医学在全科医疗中的重要性，图中的三角形象征浮在海水中的冰岛，代表着医疗保健的全部内容。专科医生往往只重视露出水面的部分，此时，病人的问题已高度分化，症状和体征已比较典型，治疗比较困难，预后也较差，医疗费用较高，以提供三级预防为主。

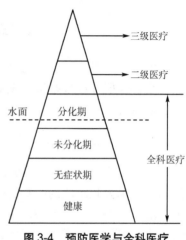

图 3-4 预防医学与全科医疗

除了以上内容外，全科医疗更注重"水下作业"，主要包括以下几个方面：①为健康的人提供一级预防保健服务；②疾病处于无症状期，通过健康筛检发现病人，提供二级预防保健服务；③问题处于早期未分化阶段，进行早期诊断和治疗，提供二级预防。

九、团队合作的工作方式

在大多数西方国家，全科医生主要以私人开业的方式为某个社区的居民提供服务。随着社会的发展，疾病的形态、大众的需求及医疗体系都发生了重大变化，个人开业的力量常难以满足社会的需求，从而逐步走上团队合作的道路。目前最常见的形式有全科医疗小组或群体医疗中心，他们确定共同的目标（即为个人及其家庭提供连续性、综合性保健）、建立良好的合作关系、提供高质量的服务。团队合作的优点是有充裕的休息时间和进修机会，也可以相互咨询、合作以提高个人的医疗水平和服务质量，也为提供连续性保健打下了基础，医生之间可以轮流值夜班或家访。全科医疗小组基本上有 3 种不同的类型。

（1）由 3～4 位全科医生组成一个小组，他们以全科医疗作为共同的背景，但各有所长（如外科、儿科、妇产科、行为治疗、营养学等方面）；通过取长补短，相互合作，提高全科医疗服务质量，达到维护个体与群体健康状况的目的。

（2）内、外、妇、儿科的医生经过全科医学的特殊训练后，组成一个小组，他们在相互合作的同时，也相互学习，逐步成为合格的全科医生，这种方式比较适用于过渡阶段，如中国目前的基层医疗单位即可采用这种方式。

（3）由1～2位全科医生和一些保健辅助人员，如护理人员、医技人员、药剂师、社工人员、临床心理学家、营养师、康复治疗师及管理人员等组成。全科医生在团队中是管理和学术核心，担负着团队建设、业务发展和管理的任务，与团队成员一起围绕着全面改善个体与群体健康状况和生命质量的目标共同工作。

第四节　全科医疗与专科医疗的区别和联系

一、全科医疗与专科医疗的区别

全科医疗是一种既古老又年轻的基层医疗保健体系，是在整合生物医学、行为科学和社会科学研究成果基础上发展起来的一门临床医学专科，但是与其他专科医疗还是有一定区别的。

（一）服务宗旨与职责

全科医疗和专科医疗负责健康与疾病发展的不同阶段。全科医疗负责人的健康时期、疾病早期未分化阶段的心身问题及经专科诊疗后无法治愈的各种病患的连续性照顾，其关注的中心是人而不是病，无论服务对象有无生物医学上定义的疾病或病患，全科医疗都要为其提供令人满意的照顾，即他对自己的服务对象具有不可推卸的持续性责任。因此，全科医疗提供的服务是防、治、保、康、教、计六位一体的综合性照顾。其责任既涉及医学科学，又延伸至与这种服务相关的多个专业领域（包括行为科学、社会学、人类学、伦理学、文学、艺术等），其最高价值既有科学性，更顾及服务对象的满意度，充分体现了医学的艺术性。这种医疗服务充分体现"照顾"的模式，所以可称为照顾医学（care medicine）。

专科医疗主要负责疾病形成后一段时期的诊断与治疗，其目的是以科学为基础对人体生命与疾病本质的深入研究来认识与对抗疾病。采用的是以疾病为中心的诊疗模式，着重于识别特定疾病的特殊症状和体征，而且正越来越多地依赖于死板的诊断标准和高度技术化的诊疗手段，一旦遇到现代医学无法解释与解决的问题时，专科医疗就不得不宣布放弃对病人的责任（即在某病人"无诊断可能性"或"无治疗价值"时让其出院或终止治疗）。从这种意义上，专科医生类似于"专科专家"，其工作体现"科学"的模式，其责任局限于医学科学认识与实践的范围，其最高价值是科学性，充分体现了医学的科学性方面。由于专科医疗更强调根除或治愈疾病，故亦可将其称为治愈医学（cure medicine）。

（二）服务内容与方式

在理想的医疗保健体系中，专科医疗处于卫生服务系统正三角的顶部，其主要负责处理少数人生物医学上的重病或疑难问题。而解决这些问题需要动用昂贵的医疗资源，其服务方式往往采用不同专科的高新技术。在医疗服务过程中，专科医生为技术权威，病人是"被动接受者"，他们在高科技面前显得无能为力，只能是被动服从医生对其健康问题的"处置"。而全科医疗处于卫生服务系统正三角的基础部分，其主要负责处理常见健康问题和疾病早期未分化阶段，其服务方式是团队合作，一体化全方位管理，以低廉的成本维护大多数居民的健康，并能使那些无法被专科医疗治愈的慢性病患及其导致的功能性问题得到良好的管理与照顾。全科医疗服务团队中，病人及其家庭成员也是医护人员得力的合作伙伴，他们是健康 / 疾病管理目标制定与实施的主体之一。全科医疗与专科医疗的区别见表 3-1。

表 3-1　全科医疗与专科医疗的区别

特性	全科医疗	专科医疗
服务人口	较少而稳定（1：2500±）	大而流动性强 [1：（5 万～50 万）]
照顾范围	宽（生物 - 心理 - 社会功能）	窄（某系统 / 器官 / 细胞）
疾患类型	常见问题	疑难急重问题
技术	基本技术，不昂贵	高新技术，昂贵
方法	综合	分科
责任	持续性，生前至死后	间断性
服务内容	"医、防、保、康、教、计"一体化	医疗为主
态度 / 宗旨	以健康为中心，全面管理 以人为中心，病人主动参与	以疾病为中心，救死扶伤 以医生为中心，病人被动服从

资料来源：杨秉辉 .2011. 全科医学概论 .3 版 . 北京：人民卫生出版社

二、全科医疗与专科医疗的共同特点和联系

全科医疗是在专科医疗的基础上发展起来的，广泛采用专科医疗的理论和方法，两者具有许多共同特点和密切的联系。

（一）全科医疗与专科医疗的共同特点

首先，服务和研究的对象都是人，而不是没有生命的、没有情感的机器和商品等，因此都必须具有高尚的职业道德，职业规范也有很多不同于其他行业的特殊要求。

其次，都是以科学的方法为基础，医生都必须经过系统地学习才能向群众提供优质的医疗保健服务。

再次，都要求医生在医疗服务中，不仅正确使用药物、器械，还要同情关怀和支持病人，尊重病人的人格和感情，增强医疗保健效果。

（二）全科医疗与专科医疗的联系

在理想的正三角形卫生保健体系中，全科医疗与专科医疗是一种互补与互助的关系。

首先，各司其职。全科医疗服务可以根据人群的需要，利用家庭、社区和社会资源

为全体居民提供基本医疗保健服务，解决社区中常见的健康问题。而专科医疗集中于疑难急重症问题诊治和高科技的研究，并作为基层医疗的学术与继续教育的后盾。

其次，互补互利。全科医疗和专科医疗在照顾病人及医学发展中充分发挥其特长。全科医生作为医疗保健系统与医疗保险系统的"守门人"，以经济有效和高情感的方式处理日常病人的一般健康问题和慢性病，必要时通过"会诊""会晤""双向转诊"以及信息共享等，保证服务对象获得经济、方便、及时、周到、亲切、便宜、有效的服务。专科医生在特定的时间内根据预先的约定接待基层转诊的病人，将主要精力用于少数病人的确诊和住院治疗。同时，可以加强全科医生和专科医生在信息收集、病情监测、疾病系统管理和行为指导、新技术适宜利用、医学研究开展等各方面的积极合作，从而改善医疗服务质量、增加医疗服务满意度和效率。全科医疗以其合理利用医疗资源、经济有效，成为整个医疗卫生服务体系中重要的基础。全科医疗的发展关乎我国医疗卫生事业改革的成果，也是解决目前医疗卫生体系存在重要问题的有效方法。全科医疗使居民在一个机构内就可以解决大部分的健康问题，同时有效地利用了有限的医疗资源，能够取得更高的效率和更经济的投入，以此来满足人民群众日益增长的卫生服务要求，进一步达到促进健康的目的。

（张　伟）

复 习 指 导

1. 全科医疗是全科医生所从事的医疗实践活动，它是一种将全科／家庭医学理论应用于病人、家庭和社区照顾的基层医疗保健体系，是在整合生物医学、行为科学和社会科学研究成果基础上发展起来的一种新型基层医疗模式。

2. 全科医疗是高水平、高质量的初级卫生保健，承担常见病、多发病的诊疗、分诊和转诊、预防保健、康复和慢病管理等一体化的综合服务，同时也是以门诊为主体的专科医疗。

3. 全科医疗具有以人为中心的照顾、综合性照顾、连续性照顾、可及性照顾、协调性照顾、以家庭为单位的健康照顾、以社区为基础的健康照顾、以预防为导向的健康照顾和团队合作的工作方式的基本特征。

第4章 社区卫生服务

学习要求

通过本章学习,掌握社区卫生服务的基本内容和特点,熟悉构成社区的关键要素、社区卫生服务的概念和定位;熟悉我国发展社区卫生服务的基本原则和意义;了解社区卫生服务的发展历史。

社区卫生服务(community health service)是城市卫生工作的重点,完善的社区卫生服务体系是解决我国"看病难、看病贵"问题的重要途径,大力发展社区卫生服务是我国医药卫生体制改革的重要举措。全科医学、全科医疗与社区卫生服务有着紧密的联系,全科医学为社区卫生服务提供了理论基础,全科医疗是社区卫生服务的核心内容,社区是全科医疗服务的基地。因此,研究社区卫生服务的基本理念、内容、特征及相关政策是全科医学的重要任务。1977年世界卫生大会提出了"人人享有卫生保健",1978年《阿拉木图宣言》确定了推进初级卫生保健是其实现的唯一途径,使得社区医学得以发展。

第一节 概 述

一、社 区

社区(community)是伴随着人类的出现而产生的,在上古氏族社会就有了社区的雏形,人们因生活的需要而聚居在一定的地区,形成了相关固定的活动范围。汉语"社区"一词是伴随西方现代社会学的引入由英文 community 翻译而来,而英文 community 一词作为学术概念译自德文 gemeinschaft。1881年德国社会学家滕尼斯(F.Tönnies)将 gemeinschaft(一般译为社区、集体、团体、共同体、公社)一词用于社会学。1887年滕尼斯进一步在其所著的《共同体与社会》中,最早从社会学理论研究的角度频繁使用了社区的概念,将社区解释为是以家庭为基础的历史共同体,是血缘共同体和地缘共同体的结合,社区是由同质人口组成的具有价值观念一致、关系密切、守望相助的富有人情味的社会群体。1978 年 WHO 在关于初级卫生保健国际会议报告中指出："所谓社区，它是以某种经济的、文化的、种族的或某种社会的凝聚力，使人们生活在一起的一种社会组织"。我国著名的社会学家费孝通将社区定义为："社区是由若干社会群体（家庭、氏族）或社会组织（机关、团体）聚集在一个地域里形成的一个生活上相互关联的大集体"。

一般认为，构成社区的要素主要包括：一定数量并相对固定的人群，一定的地域空间、生活服务设施，特定的文化背景与生活方式和心理认同感、归属感，以及相应的生活制度和管理机构。其中人群和地域是两个关键要素。一般地讲，任何社区都具有以上几个要素，使社区成为具有政治功能、经济功能、文化功能及管理功能等的社会实体。

社区是社会的缩影。WHO 认为一个有代表性的社区，其人口为 10 万～ 30 万，面积在 5000 ～ 50 000km²。社区有多种分类方法，一般来说社区分为生活型（地域型）、功能型两种类型。生活型社区是根据居民的区域不同而形成的不同的社区，如街道、乡镇、居委会等。功能型社区是根据居住的居民的某种共同特征，包括共同的兴趣、利益、价值观及职业等发生相关联系形成的社区，如学校、工厂、军队等。就基层卫生服务而言，界定为城市社区和农村社区，城市社区以街道、居委会为基本单位，农村为乡（镇）、村。开展社区卫生服务要明确为辖区哪些人提供服务，特别是家庭医生式签约服务及一些公共卫生服务，《城市社区卫生服务机构管理办法（试行）》指出，社区卫生服务机构服务对象为辖区内的常住居民、暂住居民及其他有关人员。

二、社区卫生服务的定义、起源及发展

（一）社区卫生服务的定义

社区卫生服务在发达国家已有半个多世纪的历史，在落实公共卫生、保障基本医疗、控制医药费用及促进社区和谐方面发挥了不可替代的重要作用。为应对城市化、老龄化、人群疾病谱的改变及医药费上涨的挑战，1997 年《中共中央、国务院关于卫生改革与发展的决定》做出"改革城市卫生服务体系，积极发展社区卫生服务，逐步形成功能合理、方便群众的卫生服务网络"的决策，我国首次提出发展社区卫生服务。

1999 年 7 月 16 日卫生部、国家发展计划委员会、教育部等十部委的文件《关于发展城市社区卫生服务的若干意见》对社区卫生服务的定义是："社区卫生服务是社区建设的重要组成部分，是在政府领导、社区参与、上级卫生机构指导下，以基层卫生机构为主体，全科医师为骨干，合理使用社区资源和适宜技术，以人的健康为中心、家庭为单位、社区为范围、需求为导向，以妇女、儿童、老年人、慢性病人、残疾人等为重点，以解决社区主要卫生问题、满足基本卫生服务需求为目的，融预防、医疗、保健、康复、健康教育、计划生育技术服务等为一体的，有效、经济、方便、综合、连续的基层卫生服务。"

（二）社区卫生服务与全科医学的关系

全科医学是面向社区与家庭，整合临床医学、预防医学、康复医学及相关人文学科为一体的临床二级学科。社区卫生服务是将全科医学、临床医学、预防医学等相关学科的理论和技术应用于人、家庭和社区照顾的一种基层卫生服务。全科医学为社区卫生服

务提供了理论基础，而社区卫生服务为全科医学提供了发展的空间。

社区是个人和家庭及人群日常生活、社会活动和维护自身健康的聚集地，也是影响个人和家庭健康的重要因素。社区卫生服务是一种社区定向的卫生服务。近年来，我国政府把建设和发展城市社区卫生服务体系作为医药卫生体制改革，解决人民群众看病难、看病贵问题的重要举措。全科医疗代表了社区卫生服务发展的最佳模式，是社区卫生服务的核心内容和基本任务，做好全科医疗工作是做好社区卫生服务的基础。社区是全科医疗服务的基地。在社区卫生服务中，全科医生是骨干，全科医生立足于社区，向社区居民提供综合性、连续性、人性化的服务。新时代人们日益增长的健康需要与基层医疗卫生服务发展不平衡、不充分的矛盾更加凸显，而社区卫生服务人才队伍建设的核心是全科医生的培养，因此，大力培养适合我国社区卫生服务发展需要的高素质的全科医生，已成为我国医学教育的重要任务之一。

（三）社区卫生服务的起源及发展

社区卫生服务是伴随着社区的形成而产生的。16 世纪文艺复兴时期工业迅猛发展，大批手工业者纷纷涌入城市或聚集在工厂、矿山周围，形成了许多社区，由于生产生活条件极差，厂房住房简陋拥挤，通风不良，生产废水、生活污水、粪便垃圾四处排放，导致了各种传染病的流行和职业病发生，对人群健康造成了极大危害。当时有远见卓识的医生发现了这些具有社会性的问题，他们纷纷进入社区进行调查研究。19 世纪英国的霍乱猖獗流行，人们从事实看清楚了单靠医院或某一位医生的努力已经不能控制疾病的发生，单纯的治疗不能解决面临的难题，必须从个体防治转到社区防治；到 20 世纪初期，形成了公共卫生逐渐进入以社区为服务单位的趋势，强调不同社区的不同需求及自主性。社区卫生服务概念最早可以追溯到 20 世纪 40 年代的英国。1945 年英国议会正式批准了著名的《国家卫生服务法》，这部法律中规定在英国实行由政府税收统一支付的医院专科医疗服务、社区卫生服务和全科医生制度。1948 年该法正式实施，并建立了国家卫生服务体系（National Health Service，NHS），提供免费医疗保健服务，使英国医疗卫生制度实现了历史性的重大变革，社区卫生服务的帷幕由此拉开。早期的社区卫生服务是相对医院而言的，人们将非住院服务称为社区卫生服务。20 世纪 50 年代后期，医疗技术的快速发展使得精神病病人可以在家接受医疗、康复服务，这既为病人及其家属提供了便利，又可以节省国家医疗费用支出，社区卫生服务首先在这一领域中发展起来，此后又逐步扩大到老年人、孕产妇、儿童和残疾人，服务的内容也由医疗、康复扩大到预防、保健及健康教育。20 世纪 60 年代，英国进入老年型社会，全国 1/2 以上的医院床位和医疗费用被老年人占用，致使政府和社会不堪重负。为此，英国国家卫生行政管理部门将 NHS 中一部分资金转移到地方政府用于进一步发展社区老年卫生服务以控制医疗费用。20 世纪 70 年代后，随着卫生资源供求矛盾不断加深，英国政府采取有限资源向弱势人群倾斜的政策，给予精神病病人、老年人、孕产妇和儿童优先服务，人们把这一倾斜弱势人群的政策称为"灰姑娘"服务，这一政策很大程度促进了现代社区卫生服务的发展。最有代表性的关于社区卫生服务的政府文件是 1976 年工党政府发表的《英格兰卫生服务与个人社会服务的优先权》白皮书。据此，在 1976/1977 年～ 1986/1987 年的 11 个财政年度中卫生总费用仅增长 11%，而社区卫生服务费用实际增长 44%。预防保健服务从医院转移到社区及家庭,社区卫生服务范围进一步拓展,包括救护车、学校保健、社区接生、母婴保健、健康教育、家庭护理、保健访问、传染病预防、疫苗接种、公共环境卫生服务等,使得医院服务与社区卫生服务之间实现新的平衡。英国低成本的连续、综合、公平的卫生服务,在提高人民健康水平及控制医药费用方面的效果显著,成为国际社会的学习典范。20 世纪 70 年代,WHO 提出了卫生服务的社区方向,要求世界各国把大力发展社区卫生服务作为推进初级卫生保健的重要方法和途径。此后,社区卫生服务在全球许多国家迅速发展。

由于世界各国历史及文化背景不同,各国开展社区卫生服务的形式和内容有所不同。英国、加拿大、澳大利亚和日本等国代表社区卫生服务的先进水平;亚洲开展社区卫生服务较活跃的国家和地区有韩国、新加坡、马来西亚、印度、中国香港及中国台湾地区等;社区卫生服务在古巴、墨西哥等国扮演着重要角色;社区卫生服务在中东及非洲一些国家也正在快速发展。

国际实践证明,开展全科医疗和社区卫生服务,不仅可以在很大程度上提高卫生服务的公平性、可及性和服务效率,而且在控制医疗费用增长和提高居民健康水平方面的作用显著,社区卫生服务已成为较理想的基层卫生服务模式和实现人人享有卫生保健的有效途径。

在我国,早在 20 世纪 50 ~ 60 年代就已经存在社区卫生服务的形式和实践,当时很多省都建立了包括县 / 区级医院、乡镇 / 街道卫生院、村卫生室等遍布城乡的三级医疗卫生服务网络,基层医疗服务在三级医疗网中发挥着重要作用,中国的卫生保健经验曾经被 WHO 作为范例向发展中国家推荐。

20 世纪 80 年代末,中国系统引进全科医学的理论,1988 年卫生部教育司、首都医学院等机构领导接受了 WONCA 前任主席 Dr.Rajakumar 和 Peter Lee 关于在我国开展全科医疗的建议。1989 年 10 月首都医学院成立国内首家全科医师培训中心,开始传播全科医学概念,启动全科医学培训工作,并于 20 世纪 90 年代初在北京朝阳医院、北京方庄医院、浙江省江山市等地开展全科医疗服务模式的试点探索研究工作,之后天津、山东等地陆续开展全科医疗的试点探索,为中国社区卫生服务发展积累了宝贵的经验。

1997 年 1 月,《中共中央、国务院关于卫生改革与发展的决定》第一次在中央文件中提出在全国实施社区卫生服务。该决定指出,要"改革城市卫生服务体系,积极发展社区卫生服务,逐步形成功能合理、方便群众的卫生服务网络"。1997 年底,卫生部在济南第一次召开了社区卫生服务工作会议,全面拉开了社区卫生服务的序幕。1999 年 7 月,卫生部等十部委联合下发《关于发展城市社区卫生服务的若干意见》,明确了发展社区卫生服务的总体目标、基本原则、意义和相关政策,这是全国第一个发展社区卫生服务的政策文件。1999 年底,卫生部组织了 4 个考察组对全国的社区卫生服务进展情况进行了调研。2000 年初,卫生部又对社区卫生服务的有关政策进行了规定,从而形成了社区卫生服务的全新局面。2006 年,国务院召开全国城市社区卫生工作会议,颁布了《国务院关于发展城市社区卫生服务的指导意见》,将发展社区卫生服务作为优化卫生资源配置,缓解群众看病难、看病贵问题的突破口和切入点。

2009 年 3 月,政府新医改文件出台,中共中央、国务院发布《关于深化医药卫生体制改革的意见》,要求完善以社区卫生服务为基础的新型城市医疗卫生服务体系,加快建设以社区卫生服务中心为主体的城市社区卫生服务网络，完善服务功能，以维护社区居民健康为中心，提供疾病预防控制等公共卫生服务、常见病诊疗、慢性病管理和康复等服务，转变服务模式，提高服务质量，逐步承担起健康"守门人"的职责，逐步实现社区首诊、分级诊疗及双向转诊等制度。

2011 年 7 月，《国务院关于建立全科医生制度的指导意见》确定要建立全科医生制度，明确指出建立全科医生制度是保障和改善城乡居民健康的迫切需要。

2015 年 9 月，国务院办公厅《关于推进分级诊疗制度建设的指导意见》指出："建立分级诊疗制度，是合理配置医疗资源、促进基本医疗卫生服务均等化的重要举措，是深化医药卫生体制改革、建立中国特色基本医疗卫生制度的重要内容，对于促进医药卫生事业长远健康发展、提高人民健康水平、保障和改善民生具有重要意义。"

2017 年 10 月 18 日，习近平总书记在十九大报告中指出："实施健康中国战略。要完善国民健康政策，为人民群众提供全方位全周期健康服务。""加强基层医疗卫生服务体系和全科医生队伍建设"。

2019 年 12 月 28 日，第十三届全国人民代表大会常务委员会第十五次会议通过的《中华人民共和国基本医疗卫生与健康促进法》体现了我国为了发展医疗卫生与健康事业，保障公民享有基本医疗卫生服务，提高公民健康水平，推进健康中国建设的具体做法，对社区卫生服务提出了更科学的指导。

新冠肺炎疫情发生以来，我国针对新冠肺炎疫情的防控工作，主要依靠社区为主的综合防控，社区是防止疫情输入、蔓延、输出，控制疾病传播的重要防线。

目前，我国的分级诊疗服务能力有了全面提升，逐步健全了保障机制，布局合理、规模适当、层级优化、职责明晰、功能完善、富有效率的医疗服务体系已基本构建，逐步形成了基层首诊、双向转诊、急慢分治、上下联动的分级诊疗模式，基本建立了符合国情的分级诊疗制度。

如今，我国已基本建立了比较完善的社区卫生服务体系。2020 年末，全国共有基层医疗卫生机构 97.1 万个，其中乡镇卫生院 3.6 万个，社区卫生服务中心（站）3.5 万个，门诊部（所）29.0 万个，村卫生室 61.0 万个。医疗卫生机构床位 911 万张，其中乡镇卫生院 139 万张。2019 年社区卫生服务中心人员 48.8 万人，平均每个中心 51 人；社区卫生服务站人员 12.3 万人，平均每站 5 人。社区卫生服务中心（站）人员数比上年增加 2.7 万人，增长 4.7%。2019 年，全国社区卫生服务中心诊疗人次 6.9 亿人次，入院人数 339.5 万人；平均每个中心年诊疗量 7.2 万人次，年入院量 355 人；医师日均担负诊疗 16.5 人次和住院 0.6 床日。2019 年，全国社区卫生服务站诊疗人次 1.7 亿人次，平均每站年诊疗量 6603 人次，医生日均担负诊疗 13.9 人次。

━━━━◈◈ 链　接 ◈◈━━━━

《中华人民共和国国民经济和社会发展第十四个五年规划和 2035 年远景目标纲要》在第四十四章中对全面推进健康中国建设做出了战略部署，其中围绕深化医药卫生体制改革提出：

坚持基本医疗卫生事业公益属性，以提高医疗质量和效率为导向，以公立医疗机构为主体、非公立医疗机构为补充，扩大医疗服务资源供给。

　　加强公立医院建设，加快建立现代医院管理制度，深入推进治理结构、人事薪酬、编制管理和绩效考核改革。

　　加快优质医疗资源扩容和区域均衡布局，建设国家医学中心和区域医疗中心。

　　加强基层医疗卫生队伍建设，以城市社区和农村基层、边境口岸城市、县级医院为重点，完善城乡医疗服务网络。

　　加快建设分级诊疗体系，积极发展医疗联合体。

　　加强预防、治疗、护理、康复有机衔接。

　　推进国家组织药品和耗材集中带量采购使用改革，发展高端医疗设备。

　　完善创新药物、疫苗、医疗器械等快速审评审批机制，加快临床急需和罕见病治疗药品、医疗器械审评审批，促进临床急需境外已上市新药和医疗器械尽快在境内上市。

　　提升医护人员培养质量与规模，扩大儿科、全科等短缺医师规模，将每千人口拥有注册护士数提高到3.8人。实施医师区域注册，推动医师多机构执业。稳步扩大城乡家庭医生签约服务覆盖范围，提高签约服务质量。

　　支持社会办医，鼓励有经验的执业医师开办诊所。

三、我国发展社区卫生服务的基本原则和意义

（一）基本原则

1.坚持社区卫生服务的公益性质，注重卫生服务的公平、效率和可及性。

2.坚持政府主导，鼓励社会参与，多渠道发展社区卫生服务。

3.坚持实行区域卫生规划，立足于调整现有卫生资源、辅以改扩建和新建，健全社区卫生服务网络。

4.坚持公共卫生和基本医疗并重，中西医并重，防治结合。

5.坚持以地方为主，因地制宜，探索创新，积极推进。

（二）意义

　　大力发展社区卫生服务，构建以社区卫生服务为基础、社区卫生服务机构与医院和预防保健机构分工合理、协作密切的新型城市卫生服务体系，对于坚持预防为主、防治结合的方针，优化城市卫生服务结构，方便群众就医，减轻费用负担，建立和谐医患关系，具有重要意义。

　　1.**是提供基本卫生服务，满足人民群众日益增长的卫生服务需求，提高人民健康水平的重要保障**　社区卫生服务覆盖广泛、方便群众、能使广大群众获得基本卫生服务，既解决群众看病难、看病贵的问题，又有利于满足群众日益增长的多样化卫生服务需求。社区卫生服务强调预防为主、防治结合，有利于将预防保健落实到个人、家庭和社区，提高人群健康水平。国外有研究揭示，增加基层保健医生数量能够减少人群死亡率；基层保健水平高的国家，评价居民因疾病或伤害造成过早死亡状况的指标潜在减寿年数

（PYLL）显著低于基层保健水平低的国家。

2. 是深化卫生改革，建立与社会主义市场经济体制相适应的城市卫生服务体系的重要基础　社区卫生服务可以在基层解决广大居民的多数基本健康问题。积极发展社区卫生服务，有利于调整城市卫生服务体系的结构、功能、布局，降低成本，提高效率，形成以社区卫生服务机构为基础，大中型医院为医疗中心，预防、保健、健康教育等机构为预防、保健中心，适应社会主义初级阶段国情和社会主义市场经济体制的城市卫生服务体系新格局。

3. 是建立城镇职工基本医疗保险制度的迫切要求　国际经验表明，社区卫生服务可以为参保职工就近诊治一般常见病、多发病、慢性病，帮助参保职工合理利用大医院服务，并通过健康教育、预防保健，增进职工健康，减少发病，既保证基本医疗，又降低成本，符合"低水平、广覆盖"原则，对职工基本医疗保险制度长久稳定运行，起重要支撑作用。Baicker 通过对 2000 年美国各州的数据进行比较显示，每万人口配置的专科医生数越多，人均年卫生费用支出越高，服务质量排行越低；该研究亦证实了基层卫生服务所提供的是优质价廉的服务。

4. 是加强社会主义精神文明建设，密切党群干群关系，维护社会稳定的重要途径　社区卫生服务通过多种形式的服务为群众排忧解难，使社区卫生人员与广大居民建立起新型医患关系，有利于加强社会主义精神文明建设。积极开展社区卫生服务是为人民办好事、办实事的德政民心工程，充分体现全心全意为人民服务宗旨，有利于密切党群干群关系，维护社会稳定，促进国家长治久安。

5. 社区卫生服务是实现医学模式和服务模式转变的最佳途径　尽管新的生物 - 心理 - 社会医学模式已提出很多年，但目前的临床服务依旧沿袭生物医学的模式。社区卫生服务全面推进"以人为中心，以健康为中心"的服务模式和家庭医生责任制的服务，以生物 - 心理 - 社会医学模式开展工作，对社区全体居民提供全人照顾和整体服务，体现了新的医学模式和服务模式，代表了现代社会发展的必然趋势。

国际著名的基层保健研究专家 B.Starfield 教授基于大量的研究得出总结：基层保健（如全科医生 / 家庭医生的服务）之所以对人群健康能够做出非常重要的贡献，是通过下列六项机制实现的：①使居民能够更多地获得所需的服务；②作为责任医生能够保证更好的医疗品质；③更加注重预防保健；④能够早期管理健康问题；⑤基层保健提供服务的综合性、连续性、协调性、可及性等主要特征能够不断显现出累积效应；⑥基层保健在减少不必要的和可能有害的专科过度服务方面发挥着重要的作用。

第二节　社区卫生服务的对象、内容与特点

一、社区卫生服务对象

（一）社区卫生服务的提供者

社区卫生服务由基层卫生服务人员为社区居民提供基层医疗卫生服务，基本服务团

队人员包括：①全科医师、社区专科医师、社区助理医师、社区中医师；②社区公共卫生人员与防保人员；③社区护理人员；④药剂师、检验师、康复治疗师及其他卫技人员；⑤管理者、医学社会工作者、志愿者。

（二）社区卫生服务的人群

社区卫生服务机构的服务对象为辖区内的常住居民、暂住居民及其他有关人员，具体包括以下几种人群。

1. 健康人群　在健康人群中积极开展健康促进工作，重在健康保护和健康教育，增进自我保健能力，养成良好的行为生活方式。

2. 高危人群　高危人群是暴露于某种或某些健康危险因素的人群，其发生疾病的概率明显高于其他人群。

（1）高危家庭的成员：包括单亲家庭，吸毒、酗酒者家庭，精神病病人、残疾者、长期重病者家庭，家庭功能失调濒于崩溃的家庭，受社会歧视的家庭等。

（2）具有明显的危险因素的人群：如不良行为生活方式、职业危险因素、家族遗传因素、肥胖、家族遗传及社会危险因素等。

3. 重点保健人群　重点保健人群指由于各种原因需要在社区得到系统保健的人群，如妇女、儿童、老年人、残疾人、慢性病人、贫困居民等人群。

4. 病人　一般为常见病、多发病病人，常见慢性非传染性疾病病人，需要家庭照顾、护理院照顾、院前急救或临终关怀的病人及其他一些不需要住院的病人等。

二、社区卫生服务内容

社区卫生服务是以满足群众需求，保护人民健康为出发点，具有"六位一体"的功能。"六位"是指：社区预防、社区保健、常见病和慢性病治疗、社区康复、健康教育与健康促进、计划生育技术指导；"一体"是指由社区卫生服务中心（站）提供上述综合、连续性的服务。

1. 社区预防　针对社区内的所有居民，包括健康人群、亚健康人群、高危人群、职业人群及病人等开展传染病、慢性病和突发事件的群体预防和个体临床预防服务。

2. 社区保健　社区保健的重点是儿童保健、妇女保健和老年保健。儿童保健包括开展新生儿保健、婴幼儿及学龄前儿童保健，协助对辖区内托幼机构的健康指导。妇幼保健包括提供婚前保健、孕前保健、孕产期保健、更年期保健，开展妇女常见病预防和筛查。老年保健包括指导老年人进行疾病预防和自我保健，进行家庭访视，提供有针对性的健康指导。

3. 常见病和慢性病治疗　社区医疗是社区卫生服务工作量最多的部分。全科医生除在社区卫生服务中心处理病人外，还应深入家庭，对病人家属讲解有关疾病的防治知识，以便在特定情况下，家属能处理与救护，在平时，能监督病人执行医嘱。还可依据社区居民的需求开展家庭治疗、家庭访视、临终关怀等医疗服务。防中有治，治中有防，预防为主，贯穿于疾病自然史的始末。

4. 社区康复　是指对社区慢性病病人、伤残病人及老年病人进行医院、社区和家庭的康复工作。康复内容包括由医务人员在家或在康复中心帮助病人进行生活自理、步行、家务、语言、心理的训练等。

5. 健康教育与健康促进　健康教育是通过有组织、有计划、有系统的社会教育活动，促使人们自觉地采纳有益于健康的行为和生活方式，消除或减轻影响健康的危害因素，预防疾病，促进健康，提高生活质量，也是传染病、慢性病和突发事件预防的重要手段。尤其是实施重点人群及重点场所健康教育，帮助居民逐步形成有利于维护和促进健康的行为生活方式。

6. 计划生育技术指导　计划生育技术一般分为节育技术、优生技术和优育技术。计划生育技术指导就是对社区育龄人群的计划生育和优生优育工作进行咨询指导，发放避孕药具等。

社区卫生服务机构是不以营利为目的的公益性基层医疗卫生机构，其基本功能是提供基本公共卫生和基本医疗服务，并根据中医药的特色和优势，提供与公共卫生和基本医疗服务内容相关的中医药服务。

（一）基本公共卫生服务

卫生部、国家中医药管理局 2006 年 6 月联合制定颁发的《城市社区卫生服务机构管理办法（试行）》中指出，社区卫生服务机构提供以下公共卫生服务。

1. 卫生信息管理。根据国家规定收集、报告辖区有关卫生信息，开展社区卫生诊断，建立和管理居民健康档案，向辖区街道办事处及有关单位和部门提出改进社区公共卫生状况的建议。

2. 健康教育。普及卫生保健常识，实施重点人群及重点场所健康教育，帮助居民逐步形成利于维护和增进健康的行为方式。

3. 传染病、地方病、寄生虫病预防控制。负责疫情报告和监测，协助开展结核病、性病、艾滋病、其他常见传染病及地方病、寄生虫病的预防控制，实施预防接种，配合开展爱国卫生工作。

4. 慢性病预防控制。开展高危人群和重点慢性病筛查，实施高危人群和重点慢性病病例管理。

5. 精神卫生服务。实施精神病社区管理，为社区居民提供心理健康指导。

6. 妇女保健。提供婚前保健、孕前保健、孕产期保健、更年期保健，开展妇女常见病预防和筛查。

7. 儿童保健。开展新生儿保健、婴幼儿及学龄前儿童保健，协助对辖区内托幼机构进行卫生保健指导。

8. 老年人保健。指导老年人进行疾病预防和自我保健，进行家庭访视，提供针对性的健康指导。

9. 残疾康复指导和康复训练。

10. 计划生育技术咨询指导，发放避孕药具。

11. 协助处置辖区内的突发公共卫生事件。

12. 政府卫生行政部门规定的其他公共卫生服务。

2009 年，国家对社区卫生服务机构开展基本公共卫生经费给予了相应的经费保障，并制定了《国家基本公共卫生服务规范（2009年版）》，之后卫生部又多次对服务规范内容进行了修订完善，先后形成了多个版本的《国家基本公共卫生服务规范》2017年，国家卫生计生委下发《国家基本公共卫生服务规范（第三版）》（下简称《规范》），明确了12个基本公共卫生服务项目，并对服务对象、内容、流程、要求、工作指标及服务记录表等做出了规定，12个服务项目为：建立居民健康档案、健康教育、预防接种、儿童健康管理、孕产妇健康管理、老年人健康管理、慢性病病人健康管理（高血压、2型糖尿病）、严重精神障碍病人管理、肺结核病人健康管理、中医药健康管理、传染病及突发公共卫生事件报告和处理、卫生计生监督协管。2019年，国家卫生健康委员会研究起草了《新划入基本公共卫生服务相关工作规范（2019年版）》，新划入的基本公共卫生服务相关工作共包括19项，其中，地方病防治、职业病防治和重大疾病及危害因素监测3项工作作为每年确保完成的工作，其余16项工作由各省份结合本地实际实施，相关工作不限于基层医疗卫生机构开展。2021年3月国家发改委等21部委联合印发《国家基本公共服务标准（2021年版）》，其中对国家基本公共卫生服务进一步做了具体要求。

国家基本公共卫生服务项目随着社会经济发展、公共卫生服务需要和财政承受能力等因素不断调整，国家卫生行政部门根据实际情况适时对《规范》进行修订。

《规范》是乡镇卫生院、村卫生室和社区卫生服务中心（站）等基层医疗卫生机构为居民提供免费、自愿的基本公共卫生服务的参考依据，也可作为各级卫生行政部门开展基本公共卫生服务绩效考核的依据。

链 接

国家卫生健康委员会《关于做好2021年基本公共卫生服务项目工作的通知》的解读

一、2021年人均基本公共卫生服务经费补助标准是多少？新增经费如何使用？

2021年，人均基本公共卫生服务经费补助标准为79元。2020年增加的5元全部落实到乡村和城市社区，统筹用于常态化疫情防控；2021年新增5元统筹用于基本公共卫生服务和基层医疗卫生机构疫情防控工作。

二、2021年基本公共卫生服务项目的重点工作是什么？

一是做好常态化疫情防控工作。二是结合0～6岁儿童健康管理，进一步做好0～6岁儿童眼保健和视力检查工作。三是优化基层医疗卫生机构预防接种门诊服务。四是推进电子健康档案务实应用。五是以慢性病病人、65岁及以上老年人等重点人群为切入点提升服务质量。六是优化项目内容和加强绩效评价。

三、基层常态化疫情防控的重点工作是什么？

贯彻落实国家卫生健康委员会关于加强农村基层和城市社区疫情防控工作要求和《新冠肺炎疫情常态化防控下村卫生室人员接诊十须知》，广泛开展乡村两级医务人员疫情防控培训，规范基层医疗卫生机构发热病人接诊和处置流程。积极协同村（居）委员会中公共卫生委员会，持续加强疫情防控宣传和开展健康教育，在城乡社区深入开展爱国卫生运动。

四、基层医疗卫生机构如何做好新冠病毒疫苗接种工作?

设有预防接种门诊并承担新冠病毒疫苗接种任务的社区卫生服务中心、乡镇卫生院,要严格落实《疫苗管理法》,加强预防接种单元日常管理,做好疫苗接收、入库、存储、人员调配和培训、接种等工作,规范接种流程,严格落实"三查七对一验证",落实健康询问、接种禁忌筛查、信息登记和接种后 30 分钟留观等。统筹做好新冠病毒疫苗接种和日常预防接种工作。有条件的地区要及时将新冠病毒疫苗接种信息同步到居民电子健康档案。城区常住人口超过 100 万的大城市要依托信息化手段开展预防接种分时段预约,减少人群聚集。开放预约号源时间要符合居民日常生产生活习惯,根据服务能力合理分配各时段号源,同时要为老年人等有需求的居民提供一定数量的现场预约号源。

五、如何提升基本公共卫生服务质量?

以重点人群如慢性病病人、0~6 岁儿童、65 岁及以上老年人为切入点,有针对性地提供服务,着力提升基本公共卫生服务质量。一是以具备医、防、管等能力的复合型医务人员为核心,以高血压、2 型糖尿病等慢病病人健康服务为突破口,加强基层医务人员培训,加强基层医疗卫生机构和上级机构的双向协作和转诊机制,推进基层慢病医防融合。二是以做好儿童眼部和视力检查工作为契机扎实做好 0~6 岁儿童健康管理,依托电子健康档案完善儿童视力档案。三是以 65 岁及以上老年人健康体检为抓手做好老年人健康管理,根据体检结果做好个性化健康教育和指导。

六、与往年相比,绩效评价有哪些变化?

创新项目绩效评价方式,完善评价方法,充分利用信息化手段,推动从过程评价到健康结果评价转变,从阶段性评价向日常评价和阶段性评价结合转变,将群众满意度作为绩效评价的重要参考指标。2021 年各地资金拨付和使用情况、依托电子健康档案为居民服务等情况将纳入年度绩效评价。

(二) 社区基本医疗服务

《城市社区卫生服务机构管理办法(试行)》中指出,社区卫生服务机构提供以下基本医疗服务:①一般常见病、多发病诊疗、护理和诊断明确的慢性病治疗;②社区现场应急救护;③家庭出诊、家庭护理、家庭病床等家庭医疗服务;④转诊服务;⑤康复医疗服务;⑥政府卫生行政部门批准的其他适宜医疗服务。

社区卫生服务以全科医生为骨干,为社区居民提供覆盖 80%~90% 的各种常见病和多发病的诊疗服务。社区卫生服务的基本医疗服务形式、方式依据不同的地理环境、工作地点、服务需求、人口特征等而进行选择,采取灵活、多种形式提供服务。主要方式(形式)有以下几种。

1.门诊服务 门诊服务是最主要的社区卫生服务方式,以提供基本医疗服务为主,一般包括门诊、留诊观察、急诊。

2.出诊或家庭病床服务 出诊或家庭病床服务是具有社区卫生服务特色的服务形式,体现了社区卫生和全科医疗的主动、连续性服务的特点。出诊服务包括应居民要求而安排的上门服务及根据预防工作、随访工作或保健合同要求的主动上门服务。家庭病床服务的对象主要是行动不便者、某些慢性病病人或需要上门服务者。

3.**社区急救服务** 提供全天候的急诊服务、院前急救,及时高效地帮助病人利用当地急救网络系统。

4.**转诊和会诊服务** 转诊和会诊服务是社区卫生服务的常见形式,体现了社区卫生和全科医疗协调性服务的特点。转诊服务需要在社区卫生服务机构与综合性医院或专科医院间建立稳定通畅的双向转诊关系,双向转诊服务既可以保证社区居民医疗安全和医疗效果,又能合理利用医疗资源,提高医疗效率,降低医疗成本。在某些情况下,全科医生也可以请上级医院的专家来社区会诊。

5.**临终关怀服务** 又称安宁照顾及姑息医学照顾,是对生命终末期病人给予人文关怀并辅以适当的医疗及护理的人性化双重照顾。

6.**电话咨询服务** 通过热线电话,为社区居民提供健康教育、医疗保健咨询、出诊、预约等服务。也可以通过电话定期联系不能按时来就诊的病人及需要进行定期督导的病人。

7.**社区康复服务** 如脑卒中病人的康复训练,老年人的功能康复等。

8.**契约服务** 为实现社区居民都能拥有自己的家庭医生的目标,让居民与全科医生建立一对一的契约合同责任制关系。国际经验表明,家庭医生制对提高居民健康水平具有深远的意义。

三、社区卫生服务的定位与特点

(一) 社区卫生服务的定位

社区卫生服务是社区建设的重要组成部分,是实现"人人享有卫生保健"的基本途径。《关于深化医药卫生体制改革的意见》要求完善以社区卫生服务为基础的新型城市医疗卫生服务体系,加快建设以社区卫生服务中心为主体的城市社区卫生服务网络。

社区卫生服务涵盖了基本公共卫生服务和基本医疗服务,其服务不仅具有公共卫生的特征,还体现出个体化服务的特点。由于社区卫生服务以全科医生为骨干力量,因此,社区卫生服务也体现出全科医疗服务的全部特征。

1. 以人为中心的照顾。
2. 以家庭为单位的照顾。
3. 以社区为基础的照顾。
4. 以预防为导向的照顾。
5. 连续性照顾。
6. 综合性照顾。
7. 可及性照顾。
8. 协调性照顾。
9. 以团队合作为基础。

（二）社区卫生服务与医院服务的区别与联系

社区卫生服务主要通过社区卫生服务中心等基层医疗机构提供。社区卫生服务中心是公益性、综合性的基层医疗卫生机构，承担着常见病和多发病诊疗、基本公共卫生服务和健康管理等功能任务，是城乡医疗卫生服务体系的基础。社区卫生服务中心的主要职责是提供预防、保健、健康教育、计划生育等基本公共卫生服务和常见病、多发病的诊疗服务及部分疾病的康复、护理服务，向医院转诊超出自身服务能力的常见病、多发病及危急和疑难重症病人，并受区县级卫生健康行政部门委托，承担辖区内的公共卫生管理工作，负责对社区卫生服务站的综合管理、技术指导等工作。

城市三级医院主要提供急危重症和疑难复杂疾病的诊疗服务。城市三级中医医院充分利用中医药（含民族医药）技术方法和现代科学技术，提供急危重症和疑难复杂疾病的中医诊疗服务和中医优势病种的中医门诊诊疗服务。城市二级医院主要接收三级医院转诊的急性病恢复期病人、术后恢复期病人及危重症稳定期病人。县级医院主要提供县域内常见病、多发病诊疗，以及急危重症病人抢救和疑难复杂疾病向上转诊服务。基层医疗卫生机构和康复医院、护理院等（以下统称慢性病医疗机构）为诊断明确、病情稳定的慢性病病人、康复期病人、老年病病人、晚期肿瘤病人等提供治疗、康复、护理服务。

应建立城市医院与社区卫生服务机构的分工协作机制。城市医院通过技术支持、人员培训等方式，带动社区卫生服务持续发展。同时，采取增强服务能力、降低收费标准、提高报销比例等综合措施，引导一般诊疗下沉到基层，逐步实现社区首诊、分级医疗和双向转诊。整合城市卫生资源，充分利用城市现有一、二级医院及国有企事业单位所属医疗机构和社会力量举办的医疗机构等资源，发展和完善社区卫生服务网络。

链 接

根据 2020 年 10 月国家卫生健康委员会发布的统计公报，2019 年我国居民人均预期寿命达到 77.3 岁，比 2015 年提高 0.96 岁，主要健康指标总体上居于中高收入国家前列。人均预期寿命的延长见证了"十三五"时期我国医疗卫生体系的不断提升。

人均预期寿命，指某年某地区新出生的婴儿预期存活的平均年数。它是衡量一个国家或地区现阶段经济社会发展水平和医疗卫生服务水平的综合指标。新中国成立之前，我国人均预期寿命只有 35 岁，不足现在的一半。

孕产妇死亡率和婴儿死亡率是影响人均预期寿命的重要因素。"十三五"期间，国家启动实施了妇幼健康保障工程，2016～2019 年，中央下达预算内投资 100.5 亿元，支持 594 个妇幼保健机构建设，投资规模较"十二五"时期明显提高，项目地区妇幼保健机构基础设施明显改善，服务能力显著提升，形象面貌焕然一新。

特别是这一时期，我国通过健康扶贫攻坚行动，使贫困地区妇女儿童的健康得到了优先保障。目前，新生儿疾病筛查、农村妇女"两癌"筛查等重大项目已覆盖所有地区，对患病贫困妇女儿童的救治保障力度不断加强。

全民医疗保障是人均预期寿命提高的另一重要因素。"十三五"期间，我国基本医疗保险参保覆盖率稳定在 95% 以上。截至 2019 年底，我国参保人数超过 13.5 亿人。2020 年，人均财政补助标准已达到 550 元以上，个人缴费 280 元，基本实现看病就医有制度保障。

（辛程远）

复 习 指 导

1.社区卫生服务是社区建设的重要组成部分,是在政府领导、社区参与、上级卫生机构指导下,以基层卫生机构为主体,全科医师为骨干,合理使用社区资源和适宜技术,以人的健康为中心、家庭为单位、社区为范围、需求为导向,以妇女、儿童、老年人、慢性病人、残疾人等为重点,以解决社区主要卫生问题、满足基本卫生服务需求为目的,融预防、医疗、保健、康复、健康教育、计划生育技术服务等为一体的,有效、经济、方便、综合、连续的基层卫生服务。

2.发展社区卫生服务是医药卫生体制改革的重要举措,对于坚持预防为主、防治结合的方针,优化城市卫生服务结构,方便群众就医,减轻费用负担,建立和谐医患关系,具有重要的意义。

3.社区卫生服务的服务对象包括健康人群、高危人群、重点保健的人群以及病人,服务内容包括基本公共卫生服务及基本医疗服务。社区卫生服务机构的基本公共卫生服务包括:①卫生信息管理;②健康教育;③传染病、地方病、寄生虫病预防控制;④慢性病预防控制;⑤精神卫生服务;⑥妇女保健;⑦儿童保健;⑧老年人保健;⑨残疾康复指导和康复训练;⑩计划生育技术咨询指导,发放避孕药具;⑪协助处置辖区内的突发公共卫生事件等。基本医疗服务包括:①一般常见病、多发病诊疗、护理和诊断明确的慢性病治疗;②社区现场应急救护;③家庭出诊、家庭护理、家庭病床等家庭医疗服务;④转诊服务;⑤康复医疗服务;⑥政府卫生行政部门批准的其他适宜医疗服务。

第二篇　全科医学的基本方法

第5章　全科医生的临床思维

学习要求

　　掌握各种临床诊断思维方法、社区常见健康问题诊断策略及临床转诊的决策思路；熟悉临床诊断思维基本程序、临床治疗的基本原则、社区常见健康问题及临床特点；了解全科医生应具备的素质和能力、陈述病史的基本要求。

　　临床医学的快速发展，大量高新技术及设备的引入使临床诊疗手段越来越先进，但国内外许多研究报道却显示：与几十年前相比，临床误诊率、各种辅助检查的误诊和漏诊率并没有下降甚至在上升，而导致临床误诊率居高不下的重要原因之一是对医生的临床思维缺乏严格训练。实践证明，正确临床诊断或成功治疗方案的确立除了要掌握疾病诊疗的基本理论、基本技能，拥有丰富的临床经验，还必须具备正确的临床思维方法；而正确的临床思维的培养，要建立在丰富的临床实践的基础上。全科医学或许是医学学科中最复杂、最困难、最有挑战性的。全科医生作为社区首诊医生，担负着80%以上各科常见症状、疾病和问题甚至是生死攸关的严重疾病的早期诊断责任；日常工作中遇到的许多症状是互不相关或非特异的，问题又是千变万化的，常不同于经典课本的描述；在及时做出正确处置和转诊的同时，还需要了解和帮助缓解病人急切的心情，有时在紧急情况下还不得不采取非常规的治疗策略。因此，有一个正确的思维方法和决策能力显得极为重要。临床思维是医生临床能力的核心，决定其诊断和治疗水平的高低。

　　本章将介绍临床思维的两大要素、临床诊断思维的原则和程序、临床诊断思维方法与辩证思维、临床治疗决策的基本原则与要求、全科医生临床思维的基本特征、以问题为导向的健康照顾及其临床思维模式、全科医生的临床思维训练与实践等内容。

第一节　临床思维概述

　　临床思维（clinical thinking）是指医生在临床实践中，以辩证唯物主义认识论、方法论为指导，综合运用各种思维工具收集和评价临床信息资料，通过科学的合乎逻辑的临床推理做出诊断和处理判断的辩证途径和逻辑推理过程。它是将分析与综合、归纳与演绎、对比、概括、推理等多种思维方法相结合，运用医生掌握的疾病的一般规律来判断特定个体所患疾病，做出符合实际的科学判断的思维方式。临床思维取决于临床实践和科学思维这两大要素。而临床思维过程包括临床诊断思维和临床治疗决策。

一、临床思维的两大要素

（一）临床实践

临床实践活动包括病史采集、体格检查、必要的实验室和其他辅助检查的选择及诊疗操作等，在诊疗过程中通过搜集各种临床资料与细致周密地观察，发现、分析和解决问题。

1. 病史、查体、实验室和其他辅助检查　临床思维的形成与表达从和病人交谈、询问病史开始，病史采集和体格检查是最基础的诊断步骤，是直接从病人那里获得第一手资料的关键，是医生进行临床思维的依据。许多疾病经过详细的病史采集、全面系统的体格检查和规范的思维程序，即可提出初步诊断。

（1）病史采集要完成4项基本任务：①病人就诊原因是什么？②病人为什么今天来就诊，或为什么在疾病的这个阶段来就诊？③全面了解问题产生的原因与发展过程，列出疾病和并发症清单，对诊断有决定性作用；④其他没有讲或故意隐藏的真实就诊原因（如：对癌症的恐惧、家庭暴力、婚姻危机等）。病史是临床检查与诊断的基础，采集病史时应注意：①创造宽松和谐与关心的氛围，使病人从主诉开始充分畅谈，陈述一个连续的病史。②在恰当时采用开放性和引导性的方式提问，使病人的陈述围绕着有利于诊断的方向进行，同时不断权衡陈述病史中的主次与轻重，理顺琐碎凌乱的叙述，适时归纳病人所说的内容。③针对不同疾病应采取不同的问诊方法。如对慢性疾病可采用"马鞍形"的问诊方法，首先重点询问起病过程、诱因、时间、主要症状，然后重点询问本次就诊的原因和目的，通过明确这两个重点内容再延伸询问，以表达疾病形成与发展过程中的变化和衔接；而对急性病应采用逐步升级的问诊方法，以获取疾病发生发展到就诊全过程的资料。病史对于诊断的作用极为重要，在全科医疗工作中常会遇到复杂的难以区别的症状，但却缺乏伴随的体征，如果全科医生掌握了询问病史的技巧，将会使基层医疗服务质量提高，成本降低。

（2）体格检查中的思维点，即解决查什么、怎么查、为什么查的问题。①"查什么"：首先，应强调全面查体，更全面地占有资料、拓展思维的视野，避免先入为主的观念，获得意外发现。其次，"既要全面，又要重点突出"，即突出本病表现、突出生命体征、突出重要脏器（心、肺、脑、腹部脏器）的查体；主诉症状是病人就诊的主要原因，可首先以此为线索和思路进行相应查体；在全面查体的前提下，依据病史提供的诊断方向重点查体，可帮助医生在短时间内获得更有价值的信息，同时可避免遗漏。②"怎么查"：掌握正确的体格检查方法，并告诉病人如何接受检查，检查时要细致认真、不草率，同时注意搜索隐性体征。③"为什么查"：判断分析阳性体征或阴性体征的临床意义，阳性体征是诊断的正面依据，阴性体征是进行鉴别的重要资料。应始终把体格检查和临床思维结合在一起，边查边想，边想边查。

（3）实验室和其他辅助检查的选择：基于病史、查体所提供的线索，正确掌握检查的临床意义、检查时机、检查手段的敏感性和特异性、预测值、安全性、危险效益比率、成本与效果等，有的放矢地完善必要的检查项目，先简后繁，先无创后有创，先选择特异性强的检查，必要时辅助选择特异性不强的检查，不要漫无目的地"撒大网"。对检查的结果无论阳性、阴性，支持或排除，都要全面分析，方能对诊断有价值。

　　总之，真实完整的病史、正确的查体和客观的实验室与辅助检查是做出正确诊断的依据。医生不应盲目依赖诊断仪器，应加强临床基本功和临床思维训练，培养良好的判断和解释能力，对症状及检查结果进行诊断分析的同时，配合严密的临床观察，如果发现病史未涉及的阳性体征和（或）检验结果，应及时补充询问病史，反复印证。

　　2. 心理、社会资料采集　全科医生面对的是病人、环境、社会相互作用和动态变化的整体，既要关注躯体健康问题，也要关注疾病范畴以外的心理、社会健康问题。在医疗决策过程中，与病人健康相关的价值观和情景、病人对其疾病的感受、期望及伴随的恐惧等常与生物学资料同等甚至更加重要；而且心理、社会、环境和情景问题显然会影响到病人的生物学疾病；对心理、社会问题的调查和考虑将有利于扩大全科医生的思路，使之能在有各种复杂问题的病人面前应付自如。一般可以先从社会背景入手，如询问就诊者的工作情况、对工作的满意程度、经济状况、信仰或感兴趣的宗教、和同事及周围人的关系、自己认为影响其健康或与其就诊问题有关的社会方面的问题、生活和工作环境中影响其健康的因素、身边的人有无相似的问题、生活和工作中让其感到紧张的事情及他的应对方法等；然后询问家庭背景、个人背景，如家庭生活情况、家庭中他特别看重的方面及他的遗憾、现存问题与家庭的关系、成长经历、成长中令他记忆最深刻的事情及与现存问题的关系、个性特点、对生活影响最大的个性特征及与目前问题的关系等；进而询问病人的整体特性，如最大的追求和梦想、对生活和人生的看法、他的感情支柱、生活的主要意义或价值、人生目标或计划是否受到现存健康问题的影响等。最好采用分析式的提问方法，如你特别担心自己哪些方面的健康问题？真正困扰你让你感到不安的事情是什么？能告诉我家里（或工作上）的事情吗？你是不是希望改变你生活的某些方面？通过耐心询问以了解病人的信念、经历、情绪、功能、支持等情况，以及就医背景、情感、烦恼、处理事物的能力、移情等情况。

　　（二）科学思维

　　用马克思主义认识论看诊断和治疗决策的形成，实质上是一个从实践（搜集资料）到认识（初步诊断），再由认识（初步诊断）到实践（拟订治疗方案）的辩证过程，两个步骤相互渗透并交织，不能也不应分开。初步诊断的建立实现了从实践到认识，从感性到理性的第一次飞跃。这时的印象诊断可能是正确的、大致正确的、趋向性的或模糊的，因而有必要再返回实践进一步检查和试验性治疗。如果诊断大致正确，可重点拟订治疗方案；如果诊断是趋向性或模糊的，则应补充或重新建立检查方案；如果进一步检查和试验性治疗否定了印象诊断，则应重新深入地搜集各种临床资料，以获得新线索或重新审视所采用的思维方法，必要时采用特殊的检查手段，最终建立可信的诊断，这就是再实践再认识的过程。如果经过 3 次诊疗仍然没明确诊断，就应暂停你的诊断，并请其他医生会诊。科学思维贯穿于临床诊断和治疗的整个过程，是任何仪器设备都不能替代的，全科医生在临床实践中所获得的资料越翔实，知识越广博，经验越丰富，思维的过程就越快捷，越能切中要害，越接近事实，越能做出正确的诊断和治疗决策。

二、临床诊断思维

临床诊断思维是运用疾病的一般规律，对各种临床资料进行系统地分析、评价和整理，从而统筹和比较各种临床问题，推断不同个体所患疾病的思维过程。由此可建立一个对疾病本质的初步认识，或对存在问题的属性范围做出相对准确的判断。

（一）临床诊断思维的基本原则

临床诊断思维的基本原则是指在考虑病人的临床结论时所应遵循的一些普遍性的规则。

1. 早期诊断原则   即应尽早做出初步诊断以便指导治疗，同时密切观察疾病的发展变化，进而明确和完善诊断。如果在疾病早期识别疾病就必须认真搜集有关的常见症状、体征和健康问题，迅速抓住关键性体征，有针对性地选择适当的检查，运用经验和直觉，迅速做出判断。尤其是对急危重症。

2. 个体化诊断原则   指诊断过程中要在一般理论指导下，着眼于病人的个体差异，针对病人各自的性别、年龄、职业、发病季节、地区差异等特点，对个体的发病情况、疾病矛盾中的个性与共性及其相互关系做具体分析和诊断。要求医生不能公式化的照搬书本理论，只见病不见人。

3. 辩证综合诊断原则   就是从病因、病理形态、病理生理等多个方面做出诊断，全面掌握疾病特征。要求医生系统全面地了解疾病的临床表现并能正确解释；掌握病人与疾病矛盾的特殊性，既要判定疾病、病因和病理过程的特异性，又要判定机体整体反应状态的特异性；具体分析疾病的内因和外因、损害与抗损害及各子系统的协调关系，揭示矛盾各方面的关系及其在疾病发展过程中的作用与变化。

（二）临床诊断思维的程序

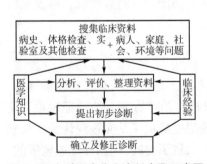

图 5-1   全科医生临床诊断步骤示意图

从医生接触病人获得最初的感性材料开始，就是一个在临床印象（诊断假说）引导下，边搜集、边整理概括、边分析对照并提出初步临床判断的思维和认识过程。疾病临床诊断程序包括 4 个步骤：①搜集临床资料；②分析、评价、整理资料；③对疾病提出初步诊断；④确立及修正诊断（图 5-1）。而思维贯穿诊断程序的始终。带着思维搜集资料，会更全面而客观、更准确而高效；在此基础上，才能进行正确的思维分析与评价。

1. 临床资料收集   主要内容包括采集病史、体格检查、实验室和其他辅助检查，采集心理、社会和环境问题资料。

2. 临床资料的分析与评价   依据采集的各种临床资料及病人、家庭、社区的情况，运用医学知识和临床经验，分析病情的可能原因，从而缩小病因诊断范围；并依此对病人的问题进行简单的分类和即刻的观察，按照重病、一般病或小问题，急性或慢性，以及病人是否为自己担忧、焦虑等情况归入不同类型范围，列出问题清单，提出假说，并逐一进行确认或排除。

（1）病史资料的分析：全面系统的病史资料包括病因、病征、病程和病情等内容。

1）病因分析：是诊断疾病的第一步，为明确诊断提供依据。如何寻找病因证据和分析病因呢？了解病人是否暴露于危险因素：医生常先从病人身上得到危险因素的信息，然后寻找病因的证据。如艾滋病是由人类免疫缺陷病毒（human immunodeficiency virus，HIV）侵犯人的 T 淋巴细胞而致病的，HIV 是病因，而同性恋、性接触、血液传播是危险因素。医生通过了解病人是否存在这些危险因素，再去寻找病人体内有无 HIV 的证据。寻找病因证据时应注意危险因素与病因有时几乎无法严格区别，如肝炎对肝癌既是危险因素又有一定的因果联系，吸烟是肺癌的危险因素也包含了病因信息。病因的多样性分析：包括分析外部致病因素和机体防御功能、分析直接病因和间接诱因、分析自然生物因素和心理社会因素等。病因因果链分析：疾病的因果常相互转化，某种原因引起某种疾病，该疾病又成为另一种疾病的原因，形成一串互为因果、不断转化的链条。如肺炎链球菌可使免疫功能低下的人感染肺炎，甚至导致感染中毒性休克；休克如不尽快纠正，又会损害肝、肾等重要脏器功能，引起弥散性血管内凝血，加重病情。因此，必须注意分析病因因果转化的特殊发展过程。

2）病征分析：病征作为疾病史的表现形式，主要指症状的演变史。病征分析实质是症状分析，包括分析症状的真实与虚假、症状的发展变化、症状的显现过程及不同阶段不同症状之间的联系，辩证分析症状的主要与次要、一般与特殊、典型与非典型等。

链　接

疾病征象的辩证分析

1. 一般病征与特殊病征　一般病征是指对某一疾病没有多大特异性，且变异性较大的疾病现象，如头晕、乏力、恶心、呕吐等；其特点是有时表现为异病同症，而另一些时候下则表现为同病异症，因此需要进行鉴别诊断。特殊病征是指在某疾病中发生率高，而在其他疾病中发生率较低，症状稳定性较强的疾病现象，如肺炎链球菌感染所致的大叶性肺炎咳铁锈色痰，急性肺水肿咳粉红色泡沫痰，心包炎时出现心包摩擦音等；其特点是异病异症，有利于从疾病的特殊本质上区分疾病。大多数疾病都有特殊病征和一般病征两方面的表现，两者的区别是相对的。如何恰当把握两者关系的要点如下：①透过一般病征去辨识特殊病征，重视特殊病征可以简化诊断思路，易于把握疾病的本质；②重视特殊病征的同时应结合一般病征进行鉴别；③可以把一般病征和特殊病征归纳为一个综合征结合临床实践进行思考。

2. 典型征象与非典型征象　典型征象是具有一定确定性和特异性的疾病现象，是从多种疾病现实原型中概括出来的标准模式，一般在起病及发作方式、病变部位、病象组合及特征、持续时间及演变趋势等方面具有一定的特征性；是用归纳法中的求同法来认识疾病，是以从纷繁复杂的疾病表现中概括出来的共性特征为指导进一步认识个性特征。其意义在于：①有利于抓住疾病的主要特征，而区别不同疾病，各种疾病诊断标准，就是以疾病的典型症状为基础制定的；②有利于较早、较迅速、较准确地诊断疾病。而非典型征象则是不那么确定、缺乏特异性的疾病现象，是用归纳法中的求异法来认识疾病。疾病征象的非典型性、个体性和变异性才是不同个体疾病的本质现象，是鉴别诊断的基础。由于诊断的对象始终是有个体差异的具体病人，而且处于病程早期的疾病表现往往不典型，因而确认非典型征象的意义更为重要。典型征象与非典型征象的区别具有相对性：一是典型之中包含有不典型，它是一个不完全归纳的统计结果，如某征象在某疾病表现中即使占82.5%，也未包括全部的个体，故缺乏某一典型征象，不能排除某一疾病的存在；二是同一疾病中既存在典型征象又存在非典型征象，要兼顾；三是两者是可以变异的，如大叶性肺炎的基本病变是累及整个肺叶的急性渗出性炎症，常以急骤发病、寒战高热、胸痛、咳嗽、咳痰、肺实变体征、X线检查呈大片致密阴影为典型表现，但由于近些年抗生素的早期大量使用，使病变局限于较小范围，侵犯整个肺叶的极为少见，较多地表现为局灶性肺实变体征和X线检查呈小片状阴影，这在过去被认为是非典型表现，而现在已逐渐成为大叶性肺炎的典型表现。类风湿关节炎分类标准就充分考虑了典型与非典型征象在诊断中的作用（表5-1）。

表5-1 类风湿关节炎（RA）分类标准（ACR/EULAR，2009年）

关节受累情况（0～5分）	评分
1个中、大关节	0
2～10个中、大关节	1
1～3个小关节	2
4～10个小关节	3
超过10个，至少1个为小关节	5
血清学（0～3分）	评分
RF和抗CCP抗体均阴性	0
RF或抗CCP抗体低滴度阳性	2
RF或抗CCP抗体高滴度阳性	3
急性期反应物（0～1分）	评分
CRP和ESR均正常	0
CRP或ESR增高	1
症状持续时间（0～1分）	评分
<6周	0
≥6周	1

注：总得分6分以上可确诊RA。ACR：美国风湿病学会；EULAR：欧洲抗风湿病联盟

3. 全身病征与局部病征 人体是个复杂的整体，各系统和脏器既相对独立，又相互联系、相互影响、相互制约；局部病变可影响全身，全身病变又可突出表现在某一局部。当一个病征出现时，区分它是某个全身疾病的局部表现，还是该部位的局部疾病，要遵循整体观的思维原则，首先考虑全身疾病引起的局部病征，从局部变化的相互关系中认识整体变化。如鼻出血病人，应首先考虑有无全身性出血性疾病（如血小板减少性紫癜）、有无高血压等，做出较全面检查；如确实无全身性疾病导致鼻出血的依据，就可在局部疾病中寻找答案。

3）病程分析：包括分析病程的长短、连续性和阶段性，分析既往史和现病史之间的关系。完整的病程资料常对诊断和鉴别诊断起关键作用。

4）病情分析：一般包括分析发病的缓急，病情的轻重，典型症状的有无，资料的阳性与阴性等。病情分析要坚持具体病情具体分析的思维原则。如典型急性心肌梗死多表现为突发的胸骨后剧烈疼痛，但有的病人症状不典型，只有急性上腹部疼痛或上颌痛或牙痛或急性心力衰竭等。因此，具体病情具体分析尤为重要。

（2）检查结果的评价：查体获得的主要体征能指引诊断思维的方向，结合相关伴随体征进行诊断和鉴别诊断，能起到排除或肯定某种疾病的作用；实验室检查可补充病史和查体的不足，为诊断提供有价值的临床资料。实验室检查受检查部位、标本采集、试剂配制、仪器精度和灵敏度、操作程序和规范、方法的特异性等许多因素的干扰和影响，常不可避免地带有一定的局限性，必须依靠医生正确的临床思维来把握。检查结果正常与异常是相对的，不能孤立看待结果的可信度，而要结合病史和查体综合分析，不能绝对肯定或绝对否定，还应考虑到检查结果判断者的因素。当检查结果与临床所见不符时，要适时进行必要的重复检查，注意结果的比较。甚至需要完善其他相关检查后，再慎重地重新判断。同时要结合疾病的发展变化动态分析检查结果，兼顾机体的不同反应性、生理病理情况的复杂性，处理好疾病发展的动态和检查结果的静态之间的矛盾。无论何种辅助检查都不能代替问诊和查体。

3. 提出疾病初步诊断　①进行模型辨认并形成几个诊断假设，或对问题的性质形成一个初始概念，并沿着这个思路进一步搜集资料。有研究表明，问诊开始后的 30～60 秒，医生可以形成约 4 个假设，这一过程相当迅速，是在大量搜集资料之前就发生的，并且对资料搜集起到指导作用。②将这些假设按照疾病的发生率、严重性和可治疗性来排列优先顺序。要注意，某些疾病虽然发生率不很高甚至较少见，可一旦发生后果却较严重，或经及时治疗就能避免，则鉴别诊断时其排列顺序需要提前，必须首先加以考虑。例如，对于腹痛的小儿，即使阑尾炎的概率明显低于胃肠炎，但由于考虑到其严重性、可治性，所以常把它作为第一个要排除的问题。应强调的是，判断病人是否为急危重症是全科医疗服务临床诊疗基本流程的关键步骤，必须首先加以判别。

4. 确立及修正诊断　疾病的发生、发展常遵循一定的规律，病人的各种临床征象也存在着功能性或器质性、生理性或病理性改变的可能；医生在对临床资料综合分析和思考的过程中必然会涉及正常与异常的鉴别，以及异常征象间的鉴别。最终确定或排除诊断则往往依赖某个关键性环节，找出这些关键环节对明确诊断很重要，医生可以根据诊断所涉及的关键环节来设计各种疾病诊断或鉴别诊断的思路，并据此决定下一步诊断或处理的原则和方法。疾病诊断的全过程中，应始终贯穿鉴别诊断，通过对各种信息不断的比较、排除，去伪存真，逐渐接近疾病的本质，从而得出正确诊断。在实施临床治疗、处理和随访阶段，病人可以提供更多的资料，医生据以建立处理计划的诊断假设可能会得到证实；如果仍未证实，则再修正假设并继续检验。

（三）临床推理与判断模式

临床诊断推理常用模式有：模型辨认、穷尽推理、假设-演绎法和流程图推导法。在临床应用时应根据具体情况加以取舍，在复杂疾病诊断中，需要综合或交替应用，反复印证与核实。

1. 模型辨认 也称类型识别法，是依据已知的疾病诊断标准、图像或模型，对与之相符合的病人问题的即刻辨认。将临床病例与书本上的模式或医生过去的诊疗经验进行对比，"对号入座"，识别现存问题。例如糖尿病诊断标准（表 5-2）。优点是仅靠观察病人便可获得诊断，简单、方便。缺点则是应用范围有限，只有病人情况很典型、符合唯一的疾病模型时才能使用。对于习惯使用这种方法的医生，有可能用教科书对特定疾病概率的描述代替该疾病在特定病人身上的真实发生率，一旦做出诊断，便很难再去考虑其他疾病的可能性。使用时要避免犯主观性、片面性的错误。

表 5-2 糖尿病诊断标准
（WHO 糖尿病专家委员会报告，1999 年）

诊断标准	静脉血浆葡萄糖水平（mmol/L）
1. 糖尿病症状加随机血糖	≥ 11.1
或	
2. 空腹血糖	≥ 7.0
或	
3. 口服糖耐量试验（OGTT）2 小时血糖	≥ 11.1

注：OGTT 应于清晨空腹时成人在 5 分钟内饮完 75g 无水葡萄糖水溶液（250 ～ 300ml），开始饮后 2 小时抽血

2. 穷尽推理 或称归纳法，是一种完全彻底的诊断思维，即不管病人的主诉如何，医生都要极其详细而全面地询问病史，进行完整查体及常规实验室检查，对所有临床资料进行细致且一成不变的系统回顾——"过筛"，然后收集所有的阳性发现进行归纳推理，得出可能的诊断。在得出最后结论之前，不提出任何假设。这种方法虽然全面、细致，但较烦琐、耗时，缺乏效率，多应用于医学教学过程中，可以协助训练学生采集病史的技能。

3. 假设 - 演绎法 通过整合临床资料，首先形成多种假设，并按可能性大小排队，依据假设推导（演绎）出一些论断，通过实践对论断进行验证（肯定或排除），再根据验证结果评价或修改假设，形成结论；结果支持假设则假设是正确的，结果不支持假设则进行修订，重新论证。包括两个基本步骤：①从有关的最初线索中快速形成一系列可能的诊断假设或行动计划，即"猜想"。医生根据现有症状、体征和辅助检查结果，推测或假设病人的病变部位，将临床知识和经验与病人叙述的相似之处进行类比猜测，形成一系列初步假说，有经验者往往能提出较接近事实的假说。②根据这些假设推导筛选出应进行的临床和实验室检查项目并实施，依据检查结果对假设逐一鉴别（确认或排除），得出最可能的诊断结果。在排除和推理过程中常需要使用归纳法，但不是毫无前提的使用，而是用于归纳假设 - 演绎推理的检验结果（图 5-2）。

有时虽排除了假设，却还是没有足够的关键性资料来确认初始假设，这时要把视野再扩大，必要时进一步补充询问和检查，把其他假设考虑进去，重新确定先后顺序再进行检验（图 5-2）。"假设"能引导医生更深入、有目的地进行病史采集和查体，以便在短时间内得到较为集中而可靠的诊断。这种方法使用的前提是依据必须充分，假设必须

符合逻辑，其有效性和高效性使之成为临床医生常用的诊断推理模式。

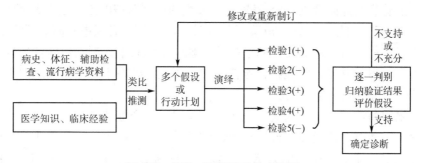

图 5-2　假设 - 演绎推理临床应用

4. 流程图推导法　是根据国家或行业学术组织基于循证依据制定的权威的高质量临床诊疗指南中所推荐的临床诊疗流程图，沿着流程路线一步一步进行临床推理的方法。诊疗工作流程是疾病诊断过程中常用的工具，能简明扼要地勾画出临床预防、诊断、治疗等关键环节及基本工作框架，思路清晰、逻辑性强、工作管理程序明确。流程图每个环节的分支点处利用尽可能客观、准确的数据，要根据病人的具体情况经认真思考后做出其走向判断，而不是简单的依次行事或照方抓药。此法简便易行，规律性强，但对复杂的临床问题每一步只能用"是"和"否"来回答与决策，有时显得过于简单、机械、生硬，加之"诊断树"详略、繁简不一，难以概括全部临床问题，使用时应注意不要一味地用平行的、重复的思维过程进行简单的判断。

（四）从不同角度入手的临床诊断思维方法

临床实践中常需要从症状、疾病和系统等不同的角度入手进行诊断与鉴别诊断，上述临床推理模式会以各种具体形式表现在临床诊断思维的过程中。

1. 从症状入手的诊断思维方法　从病人主诉症状和体征入手进行疾病诊断是最常用的诊断思维方法，最符合临床认知的基本规律和实际情况，也最适宜在基层医疗保健中使用。对于全科医生来说，尤为重要的是运用症状学建立疾病假说并进行诊断和鉴别诊断，同时及时识别隐匿在症状背后的危险疾病和问题。常用的方法有刻画诊断法、龟缩诊断法、菱形诊断法、三联征诊断法、危险问题识别法等。

（1）刻画诊断法：通过细致的问诊，对症状特点进行精细的描述，以求从症状的共性中找出倾向某一疾病的个性，通过对所获病史资料加以鉴别，从而得出印象诊断或进一步深入检查的方向。例如，对各种疼痛常从其诱因、起病、部位、性质、程度、缓解方式、持续时间、病程、放散部位、伴随症状 10 个方面进行细致深刻地询问和刻画，即疼痛的 10 步分析法。

举例：冬季的早晨，一位老工人顶着西北风骑自行车上班，经过一段上坡路时出现心前区疼痛，到附近社区门诊就诊。值班医生详细询问了病人的情况：①诱因，"冬季""早晨""顶风""骑车""上坡"；②起病，突然、急性起病；③部位，手掌放于心前区而不是指在某一点；④性质，绞窄性、窒息感；⑤程度，疼痛很严重，出汗，被迫停下车，不敢继续骑行；⑥缓解方式，下车站立休息后逐渐缓解；⑦持续时间，为 3～5 分钟；⑧病程，最近 1 年多在劳累时偶尔有过类似发作，但时间很短，也不严重；⑨放散部位，感觉左肩、背及左前臂内侧疼痛；⑩伴随症状，感到心慌、气短、手足发软。同时获知病人存在心血管病的危险因素：55岁男性，吸烟30多年（20支/天），3年前单位体检发现血压偏高（目前血压150/90mmHg）因无症状未做诊治，母亲患有高血压病及冠心病。这样，一个冠心病，劳累性心绞痛的框架特点就体现出来了。刻画诊断法的优点是仅通过问诊就可显示出某种疾病的框架，方法简便；不足之处在于此方法仅适用于具有典型临床表现的一部分疾病或健康问题。

（2）龟缩诊断法：是指当病人出现多个症状时，每个症状都能从某个方面反映出特定的病态含义，通过对这组症状群进行导向性的综合分析就可以逐步缩小判断的视野范围，直至龟缩到一个具体疾病的方法，又称向导诊断法。就各种症状的临床意义而言，有些属"定性"症状，如发热，可能预示存在感染；有些则有"定位"作用，如排尿痛，多提示泌尿系统病变。发热、伴咳嗽、咳铁锈色痰（"特征性定性"症状）将诊断思维引导到"肺炎链球菌肺炎"，加之右下胸痛将病变部位定位在右肺下叶，故可以初步考虑右下叶肺炎链球菌肺炎，再进行肺部听诊、胸部X线、痰培养等检查进一步确诊（图5-3）。同理，急性脑膜炎的诊断也可采用这种诊断方法。整个过程中应注意有无其他特异性的症状、指征并深入考虑。当然，许多时候未必能龟缩到一点上，但也能为进一步完善相关检查提供导向性的依据。

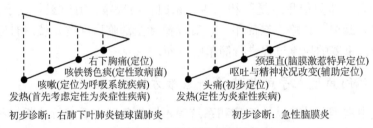

图5-3 龟缩诊断法模拟图

（3）菱形诊断法：是从一个主要症状入手，通过发散思维做出多种疾病假设（囊括各种重要的可能性疾病），再结合各种伴随症状的有无逐一排除，最终落实到一个疾病诊断上的思维方法。若将这一思维过程绘制成示意图则呈菱形，故称菱形诊断法，特别适用于无法使用刻画诊断法和龟缩诊断法，且直接表达的证据又不很充分的病例。它体现了诊断思维的基本程序：思维的扩展阶段→排除阶段→认定阶段。例如血尿待查病人，若无尿频、尿急、尿痛不像膀胱炎；无腰痛、高热畏寒不像肾盂肾炎；无高血压、水肿、蛋白尿，暂不考虑急性肾炎；无肾或尿路绞痛症状，X线或超声检查未见结石影像，不支持泌尿系结石；无泌尿系结核的症状，既往无结核病史，结核菌检查阴性，肾盂造影无结核特征表现，除外肾结核；无服用镇痛药则不考虑镇痛药性肾病；无腰痛、体重减轻或恶病质表现，且查体发现双侧肾明显肿大，而非单侧肾脏肿块，不宜用肾癌解释；在除外上述考虑后，根据血尿加上明显的双侧肾肿大，结合超声检查可初步提出多囊肾的诊断（图5-4）。

（4）三联征诊断法：是通过对疾病有识别特性的三个关键症状或体征，对疾病诊断的可能性加以确定的诊断思维方法，是一种简便易行的辅助诊断工具。如急性化脓性胆管炎的Charcot三联征：右上腹剧痛、寒战高热、黄疸；泌尿系统感染的膀胱刺激征：

尿频、尿急、尿痛；腹膜炎三联征（腹膜刺激征）：腹肌紧张、压痛、反跳痛；肾癌三联征：间歇性无痛性肉眼血尿、腰痛、一侧腰腹部肿块。需要强调的是，全科诊疗中遇到疑难的非常见疾病能够找出并记住 3 个特异的或典型的具有疾病辨识功能的代表性症状、体征是非常有意义的，但三联征诊断只是提供了某种疾病诊断的可能性，即这些特异临床表现的出现有助于"纳入"而非"除外"，存在时有助于识别出某种疾病，但不存在时并不能否定该病的存在（详见前述链接：疾病征象的辩证分析），医生还需要对遇到的各种重要的症状和体征进行更深入的思考。

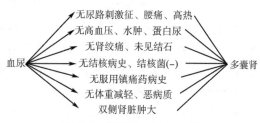

图 5-4　菱形诊断法示意图

（5）危险问题识别法：是根据主诉、病史和其他临床信息，着重分析和判断症状或体征背后是否隐匿着严重的不能被忽略的危险疾病或问题的方法，是疾病鉴别诊断时很有效的成本低效果好的方法。既要警惕任何症状均可能指示着一种严重的病症，还要警惕疾病发展过程中并发症的发生。对持续数周甚至数月的症状应首先排除严重疾病，如恶性肿瘤、严重的传染性疾病、哮喘和过敏反应、严重感染、急性心肌梗死等；而数周内自行消除或持续多年的症状则较少由严重的疾病引起。全科医生面对病人首先要判别：是急重病人吗？病情是否危及生命？对一些危险问题的识别，"如果你想不到它，你就绝不会诊断它。"该如何避免忽略重要的、有可能威胁病人生命的问题呢？将数不清的疾病一个一个漫无目的地去考虑显然是行不通的。由 9 组疾病英文名称的字头拼写而成的"VINDICATE"鉴别诊断法，按照病理学的分类方法将全部疾病分为 9 组：循环、血管疾病（vascular disease）；炎症（inflammatory disease）；新生物、肿瘤（neoplasm）；退行性变（degenerative/deficiency disease）；中毒（intoxication）；先天性疾病（congenital disease）；自身免疫病（autoimmune disease）；创伤（trauma）；内分泌、代谢性疾病（endocrine disease），从 9 个方面用成组疾病纳入或排除的方法思考和鉴别可能是哪类性质的疾病，从而避免丢掉一大类型的整组疾病。

2. 从疾病入手的诊断思维方法　医生掌握了疾病的理论知识和（或）临床经验，当疾病发展得已很明显、具有较充分的特异性的诊断依据时，可考虑使用此类方法加以确认。应注意此法不适于在疾病早期、中期发现和诊断疾病，因为易受先入为主的惯性思维的影响。常用的方法有程序诊断法、除外诊断法、经验诊断法、目录诊断法等。

（1）程序诊断法：又称正面诊断法，是最基础、完整、规范的诊断思维方法，是对疾病深度、广度较完整的定位。这种思维程序包括：①寻找诊断依据，即获得易患因素、起病、症状、体征、辅助检查 5 个方面相应结果的支持，从而回答"是不是某种疾病"？易患因素指容易导致某种疾病的先天和（或）后天的致病因素或环境，源于临床流行病学调查资料，是早期诊断疾病的线索，如家族史、年龄、季节等。②鉴别诊断，是建立诊断必然经历的步骤，无论诊断依据多么充分都应先把它推翻，多问几个"能不能不是这个病，而是其他病"？在就正面诊断进行相应检查时，也要为万一是其他诊断而完善有关检查。③疾病分型，明确疾病诊断后还应进一步明确其分型，如高血压是缓慢进展型，还是急进型？糖尿病是 1 型，还是 2 型？④疾病发展的程度，如原发性高血压的轻度、中度、重度。⑤有无并发症，高血压是否并发脑血管病、心力衰竭；糖尿病是否并发糖尿病肾病、糖尿病性视网膜病变。⑥有无伴随疾病，进一步判别病人是否还有其他疾病，如急性胆囊炎伴高血压病等。诊断结果要写明病名、分型、程度以及并发症、伴随疾病等，如原发性高血压病，缓慢进展型，重度，极高危，并发腔隙性脑梗死，伴发慢性胃炎。

（2）除外诊断法：是通过分析判断各种征象的有或无、资料的阳性或阴性，否定其他疾病的可能，从而间接肯定某一疾病的诊断思维方法。尤其适用于那些"依据不十分充分且缺乏特征性检查手段，病情复杂又表现不典型的"病例。采用"拉大网"的方法，对所有可能疾病逐一比较和分析，依次排除，余下无法排除的暂时作为假定诊断。有时无论依据多么充分，仍要考虑到是否有其他原因的可能，逐一分析。应用时要注意：有相似临床表现的疾病间的鉴别，按照不同层次逐级排除和缩小诊断范围；严格遵循逻辑推理的基本原则，否定要严谨，肯定要慎重，材料要充分且令人信服；不能肯定的就不要肯定，不慎重的肯定可能就是误诊；如果排除了"所有"已知疾病，有可能是个"未知"疾病，往往新病种或新问题就是这样被发现的。

（3）经验诊断法：虽然暂时未掌握充分的诊断依据，但凭借丰富的临床经验，既往曾经遇到过的相似的经历启发而产生思路，将两者相互类比、分析而做出诊断，称为经验诊断法。看似感性经验，实质包含着逻辑推理。例如某病人晨起排便后突然出现持续剧烈胸痛伴血压增高，首先想到急性心肌梗死，但心电图未见明显异常，结合既往曾有过主动脉夹层病人出现过同样表现，加之闻及胸部及上腹部血管杂音，在采取有效措施控制血压的同时，应尽快向专科医院转诊，完善彩色超声或磁共振等检查确诊及进一步治疗。在应用过程中要注意，经验只是启发思路，不是绝对的规律，也不是绝对的诊断依据。

（4）目录诊断法：是利用诊断检核表（清单）或相关疾病目录来检索、查找和收集疾病详细资料进行诊断的方法，有助于提高早期诊断水平。检核表法是指在考虑某个问题时，先制成一览表对每个项目或问题逐一进行检查，避免遗漏要点，以期获得最终观点。它有利于系统、周密地想问题，使思维更具条理性；有利于比较深入地发掘问题，抓住关键；有利于有针对性地提出更多实用的创新设想。它可用于学生临床思维训练中，强调考虑问题要周密，从多种角度出发，从问题的多个方面去思考，避免把视角固定在个别问题上或个别的方面而导致遗漏。检核表法简单易行，实用性强。此外，医生不可能对每一种疾病都十分精通，绝大多数临床医生能做到熟练掌握和精通多发病、常见病，而对于一些少见病也应最大限度地了解，如掌握其病名和基本特征，在临床工作中能想到它的存在，进而通过目录诊断法进行确定。

3. 从器官、系统入手的诊断思维方法　也称模块式诊断思维方法，是指临床资料已集中提示某器官、系统的病变问题，常从此器官、系统入手，进行疾病定位、性质判断和病种界定的诊断思维方法。临床专科（眼科、耳鼻喉科、皮肤科等）和亚专科（呼吸科、泌尿科、消化科等）诊治病人时常用此法。但若有多器官、系统受累，则应抓住主要矛盾，认清疾病的本质。

（五）临床诊断的辩证思维

在临床诊断过程中，疾病的表现往往比较复杂，医生要从纷繁复杂的临床征象中把众多的疾病互相区别开来，确认是这种疾病而不是那种疾病，不仅要运用逻辑思维和非逻辑思维的形式和方法，还需要应用辩证逻辑思维形式和关系范畴等来认识疾病矛盾的特殊本质。辩证思维是研究事物矛盾的运动、发展、变化基本规律的科学，任何认知活动都离不开辩证逻辑。全科医学正是基于辩证逻辑的要求，以照顾人的健康为中心，观察健康与疾病这对矛盾的发展、运动、变化，把握其内在规律，认识其客观本质，而建立的学科体系。为了使临床诊断与治疗决策更接近事物的本质，必须首先站在哲学的高度，处理好以下辩证的临床关系。

1.器质性疾病与功能性疾病　器质性疾病是指器官组织结构上出现病理变化的疾病，它是功能性疾病发展的结果。功能性疾病是指虽表现出某一疾病特有的症状，但以目前的检查技术尚未证实器官组织结构上的变化。在临床实践中，器质性疾病与功能性疾病这对矛盾常处于运动变化状态，需要辩证分析和动态把握。一方面，要看到有些病人有明显的症状，虽没有查出异常体征，却并不一定就没有器质性疾病，它可能是正处于某些器质性疾病早期或病变比较小；另一方面，异常体征也未必就是器质性疾病引起的。在鉴别器质性还是功能性疾病遇到困难时，应遵循的原则是，相对于功能性疾病，应优先考虑器质性疾病，在没有充分根据排除器质性疾病以前，不轻易下功能性疾病的诊断，除非确实能排除器质性疾病。

2.常见病与罕见病　按照概率大小，临床常遇到的是常见病、多发病，但并不能排除少见病或罕见病的存在，临床诊断中必须处理好这对矛盾的关系范畴。即首先考虑常见病、多发病，之后适当考虑罕见病，就不会因为"想到的可能性太少"而误诊。常见与罕见是相比较而存在的，两者的区分是相对的。诊断中容易出现的问题：一是不太注意考虑常见病里面的特殊情况；二是对罕见病常缺乏有关知识和实践。因此，提高对常见病的临床思维能力和诊断水平，有助于对少见病或罕见病的辨认；加强对少见病或罕见病的认识，有助于对常见病的鉴别诊断。

3.一元病论与多元病论　一元病论是用一种疾病统一解释现存的多种临床现象；而多元病论是用多种疾病解释不同的临床现象。依据诊断概率，多数情况下，一个人某一特定时期常患一种或同一系列疾病的可能性大，而同时患 2 种或 2 种以上疾病或疾病系列的可能性小。但临床实践中也有多种疾病共存，需要用多元病论才能解释的疾病事实。要辩证地处理好两者之间的关系。一方面要用整体联系的观点来分析病情，尽可能用一种疾病统一解释临床所见，不要孤立看待多种症状提出多个疾病诊断，因为一种疾病可以影响到人体功能的多个方面。另一方面要从实际病情出发，是几种疾病就诊断为几种疾病，不能把"单一诊断"绝对化，以致延误治疗。多种疾病同时存在时，医生应能辨识并抓住主要矛盾，治疗时主次兼顾。

4.原发病与继发病　原发于甲处的病变继而传导反应于乙处的情况很普遍，临床诊断中应注意原发与继发的关系范畴。临床误诊往往是颠倒了原发与继发的关系，将转移灶误诊为原发病变。如有报道胃癌、胰腺癌等可致游走性血栓性静脉炎，有时因后者表现更突出而漏诊原发病。正确区分原发病与继发病：一是重视病史的作用，依原发病、继发病及其并存关系的线索，将临床资料连贯起来分析更利于区分，因为原发病的性质常决定着继发病的发展趋势和可能影响的范围；二是注意区别症状表现，许多继发病的早期症状常与原发病症状相互重叠，必须仔细鉴别；三是注意主要病症演变的先后顺序及并发症的不同特点。

5. 良性疾病与恶性疾病 判定现存的临床病症是良性疾病，还是恶性疾病引起的，要遵循的原则是，首先按恶性疾病进行检查，按良性疾病进行治疗。例如，一个中年男性病人出现上腹痛和黑粪，不管有何倾向性，必须把检查的重点放在肯定或否定上消化道肿瘤等恶性疾病上，以避免误诊。在积极地尽快完善各项检查的前提下，未确诊前应按良性病（消化性溃疡）治疗，否则一旦经确诊是消化性溃疡而在治疗时首先采用了抗癌治疗方案，显然是不合适的。

6. 诊断的问号与句号 医生的目标是使诊断结论尽可能快地接近本质，病人亦迫切希望能尽快得到正确诊断。但实际工作中，由于与病人接触时间的有限性、短期获得资料的不完整性、对病情了解的肤浅性、抢救要求的紧迫性等原因，可能使医生无法立即肯定诊断，或确立的诊断尚不成熟，此时在印象诊断后面加个"？"要比加上"。"更客观。即思维应遵循留有余地的原则，以便正确处理好时间的有限性和认识的无限性、历史的局限性和发展的无限性的关系。

（六）临床诊断的内容

通过全面收集临床资料和综合分析判断，最终形成全面概括且重点突出的综合诊断，主要有下列几种形式：①病因诊断；②病理解剖诊断；③病理生理诊断；④疾病的分型与分期；⑤并发症诊断；⑥伴发疾病诊断；⑦临时诊断（临床印象），如水肿待查；⑧家庭诊断；⑨社会、心理问题诊断；⑩联合使用前面数种诊断的综合诊断。

三、临床治疗思维

治疗是为解除病痛而实施的医疗行为，这里的治疗是个广义概念，包括对疾病的治疗及对健康相关问题的处理。临床治疗决策应沿着诊断方向进行，只有在对疾病的原因、性质和发展有了全面的了解并做出合乎实际的正确诊断的基础上，才能提出合理的治疗决策并形成切实有效的治疗方案，否则就是没有根据的治疗。治疗过程也有其特殊规律，要受到与之有关的各种因素和条件的影响，因而应具体情况具体分析。

（一）现代治疗的基本原则

治疗原则是医疗规律的具体体现和理性概括，是指导临床治疗有效实施的重要保证。全科医生应根据就诊者疾病的性质或存在的问题，遵循现代治疗的基本原则，正确做出临床治疗或处理决策。其基本原则包括：①以人为本的原则。以维护病人最大利益为准则，关注其情感和需要，以病人为中心实施治疗。②职业道德原则。医生应有强烈的责任心、高度的责任感，富有同情心，急病人所急，想病人所想，全心全意为病人解除疾病和痛苦。③最优化治疗原则。任何治疗手段都可能是把"双刃剑"，"治病"也会"致病"，故应以取得最佳疗效为目的，首选风险最小、并发症最少、对病人损伤最轻、毒副作用最低、疗效最好而成本又最低的治疗手段或方法；若疗效相似，应尽量用非药物治疗代替药物治疗，用非手术治疗代替手术治疗；尽量以最低代价获得最好效果。④整体性原则。人是个统一的整体，疾病和病人、病人和社会也是个整体，治病求本，标本兼治，临床治疗决策应遵循整体治疗原则，包括个体、家庭、医院和社会治疗等多个层面，把握好局部治疗与全身治疗、对因治疗与对症治疗、对抗治疗与调动治疗的关系，达到最佳的整体效果。⑤个体化原则。由于个体差异，同病异症，同症异病并不少见，且不同个体对同样治疗措施的反应及疗效也可不同，故应采用因病情、因人、因时、因地而异的个体化治疗措施方能获得最佳疗效。⑥综合性治疗原则。由于疾病发生、发展的多因性，临床上常需采用多种治疗手段和方法，躯体治疗的同时注重配合心理调适和社会处方等多层次立体性的综合治疗。⑦生命质量为重原则。在维持和延长生命的同时尽力提升生命质量是治疗的重要目标。⑧预防为主原则。我国古代即有"与其救疗于有疾之后，不若摄养于无疾之先"，现代治疗亦应着眼于预防，使病人了解相关疾病的防治与康复知识及有关注意事项，防病于未然，防患于微末。⑨循证医学治疗原则。医生应在掌握过硬的临床技能、丰富的专业知识和临床经验的基础上，正确认识并提出临床问题，利用先进技术高效检索，收集有用的信息，遵循有据的原则判断信息的有效性、可靠性及安全性，从而选择最佳的临床治疗措施，达到循证医学的最终目的。

（二）临床治疗的目的

全科医生要做出正确地临床处理，首先应明确临床治疗和处理的基本目的：①等待观察，利用时间作为治疗手段；②根治性治疗，去除原发病因；③诊断性治疗，对可能性最大但尚未明确的疾病进行试验性治疗，观察疗效；④姑息性治疗，减轻痛苦、改善生活质量、延长生命；⑤预防性治疗，防止疾病发生或复发；⑥对症治疗，缓解病情改善症状；⑦支持治疗，从生理、心理上支持机体恢复；⑧康复治疗；⑨转诊；⑩临终关怀照顾。

（三）临床治疗的基本思维程序

辩证思维是指导临床治疗和处理的基本思维，其程序一般分 3 个阶段：一是治疗和处理方案的扩展阶段（要考虑到尽可能全的各种备选方案）；二是不适合方案的排除阶段；三是最佳治疗和处理方案的认定阶段。应首先处理对病人生命和健康影响最大的疾病和问题，同时还要辩证地思考治疗结果是否支持原先的诊断。全科医疗以问题为导向的照顾，要求医生时刻考虑到两件事，既要理解疾病，也要理解病人，治疗是否成功是以在病人身上产生的结果来衡量的，而不是以治疗的过程为指标与标准。决策处理方案时要求病人参与，一起讨论权衡各种处理方案的利弊关系，尽可能找到可靠的临床证据和研究证据帮助正确而全面地做出决策。

（四）制订治疗方案的基本要求

治疗措施的预期效果包括消除病因、缓解症状和改善一般状况三大类。医生在制订治疗方案时，必须全面考虑病因、病理变化，病人的身体状况、生活质量、社会心理状况等各方面情况，把握诊断和治疗的关系，贯彻治疗的基本原则。制订治疗方案的基本要求：一是高效，即治疗效果好、远期后果好；二是安全，即防止和避免医疗差错；三是及时，即适时地把握时机；四是合理，即其治疗措施符合生理、病理要求。应注意，同样的疾病、同样的治疗，由于病程发展难预料，有的顺利治愈，有的病情反复，有的疗效不佳、恶化甚至死亡。因此，医生事先不能断言某病人治疗效果一定好或坏，要严密观察监测，随时修正诊疗方案。

第二节　全科医生的临床思维

一、全科医生临床思维的基本特征

全科医生要有意识地运用科学思维方法进行临床诊治工作，在掌握一般临床思维方法的同时，更应注意学习掌握全科医学自身的临床思维特点以便做好各项工作。全科医生临床思维体现出如下的基本特征：①以病人为中心、以问题为导向的临床思维；②"全人照顾"的系统思维，在生物-心理-社会医学模式指导下，按照系统思维方式全面、综合、整体地认识病人的健康问题；③以证据为基础的临床思维，运用流行病学和循证医学的科学思维方法评价与决策临床问题；④遵循辩证思维、逻辑思维的基本认识规律；⑤注重全科医疗实践，坚持科学的批判性思维。

二、以病人为中心及"全人照顾"的系统思维模式

全科医疗以病人为中心的服务模式确立了其在新医学模式指导下的"全人照顾"（whole-person care）的临床系统性思维的理念，要求医生首先应站在维护病人利益的立场上，面对整体的人，用系统论方法来思考问题和进行临床决策，建立医患间互动式、合作式的伙伴关系，共同参与诊疗。病人躯体上的疾病与整个机体相连，机体的每个系统、器官又互相影响；病人不同的性别、年龄、特征，不同的生活经历、社会关系、思想情感等对疾病都有着不同的影响。全科医生在临床实践中，除了在生物医学层面考虑疾病与全身及各器官、系统的相互影响，还应延伸到病人领域，对病人心理、家庭、社会问题的探查可提供许多潜在的线索，能从多个层面揭示出症状、体征背后潜在的心理、社会、文化、环境问题及其影响因素，联系家庭、社区诊断，更全面、更综合地做出判断和处理，既看病又看人，实现生物-心理-社会医学模式下的多维服务，体现全人照顾服务的基本要求（详见第6章）。

三、以问题为导向的健康照顾及其临床思维模式

以问题为导向的健康照顾（problem-oriented health care）是以发现和解决个人、家庭、社区的疾病和健康问题为主线，综合运用临床医学、预防医学、心理学、社会学等学科知识和方法，对各种问题进行分析、诊断，了解其产生的原因和影响因素，明确健康需求，制定并实施相应的诊疗和干预措施，以实现对各种疾病和健康问题的有效治疗与照顾。它将"以问题为导向"的工作思维贯穿于整个服务过程中，并强调以发现、诊断疾病和

健康问题为出发点，以妥善处理问题、实现个体与群体的健康维护和健康促进为目标和落脚点。

全科医学涉及的内容中常见病多于少见病及罕见病、健康问题多于疾病、研究整体重于研究细胞，以主诉、症状、体征和问题为切入点进行思考是全科医生的工作特征。强调以问题为导向为其指明了工作的思路和流程，使问题成为联系和贯穿治疗、康复、健康教育、健康促进和健康管理等多种服务活动的主线和聚焦点，能更好地提高服务的目标性、针对性和有效性。加强全科医生对临床常见问题的识别与处理能力的培养至关重要，要能够了解和区分不同的健康问题，学会筛选本质的、关键的、重点的问题并实施优先干预措施，避免"眉毛胡子一把抓"；同时也不能只盯着问题，还要关注导致问题产生的内在、外在环境因素及病人本身。若只关心"问题"，机械地看待诊断和治疗，很容易被淹没在一系列诊疗活动中，陷入处理具体问题的泥潭不能自拔，"只见疾病不见人"。故必须强调任何疾病问题都是人的问题，要将人作为整体和目标密切关注，整合所有的方案，采取综合处理策略来帮助病人全面恢复健康。

（一）社区中常见的健康问题

健康问题是指需要诊断或处理的与健康相关的任何事情，或病人感受到会干扰其健康与生活质量的事件，包括自身觉察到的、担心可能出现的或希望避免出现的各种问题。可以是明确的或不明确的疾病，有待解释的症状、体征、诊断性试验、检查结果，有关的处理方法、治疗、疗效评价及预后，影响病人疾病和健康的各方面的问题。

全科医生需关注的健康问题范围主要包括：①疾病问题，病患、病人健康问题，病人需求、患病行为、就医行为、遵医行为及行为干预等；②健康相关问题，个体与群体预防、健康人群、亚健康人群、生命周期变化及其伴随的健康问题、健康危险因素、高危人群及其健康问题、主要健康问题及影响因素等；③导致疾病和健康问题产生的环境因素及其问题，家庭结构、功能及家庭生活周期相关的健康问题，自然环境与社会环境对健康的影响因素及问题等。虽然健康问题种类繁多，但常见问题却相对集中。

1. 常见症状和主诉问题　全科医生扩大对症状的临床思考是正确做出诊断和处理的首要前提。不同国家和地区基层医疗实践中各种症状的常见程度会存在着差异。WONCA 组织建立的基层医疗国际分类（ICPC）以基层保健中常见主诉、症状和问题为分类的依据，同时考虑了与国际疾病分类的联系。1998 年出版的 ICPC-2 编码系统与 ICD-10 有一定的对应关系，为基层卫生服务提供了一种实用的健康问题的分类系统（表 5-3）。

表 5-3　各器官系统常见的部分症状和主诉问题（ICPC-2，1998 年）

章节编码字母	该器官系统常见的部分症状和主诉（第一单元）
A（一般、非特异或全身性症状）	发热、发冷、乏力、不适、水肿、晕厥、昏迷、肿块、不明原因的体重明显减轻、活动功能受限；担心、疾病恐惧、治疗恐惧，接触危险因素
B（血液、造血系统和免疫机制）	淋巴结肿大/疼痛、牙龈出血、皮下出血、贫血；血液病恐惧、艾滋病恐惧

续表

章节编码字母	该器官系统常见的部分症状和主诉（第一单元）
D（消化系统）	恶心与呕吐、呕血、吞咽困难、胃灼热、呃逆、腹胀、消化不良、黄疸、腹痛、腹泻、大便失禁、便秘、便血、黑粪；牙痛
F（眼）	眼痛、红眼、视力下降/视物模糊、复视、眼感觉异常、眼运动异常、眼睑症状
H（耳）	耳痛、耳鸣、听力丧失、耳道症状
K（心血管系统）	心悸、胸痛、心动过速、心动过缓、跛行、下肢水肿
L（肌肉骨骼系统）	肌痛、肌肉无力、颈痛、腰痛、关节痛、运动障碍
N（神经系统）	头痛、头晕/眩晕、惊厥、震颤、间歇性跛行、局部麻痹、感觉障碍、言语障碍
P（精神/心理性问题）	认知障碍、意识混乱、睡眠紊乱（失眠、嗜睡）、抑郁、焦虑、恐惧、失用、自闭、躁狂、妄想、厌食，吸烟问题、酗酒问题、毒品问题等
R（呼吸系统）	呼吸困难、胸痛、咳嗽、咳痰、咯血、喘息、呃逆、呼吸暂停；鼻部不适、流鼻涕、鼻出血、咽痛、喑哑
S（皮肤）	发绀、皮肤黏膜出血、皮疹、皮损、瘙痒、脱发、多毛
T（内分泌、代谢与营养系统）	肥胖、消瘦、厌食、营养不良问题、烦渴、脱水征
U（泌尿生殖系统）	血尿、尿路刺激症状、少尿、多尿、尿失禁、尿潴留
W（妊娠、分娩、计划生育）	意外妊娠恐惧、妊娠呕吐、分娩前出血、产后出血、不孕、计划生育问题
X（女性生殖系统）	阴道分泌物异常、阴道异常出血、痛经、月经异常、更年期症状；乳房肿块、乳房疼痛、乳头溢液
Y（男性生殖系统）	性功能障碍症状、排尿困难、会阴痛、包皮问题、尿道排出物、睾丸肿块、乳房肿块、男性计划生育问题
Z（社会/社交问题）	遵医嘱不良、文化水平低与健康知识贫乏的问题、社会/社交问题恐惧、社交障碍；贫困问题、食物与饮水问题、住房/邻里关系问题、工作问题、失业问题、法律问题、医疗保障问题；伴侣生病/丧失/死亡问题、子女问题、家庭成员问题；各种家庭暴力（虐待儿童、妇女、老人等）；诈病问题等

　　2. 常见疾病　全科医生面对的疾病种类和分布取决于服务人群的特征和其社区的环境。表 5-4 所列为基层医疗实践中各系统最常见的疾病诊断中前 80% 的疾病。全科医生应能很好地诊断和处理这些最基本的、可预防及可治疗的疾病。

表 5-4　全科医疗服务中常见疾病

病变的系统或器官	疾病种类或名称
呼吸系统和耳鼻喉	上呼吸道感染、过敏性鼻炎、哮喘、慢性阻塞性肺疾病、耳道炎（急性、慢性、浆液性等）、咽鼓管功能紊乱、（鼻）窦炎
心血管系统	高血压、缺血性冠心病、充血性心功能不全、脑血管意外
消化系统	胃肠炎、便秘、应激性肠道综合征、消化不良、溃疡性或非溃疡性结肠炎、痔
泌尿生殖系统	尿道感染、阴道炎、功能性子宫出血、更年期综合征、前列腺肥大
神经系统	头痛（偏头痛、紧张性头痛等）、头晕或眩晕、压迫综合征（如腕管综合征）
眼	结膜炎、流泪问题（包括鼻泪管阻塞）、眼睑问题（眼睑炎、睑板腺囊肿、睑内翻或睑外翻）、白内障、结膜下出血
皮肤	感染、湿疹（遗传性过敏症、接触性湿疹）、过敏（如风疹、药物反应等）、病毒疹（如水痘、蔷薇疹）、痤疮
肌肉骨骼系统	肌肉及软组织扭伤拉伤、关节炎（膝/肩关节的骨关节炎、风湿性关节炎、痛风）、脊柱退行性疾病（颈椎/腰椎关节强直、椎间盘问题）、肩部综合征（如肩周炎、疼痛性弓形综合征）、腱鞘炎（网球肘、扳机指）、足底筋膜炎
内分泌系统	糖尿病、甲状腺病、骨质疏松症
精神及心理问题	抑郁、焦虑（包括恐慌症）、心理失调、依赖（包括烟草依赖、乙醇依赖、药物依赖、赌博依赖、互联网依赖等）
传染病	结核病、病毒性肝炎、性传播疾病、流行性感冒
恶性肿瘤	肺癌、胃癌、结肠癌、肝癌、乳腺癌、宫颈癌、白血病

（二）社区常见健康问题的临床特点及诊断策略

1. 社区常见健康问题的临床特点　为了更好地实施以问题为导向的诊疗，全科医生需要熟悉和了解日常工作中所面临的各种常见健康问题的临床特点。

（1）多数健康问题尚处于疾病早期和未分化阶段。某些疾病可能会处于未分化阶段很多年，尤其在疾病和健康问题早期，多数人只是感觉不适，或有些轻微症状和不典型体征，尚无明确的疾病证据；有时仅表现为情绪低落、性情急躁、记忆力减退、疲倦等。这时，病人极少主动就医，更不会去找专科医生。全科医生与社区居民关系密切，常更多、更早地接触这些早期未分化健康问题。在发现、认识和处理这些问题时应注意：①存在健康问题不等于就患有疾病，有的问题可能仅是某种症状，不属于疾病范畴，无法以疾病的概念来定义或做出明确诊断。②有些疾病出现了可逆性的功能障碍，但未留下可建立一种诊断假说的任何证据就完全消失了。③有些问题可能是一些慢性病和严重疾病的早期症状，或因处于疾病范畴的边缘或中间状态而未被识别。④通常的疾病范畴无法包含所有的健康问题，病人主诉的许多健康问题在传统的国际疾病分类的病种中找不到。要强调，全科医生应特别关注早期未分化的健康问题，能在疾病的早期阶段从一般问题中识别出严重的、威胁生命的疾病并及时处理和妥善管理，此时往往是医生实施治疗和干预的最佳时机，所花费的成本最小，但收效最大。

（2）健康问题具有多维性和广泛性。①社区健康问题的成因和影响因素常是多维的，可涉及生物、心理、社会等多个方面，除了躯体、系统、器官、组织、细胞的异常，还涉及个人、家庭、社区、人际关系、文化、宗教、政治、经济、医生与医疗保健组织等更多的层次和范围，这些因素间错综复杂的相互作用，使健康问题的性质呈现出多因多果的关系。躯体疾病可伴随大量的心理、社会问题，精神疾病也可伴随许多躯体症状，心理、社会问题既可是躯体疾病的原因，又可成为躯体疾病的表现，反之亦然，两者常互为因果。②全科医生关注的疾病和健康问题更加广泛和多样，它不分年龄、性别，不分疾病部位，贯穿了从健康到疾病动态转变的全过程，涵盖了从生理、心理到社会，从病人、亚临床、亚健康人到健康人，从个体到群体，从微观到宏观，从疾病的治疗、预防、保健、康复到健康教育、健康促进等各个方面的问题。全科医生要对多层面的健康问题同等重视，将宏观和微观的健康视野有机结合，掌握多维度对疾病或健康问题进行诊断的知识和技能，能够从问题产生的生物、心理、社会源性着手分析和鉴别，更好地把握问题的整体特性，全面、有效地解决问题，并进行有针对性的干预。

（3）健康问题具有很大的变异性和隐蔽性。社区健康问题因人而异，具有很大的变异性。很多人因处于健康危险因素暴露阶段或疾病潜伏期，症状和疾病尚未分化而具有潜隐性。尤其心理、社会问题常有明显的隐蔽性，只有 $1/4 \sim 1/3$ 的病人可能主动就诊；有时来看病的可能不是真正的病人，真正的病人可能是家庭的其他成员或整个家庭；病人提供的线索可能不是真正的原因，与问题性质有关的重要线索往往未被提及，关键性问题可能隐藏在更深的层次中。许多病人有十分痛苦的体验，却没有明显的阳性体征和实验室检查结果，很难做出明确诊断，令医生感到困惑。这些病人的问题多是由心理、社会方面的因素引起的，而表现为躯体方面非特异性的症状，通常称他们为"躯体化者"。由于这类病人就诊时多数不会主诉"心理、社会问题"，这就要求全科医生必须对这些问题保持高度的敏感性，掌握识别和解决这类问题的知识和技能，诊疗中充分关注就医者的认知、动机、需要、情感、意志、人格特征及社会适应等方面问题，学会透过现象看本质，从纷繁复杂的假象中辨别问题的性质和原因，从而早发现、早诊断，有效应对潜隐、充满变异和不确定性的健康问题。

（4）慢性病多，持续时间长，对健康影响大。慢性非传染性疾病已成为威胁我国居民健康最主要的卫生问题，其发病率和患病率在快速增长。病人就诊频繁，干预难度大，涉及广泛的心理、行为、社会问题，需要长期性、连续性、综合性的医疗保健服务。中老年人是患慢性病的主体，但防治工作要从儿童做起，社区、家庭是慢性疾病防治、康复的重点和最佳场所。

2. 社区常见健康问题的诊断策略　实施以问题为导向的诊疗使全科医生关注的视角从疾病的临床表现扩展到与居民生活行为方式、生活背景等相关的诸多健康问题，做诊断时不再只停留于疾病范畴的划分，而已经扩展到健康问题的性质或类型的鉴别。实现跨学科、多视角地诊断疾病与健康问题，应遵循一定的策略。

（1）耐心询问和倾听、充分交流与沟通是获得健康问题并正确诊断的关键。尤其是心理、行为与社会维度的相关背景问题很难用仪器检测出来，更大程度上依赖医生与病人间的良好沟通。

（2）充分利用个人、家庭、社区的连续性健康档案，为诊断提供全面、系统、动态的依据和背景资料（如家族史、生活行为方式、高危因素等）。

（3）及时识别或排除可能威胁病人生命的严重疾病和问题，维护病人安全，是全科医生作为首诊医生必须具备的基本功。接诊病人时要在得出正确的诊断假设之前，首先根据症状的性质、发作过程、方式等，认真区分症状是否由紧急疾病引起，是器质性还是功能性的；然后快速分辨是急性还是慢性，是重症还是轻症，特别要判断"是危、急、重病人吗？"并注意易漏诊和误诊的问题和疾病；进而基于鉴别诊断来确认问题需优先处理的顺位。

（4）掌握对健康问题进行初步诊断分类的基本技能。当收集到的证据资料尚无法对健康问题做出明确诊断时，应尝试对其进行初步分类，即把现存问题划分到健康范畴还是疾病范畴，并对疾病可能的性质和类型进行初步判断，分清表象问题和本质问题、普通问题和重点问题、一般问题和关键问题。目的在于：①对问题做初步定性；②进一步了解问题的成因和来龙去脉；③进行鉴别诊断；④明确采取进一步行动的基本思路和方向；⑤推测未经治疗的疾病预后；⑥为对症治疗、试验性治疗方案的制订提供依据。

（5）依据病史资料建立诊断假设，用流行病学方法排列诊断假设及推断病因。一组临床症状可能与一种或几种疾病高度相关，对多个诊断假设排序的参照标准：①假设成立的可能性大小，可能性大的排在前面；②疾病的严重性和可治疗性，最严重但又可治的或不及时治疗将产生严重后果的排在前面，而病情较轻、属自限性或无治疗手段的排在后面。

（6）掌握验证诊断假设的基本方法，包括：①进一步询问病史，有目的地系统深入地收集有助鉴别假设诊断的信息，特别是疾病自然史和症状出现的规律及特征性等信息，同时了解完整的个人背景、既往与目前的健康状况、家庭成员的主要疾病及所在社区的疾病情况等；②依据疾病假设有针对性地开展体检寻找隐藏的体征；③适当开展试验性治疗并对其干预效果跟踪观察；④继续密切观察等待更有价值的临床表现出现；⑤必要时，建议病人去上级医疗单位完善特殊检查，尽量选择危险小、无创伤、费用低预测价值高的项目；⑥适时寻求会诊。

（7）充分利用全科医疗动态性、连续性服务的优势，实现对健康问题的追踪和动态观察，不断修正与完善诊断。Weed 提出的以问题为导向的健康档案记录方式（POMR）具有问题条理清楚、重点突出、资料记录简明扼要及适于计算机管理数据等特点，而广受欢迎（详见第 10 章）。

3. Murtagh 的安全诊断策略　基于病人的安全考虑，针对其叙述的主诉、症状等就诊问题，澳大利亚 Monash 大学 John Murtagh 教授提出了具有广泛影响力的症状诊断模式——5 步鉴别诊断法。要求全科医生在分析判断其所遇到的各种症状和体征时要进行5 个快速的自问自答：①什么是最可能的诊断？医生运用流行病学技术及对社区疾病特点的认识和经验找出具有这种症状或体征的常见疾病；②是否存在不容忽视的会威胁病人生命的重要疾病；③有无容易被遗漏的一般疾病？如隐性脓肿或感染灶、过敏、家庭虐待、药物不良反应、营养不良、早期妊娠等；④病人是否患有潜在的易被掩盖或错认为其他病情的疾病？如抑郁症、糖尿病、贫血、药物问题（酒精、麻醉药、尼古丁等）等；⑤病人是否有什么话还没有说？如病人有意或无意地未告知医生的与健康相关的心理、社会问题或其他服务需求。

下面用急性腹痛（成人）的诊断策略模式（不含外伤所致腹痛）举例：

1. 可能的诊断　炎症（多见）。急性胃肠炎、急性阑尾炎、痛经、肠易激综合征等。

2. 不能忽视的严重疾病　包括：①心血管疾病（心肌梗死、腹主动脉破裂、主动脉夹层动脉瘤、肠系膜动脉闭塞）；②肿瘤（大肠或小肠梗阻）；③严重感染（急性输卵管炎、腹膜炎、结肠炎、腹腔脓肿）；④胰腺炎；⑤异位妊娠；⑥小肠梗阻；⑦乙状结肠扭转；⑧穿孔性溃疡。

3. 不能遗漏但常被遗漏的疾病　包括：①急性阑尾炎；②肌筋膜裂伤；③肺部原因（肺炎、肺栓塞）；④便秘（尤其是老年人）；⑤带状疱疹；⑥少见疾病（卟啉病、铅中毒、血色病、血红蛋白尿、镰状细胞性贫血、运动性共济失调）。

4. 七种假象　①抑郁√；②糖尿病√酮症酸中毒；③药物√；④贫血√镰状细胞性贫血；⑤甲状腺疾病√；⑥脊柱功能障碍√；⑦尿路感染√包括尿毒症毒。

5. 病人是不是有什么话没说　可能非常明显的表现而重要；考虑 Munchausen 综合征、性功能障碍和异常应激反应；应特别注意腹痛诊疗实践中鉴别诊断的一些要点：年龄、起病、持续时间、程度、部位、药物影响、演变、加重与缓解、伴随征象等。

（三）以问题为导向的临床处理原则

全科医生的诊治目标不只是缓解症状或治愈疾病，更注重预防疾病、满足病人需要；可利用的不只是医疗资源，还包括广泛的社会资源；医患交往不只限于病人就诊时，而是不受时间、空间、疾病类型、患病与否、是否就诊等因素限制的连续性、伙伴式的频繁交流。在处理和管理各类健康问题时应遵循下列原则：①健康照顾与疾病治疗并重的原则；②动态、渐进性的处理原则，尽可能准确掌握问题之所在；③全面性、系统性和联系性的疾病处理原则；④急则治标、缓则治本、标本兼治的原则，寻求问题的根本性解决；⑤以人为本、以健康为中心的照顾原则；⑥重要临床问题先处理的原则，已明确或怀疑有危险问题自己又无法处理的病人要及时转诊。

问题讨论

某病人，男性，48 岁，事业单位科员，高血压病史 20 年，最高血压 220/120mmHg，偶有头晕，偶尔服用降压药（硝苯地平缓释片 1 片/次），血压虽始终很高但不愿接受系统诊察和治疗，近 5～6 年始终未参加单位体检，1 周前因单位组织注射新冠疫苗，测量血压 200/120mmHg，要求开具不能注射疫苗的诊断来院。

经询问个人史：高中时期是当地的高考状元，考取国内某知名大学，工作后屡屡不顺心，与同事、领导的关系都有些紧张，时常感情绪低落，自觉生活质量及工作效率较差，曾有短暂婚史，无子女。

家族史：母亲 40 岁左右确诊高血压，曾因脑出血住院，目前生活能自理，父亲 65 岁时心脏性猝死去世。

请分析：

请结合本节所学内容，分析如何以全科医生的视角判断和处理病人的问题？

第三节　全科医生临床思维训练与实践

全科医生与所有临床医生一样，最重要且最基本的任务就是识别病人的疾病，做出正确的诊断和处理。全科医生身处社区其工作的独立性更强、涉及的范围比专科医生更广，加之缺少高新的辅助诊疗技术和手段，尤其需要有更高的病史采集能力和物理诊断水平、更强的临床思维与判断能力，才能够跨学科、跨领域、多层面、广范围地认识和解决病人存在的问题。

一、全科医生建立正确临床思维应具备的素质和能力

1. 对病人高度负责的精神及高尚的道德修养是建立正确临床思维的前提　全科医生应以病人为中心、以病人整体需求为导向，树立高尚的职业道德修养，从病人根本利益出发，本着对病人高度负责的精神进行细致连续的观察和全面深入的思考、权衡利弊，及时提供临床服务。

2. 正确运用唯物辩证法和形式逻辑推理方法是临床思维活动的基本要求　全科医疗强调的全面、连续、综合、协调的整体服务，克服了专科服务在认识和处理临床问题时的局限性和片面性。全科医生要正确运用唯物辩证法认识临床规律，坚持实事求是，处理好病征的典型与非典型、全身与局部，疾病的一元与多元、器质性与功能性、常见与罕见的辩证关系。避免主观臆想、先入为主的主观性思维，避免盲人摸象的片面性思维，避免只见树木不见森林的表现性思维，避免固守初见、一成不变的静止性思维，避免套用模式、僵化性处理问题的习惯性思维，尤其要避免过度夸大和依赖仪器的唯仪器论思维，从而有效地避免误诊和漏诊。

科学的临床思维还应遵循形式逻辑学的基本规律进行逻辑推理，需要在实践中不断熟悉、掌握，直至灵活运用。在同一思维过程中应遵循：①按照同一律要求，必须在同一意义上使用概念和判断，在推理过程中不能偷换或混淆概念和判断，选择诊断、治疗和临床指南时，先要弄清在什么条件下适用于什么范围的哪类病人；②按照矛盾律要求，对同一对象不能既肯定又否定同时做出两个矛盾的判断，思维前后要连贯，不能自相矛盾；③按照排中律要求，同一时间和同一条件下，对同一对象的两个矛盾的判断不能同时都假，必有一真，非此即彼。在判断临床证据或可供选择的诊疗方案的真假时，在决策和执行方案时不能模棱两可、模糊不清。

3. 培养良好的信息素质和批判性思维能力是构建正确临床思维的关键　《全球医学教育最低基本要求》将交流技能、信息管理和批判性思维列为医学教育框架的核心要素贯穿医学教育的全过程，以此支撑职业精神、医学科学基本知识、临床技能、群体健康这四方面的培养。信息管理包括：数据收集与处理，数据组织、分析、提炼形成信息，稳定的可外推的信息系统集合形成知识，信息与知识的管理及合理运用。

批判性思维是对已获得信息做出的临床诊疗决策进行的一种严格评价，是一种有扬有弃的辩证思维形式，而非"怀疑一切"或否定主义。其主要特征是批判和继承、否定和肯定互相包含和统一。在思维过程中，要善于实事求是地批判是非与正误，严格审视

信息资料，多问"为什么会这样"，仔细检查思维过程，缜密地进行独立分析与评价，深入思考支持诊疗的证据及其所导致的结论是否真实、正确或具有重要意义，在否定错误中引导科学发现。学会批判性地运用书本知识和前人及自己的经验，批判性地辨识病人状况和现有处理方案，批判性地看待高科技检查结论。循证医学的发展为批判性思维的推理过程提供了坚实的科学依据。

4. 不断提升自身的学习力是形成正确临床思维的保障　学习力是一个人或一个组织学习的动力、毅力、能力的综合体现。学习动力是指自觉的内在驱动力，主要包括学习的需要、情感和兴趣；学习毅力是指自觉地确定学习目标并支配其行为克服困难实现预定学习目标的状态；学习能力是指由学习动力和毅力直接驱动而产生的接受新知识、新信息，并用以分析问题、认识问题、解决问题的智力，主要包括感知力、记忆力、思维力、想象力等。全科医生要善于与时俱进，结合服务对象的需求找出自身存在的能力差距，设定学习目标，通过自学、临床进修、项目培训、继续医学教育等手段，加强临床实践的能力，同时不断提升服务能力和临床思维能力。经常查阅最新的基于循证依据的临床诊疗指南和有关文献对提高自身服务质量极为重要。

二、陈述病史的基本要求与思维训练

按照国际著名的加拿大 McMaster 大学在《循环医学实践和教学》一书中提出的陈述病人基本情况的要求，结合我国住院病历入院记录的内容和格式，全科医生和医学生可以按照以下题目简练的陈述病史，并依此在临床工作中反复强化思维训练。

（1）一般项目。病人的姓名、性别、年龄；就诊日期。

（2）主诉与现病史。首先用 1～2 句话或 20 字左右概括病人就诊最主要的原因及其持续时间，即其感受最主要的症状、体征。再按下列问题分别叙述：患病部位；病变性质（急性 / 慢性、恶性 / 良性、疼痛性质等）；频度、强度、损伤程度；起始时间与持续时间（持续性 / 发作性 / 进行性）；病因、诱因、有无前驱症状；加重或缓解因素；伴随症状。

（3）以前是否有类似的主诉，如有请询问：当时做过哪些检查；当时病人被告知是什么原因；当时是如何治疗的。如属同种问题综合上述资料厘清病情的发展与演变过程。

（4）对当前疾病诊断及预后有实际意义的、可能会影响主诉评价或治疗的其他疾病既往史。

（5）既往那些疾病是如何治疗的？

（6）家族史（与主诉或疾病治疗相关的）。

（7）社会史（与主诉或疾病治疗相关的个人史、婚姻史、女性月经史与生育史及其他）。

（8）病人的事项：想法（认为自己患了何种疾病）；关心或担心的问题；期望或想象自身将会发生什么。

（9）依上述资料分析病人就诊时情况：急性和（或）慢性疾病？主诉的严重程度？需要何种帮助？

（10）有关的体格检查结果。

（11）有关的诊断性试验结果（根据可靠性、真实性、可接受性、安全性、成本等选择和解释诊断性试验，从而确认或排除某个诊断假设）。

（12）总结上述资料用一句话简练地概括病人的主要问题。

（13）最可能的诊断（最主要的诊断假设）是什么？

（14）还可能有其他的诊断假设吗？

（15）打算做哪些诊断性试验来验证主要假设或排除备选假设？

（16）估计病人的预后如何（病程、预期可能发生的并发症、结局等）？

（17）打算给病人进行什么治疗、处置和咨询（包括如何处置可能的严重的敏感的问题；如何比较利弊的大小，选择适宜的治疗方案和可接受的成本）？

（18）如何监控治疗？

（19）治疗方案无效，还有何应急的计划？

（20）为了解决上述问题，需要进一步学习哪些核心知识及了解病人的哪些背景情况？病因学方面：如何确定疾病的病因或危险因素及医源性损害？预防方面：如何通过确定和改变危险因素的水平而降低发生疾病的危险？如何通过筛检早期发现和早期诊断疾病？

一般要求医生在 3 分钟内按照上述要求抓住最关键的一系列问题，简明扼要、科学的报告清楚病人的基本情况。实践表明，按照这样的要求对学生进行临床基本思维训练是非常必要的。

三、临床转诊的决策思路

转诊（referral）与会诊是全科医生为了维护病人的健康，协调并利用专科医生服务和医院服务的一项重要工作，有必要建立正规的转诊渠道并进行规范管理，逐步完善转诊指征和标准建设，加强全科医生转诊能力的培养。转诊过程中应保持病人信息的完整记录和连续管理，要按照双向转诊的要求保持服务的连续性，不能中断照顾。

1. 转诊原则　全科医生做出转诊决策应遵循以下原则。

（1）因社区卫生服务机构的技术设备条件限制无法诊断或诊断不明（连续三次门诊不能明确诊断），需要到上一级医院做进一步检查的躯体疾病和精神心理疾病。

（2）病情复杂、危重的病人及疑难病例。

（3）诊断明确但门诊治疗和干预条件有限的疾病和问题。

（4）经全科医生诊治后，病情无好转，有进一步加重趋势，需到上级医院诊治。

（5）有手术指征的危重病人。

（6）严重或较重的损伤、中毒、伤亡事故或突发临床事件，处置能力受限的病例。

（7）全科医生发现甲类及参照甲类传染病管理的乙类传染病或疑似病人，应立即报告有关单位，迅速转诊到定点收治医院；发现其他乙类及丙类传染病病人，社区医生应按有关法律规定报告有关单位，对需要在定点收治医院进一步诊治的病人转诊到相应的医院。

（8）由上级支援医院与受援社区卫生服务中心（站）共同商定的其他转诊病人。

（9）其他原因（医生水平有限）导致不能诊断、处理的病例。

（10）超出医疗机构核准诊疗登记科目、超越社区卫生服务中心诊疗范围的病例。

（11）病人强烈要求转诊的病例。

（12）精神障碍疾病的急性发作期病例。

（13）恶性肿瘤的确诊、系统化疗、介入治疗、手术及其他复杂治疗者。

（14）各种原因导致大出血、咯血者。

（15）新生儿、婴儿期（1 岁以下）的病例。

（16）按政府法律、法规及管理条例，需定向转诊到相应专门防治／防保机构进行管理的病人。

（17）新发慢性病病人需上级医院确诊及评估。

2. 确认转诊依据，明确转诊目的　一般有以下转诊目的：①化验，辅助检查；②确诊；③治疗（门诊或住院）；④专科复诊、随访；⑤规定的转诊项目（公共卫生、某些传染病、地方病等）；⑥病人的要求等。

3. 确定转诊时限及紧急程度　为保证病人安全，转诊时必须明确转诊时限，跟进随访加以落实，按照紧急程度至少可划分为三级。①立即转诊：在行必要处理后尽可能地将病人转诊到上级医疗机构；②尽快转诊：根据具体情况在 1～2 周完成转诊服务；③常规转诊：根据具体病情或管理要求择期安排转诊。

4. 确定将病人转诊到哪种机构和哪一科室　病情危重时直接将病人转诊到医院的急诊科；传染病按有关规定分别转诊至医院的感染科（肠道门诊、发热门诊等）或传染病院；严重的呼吸道传播疾病为隔离起见，须报告传染病防治机构，由它们派车转运病人；结核病病人转诊至结核病防治机构；职业病病人转诊至职业病防治机构；一般疾病、创伤或中毒转诊至综合医院、专科医院，并指导病人选对接诊的科室；疫苗注射到疾病预防控制中心；按行政管理部门规定的专门机构接受相应病人的转诊。

5. 做好转诊前的必要处理　为保证病人安全，一些病人必须经过相应的处理后才能转诊和转运。如外伤病人需先行固定、加压止血、包扎等处理；低血糖昏迷病人应立即补充葡萄糖；农药或催眠药中毒者必须立即进行洗胃，使病人脱离毒物接触再施以转诊；需要进行心肺复苏的病人要立即实施现场急救，对电击死亡、溺水死亡者的心肺复苏至少达到 2 小时以上；必要时还应实施保持病人呼吸道通畅、吸氧、抗休克等院前急救措施，边抢救边与急救中心联系。

6. 及时与上级医疗机构进行有效的病人信息交流　尽可能建立病人的电子档案，转诊病人时应将病人必要的信息与上级医疗机构进行交流，按照双向转诊的要求建立病人信息共享渠道。

（刘可征）

复习指导

1. 疾病临床诊断程序包括搜集临床资料、分析评价整理资料、提出初步诊断、确立及修正诊断。提出疾病初步诊断假设应按照疾病的发生率、严重性和可治疗性来优先排列顺序。

2. 常用的临床推理与判断模式：模型辨认、穷尽推理、假设－演绎法、流程图推导法；从症状入手的诊断思维方法：刻画诊断法、龟缩诊断法、菱形诊断法、三联征诊断法、危险问题识别法；从疾病入手的诊断思维方法：程序诊断法、除外诊断法、经验诊断法、目录诊断法。临床诊治过程中，全科医生要应用辩证逻辑思维形式和关系范畴来认识疾病矛盾的特殊本质，把握好各种矛盾的关系，遵循现代治疗基本原则，正确做出临床治疗或处理决策。

3. 全科医学的临床思维应体现以病人为中心、以问题为导向、以证据为基础的基本原则，关注的健康问题范围主要包括：疾病问题、健康相关问题，以及导致疾病和健康问题的个人因素、家庭因素、环境因素、社会因素及其问题。全科医生作为首诊医生，必须能及时识别或排除可能威胁病人生命的严重疾病和问题，维护病人安全。

4. 基于社区常见健康问题的临床特点，以问题为导向的诊疗思维要求全科医生应以发现、诊断疾病和健康问题为出发点，以妥善处理问题、实现个体与群体的健康维护和健康促进为目标和落脚点，做出转诊决策时要遵循一定的原则。

第6章 以人为中心的健康照顾

学习要求

掌握全科医学在医学实践中以人为中心的健康照顾的理念和宗旨,理解生物医学模式和生物-心理-社会医学模式的内涵。学会以人为中心应诊的基本要素及技巧,尊重和维护病人的权利,树立"理解病人、尊重病人、医学康复"的新理念,建立"预防、治疗、康复"三结合的医疗服务体系。

全科医疗作为临床医学专科,其服务宗旨和责任与专科医疗有较大区别,后者负责疾病形成以后一段时期的诊治,全科医疗则同时负责健康时期、疾病早期乃至经专科诊疗后无法治愈的各种病患的长期照顾,其关注的中心是人而不是病,无论其服务对象有无疾病(disease,生物医学上定位的病种)或病患(illness,有症状或不适),全科医疗都要为其提供令人满意的照顾,故全科医疗最重要、最基本的特征之一就是实施以人为中心的健康照顾。以人为中心的健康照顾是一种思想、一种理念、一种新型的医疗服务模式,贯穿于全科医疗活动的始终。本章将就全科医生提供的以人为中心的健康照顾模式相关知识做一详细介绍。

第一节 不同医学模式下医生关注中心不同

医学模式(medical model),是在医学科学发展、实践中逐渐形成的观察和解决医学领域问题的基本思想和主要方法,其核心是拥有什么样的医学观。医学模式随着一定历史时期科学技术及生产力发展而不断发展和创新,从理论和实践两方面高度概括了医学的本质,指明了医学发展的规律和方向、医学研究的思路和方法、医学实践的主攻方向等,也指导着卫生管理政策、策略、医疗服务模式等。纵观历史,医学史上约经历了以下医学模式:神灵主义医学模式、自然哲学医学模式、机械论医学模式、生物医学模式和生物-心理-社会医学模式。对医学事业发展影响最为深远的是生物医学模式和生物-心理-社会医学模式,医学模式的转变就是指这两种模式间的更新变化。受医学模式转变的影响,医疗服务过程中医生关注的中心也在转移变化,生物医学模式关注的中心——疾病,而生物-心理-社会医学模式关注的中心——人。

一、生物医学模式——以疾病为中心

（一）生物医学模式的内涵及其关注中心

1. 生物医学模式的内涵　生物医学模式(biomedical model)产生于欧洲文艺复兴时期。该模式认为人是由分子、细胞、组织、器官和系统组成的生物人，疾病是人体细胞、组织和器官等的结构异常、代谢失调、功能紊乱的结果，每种疾病必然都可以确定出生物或物理的特定病因，一旦确定病因，就可以采取物理、化学和（或）生物的方法治疗疾病。

2. 生物医学模式关注的中心　在生物医学模式的医学观影响下，医疗实践总是从人的自然属性即生物学特性上进行思考，在认识疾病、预防治疗疾病的过程中医生关注的中心是疾病，当个体发生疾病时，医生利用实验室及解剖学方法确定疾病的来源，试图在器官、细胞或生物大分子上寻找形态或生物化学上的变化，并采用手术、药物、理疗等治疗方法使之损伤恢复、功能协调。该模式将疾病的发生、发展视为单纯的、独立于社会行为的实体，并没有关注病人的心理情绪因素和病人所处的社会文化环境的影响。

（二）生物医学模式的成就及缺陷

1. 生物医学模式的成就　生物医学模式使自然古老的医术变成了一门真正的科学。

（1）传染性疾病、寄生虫病和感染性疾病得到有效控制。受生物医学模式病因观的影响，法国化学家和微生物学家路易·巴斯德（Louis Pasteur，1822～1895）通过实验证明发酵和传染病由细菌引起，并由此发明了狂犬病和炭疽的疫苗，奠定了实验研究的基础，是医学走向科学的里程碑。在此理论指导下医学家们相继发明了预防各种传染病的疫苗，控制和消灭了天花、鼠疫、霍乱、结核病等多种危害人类生命健康的疾病。

（2）奠定了实验研究的基础。该模式指导临床医疗实践借助实验室检查、细胞病理学、解剖学等手段对疾病进行病因病理分析，力求明确诊断，对症治疗，具有客观性和科学性，极大地促进了对人体结构和生理、病理过程的深入研究。

（3）外科学三大难题被攻破。生物医学的不断完善，将麻醉药品、无菌技术操作及抗生素应用到外科领域，疼痛、感染、失血三大难题被攻破，极大地降低了手术感染率，提高了治愈率，挽救了无数人的生命。

（4）统治医学体系数百年，促进了生命科学的大发展。随着医学科学的飞速发展，生物基因遗传技术、器官移植与生殖技术、医学影像技术、外科微创和无创技术、放化疗技术等研究成果层出不穷，使医学技术在预防、诊断和治疗方面得到了长足进步，为预防和治疗疾病、减轻病人痛苦、提高人民的健康水平和生命质量起到了积极作用。

2. 生物医学模式的缺陷

（1）形成的思维定式不能全面把握医学科学的辩证发展过程。生物医学模式引导医学领域形成了以疾病为中心的思维定式，医学领域的研究和实践、临床思维、卫生管理决策、医疗服务模式等都只是在生物医学模式的框架内兜圈子，不能全面地把握事物本身的辩证发展过程，从而使医生们在诊断、治疗疾病时总习惯于从人的生物学特性方面认识健康和疾病。长此以往，医务人员养成了孤立地、片面地考虑问题的习惯，观察、思考、解决问题总是局限在这个范围中。

（2）忽略了心理、社会因素在健康与疾病中的作用。1990 年 WHO 关于健康的定义：
"一个人在身体健康、心理健康、社会适应良好和道德四个方面都健全"才算健康。很明显，
人是否健康或患有疾病，不仅要考虑其生物学因素，还应考虑心理、社会因素。20 世纪
50 年代以来，威胁人类健康的传染病、寄生虫病、营养缺乏症等得到有效控制，而与心理、
社会因素关系密切的心脑血管病、恶性肿瘤、精神疾病、各类事故和由吸毒、酗酒及营
养过度引发的各类疾病，若单纯用生物医学模式预防、诊断和治疗，已不能完全解决问题。
医学家们终于注意到生物医学模式的最大缺陷，就是将疾病从病人的社会文化环境中分
离出来，忽略了心理、社会因素在疾病发生发展中的作用。

（3）难以适应社会和医学科学的发展需求。由于疾病谱、死因顺位的改变，人类健
康需求的提高，人们开始把主要注意力集中于威胁人类健康和生命的肿瘤、心血管疾病
等慢性非感染性疾病的攻克。历经几十年，一方面是医学的不断进步，如人类基因组学
和神经科学的快速发展、第一种预防癌症的疫苗（宫颈癌疫苗）的发明、人造器官和器
官移植技术不断成熟、分子生物技术及生物医学工程将成为主导技术等；另一方面，与
心理社会因素、行为方式相关的慢性非传染性疾病的发病率不仅没有明显下降，反而呈
上升趋势，成为人类健康的突出问题。显然，生物医学模式已经难以适应日益增长的社
会和医学科学的需求。

（4）造成病人依从性降低和医患关系紧张。医生过分强调疾病本身，过分依赖实验
诊断数据，在更新医疗设备仪器时却忽视了病人的社会文化背景及其心理状态，病人所
关心的问题不能得到及时解答，病人的就医愿望不能得到满足，而且市场经济不稳定，
使医患关系逐渐疏远，病人对医生的信任度降低，病人的主观愿望不能实现只能被动接
受检查治疗，所以病人并未在心里对医生产生完全认同，从而导致病人的依从性降低，
满意度降低，使得医患关系越来越紧张。

二、生物 - 心理 - 社会医学模式——以人为中心

1977 年，美国精神病学教授恩格尔提出《需要新的医学模式：对生物医学的挑战》，
认为在科学上当一个模式不能解释所有的资料时，就要修改或摒弃这种模式。恩格尔提出：
"为理解疾病的决定因素，以及达到合理的治疗和卫生保健模式，医学模式必须考虑到病人、
病人生活的环境及由社会设计来对付疾病的破坏作用的补充系统，即医生的作用和卫生保
健制度"。由此诞生了现代医学模式——生物 - 心理 - 社会医学模式，又称恩格尔模式。

（一）生物 - 心理 - 社会医学模式的内涵及其关注中心

1. 现代医学模式的内涵　将人看成是由生物 - 心理 - 社会因素组成的整体人，医学科
学应从生物的、心理的、社会的水平来全面考察人类的健康和疾病，既把疾病的发生发展
看作是一种生物学状态的变化，又看作是心理状态和社会适应的变化。医学研究和实践应
以人为本、以人的健康为中心，全方位探求影响人类健康与疾病的因果关系，以此指导医
学研究方向、医疗服务模式、国家卫生政策等，满足社会发展及公众对健康的需求。

2. 现代医学模式的关注中心　现代医学模式关注的中心是人，是人的整体健康水平

和生活生存质量。将疾病视为病人的一部分而非全部，认为病人的需求和期望与生理疾病同等重要。他强调了健康、疾病与人的关系，更加注重研究疾病对病人生活、心理、社会、健康等各方面的影响。全面的关注病人各方面的问题，将社会医学、行为医学、生物医学等方面的研究成果，用多维立体的方式去观察和理解人类健康的问题。以人为中心就是要医生进入病人的世界，全方位地了解病人的宏观和微观世界。

（二）生物-心理-社会医学模式的重要意义

1. 肯定了生物医学的价值、确立了心理、社会因素的重要地位　生物医学模式奠定了实验研究的基础，为人类社会做出了巨大贡献，生物-心理-社会医学模式不是生物医学模式的否定而是延续，将心理、社会和生物因素放在健康和疾病进程中的同等地位，也是医学科学的进步和人类社会发展的需要。

2. 立体地探索了整体健康观　要想达到真正的"四维健康"很难，一个人从生到死健康与疾病永远是动态的、相对的或共存的。医学服务在解除疾病痛苦的同时，也注重亚健康状态的预防、心理疾病的治疗、对不治之症的照料、避免早死和追求安详死亡等，以满足不同人群对健康的需求。

3. 拓展了医学研究的思路和医学实践的范畴　从治疗到三级预防策略和保健、从技术到社会心理干预、从医院到社区家庭照顾、从医学人才培养到医学教育改革、从关注中心的转移到医务人员角色功能的转变等，医学研究和实践的内容、方向、卫生服务模式发生了巨大变化。

4. 解释了生物-心理-社会医学模式下的身心双重病　现代医学模式强调健康、疾病与人的关系，疾病不单是由生物功能紊乱所引起的，而是受到生理、心理、社会各方面因素的影响。此模式延伸和超越了生物医学模式，是一种多因多果，立体网络式的系统式思维方式。

链　接

人群疾病的谱阶为：①非病人，检查时只具遗传上固有的属性或差异。②非病人，但对危险因子处于敏感状态的人。检查时有生物化学指标的改变。③发病前兆者（precursor）。检查中可有物理和生化改变。④前期症状者（presym ptomatic），或前临床病人（preclinical）。⑤临床病人。如得不到控制，可发展到下一个谱阶。⑥死亡。各谱阶间界线互相交错，并非截然分开。此外，疾病谱的另一含义是，某一地区危害人群健康的诸多疾病中，可按其危害程度的顺序排列成疾病谱带。如某地死亡率占第一位的疾病是癌症，第二位是心血管病，第三位是恶性传染病……，不同的地区，疾病的谱带组合情况不尽相同。

第二节　以人为中心的健康照顾的基本原则

以病人为中心的方法之基本点是医生要进入病人的世界，并用病人的眼光看待其疾病。医生不仅要关注疾病及患病过程，还要进入病人内心世界，了解疾病对病人生理、心理功能的影响，了解疾病对个人、家庭、社会的意义。

2001 年美国卫生保健质量委员会（the Committee on the Quality of Health Care in America）和国家医学研究所（Institute of Medicine，IOM）提出以病人为中心照顾的定义："提供的医疗保健服务应充分尊重每一位病人，要对病人的偏好、需求和价值观做出回应，并确实做到根据病人的价值观念指导临床决策。"

问题讨论

病人王某，男性，49 岁，下岗职工，虹膜炎病史 2 年，多次反复发作，视力逐渐下降，每次病情发作时专科医生均给予阿托品散瞳＋消炎或激素类眼药水，并行地塞米松球结膜下注射，病人担心自己会失明。其家属找到社区全科医生请求帮助，全科医生详细了解病人的病史、治疗史，同时了解到病人下岗多年，经济困难，整天迷恋买彩票，情绪波动较大。全科医生在仔细为病人体检后建议他加强营养，同时告诫病人养成一个良好的用眼卫生习惯，把买彩票当作一种乐趣，摆正心态，病人在全科医生指导下，从此眼疾再也没有反复，并且找到了一份适合他自己的工作。

请分析：

1. 全科医生为病人解决哪些问题才能真正使其眼病痊愈？

2. 从本例中看出只有全科医生完全进入到病人的世界中，才能为病人解决病痛，树立战胜疾病的信心。

一、两种不同模式下的健康观

（一）病人的宏观世界和微观世界

1. 人的自然属性和微观世界　人是由自然物质（如水、蛋白质、脂肪等）组成的细胞、组织、器官构成的生物人，各组织器官间相互影响、相互制约、协调一致地正常运行，维持着机体内部的平衡稳定，构成了人的微观世界（microcosmic world），这是可用科学验证的方法加以研究、量化和精确测定的。

2. 人的社会属性和宏观世界　每个人都是在特定的环境和背景中生长发育生存，其生长发育、心路历程、健康和疾病与其生存环境（包括自然环境和社会环境）有密切关系。由此，特定的背景和关系构成了人的宏观世界（magnificent world）。宏观世界牵涉心理学、社会学、伦理学、法学等诸多研究范畴，是复杂多变的、立体多元的、难以量化的世界。

3. 人是宏观世界和微观世界综合体　人处于宏观世界与微观世界的焦点，凡与个体存在相关联的任何变化都会对人的健康产生重大影响。人类的生存具有共同的自然属性和社会性规律，但又有其独特的个性特征（图 6-1）。

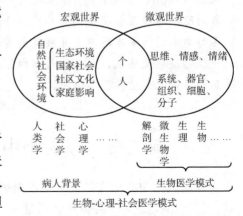

图 6-1　人的宏观世界与微观世界示意图

(二) 健康信念模型

目前被普遍认同的健康信念模型是用来解释人群寻求避免患病方式的一种社会心理学方法。

健康模型有两个重要的变量：其一是对疾病威胁的感受，即对疾病的敏感性和易感性；其二是对保健行为带来的利益认识。这两个因素受到了人口学、社会心理学、结构变量及他人行动指示等修正因素的影响。全科医生在对病人进行治疗时需要先了解其对自身健康的关心程度及对自身所患疾病的严重性、易感性等问题的认识程度，因为健康信念模型的基本假设是病人所患疾病威胁较大，则其采取就医行为的效益较高。这就要求全科医生在卫生服务过程中要开展有针对性的健康教育，提高服务对象的健康信念和素养。

1. 影响病人是否主动采取治疗　病人开始意识到咯血可能是肺炎的表现并产生严重后果，他就会因病而就诊。

2. 保健可促进病人提高认识　病人如果认识到脂肪肝、肝硬化可通过控制饮酒、饮食及锻炼而有所改善，他就会主动采取健康保护行为。

3. 初发病人将思想转换为实际行动　病人有脂肪肝并没有进行治疗，当他知道身边的朋友因肝硬化而死亡，对他触动会很大，他便会前来就诊。另外，他人的建议都是行为的触发因素。

二、以人为中心的健康照顾的基本原则

(一) 既关注病人也关注疾病

以人为中心照顾的基本点是医生进入病人的世界，并站在病人的角度看待问题。既关注疾病也关注病人，关注病人胜于关注疾病。在传统的医学模式中，医生仅以疾病为中心，即用所学得的医学知识治疗病人的疾病，而忽略了病人的需要，这也就带来了弊端，如：医患关系紧张，常发生医疗事故。要改善这一系列的问题，这就要求医生进入病人的世界，了解病人的生理和社会需求，考虑引发疾病的社会心理等因素。只有这样才能更好地运用"生物 - 心理 - 社会"的诊疗方法来处理病人问题。

全科医生的"病人"范畴　为便于从不同的角度来描述健康问题，现代医学、心理学等学科通常会用到以下与疾病有关的三个概念。

(1) 疾病 (disease)：是专科医生关注的对象，即根据病人的临床表现，化验等检查，通过分析确定的人体的病理状况。

(2) 病患 (illness)：多种原因导致的病人有患病的感受，它指的是一个人的自我感觉与判断。

(3) 患病 (sickness)：指的是一种状态，即他人知道此人处于不健康的状态。

在临床中这三种情况可以单独存在，亦可以交替存在。例如病人有明显的"病患"，如咳嗽、咯血等，但查不出是什么"疾病"，当他告诉别人时，他便被视为病人，即"患病"；若他被查出是什么"疾病"时，那么这三种情况同时存在。在传统的医学模式中，疾病占主要地位，而随着社会的发展与进步，医生则需"以病人为中心"，同时将这三

种情况同等看待。只有全科医生仔细检查病人身体上出现病变或异常，认真了解病人的需求及其体验，并耐心地逐步了解其社会背景等情况，才能够为病人提供更优质的服务，改善医患关系，并在一定程度上促进了医学事业的发展。

（二）理解病人的角色及角色行为

1. 理解病人角色　何为病人角色？病人角色是指从常态的社会人群中划分出来的处于疾病状态，有求医行为和被治疗行为的社会角色。患病是人生中必然经历的一种普遍现象。但是，处于病患状态的人的行为表现与健康的社会人会有所差别。并非所有生病的人都成为病人，同样也不是所有病人都处于病态。

病人作为社会中特殊的角色，有其特定的权利与义务。病人角色概念包括以下几方面。

（1）暂时免除或减轻日常责任。人在患病状态时理应免除或减轻其在健康状态下所承担的义务。当然，其范围及持续时间取决于疾病的性质和程度。病情较轻时，有可能不影响其原来所承担的社会责任；但如果病情较重时，有可能病人角色取代了一切其他角色。

（2）病人对其陷入患病状态无责任。患病并非是病人所能控制的。社会应当理解病人没有能力完成社会责任的苦衷，帮助病人建立起恢复健康的意志和决心。

（3）病人有使自己尽快恢复健康的义务。病人应当明白减轻或免除社会责任也只是暂时的，明白其应当恢复健康。

（4）病人应寻求有效的帮助并在治疗中积极配合医务人员。患病后大多数病人都不可能靠自身机体实现康复，病人就有积极配合医务人员进行治疗的义务。

作为全科医生，进入病人内心，理解病人行为。既要面对医学方面问题，也不能忽略心理和社会问题，这样，才能有针对性地为每个病人提供全面的合理的照顾。

2. 病人患病行为　患病行为包括其患病行为、就医行为和遵医行为等。取决于病人对疾病的理解，不同生活背景、健康意识、疾病因果观的人有着不同的患病行为。一个经济条件很差的病人得了绝症往往表现为拒绝治疗；而对于一个经济条件良好的人来说，患病阻碍了他实现人生价值，他往往表现出积极配合治疗，希望尽快康复。往往一个病人的患病行为表现了他对疾病的态度，只有我们了解患病行为，才能更好地引导病人向积极治疗的方向前进。

（三）提供个体化的整体服务

以人为中心的健康照顾需要体现个体化整体服务的原则。全科医生在为社区居民提供医疗服务和公共卫生服务相结合的整体服务时应当考虑到病人的个体化差异，并根据病人的需要和特点提供以下7个方面的个体化服务：①对病人提供全方位的整体性照顾，包括疾病的诊断治疗和预防保健；②针对病人的人口社会学特征、健康问题的性质、主要和次要需求等，选择服务内容、服务方式和服务的先后顺序，并依据循证医学原则为病人选择最佳诊疗方案；③根据病人的个体化特征，为其制订不同的治疗方案；④根据病人的人格特质，调动病人的主观能动性，鼓励其树立康复信心，形成良好的患病、就医和遵医行为；⑤针对病人健康问题的原因及其转归特征，对病人及其家庭成员进行相关问题的健康教育；⑥全科医生并不能治愈所有疾病，却总能为病人提供精神上的安慰和照顾；⑦全科医生为病人提供个体化整体服务的最重要目标是能够把有健康问题的人转变为能够自我管理的人。

（四）尊重病人的权利

尊重病人的权利是以人为中心的健康照顾的重要原则，也是医生及其医疗机构的法定义务。从医学伦理学上说，病人具有对疾病的医疗和护理权、知情同意权、隐私保护权等权利。在生物医学模式中，医生常将病人的疾病放入自己的诊疗框架中，往往忽视病人的主观能动性和医疗行为的参与权利。通常情况下，病人被动接受医生的检查和处理，不被告知所患疾病的原因和接受治疗的理由，更没有选择治疗方案的权利。医生的关注重点在疾病的诊断治疗上，病人的主观感受及主观感受对疾病的影响则很少在医生的考虑范围内。

全科医生在为病人诊疗的过程中应尊重其自主权，如病人有权了解自身健康问题的患病原因、严重程度及可选择的治疗方案。同时要充分认识到病人作为治疗疾病资源的重要性，通过激发他们的主观能动性，使其成为治疗的配合者和健康的促进者。此外，全科医生还应鼓励病人共同参与确定治疗方案，使其清楚治疗或处理的思路，提高其就医和遵医行为。例如一名患病 5 年的中年糖尿病病人，在服用多种口服降糖药、血糖仍然不能很好控制的情况下，专科医生建议他使用胰岛素，但病人内心抵触并拒绝采纳医生的建议，导致血糖波动明显。接诊病人的全科医生与专科医生有同样的诊疗共识，但在深入了解病人的心理状况、家庭环境和社会背景后，明确了病人不接受胰岛素治疗的真正原因。与病人说明胰岛素治疗的必要性和重要性，同时分析该方案的利弊后，医患共同协商治疗方案，在充分尊重病人权利的同时，真正让病人参与到医疗实践中来，提高病人的主观能动性。

（五）发展稳定的病人参与式医患关系

全科医生为病人提供连续性照顾，服务过程中构建与发展稳定的病人参与式医患关系是实施以人为中心照顾的先决条件和优势所在，同时也是疾病防治和慢性病管理的关键环节。平等的伙伴式医患关系需要全科医生与病人实现信息共享，及时沟通有关诊治疾病和预防疾病的信息，并对病人实施健康知识和行为的教育。此外，与家庭成员的有效沟通也是稳定构建病人参与式医患关系的重要形式，通过动员家庭资源，营造良好的家庭健康环境，协助加强病人的自我管理能力，提高自我保健意识，使其积极、主动地参与疾病的防治过程中。

（六）以病人需求为导向，注重病人安全，强调服务的健康结局

1. 以病人需求为导向　卫生服务的需求和需要是两个不同的概念。卫生服务需要是指依据人们的健康状况与"理想健康水平"之间的差距而提出的对医疗、预防、保健、康复等服务的客观需要，包括个人认识到的需要、由专业人员判定的需要，以及个人未认识到的需要。卫生服务需求是从经济学价值观出发，指疾病者、病人和患病者实际接受卫生服务的程度，即病人不仅愿意，并且有能力（如经济能力）接受的卫生服务。病

人的卫生服务需求受服务价格、经济收入、健康知识水平和政策等多种因素的制约。全科医疗服务应以病人的需求为导向，协调利用团队的各种资源为病人提供整体照顾。

2.注重病人安全，强调服务的健康结局 以人为中心的健康照顾要求在诊疗过程中注重病人的安全，不但追求服务的过程质量，更强调病人的整体健康结局，例如，疾病的治愈率、功能丧失的减少情况、生活质量的提高程度等。整体健康结局是否理想是满足病人需求和提高卫生服务质量的落脚点。这就要求全科医疗服务在提供各种服务时需紧密围绕提高照顾对象整体健康结局这一总体目标，力求公平、及时、经济、有效地利用各种资源，采取防治结合的措施，真正提高疾病的治愈率和生活质量。

第三节 以人为中心的应诊过程及其主要任务

一、以人为中心的应诊过程

以人为中心的应诊过程不同于既往以疾病为中心的诊疗模式。以人为中心的应诊过程中，包括全面收集病人的"三维"资料、做出临床判断、医患协同制订处理计划、利用多方资源提供整体性服务等方面的内容。因此，全科医生必须进入病人的宏观和微观世界中，更多地收集病人的个性化资料并掌握一定的应诊技巧。

(一) 全面收集病人的资料

收集病人的资料应从病人的社会背景、存在问题、病人期望、个人感受和行为等方面入手，并加以分析、归纳、整理、存档。

1.病人的背景 主要包括个人背景、家庭背景、社区背景3个方面。

(1) 个人背景：主要包括生理、心理、社会3个方面。生理方面包括性别、年龄、健康与疾病状况等资料，通过询问病史、体格检查、实验室检查、个人健康档案等获得；心理方面包括气质、性格、爱好、情绪、应付压力的能力等；社会方面包括地位、职业、经济、文化、人际关系、宗教信仰等。

(2)家庭背景：包括家庭的婚姻状况、遗传问题、生活习惯、家庭成员之间的相互关系、家庭结构与功能等。

(3) 社区背景：指病人所居住社区的文化习俗、环境状况、健康意识、管理制度、体育健身设施等，病人及其家庭成员的生活、健康、疾病与这些因素息息相关。

全面深入地了解上述背景资料，就要求全科医生要与病人及其家庭、社区建立起相互协作的关系，并通过走访调查、健康服务等方式，从社区人群中获取第一手资料。

2.病人的问题 传统生物医学模式常把病人的问题仅定位于生物学上能明确界定的异常情况，即所谓"疾病"，其实病人的问题大多可表现为自我感觉的不适和某些症状，称为"病患"，这种情况可能与疾病同时存在，也可能仅为心理或社会方面失调的表现。

上述两种情况既可以单独存在，也可以同时或交替存在。例如，有一病人，35岁，已婚，1周前在公寓洗澡后出现下腹部不适，伴尿频、尿急、尿痛、发热等症状。此后她闷闷不乐，担心自己患了性病。全科医生建议她去医院诊治。经医生询问病史、体格检查、化验（尿常规示镜下可见红细胞、白细胞，蛋白 ±，免疫学检查示 HPV-）等医学检查，最后排除了性病，诊断为泌尿系感染，给予抗生素治疗后康复。医生嘱咐她正确对待疾病，提高对疾病的认知力，这样一来她再也不为此担忧。

从本病例中不难看出病人腹部不适，伴尿频、尿急、尿痛、发热等症状，是以"疾病"的形式出现的；整天待在家中闷闷不乐，担心自己患了性病，这些是以"病患"的形式出现的。因此，全科医生应从微观角度、宏观层面两种视角分析病人的问题。从微观角度，仔细检查病人机体上可能的疾病；在宏观层面，分析病人产生不适与症状的心理与社会原因。这种"全方位""立体化"的思维方式是全科医生服务的科学性与艺术性有机结合的完美体现。

3. 病人的期望　全科医生首先应明确病人就诊的目的与期望。

（1）身体不适难以忍受。病人常因对疾病引起的剧烈疼痛、不适、烦躁不安、惊恐、身体功能障碍及工作能力下降等，达到了无法忍受的程度而就诊。

（2）焦虑和猜测达到极限。病人对疾病引起的痛苦、不适或能力丧失、工作效率明显降低尚能忍受，仅对症状或疾病的意义产生了误解，引起严重的焦虑反应，迫使其就医。

（3）信号行为。病人认为发现了一些可能与疾病有关的信息（症状或体征），希望与医生一起讨论或做出明确的诊断。

上述情况反映出病人就诊的两个主要期望：一是需要医生为其解决生理上的病痛；二是期望全科医生给予心理上的帮助和情感上的支持。全科医生要满足病人多样化的需求与期望，必须以开放式的思路，对其需求有较准确的判断，包括其主观与客观，生理、心理、社会等层面的需求。良好的医患关系将有助于发现与满足病人的需求。

4. 病人的感受　病人的期望和就诊原因与病人的疾患感受密切相关。概括而言，有躯体、精神和社会三方面的表现，所以三者紧密联系、相互作用。

（1）躯体与精神上的感受：病人生理上的不适与心理上的感受是互为因果、相互影响的。患病体验虽然大多是以客观的生理功能障碍为前提，但却仍然是一种主观的感受。有时病人过分关注躯体症状，对不适的感受往往更明显；一旦心理放松下来，症状反而有所减轻。患病体验与疾病的严重性并不一定成正比。因此，有时在找不到躯体问题的证据时，盲目否认其疾病和痛苦的存在是错误的。

（2）心理、社会方面的感受：病人有着不同的社会角色，而疾病又会影响其社会角色的正常发挥，患病后病人常存在精神上的担忧与焦虑。因此医生不仅要重视解除病人肉体上的痛苦，而且也应关心病人精神上的痛苦，并给予必要的解释与支持。

5. 病人的行为　病人的行为包括就医与遵医行为两方面，与病人的健康信念模式直接相关。所谓健康信念模式是人们对自己健康的价值观念，主要涉及就医行为的价值和可能性。全科医生应该了解病人对自身健康的关心程度、对疾病严重性和易感性的认识程度。全科医生只有了解病人的健康信念模式，才能从中发现可能存在的问题并予以引导与纠正。

（二）体格检查、实验室检查及辅助检查

体格检查、实验室检查及辅助检查的目的是为了获得病人与健康问题有关的客观信息，是诊断疾病必不可少的手段之一。体格检查应有针对性和目的性，不能为检查而检查，

根据病人情况决定检查项目，避免过分依赖检查，而忽视医患交流。尤其是非器质性疾病（如神经症），通过主诉和医生的医学知识即可诊断，没必要进行脑电图、计算机断层扫描（CT）等检查，这些检查会给病人及其家庭造成更多的经济负担。以人为中心的服务模式强调，为病人服务要事先满足病人的知情同意权，切忌只为满足医生诊断需要而忽视病人的权利与需求，以强迫命令的方式进行。

（三）判断和评价

全科医生应充分利用以上所收集的病人资料，结合自己的专业知识、临床实践经验、实验室检查及辅助检查进行全面综合分析，归纳整理，以便对病人的问题进行正确判断和评价。

1. 判断健康问题的存在及其性质　全科医生所提供的照顾是综合性的照顾，因此，在判断健康问题时应从生理、心理和社会适应3个角度考虑。

2. 分清疾病的轻、重、缓、急　全科医生应依据病人的资料，对疾病的轻、重、缓、急程度迅速做出判断，包括区别自限性疾病、一般急性病、慢性病的活动期、危重病及有潜在严重后果的疾病，这对正确处理疾病意义重大。

（四）医患协同制订健康问题的处置计划

在传统的生物医学模式指导下，医生是医疗的决策者，病人只是听凭医生的处置（病人处于被动地位）。而以人为中心的观点认为健康具有相对性，健康目标的设定应该有多种选择性。设定健康目标与处理计划时，必须衡量每位病人具体的客观需要和主观愿望。只有既符合医学科学的客观规律，又兼顾病人的主观愿望而制订出的特定的、实际可行的，并经医患双方都同意的健康目标与处理计划才是最佳的（病人积极参与，处于主动地位）。

（五）利用多方资源，提供整体服务

全科医生在对较复杂健康问题的诊断和处理时，或在提供健康教育、心理咨询、免疫及疾病筛检等卫生服务方面时，如果不能独立应付和处理，可采用会诊或转诊的方式，为病人提供整体卫生服务。

二、以人为中心的诊疗模式

医患交流（communication between doctor and patient）是建立良好医患关系的重要手段。应诊是医患交流的手段之一，是获取病人第一手资料必不可少的环节。良好的医患交流、和谐温馨的交流环境，可增进医患双方的感情与友谊，有益于增强病人对医生的信任感，同时病人也得到医生的尊重，从而缩短了医患之间的距离，为得到有价值的医疗信息建立了一个良好的医患交流平台。

（一）如何接待特殊“病人”

对于高龄且智商低下的“痴呆”老年人、精神病、聋哑症等“病人”，全科医生应给予他们特殊的关心和照顾。

1. 老年病人的应诊　老年人除了需要在物质和经济上给予必要的关怀外，健康状况也应得到全社会的高度重视。特别是空巢老年人，在情感上，有的经历了丧偶之痛，性格孤僻，情感低落，精神空虚；在生活上，消化吸收功能较差，食欲缺乏，体质较差；在社会上，不善于人际交往，与子女存在代沟；在躯体上，听力低下，反应迟钝，表达能力欠佳，且常被高血压、脑卒中、糖尿病等慢性疾病所困扰。因长期受疾病的困扰，治疗效果不显著，经济负担过重，因此对疾病的治疗失去了信心，加之家人对其没有引起足够重视，老年人在精神上、肉体上承受着极大的压力。应诊时全科医生应正确对待这些特殊病人，不能歧视老年人，态度要和蔼，沟通方法要得当。他们在叙述病情时往往缺乏主次，杂乱无章，全科医生应有足够的耐心，不随意打乱他们的陈述，在适当的时候提醒和引导其叙述与疾病有关的问题。在酌情给予药物治疗的同时，还应从心理、精神和日常生活方式上给予关怀与指导。

2. 精神病病人的应诊　对全科医生而言精神疾病病人不仅是医学问题，也是社会问题，不仅影响个人，也影响整个社会。精神病病人（精神分裂症），常表现出思维、情感和行为障碍，应诊时全科医生不能像对待其他病人那样采用常规的诊疗方式，应采取更为人性化的方式。在用药方面，应坚持让病人按时服药，药品由其监护人管理，另外，了解病人的家族史也非常重要。

3. 聋哑症病人的应诊　当聋哑人患病时因种种原因，往往会导致误诊和漏诊，延误疾病的最佳治疗时机。接待这些病人时，因医患交流、配合等方面较为困难，所以，全科医生在应诊的过程中除了仔细观察其眼神、面部表情、体态、肢体语言等，与病人陪同人员充分沟通也是非常必要的，从中可以了解到病人的发病原因、症状的严重程度等，而且，全科医生懂得用肢体语言和病人及时沟通也是不容忽视的。

（二）如何接待慢性病病人

慢性病病人常受到疾病的困扰，四处寻医问药，有的病人甚至在网络上寻找治病良方，均无良好的效果。他们对医院和医生几乎失去了信心，就诊时容易冲动，对疾病的叙述不够细致。这时全科医生应以问候的方式表示对病人的接受，应以朋友式的身份表达对病人的关心、尊重和安慰。当病人讲述痛苦时，医生应当表情庄重，以表示同情；当病人高兴时，医生应笑容相应，以表示分享快乐，进而消除病人对医生的陌生感，建立友好的医患关系。

（三）如何接待普通病人

一般情况下，病人在疾病尚未对其躯体和心理造成严重困扰时，是不去就医的，因为他们对医生有一种陌生和恐惧感，而且对自己的病情和心理上的障碍不能全面的叙述出来。全科医生应采用开放式的问诊方法收集病人的信息。实施开放式问诊的主要环节如下。

（1）从引起疾病的不适开始了解，如："你能告诉我疾病的发生过程吗？"或"家庭、生活、学习、工作中的事情是否影响你的健康？"

（2）从引起疾病的因素了解：如"仔细想想引起你疾病的原因可能与哪些因素有关？"

（3）从病人的健康信念了解：如"你认为疾病是怎么回事？""你觉得问题严重吗？"

全科医生对病人采用开放式问诊，能收集到关于病人的躯体不适及心理上与之相关的生活习惯、工作、社会关系、家庭等一系列问题，对疾病的诊治有很大的帮助。

（四）建立以人为中心的诊疗模式

在以人为中心的诊疗模式中，全科医生收集病人资料主要从病人和疾病两方面考虑，一方面，通过症状、体征和辅助检查做出诊断；另一方面，要从心理、家庭、社会的多角度、多层面分析病人的问题。然后总结问题，向病人解释病情，说明解决方案，与病人协商，达成共识，制订合适的处理计划并实施（图6-2）。

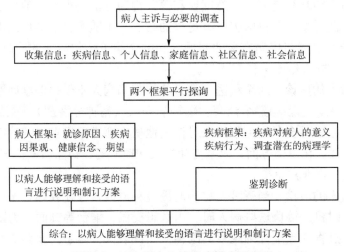

图 6-2　以人为中心的诊疗模式示意图

三、以人为中心应诊中的主要任务

以人为中心、以家庭为单位、以整体健康的维护与促进为方向的长期负责式照顾是全科医生以人为中心应诊的主要任务与原则。要从生物、心理和社会层面对病人进行全方位的关怀和照顾。

以人为中心的健康照顾，是生物 - 心理 - 社会医学模式指导下的全过程和全方位式的照顾。因此，全科医生的应诊任务主要体现在以下4个方面。

1. 正确诊断并处理现患问题　对全科医生来说，正确诊断并处理现患问题是其应诊时的主要任务。全科医生在处理这个问题时要从生物、心理、社会的三维角度出发，对病人进行全方位的关怀和照顾，与病人就其存在的问题达成共识。这就体现了全科医生在处理现患问题时，以人为中心的鲜明特色。

2. 慢性病的连续性管理　在慢性病的管理中，医患相互依存、共同参与医疗保障的决策和实施。医生有责任把慢性病复发的有关知识教给病人，提高病人的自我保健意识和自我管理能力，帮助病人自疗。同时全科医生对慢性病病人的健康负有长期、全面的责任，必须警惕暂时性问题对长期性问题的影响。对于患有高血压、糖尿病等慢性疾病的病人，医生不仅应提醒其注意遵医嘱服药控制病情发展和并发症的发生，还应注意对其慢性病问题进行适当的检查与评价。利用每次处理慢性病复发问题的时机，对其慢性病进行适当医学指导。全科医生除了在应诊时处理这个病人的现患问题，还应对慢性病问题进行长期的监测，定期随访，督促病人坚持服药，并及时调整用药。在治疗中发现新的问题应立即与专科医生取得联系，必要时及时转诊。

3. 适时提供预防性照顾 全科医生提供的是对病人长期负责式的照顾，对任何一个就诊的病人应根据其特定的年龄，可能存在的健康问题，提供以预防为导向的照顾，即将临床预防与医疗实践相结合，这也是"以人为中心的健康照顾"的又一项重要任务。全科医生在诊治病人、为病人提供服务的各个环节都应以"预防为导向"，体现"预防为主"的观念，利用各种与病人解释的机会提供预防服务。尤其是一些慢性病，如高血压、心脑血管疾病、恶性肿瘤及意外伤害等疾病，其预防的意义更大，预防效果也更理想。全科医生应发挥其在疾病预防方面的优势，并将疾病预防工作贯穿到健康照顾的整个过程。

4. 改善病人的求医遵医行为 改善病人的求医遵医行为包括两个方面：一是教会病人适当利用医疗服务；二是提高病人对医生的依从性。其中改善病人的求医行为，包括医生需让病人了解疾病的症状，该疾病对人体伤害的程度，预后如何，进而使病人知道是否该求医，该寻求哪种医疗机构和哪种医生的帮助。而遵医行为常决定着疾病的预后程度，所以改善病人的遵医行为很重要，医生不仅要改善服务态度，治疗时更要抓住主要矛盾，尽量多地与病人交流，并重视对病人行为的了解等。

问题讨论

某男性，70 岁，5 年前发现直肠息肉，经手术切除治疗后病理报告为良性病变，医生嘱咐病人每年定期复查一次，但没有告诉他复查原因，从而没有引起病人的足够重视，因此病人未按医嘱复诊。当病人出现便血、下腹部憋胀、疼痛等症状再来就诊时，发现已是直肠癌晚期了。

请分析：

1. 此病例体现了病人遵医嘱的重要性在哪里？

2. 病人加强自我管理的重要性在哪里？

3. 全科医生从本例中应当汲取什么经验教训？

第四节　以人为中心的健康照顾的实施

一、对病人进行全面评价

作为基层医疗卫生服务的提供者和居民健康的"守门人"，全科医生需为个人、家庭和社区居民提供优质、便捷、经济有效的基本医疗保健服务，同时根据生命周期不同阶段的特点，进行多维度、全方位负责式的管理。在提供服务之前需要对病人进行包括生物医学层面、心理层面、家庭层面、社区层面、社会层面在内的评价。生物医学层面主要指对病人健康问题的诊断和鉴别诊断；心理层面包括评价病人的心理状况，心理问题属于精神病还是属于心理障碍，鉴别心理障碍是源自躯体还是心理社会因素；家庭层面主要是筛查、发现家庭问题,分析影响病人健康的家庭因素;社区层面主要评价工作和生活的社区环境中是否存在影响病人健康的因素,如职业因素、水源、环境污染等;社会层面主要评价影响病人健康的社会因素,如经济状况、受教育水平、人际关系等。通过对病人进行上述多维度的整体评价,分析病人真正的问题是什么?健康问题的真正原因是什么?谁是真正的病人?

下面通过一个案例,简单介绍如何对病人进行整体评价。

【案例】

刘某,女,55岁。流涕3天,到社区卫生服务中心就诊,流鼻涕(开始如流清水一样,就诊当天有点黏稠),打喷嚏、咳嗽无痰、咽痛2天,T36.9℃。近3个月睡眠不佳,主要表现为入睡困难,伴早醒,心情烦躁不安,出现明显的焦虑,血压不稳。

既往史:有"高血压病"史10余年,最高达到180/100mmHg,服硝苯地平控释片后,血压120~130/70~90mmHg,血脂异常10余年。

个人史:饮酒史10年,白酒2~3两/天。

家族史:父亲和哥哥均患有高血压,哥哥去年因"脑梗死"入院,目前行动不便。

体检:血压150/90mmHg;血脂异常;身高1.58m,体重68.0 kg,BMI 27.24kg/m²,腰围90cm,眼底镜可见双眼底动脉轻度硬化,眼底无渗出及出血,其他无异常。

家庭情况:病人退休前(退休半年)是一名干部,丈夫还未退休,工作繁忙,有子女2人皆孝顺,夫妻二人独自居住。

生活习惯:喜食腌制、油腻食品,爱喝酒,不喜欢运动。

性格:高度自尊自主,退休后情绪低落,对家人劝说不理睬。

生活方式及就医习惯:退休后不与人交往、不爱活动,频繁就医。

【评价】

1. **生物学层面评价** 首先尽快评价病人的病情。该病人可根据病史、流行病学、鼻咽部的症状体征,结合周围血象和阴性胸部影像学检查做出临床诊断。特殊情况下可行细菌培养或病毒分离,或病毒血清学检查等确定病原体。同时结合其年龄、超重、高血压、血脂异常、眼底动脉硬化等因素,应考虑诊断:①上呼吸道感染;②失眠;③原发性高血压病3级(极高危组);④血脂异常;⑤眼底动脉硬化;⑥超重。

2. **心理社会层面评价** 全科医生除处理生物学问题外,还需对病人的心理层面进行评价,分析可能影响现患问题的心理因素有哪些。如案例中的高血压病人因上呼吸道感染就诊,同时存在失眠问题,以往血压控制良好,近期血压有所波动。在处理现患问题的同时,还需了解病人失眠和血压波动的心理层面因素可能有哪些。分析发现病人退休半年,具有高度自尊自主的性格特征;尽管夫妻关系和睦,子女孝顺,但病人不轻易接受别人建议;退休后情绪低落,家庭成员工作繁忙不能长时间陪伴,经常一人在家,加之不喜欢与人交往,孤独寂寞感很强;失眠后病人精神状态不佳,此外,哥哥近期因脑梗死入院也让病人焦虑害怕,患病的焦虑感加上有限的宣泄途径,血压波动明显,并且频繁就医。

3. **家庭层面评价** 通过对生命周期和家庭类型的评价发现,该病人处于空巢期,夫妻又回到"二人世界"。家庭类型属于核心家庭,核心家庭结构简单、关系单纯,家庭内部只有一个权利和活动中心,所受的控制和影响也小,但同时可利用的家庭内外资源也有限,成员可获得的支持也少。此案例中家庭可利用的资源包括来自丈夫的主要支持和子女辅助帮助，资源相对较少。核心家庭的家庭关系具有亲密和脆弱双重性，一旦夫妻间出现情感危机，常导致家庭关系破裂或解体。

二、为病人进行全方位多维度的照顾

针对上述病例，作为全科医生应当秉承以人为中心的照顾原则为病人提供全方位的照顾，具体照顾内容如下。

1. 采取积极措施对病人进行诊断和治疗　针对上呼吸道感染这一社区常见病和多发病，应进行对症治疗和病因治疗。

2. 对病人进行慢性连续性问题的管理　针对病人所患的慢性疾病，诊治过程中全科医生应告知长期控制血压、血脂的意义和防止心、脑、肾、眼、血管等靶器官损害的重要性。另外，建议其定期去进行身高、体重、血压测量、视力检查及每月一次的眼底照相等项目，并将其纳入基层高血压慢性病管理团队，鼓励其定期接受健康讲座。基层医疗卫生服务需要为病人提供全方位、多维度的医疗卫生和保健服务，但全科医生不是万能的，这就需要同团队成员包括公共卫生医生、社区护士、医疗辅助人员和社会工作者充分合作，发挥团队合作的优势，必要时需要得到上级医疗机构专科医生的支持，提供会诊和转诊服务，实施以全科医生为核心的"防、治、保、康"一体化服务。

3. 为病人及其家属提供预防保健服务　对于高血压病人，应采取三级预防策略。对于案例中的该病人，为防止靶器官的损害，需要进行一级预防策略（又称病因预防，含健康教育、健康咨询等）包括合理膳食、控制体重、适量运动、限酒、减轻精神压力等高血压诱因的防控，具体措施为：①每人每日食盐摄入量逐步降至 < 6g，增加钾的摄入；②合理膳食，不饮或限制饮酒，女性每日酒精摄入量低于 15g；③控制体重，BMI < 24kg/m^2，女性腰围控制在 85cm 以下；④对于高血压病人鼓励其适量运动，运动后感觉良好即可；⑤减轻精神压力，保持心理平衡和良好睡眠；⑥化学预防，病人高血压、血脂异常多年，建议预防性服用阿司匹林，继续服用他汀类药物，预防心肌梗死和缺血性卒中的发生。此外，及早发现靶器官的损害有利于预防并发症的发生和发展，需要采取二级预防（三早预防，早发现、早诊断、早治疗），包括高血压并发症的筛检：眼底检查、尿微量蛋白、肾功能评估等。

同时根据病人的年龄和性别提供机会性预防，包括①恶性肿瘤筛检：每 3 年 1 次宫颈癌筛查；1 ~ 2 年 1 次乳腺癌 X 线检查；每年进行粪便隐血试验，筛查结直肠癌，如阳性进行结肠镜检查。②糖尿病筛检：由于病人具备 2 型糖尿病的高危因素（年龄、超重、血脂异常、高血压等），建议每年测空腹血糖。③应对高血压病人根据患病不同程度和时期进行三级预防策略（包括药物治疗和康复治疗），对没有并发症的病人应按时按量进行高血压的药物治疗，对存在并发症的病人需要进行康复治疗，尽可能降低并发症对病人带来的残疾和残损情况，提高其生存质量。

高血压病是遗传和环境综合作用的结果。据流行病学调查：父母都正常者，只有 3% 的子女会患高血压，父母一方患有高血压，子女患病的概率为 28%；若父母双方都患有高血压，子女的患病概率是 45%。由于高血压具有遗传性，应重点对病人的一级亲属进行一级预防，建议家属采取戒烟限酒、增加体育运动、低盐低脂饮食等措施积极预防疾病的发生；同时进行二级预防，通过筛查的手段及时发现一级亲属中的高血压病人，积极采取措施对病人进行治疗，同时预防心脑血管并发症的发生。

4. 从家庭角度实施照顾 对于空巢期中老年人，此期健康照顾的重点是排解因为子女离家后给父母亲带来的心理和精神上的压力。对于回到"二人世界"的中老年人，孤独感寂寞感加重，易出现心理问题和社会适应障碍，此期家庭保健重点主要为心理疏导、积极安排退休后生活、摆脱孤独感等心理保健，另外需开展老年相关疾病的一级预防和二级预防工作。核心家庭较其他家庭类型获取内外资源的程度有限，难度相对较大，因此全科医生在动员家庭资源为病人提供支持的同时，也应动员可利用的社区资源，例如家庭医生团队、居委会、社工等组织和团体，适时为病人提供帮助。

三、健康状态评价工具

20 世纪 40 年代末，世界卫生组织明确提出："健康是整个身体、心理和社会生活的完满状态，而不仅仅是没有疾病和体弱。"在评测个体或群体的健康状况时，应包括身体健康、心理健康和社会适应能力 3 个方面。目前，常用生存质量量表作为健康状态评价的工具。

1. 评价内容 生存质量量表的测定内容受到多种因素的影响，包括研究人群的差异、疾患的差异、量表测量方式与研究目的的差异等。国外的量表若应用于我国，需要进行汉化后再加以研究。量表测量的方式可以是访问或问卷调查，研究目的可以是专题研究或综合研究、临床研究或社区研究等。生存质量的核心内容包括躯体感觉、生理功能、日常生活能力、精神和心理状态、适应社会的能力、职业承受能力等。

2. 常用评价量表

（1）SF-36 健康调查简表（the MOS item short form health survey，SF-36），由美国波士顿健康研究所研制的简明健康调查问卷，被广泛应用于普通人群的生命质量测定、临床试验研究及卫生政策评价等领域。1991 年浙江大学医学院社会医学教研室翻译了中文版的 SF-36。SF-36 量表评价健康相关生命质量的 8 个方面，分属于生理健康和心理健康两个大类，即生理功能、生理职能、躯体疼痛、社会功能、活力、情感职能、精神健康和总体健康。另外，SF-36 量表还包括另一项指标：健康变化，用于评价过去一年内健康状况的总体变化情况。

（2）世界卫生组织生存质量测定简表。WHOQOL-100 和 WHOQOL-BREF 是世界卫生组织研制，用于测量个体与健康有关的生存质量的国际性量表。被广泛应用于流行病学研究、临床试验效果评价及卫生政策评估等领域。WHOQOL-100 是在近 15 个不同文化背景下经过数年的通力协作研制而成，涉及生存质量的生理、心理、独立性、社会关系、环境和精神 / 宗教信仰 6 个领域、24 个方面（每个方面含有 4 个问题），以及 4 个有关总体健康和总体生存质量的问题，共计 100 个问题，有相应的 29 中种语言版本在世界各地使用。WHOQOL-BREF 是在 WHOQOL-100 基础上研制的简化量表，包含生理、心理、社会关系和环境 4 个领域的 26 条问题题目。

（3）COOP/WONCA 功能状态量表（表 6-1）：世界家庭医生组织（WONCA）分类委员会与科研委员会合作于 1987 ～ 1988 年，对美国 Dartmouth 医学院研制的 COOP 量表进行了充分的评价与修订，形成了 COOP/WONCA 功能状态量表。该量表从 7 个方面共计 7 个问题让病人对过去 2 周内（其中疼痛为过去 4 周内）的功能和健康状况进行自我评价，每个问题的答案分为 5 个等级，得分从 1～5 分，病人只能选择其中一个答案，累积分越高评价越差。该表设计简练，便于操作，反映了一个人整体的实际健康状态和在日常环境中做事的能力。COOP/WONCA 功能状态量表的评价结果应记录在病人的健康档案或病历上，全科医生可从评价结果中获得病人的第一手材料。

表 6-1　COOP/WONCA 功能状态量表

1. 体能	你能承受下列何种运动量并持续 2 分钟以上		
	很大运动量：快跑　　大运动量：慢跑　　中等运动量：快步行走		
	小运动量：中速行走　　很小运动量：慢走或不能行走		
2. 情绪	你有没有受情绪的困扰，如焦虑、烦躁、抑郁、消沉或悲哀		
	完全没有　　轻微　　中度　　严重　　非常严重		
3. 日常活动	你的身心健康问题对日常生活或工作造成了多大困难		
	无困难　　轻微困难　　有些困难　　很困难　　做不了		
4. 社交活动	你的身心健康问题有没有限制你和家人、朋友、邻居和团体间的交往活动		
	无限制　　轻微限制　　有些限制　　很大限制　　极其严重		
5. 健康状况	和 2 周前相比，你现在的健康状况是		
	好得多　　好一点　　大致一样　　稍差一点　　差很多		
6. 整体健康	你的整体健康状况是		
	非常好　　很好　　还好　　不太好　　很差		
7. 疼痛	在过去 4 周内，你常感到身体上有多大程度的疼痛		
	无　　很轻微　　轻微　　中度　　严重		

（邵　爽）

复习指导

1. 生物 - 心理 - 社会医学模式是一种新型医学观，其核心是将人看作与社会环境密切相关的、具有生物特性和复杂心理情绪反应的整体人。

2. 病人的背景，主要包括个人背景、家庭背景、社区背景 3 个方面。

3. 以人为中心应诊的主要任务包括：正确诊断并处理现患问题；慢性病的连续性管理；适时提供预防性照顾；改善病人的求医遵医行为。

4. 以人为中心应诊的原则包括：对病人足够的理解与全面的认识；对病人就医背景的了解；产生就医行为的原因；了解不同层面病人的就医背景；了解特殊病人的需求和对疾病的反应。

5. 全科医生在诊疗的过程中，主要解决的问题是：病人所患的疾病，病人的主诉与症状，病人的不健康行为等。

第7章　以家庭为单位的健康照顾

学习要求

　掌握家庭的定义、结构、功能及家庭生活周期理论，学会根据家庭成员的组成成分和数量判断家庭的类型；熟悉家庭评估方法和意义；了解家庭资源、家庭危机及家庭对健康和疾病的影响。

　　以家庭为单位的健康照顾是全科医学的基本原则之一，也是全科医疗的核心和总体价值观。在人类社会进程中，家庭相当长的与人类生活相伴，随着社会的发展，社会结构、价值伦理不断处于转型重塑之中，家庭作为社会组织最基本的单元，其变化体现在家庭结构、代际关系、生育、婚配、养老等方方面面，家庭的类型从以传统的大家庭为主转向了以核心家庭为主，家庭的许多功能趋向社会转移，因此，人们对社会化服务和医疗保健服务提出了更多、更高的要求。全科医学关注家庭对其成员的身心健康和生活质量的重要影响、家庭与健康和疾病的密切关系以及提供以家庭为单位照顾的重要性，将医疗保健服务引入家庭，开展以家庭为单位的健康照顾，不仅是社会的需求，也是全科医学产生与发展的重要基础。

　　本章将就家庭的相关知识，包括家庭的定义、家庭的结构与功能、家庭对健康的影响、家庭生活周期理论、家庭评估以及提供以家庭为单位照顾的方法等内容进行详细的介绍。

第一节　家庭与健康

一、家庭的定义与结构

(一) 家庭的定义

　　迄今为止，家庭尚没有统一的定义。不同学者从不同角度阐述家庭的含义，并且随着社会的发展与变迁，家庭的概念也在不断变化。传统的家庭定义为"在同一处居住的，依靠血缘、婚姻或收养关系联系在一起的，两个或更多的人所组成的单位。"1980 年 Smilkstein 将家庭的定义进行了延伸："家庭是能提供社会支持，其成员在遭遇躯体或情感危机时能向其寻求帮助的，一些亲密者所组成的团体。"这个定义更加强调了家庭的功能，几乎覆盖了这些年来社会上所出现的各种各样形式的家庭，包括如同性恋家庭、同居家庭、单亲家庭等，但似乎忽略了家庭的法律特征。这一概念突出了法律婚姻、血缘和情感三大要素。"家庭是通过生物学关系、情感关系或法律关系连接在一起的一个群体。"

从家庭发展的历史来看，关系健全的家庭应包含以下 8 种家庭关系，即婚姻、血缘、亲缘、感情、伙伴、人口生产与再生产、经济和社会化关系。事实上，社会中存在着大量关系不健全的家庭，如单亲、单身、同居、同性恋等家庭。这些关系不健全的家庭往往存在的问题也更多，也更需要全科医生的重点关注与照顾。

（二）家庭的结构

家庭结构（family structure）是指家庭组成的类型和家庭各成员之间的相互关系，包括外部结构和内部结构两部分。家庭的外部结构即家庭的类型，可分为核心家庭、主干家庭、联合家庭和家庭的其他类型。家庭成员的成分和数量决定着家庭的外部结构。内部结构包括家庭权力结构、家庭角色、沟通形式和家庭的价值观。

1. 家庭的外部结构

（1）核心家庭（nuclear family）：又称"小家庭"，是指由父母及其未婚子女组成的家庭（图 7-1a），包括：①由父母及其未婚子女组成的家庭；②由父母及未婚养子女组成的家庭；③由一对夫妇组成的家庭（丁克家庭）；④由父亲或母亲与其未婚子女组成的家庭（单亲家庭）。

核心家庭的特点是人数少、家庭关系简单、便于相处；只有一个权力和活动中心，便于做出决定，也便于迁移，适合现代化、城市化的社会；同时家庭关系具有亲密和脆弱双重特性。核心家庭可利用的家庭资源、社会资源较其他类型家庭为少。常见的家庭结构破坏及缺陷主要有丧偶、离婚和亲人死亡等，容易导致家庭成员身心出现重大变故，尤其是容易导致儿童性格的畸形发展。

（2）主干家庭（extended family）：又称"直系家庭"，是指由父母与一对已婚子女组成的家庭（图 7-1b），包括：①由父母和一对已婚子女组成的家庭；②由父母和一对已婚子女及若干个未婚子女组成的家庭；③由已婚子女与其鳏夫或寡母组成的家庭；④由已婚的兄弟姐妹与未婚的兄弟姐妹组成的家庭。

我国家庭发展趋向于小规模和多样化，据 2014 年《中国家庭发展报告》显示，在 20 世纪 50 年代前，家庭户平均人数基本保持在 5.3 人水平，1990 年缩减到 3.96 人，到 2012 年缩小为 3.02 人，主干家庭在我国仍是一种主要的家庭类型。目前在我国很多城市家庭中，由于孩子小，年轻的父母需要和老人一起住方便照顾孩子，很多家庭在一定时期内属于主干家庭；随着孩子的入托、入学，家庭成员逐渐从大家庭中分离，就转变为核心家庭。主干家庭的特点是往往除了有一个权力和活动中心外，还有一个次中心存在，在决定家庭事务时容易造成权力分散，意见不一致，但家庭关系没有联合家庭那样复杂。

（3）联合家庭（composite family）：又称"复式家庭"，是指由至少 2 对或 2 对以上同代夫妇及其未婚或已婚子女组成的家庭（图 7-1c），包括：①由父母和几对已婚子女及孙子孙女组成的家庭；②由两对以上已婚兄弟姐妹组成的家庭。

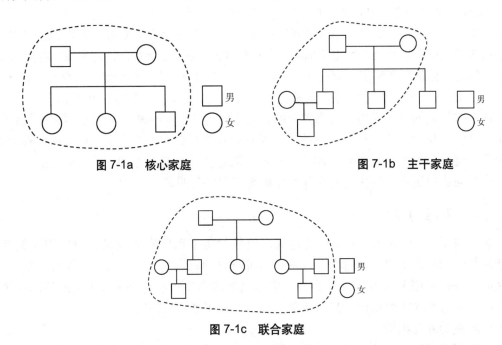

图 7-1a　核心家庭　　　　　　　　　　　　图 7-1b　主干家庭

图 7-1c　联合家庭

联合家庭的特点是多代多偶，同时存在着一个或几个权力活动中心及几个次中心，家庭结构相对松散、不稳定，关系错综复杂，决策受多方面影响，出现问题常引起连锁反应。这类家庭要求家庭成员把家庭的整体利益放在首位，成员的个人利益放在第二位。这种几代同堂的大家庭曾经是我国传统的家庭类型，而现在这种家庭已变得为数不多。

联合家庭和主干家庭统称为扩展家庭。虽然这种家庭类型具有人口多、结构复杂、关系不易相处等缺点；但这种家庭也有其优势，因为家庭内、外资源丰富，所以在家庭遇到压力和危机时，易于应付压力和渡过危机。

（4）家庭的其他类型：包括同居家庭、同性恋家庭、单亲家庭、群居体等家庭形式，这些近年出现的非传统家庭类型增长迅速。这类家庭形态有其特殊的心理行为和健康问题，全科医学与时俱进，全科医生要研究和照顾社区中的这些特殊家庭。

2.家庭的内部结构

（1）家庭权力结构：家庭权力结构反映了权利在家庭内部的分布情况，即谁是家庭的决策者，以及做出决定时家庭成员间相互作用的方式。家庭的权力结构可分为以下 4 种类型。①传统权威型：由家庭所在社会的文化传统"规定"而形成的权威。如父亲通常是一家之主，家庭成员都认可他的权威，而不考虑他的社会地位、收入、职业和能力等。②工具权威型：把负责供养家庭、掌握经济大权的人看作是家庭的权威人物。如果在家庭生活中，长子供养家庭，则长子就会成为家庭的决策者。③分享权威型：家庭成员均可分享权力，共同协商做出决策，根据个人的能力和兴趣来决定所承担的责任。这是一种比较理想的家庭权利形式，民主平等的氛围有利于个人的健康成长和家庭的发展。④感情权威型：由家庭感情生活中起决定作用的人担当决策者，其他的家庭成员因对他（她）的感情而承认其权威。

　　家庭权力结构并非一成不变，它有时会随家庭生活周期阶段的改变、家庭变故、社会价值观的变迁而转化为另一种家庭权力结构的形式。家庭权力结构是全科医生进行家庭评估进而采取家庭干预措施的重要参考资料。

　　(2) 家庭角色 (family role)：家庭角色是家庭成员在家庭中的特定身份，且没有选择余地，其代表着成员在家庭中所应执行的职能，根据个人的言行举止识别其地位和身份，即为"角色认知"。与之伴随的是"角色评价"，家庭成员之间的良性角色评价，往往有助于成员的角色养成，比如母亲告诉哥哥姐姐应谦让弟弟妹妹，弟弟妹妹应配合哥哥姐姐做家务等。角色期待因时代而有所改变，儿童的健康成长与家庭的角色期待是息息相关，健康的角色期待对个体能起到关心和促进成长的积极作用，而异常的角色期待，会诱使其成为病态人格。

　　角色学习，是一种综合性的习得角色的情感、态度及拥有的权利和责任。角色学习是一种持续性的学习，是在人与人的互动和角色互补中进行的。家庭成员通过不断角色学习和角色评价，逐步形成合格角色并实现成员角色社会化 (社会人)。比如一个家庭的男性，通过角色学习，同时扮演父亲、儿子、职业角色 (医生、科室主任……)、社会人 (志愿者、预备役……)。角色的规范随着社会文化背景有所改变，如传统家庭的儿童，从被动角色转变成为家庭的平等一员，享受与父母同等的权利。

　　当一个家庭成员适应不了角色的转变，或实现不了家庭对其的角色期待时，便会在内心产生矛盾、冲突的心理，称为角色冲突。它可由自身、他人或环境对角色期待的差异而引起。比如在一个婆媳关系紧张的家庭中，男人因为同时承担着儿子和丈夫的双重角色，而使其夹在中间左右为难、不知所措，发生角色冲突。角色冲突常会导致个人心理功能的紊乱，严重时会出现躯体功能障碍，甚至影响到家庭正常的功能。

　　家庭角色功能的优劣是影响家庭功能的重要因素之一。所以，全科医生在进行以家庭为单位的健康照顾时，应考虑到家庭角色的问题，在做家庭评估时，可依据以下五个标准来判断家庭成员的家庭角色功能是否充分：①家庭各成员对某一角色的期待是一致的；②所有家庭成员都能适应自己的角色模式；③家庭成员的角色行为与社会规范一致，能被社会所接受；④家庭成员的角色能满足其他家庭成员的心理需求；⑤家庭角色具有一定的弹性，能适应角色转换，并承担各种不同的角色。

　　全科医生应意识到家庭角色良好是健康的保障，对家庭角色要足够的重视，帮助家庭成员认识角色的转换，调适或改变不良角色，预防家庭功能不良。

　　(3) 家庭成员的沟通方式：沟通是家庭成员间相互交换信息、沟通情感、调控行为和维持家庭稳定的有效手段，也是用来评价家庭功能状态的重要指标。家庭成员间的沟通，一般通过信息的发送者 (S)、信息 (M) 和接受者 (R) 三个元素来实现的，即S-M-R 传递轴。在传递过程中，这三个环节中任何一个环节出现差错都会影响沟通的效果。Epstein 等根据家庭沟通的内容和方式的不同，从三个方面对沟通进行了描述。第一方面：描述沟通的内容。沟通内容与情感有关时，称为情感性沟通，如"我喜欢你"；内容仅为传递普通信息或与居家生活动作有关时，称为机械性沟通，如"把糖递给我"。第二方面：描述沟通时表达信息的清晰程度。表达信息是清晰而直接的，称为清晰性沟通，如"我太爱你了"。表达信息是经过掩饰或含糊其辞的，称为模糊性沟通，如"你不在家，我觉得时间很难熬"。第三方面：描述沟通时信息是否直接指向接受者。若是直接的，称为直接沟通,如"请你说话小声点儿";若是影射或间接的,称为间接沟通,如"人家男人都有办法",影射自己丈夫无能。

全科医生观察家庭沟通的意义在于通过它了解家庭功能的状态。人们发现,情感性沟通障碍一般发生在家庭功能不良的早期;而当机械性沟通也中断时,说明家庭功能障碍已相当严重;而间接沟通和模糊性沟通大多出现在功能不良的家庭。

(4)家庭价值观:家庭价值观是指家庭判断是非的标准,以及对某件事情的价值所持的态度。家庭的疾病观、健康观直接影响到成员的就医、遵医行为以及不良行为的改善等方面,因此全科医生必须了解家庭的价值观,如此才能确认健康问题在家庭中的地位,才能同家庭成员一起以科学的态度制订健康问题解决的方案。

二、家庭的功能

家庭功能是指家庭作为社会的一个基本单元本身具有的或应该发挥的效能。总体来说,家庭的功能可归纳为以下六个方面。

(一) 满足情感需要的功能

家庭成员之间以姻缘和血缘为纽带生活在一起,通过成员间相互关怀和支持,相互理解和交流深层情绪来满足爱与被爱的需要。

(二) 生殖和性需要的功能

生儿育女、延续种族是自家庭产生以来就持有的功能,同时它还满足了人对性的需要,并借助法律和道德的约束限制了家庭以外的性行为。

(三) 抚养和赡养的功能

抚养指夫妻间或家庭同代人之间及对下一代人的供养和照顾。赡养指下一代对上一代的供养和照顾。目前,我国农村老年人在经济上对子女仍有较强的依赖性,随着核心家庭的增多,子女越来越少,又缺乏社会福利的支持,因此子女在老人的生活照顾和精神慰藉方面负担有所加重。

(四) 社会化的功能

家庭具有引导年轻成员学习社会规范、树立正确的生活目标,传授给成员社会知识和技能,把其培养成能胜任社会角色、合格社会成员的社会化功能。

(五) 经济支持的功能

家庭的经济支持功能体现在家庭必须为其成员提供充足的经济资源,如金钱、生活用品、居住空间等,才能满足家庭成员的生活、医疗保健、健康促进等需要。

(六) 赋予成员地位的功能

父母的合法婚姻本身就给予其子女一个合法的社会地位。此外,家庭还能为其成员提供社会、经济、教育、职业等方面的地位。

三、家庭对健康的影响

家庭是个人健康和疾病发生、发展过程中最重要的背景，McWhiney 指出，家庭对其成员健康的影响可以归纳为以下六个方面。

（一）在遗传方面的影响

许多疾病可通过基因遗传，一些影响健康的生理或心理特征也受遗传的影响。包括家族性遗传病，如血友病、β-地中海贫血、家族性克汀病等；慢性病家族遗传倾向疾病，如高血压、动脉粥样硬化、糖尿病、近视等；心理行为类疾病，如持续焦虑的母亲所生育孩子有神经系统不稳定倾向，神经质人格在家庭重复出现等。随着生命科学的迅速发展，许多遗传疾病都有了预防的方法，所以全科医生应为个人及其家庭提供遗传咨询和指导服务。

（二）对儿童成长和社会化的影响

家庭是儿童生理、心理、社会化成熟的必要条件，儿童个人（0～14岁）最重要的阶段是在家庭内完成的。人格在3～5岁奠定基础，家庭不良互动模式是家庭病理的起因，父母亲情的长期剥夺与自杀、抑郁、社会病例人格相关。家庭暴力严重摧残子女的躯体和精神健康，可导致子女精神紧张、思维减退、行为异常（如多动、说谎、逃学、偷窃、易激惹、酗酒、药物滥用、离家出走、过早性行为等）、犯罪和自杀。

（三）对疾病传播的影响

疾病在家庭中传播十分常见，多见于感染和神经官能症。细菌和病毒性感染在家庭中均有很强的传播倾向，如结核、肝炎、性病及新冠肺炎等呈家庭聚集性；另外，3～7岁的儿童发生哮喘与父母的抑郁、焦虑相关。

（四）对成年人发病率和死亡率的影响

家庭生活压力事件对成年人的发病率和死亡率可产生较大的影响。配偶死亡是常见的压力感最强的生活事件。有研究表明：年轻鳏夫多种疾病的死亡率都比普通组高10倍左右。如结核高12倍，心血管疾病高5～10倍，神经系统疾病高8倍。

家庭经济水平对健康也有较大影响。经济对健康的影响与年龄相关，年龄越小，相关性越大。肥胖儿童是糖尿病、动脉粥样硬化、心血管病的后备军；因病致贫、贫病交加，导致家庭成员心神俱疲，病人病情恶化。

（五）对疾病恢复的影响

家庭的支持与照顾对各种疾病（尤其是患慢性病和残疾）的治疗和康复有很大的影响。如高血压病人的高盐饮食控制与家人的关心、合作、监督密切相关；反之，家庭的漠不关心可以使本能够控制的疾病恶化，使病人失去对康复的信心和渴望，甚至导致死亡。

（六）对遵医与求医行为及生活习惯与方式的影响

医疗行为不仅是医生和病人之间的问题，疾病的防治和康复还需要病人及其家庭成员与医生密切配合，而家庭健康信念、生活习惯和方式、家庭压力事件及家庭资源又直接影响病人的行为,如一个成员的就医行为往往受到另一个成员的影响,在同一个家庭中,其成员往往会有相似的饮食、锻炼等生活习惯，而一旦家庭生活习惯不好可能影响所有成员的健康。

第二节　家庭生活周期

一、家庭生活周期的定义

家庭与个体一样，有其产生、发展和消亡的过程。家庭从产生、发展和结束的整个过程就构成了一个家庭生活周期（family life cycle）。

家庭生活周期是指家庭遵循社会与自然的规律所经历的产生、发展和消亡的过程。通常表现在经历恋爱、结婚、妊娠、抚养孩子、孩子成年离家、空巢、退休、丧偶独居等时期中。

二、家庭生活周期阶段划分及其特点

Duvall（1997 年）根据家庭在各个发展时期的结构和功能特征将家庭生活周期分为8 个阶段：新婚期、第一个孩子出生期、有学龄前儿童期、有学龄儿童期、有青少年期、子女离家期、空巢期、退休期，具体见表 7-1。

表 7-1　家庭生活周期的划分及其特点

阶段	定义	主要面临问题	保健服务重点
新婚期	男女结合	适应人际关系 预备做父母 性生活协调和计划生育	沟通与咨询 性生活与生育指导
第一个孩子出生期	最大孩子介于0～30个月	妊娠及围生期 父母角色适应 婴幼儿哺乳与母亲产后恢复 婴幼儿异常 母亲孕期及哺乳期心理健康	妊娠期检查与健康指导 哺乳、喂养指导及妇科处置 预防接种
学龄前儿童期	最大孩子介于30个月～6岁	儿童心身发展问题 安全保护问题 传染病及呼吸道疾病	合理营养 监测和促进生长发育 安全健康教育 预防、及时治疗

续表

阶段	定义	主要面临问题	保健服务重点
学龄儿童期	最大孩子介于 6 ～ 13 岁	儿童的身心发展 上学与学业问题 视力障碍与感染 营养与运动	心理辅导与家庭宣教 引导正确应对学习压力 健康宣教
青少年期	最大孩子介于 13 岁至离家	青少年心理问题 社会化与性问题 父母沟通问题	心理咨询与家庭辅导 青春期教育 性教育 合理"社会化"
子女离家期	最大孩子离家至最小孩子离家	父母与子女关系转变及适应问题 父母与子女分离的适应问题 慢性病发生 更年期	代沟弥合与精神支持 心理健康咨询 培养多种兴趣 健康宣教及体检 更年期保健
空巢期	父母独处至退休	心理问题 慢性病多发	家庭关系调整与适应 空巢期父母社交转变 退休后生活规划 健康教育、体检与治疗
退休期	退休至死亡	与子女关系及赡养问题 老化与失能 疾病与伤残 安全与治疗问题 丧偶、临终及死亡	家庭关系再调整与适应 健康老龄化 孤独心理照顾 家庭病床与慢性病管理 家庭随访 团队合作与临终照顾

在实际生活中，并非每个家庭都要逐一经历上述 8 个阶段，家庭可在任何一个阶段开始或结束，如离婚和再婚。而且离婚和再婚家庭往往存在更多的问题，需要全科医生更多的关注。因为在家庭生活周期各阶段中出现重大生活事件，如妊娠、工作地点变化、退休等，都会对家庭成员的身心健康产生影响。全科医生了解家庭生活周期中每一个阶段特定的发展内容和相应问题，有助于帮助其辨别病人家庭是否处于正常发展状态或异常发展状态；预测和识别家庭可能或已经出现的问题，适时进行健康教育和提供咨询，采取必要的预防和干预措施。

三、家庭生活周期不同阶段的健康照顾

（一）新婚期

新婚期，因男女双方存在各自的家庭观念和习俗，因此，常面临以下问题。

1. 双方适应与沟通问题　男女双方受原来家庭背景的影响，在价值观、生活习惯等方面都有较大差异，常产生适应不良与压力，需要双方相互适应与磨合；组建新家庭后，原来的家庭观念会带入新家庭进而产生许多冲突，需要双方通过不断沟通，接纳对方，在婚姻生活中保持适当的自主性和适应性，还需要学会接纳对方的亲友，适应新的人际关系。

2. 性生活和家庭计划 包括性生活教育（性生活协调、避孕等），有关遗传疾病的咨询等。

3. 妊娠相关问题 妊娠的时间与计划，与工作、生活的协调，妇女妊娠期保健等。

全科医生还应了解双方对婚姻的态度和适应情况，以便协助指导计划生育、优生优育、孕期保健及检查等。

（二）第一个孩子出生期

此期的健康照顾主要包括以下两方面。

1. 婴儿方面 要掌握婴儿营养与发育相关知识，能够对婴儿进行定期营养评价；掌握婴儿预防接种时间表，按时给婴儿接种疫苗；密切注意观察婴儿有无发育异常现象（软骨病、先天甲状腺功能低下等）。

2. 父母方面 母亲要注意产后身体恢复，注意加强营养和适当休息，并主动学习育儿知识；父母要学会正确的喂养方法；同时夫妻要处理好新成员加入后夫妻关系和适应自己的新角色，确保家庭新的生活模式尽快建立；家庭成年成员应密切注意孕妇产前产后及哺乳期的精神状态，及时就医，降低产前焦虑和产后抑郁造成的健康损害。

（三）学龄前儿童期

此期的健康照顾重点是预防保健。预防保健的重点在于防范意外伤害、防止感染性疾病、防止发生意外事故。基本措施包括对儿童进行环境安全教育，避免接触危险品和有毒有害物质；注意培养孩子良好的饮食和卫生习惯。另外，这一时期，幼儿的心智发育特别快，语言学习和智力开发都很关键，要提醒父母及时给孩子提供必要的学习条件和启发性游戏。全科医生要指导家长在语言和行为等各方面进行言传身教，并提供咨询切实可行的保健措施。

（四）学龄儿童期

在此期随着儿童的入学，学习知识和社会规范，与外界接触和联系越来越多，在认知领域和思想感情上都向社会化发展，所以，这个时期父母应把教育孩子如何处事做人作为重点，培养孩子良好的社会道德和树立正确的价值观；还要注意儿童心身的健康发展与保健，培养孩子正确的思维方式与习惯，培养积极乐观向上的情绪，适当增加户外活动和体育锻炼都十分重要。全科医生要辅助家长培养子女遵守社会规范，使家长认识到养成良好的行为规范有助于终身健康。

（五）青少年期

青少年期是人生身心变化最为显著的阶段，所以此期家庭面临的主要问题包括青少年心理和生理两方面。

1. 心理方面 青少年开始追求独立、自主与自我认同，常表现出叛逆、冲动、不愿妥协等行为，全科医生要指导家长谅解子女行为并与其平等沟通，允许其在合理范围内发挥，不要严加指责否则将适得其反。另外，青少年易于冒险，容易药物滥用，全科医生应给予心理咨询纠正偏离行为。

2. 生理方面　在此期青少年身高、体重、体型都将发生明显变化，另外，青少年性器官发育成熟和第二性征的出现都需要全科医生提供必要的教育与咨询。所以，此期要进行性教育，要引导青少年正确的与异性的交往，要及时梳理青少年因性器官和第二性征出现而引发的心理困扰。

（六）子女离家期

此期的工作重点是：充分了解子女离家、离开父母可能给双方带来的心理和感情上的冲击与影响，应引导双方都积极面对，逐渐适应新环境。另外，此期全科医生应注意家长的慢性病及危险因素，给进入中年的家长定期体检，进行周期性的卫生宣教，开展慢性病的筛检和防治工作；指导家长开始培养自我兴趣和社交活动，以排解空虚和寂寞。

（七）空巢期

空巢期家庭工作的重点是排解因子女离家后给父母亲（尤其母亲）带来的心理和精神上的压力，全科医生应提醒丈夫，多给妻子心理安慰和关心。同时此期家中只有两位老人，又回到了"二人世界"，双亲易出现心理失落、社会障碍，孤独感、寂寞感加重，因此，此期家庭保健工作应以心理疏导、积极安排退休后生活、摆脱孤独感等心理保健为主，另外需开展老年相关疾病的一级预防工作。

（八）退休期

退休期家庭的家庭成员进入了老年阶段，身体老化明显，疾病增多，全科医生应多上门随访、指导用药、进行营养咨询、家庭病床和陪护等服务。另外，退休导致了社会角色、社会地位、经济收入等一系列变化，必然会对退休人员产生心理和感情上的影响，容易导致某些心身类疾病的发生，所以全科医生要开展慢性病的防治工作，并协同子女加强对老人孤独心理的照顾，提醒家庭成员重视老年人家庭意外发生，协助并指导子女对患病老人进行家庭康复，减少因护理和康复不当造成的额外失能，还要对老人给予临终关怀照顾，并帮助丧偶者家庭度过艰难时期。

问题讨论

一对夫妇的独生儿子已进入高三阶段，十几年来，该家庭的一切家庭生活都是以儿子为中心的。

请分析：

这个家庭即将进入家庭生活周期的哪一阶段？这一阶段的健康照顾重点什么？全科医生应该提醒这对中年夫妇注意哪些问题？

第三节　家庭资源与家庭危机

一、家庭资源

家庭资源（family resource）是指家庭为维持基本功能、应付紧张事件或危机状态所必需的物质和精神方面的支持。家庭资源可分为家庭内资源、家庭外资源两种（表 7-2）。

表 7-2　家庭内资源和家庭外资源

家庭内资源—FAMLIS	1. 经济支持（financial support）：指家庭对成员提供的各种金钱和财物的支持
	2. 维护支持（advocacy）：指家庭对其成员名誉、地位、权利和健康的维护和支持
	3. 医疗支持（medical management）：指为家人提供及安排医疗照顾
	4. 情感支持（love support）：指家人对成员的关怀及精神支持，满足家人的感情需要
	5. 信息和教育（information and education）：指为家人提供医疗咨询、建议及家庭内部的健康教育
	6. 结构支持（structural support）：指家庭住所或设施的改变，以适应患病成员需求
家庭外资源—SCREEEM	1. 社会资源（social resources）：指亲朋好友及社会团体的关怀与支持
	2. 文化资源（cultural resources）：指文化、传统、习俗教育等方面的支持
	3. 宗教资源（religious resources）：指来自宗教信仰、宗教团体的支持
	4. 经济资源（economic resources）：指来自家庭之外的收入、赞助、保险、福利等
	5. 教育资源（educational resources）：指教育制度、方式、水平等
	6. 环境资源（environmental resources）：指居所的环境、社区设施、公共环境等
	7. 医疗资源（medical resources）：指医疗保健机构、卫生保健制度及卫生服务的可及性、可用性

家庭资源的充足与否将直接关系到家庭及其成员对压力和危机的适应能力。丰富充足的家庭资源可对家庭成员的健康起到很好的支持作用。全科医生可通过与病人及其家属会谈、访谈等方式，了解病人的家庭资源状况，并对其能利用的家庭内外资源做出评估和判断，必要时可将资料整理并记录下来。当家庭内资源不足时，全科医生应发挥其协调能力，帮助病人及其家庭积极寻找及利用家庭外资源，以应对家庭压力事件或度过危机。

二、家庭生活压力事件

家庭是提供生活资源的重要场所，家庭成员也可能在家庭中遭受压力事件。美国精神病学家霍姆斯（Thomas Holmes）和拉赫（Richard Rahe）于 20 世纪 60 年代对5000 多人进行社会调查，将人类的主要生活事件归纳为 43 种，用生活变化单位（Life

Change Unit，LCU）来表示每一生活事件对人影响的严重程度，编制了社会再适应评分量表（Social Read-justment Rating Scale，SRRS），以后该量表又进行了改进（表 7-3）。SRRS 主要用于收集个体在近一年内经历的生活事件数目，用量化的方式评估其生活变化的程度，以推断个体患病的概率。Holmes 和 Rahe 在研究中发现，LCU 与疾病发生密切相关，若一年内的 LCU 不足 150 分，则下一年基本健康；若 LCU 为 150～300 分，提示次年有 50% 的概率患病；若 LCU 超过 300 分，提示次年患病的概率为 70%。

从表 7-3 中可以看出，生活压力事件许多是家庭生活事件，而且一些家庭生活事件 LCU 评分较高，如家庭最严重的生活变故即配偶的死亡，故这一事件被列于首位，LCU 为 100；结婚虽然属积极事件，但它也是紧张性的，LCU 为 50 分。可见家庭生活事件可能对健康有很大影响。生活压力事件一般可分为四类。

1. **家庭生活事件**　如丧偶、离异、家庭成员的健康变化、家庭矛盾与和解、新家庭成员的加入等事件。

2. **个人生活事件**　包括伤病、生活环境与习惯的变化、获得荣誉或有违法行为等。

3. **工作生活压力事件**　包括退休、失业、工作调动等。

4. **经济生活压力事件**　包括经济状况的较大变化、大额贷款或还贷款等。

表 7-3 的评分反映的是西方社会文化背景中的各种生活事件的压力大小，在其他社会文化背景下，评分必然有所不同。我国家庭生活压力事件大体分为以下几种性质。

表 7-3　生活压力事件评分

家庭生活压力事件	评分	个人生活压力事件	评分	工作生活压力事件	评分	经济生活压力事件	评分
丧偶	100	入狱	63	被开除	47	经济状况的较大变化	38
离婚	73	较重的伤病	53	退休	45	* 抵押贷款 1 万美元以上	31
分居	65	性功能障碍	39	较大的工作调整	39	抵押品赎回权被取消	30
亲密家属死亡	63	好友死亡	37	换职业	36	* 抵押贷款 1 万美元以下	17
结婚	50	杰出的个人成就	28	职责的较大变化	29		
夫妻和解	45	开始 / 停止上学	26	与上司发生矛盾	23		
家庭健康的重大变化	44	生活条件的较大变化	25	工作条件的较大变动	20		
妊娠	40	生活习惯的较大变化	24				
新家庭成员的加入	39	转学	20				
与妻子大吵	35	搬家	20				

续表

家庭生活压力事件	评分	个人生活压力事件	评分	工作生活压力事件	评分	经济生活压力事件	评分
子女离家	29	娱乐的较大变化	19				
姻亲矛盾	29	宗教活动的较大变化	19				
妻子开始/停止外出工作	26	睡眠习惯的较大变化	16				
家庭团聚的变化	15	饮食习惯的较大变化	15				
		放假	13				
		圣诞节	12				
		轻微的违法行为	11				

资料来源：梁万年 .2004，全科医学 .北京：高等教育出版社
* 金额应随年代修订

1.地位变化　突然贫穷或富有、失业、领不到工资、拥有名望或特权、政治失意、失掉耕地或房屋等。

2.失落　离婚、出走、被抛弃、分居、亲密家人去世、私奔、不停变换工作等。

3.家庭负担加重　长期或严重疾病、经济压力（上学、买房、看病）、意外妊娠、收养、继父母带来的兄弟姊妹、长期外出打工、留学、工作竞争、赡养老人等。

4.法律及道德行为问题　家庭暴力、少年犯罪、酗酒、药物滥用、有组织犯罪、通奸、亲子鉴定、辍学、病态人格等。

全科医生在执业过程中，应考虑就诊者的个体差异，尤其是其家庭背景，观察重要生活事件的性质，对就诊者的身体健康和心理健康的影响。

三、家庭危机

当生活压力事件作用于个人，而家庭内、外资源不足时，家庭会陷入危机状态，称为家庭危机（family crisis）。引起家庭危机的常见原因有家庭成员的增加与减少、不道德事件发生和社会地位的改变（表 7-4）。家庭危机通常可分为耗竭性危机和急性危机两种。当一种突发而强烈的紧张事件迅速破坏了家庭的平衡时，即使能及时得到新的资源，家庭也不可避免的出现急性危机。家庭危机出现后，通过一定的病态调试，可暂时处于不稳定的平衡状态，当压力事件不断累积，超过个人和家庭的压力阈值后，家庭将出现耗竭性危机，家庭功能将进入彻底失衡状态（图 7-2）。家庭资源相对缺乏的核心家庭更易遭受各种危机的严重影响。

表7-4 引起家庭危机的常见原因

家庭危机的原因	一般情况	异常情况
家庭成员的增加	结婚、孩子出生、领养幼儿 亲友搬来同住	意外妊娠 继父、继母、继兄弟姊妹搬入
家庭成员的减少	家中老人去世 家人因病住院 家人按计划离家（孩子外出读书或工作； 同龄伙伴搬走）	子女离家出走 家人意外死亡 夫妻离婚或分居 家人从事危险活动（如战争或贩毒）
不道德事件发生	违反家庭/社区/社会道德规范的事件（如 随地吐痰）	酗酒、吸毒 对配偶不忠、通奸 被开除或入狱
社会地位的改变	家庭生活周期进入新的阶段 加薪、职位改变 搬家、换工作/位、转学 政治及其他地位的变化 事业的成败 退休	代表社会地位的生活条件改变(如汽车、 住宅等) 失去自由（如沦为难民或入狱） 失业、失学 突然出名或发财 因患严重疾病失去工作能力，没有收入

家庭功能失衡一般表现在以下几个方面：婚姻或性困境，如分居、离婚、外遇等；个别家庭成员出现"厚病历综合征"，反复就诊而无法确诊；孩子出现异常行为，如突然中断同家人的正常交流、说谎、逃学、离家出走等；病人不遵医嘱，难以管理；家庭成员有药物或酒精成瘾现象；对家人存在家庭暴力或性虐待等行为；家庭成员出现持续性、反复发作的紧张或焦虑，易患疾病；主诉有慢性疲劳或失眠。

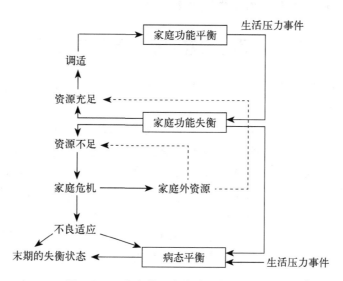

图7-2 压力事件、家庭功能与家庭危机

第四节　家　庭　评　估

一、家庭评估的定义

家庭评估（family assessment）是系统性家庭照顾的重要组成部分，是根据家庭有关资料对家庭结构、功能、家庭生活周期等做出评价。家庭评估的目的是了解家庭的结构和功能，分析家庭和个人存在的健康问题，找出家庭问题的根源，评价家庭内外资源的可利用度，进而得出调适个体及家庭问题的解决途径。

二、家庭评估的适应证

家庭评估的适应证（表 7-5）。

表 7-5　家庭评估法的适应证

频繁的急性发病	儿童行为问题
无法控制的慢性病	婚姻问题
经常主诉身体不适	住院
遵医嘱性不良	绝症
精神疾患	妊娠
滥用药物及酗酒	遗传病咨询
肥胖症	过度使用医疗服务

资料来源：梁万年 . 2004. 全科医学 . 北京：高等教育出版社：62

三、常用的家庭评估工具及其应用

家庭评估的方法有客观评估、主观评估、分析评估和工具评估等几种类型。①客观评估是指对家庭客观的环境、背景、条件、结构和功能进行了解和评价；②主观评估是指用自我报告或主观测验等方法分别了解家庭成员对家庭的主观感觉与印象、愿望与反应；③分析评估是指利用家庭动力学原理、家庭系统理论和家庭发展的一般规律来分析家庭的结构和功能状况，推测家庭与个人健康之间的相互作用机制和家庭问题的原因；④工具评估是指利用预先设计好的家庭评估工具来评价家庭结构和功能的状况。

家庭评估的方法很多，目前在全科医疗中广泛应用的家庭评估方法有：家庭基本资料的收集、家系图、家庭圈、家庭关怀度指数（APGAR 问卷）、家庭适应度及凝聚度评估量表（FACES）、McMaster 家庭评估模型、P.R.A.C.T.I.C.E. 评估模型等，分别介绍如下。

（一）家庭基本资料收集

1. 家庭成员的基本情况　包括家庭成员的姓名、性别、年龄、职业、文化程度、婚姻状况、家庭角色、主要的健康问题及宗教信仰等。

2. 家庭生活史 包括重要的家庭生活事件、家庭生活周期、家庭问题、家庭成员的健康问题等。

3. 家庭经济状况 包括家庭主要经济来源、年均收入、人均收入、年均开支、年度积储、消费观念和经济目标等。

4. 家庭居住环境 包括家庭地理位置、周围环境、居住条件、邻里关系及社区服务状况等。

5. 家庭的生活方式及健康信念 包括家庭饮食、吸烟、饮酒、体育锻炼、疾病预防、求医行为、自我保健和利用卫生资源的方法途径等。

了解和收集家庭的基本资料是全科医生做家庭评估时最常用、最简便的一种方法。由于全科医生对病人及其家庭成员有着长期照顾的基础，并建立了良好的医患关系，所以全科医生对以上资料的收集应十分准确和完整。

（二）家系图

家系图（family tree）又称为"家族谱"，是以绘图方式来描述家庭成员之间的关系、家庭疾病史、家庭重要事件、家庭成员的疾病间有无遗传的联系和社会资料等，它可以快速清晰的显示一个家庭的概貌，是非常实用且简明的家庭评估综合资料。家系图因其综合性强，又简单明了，而且与下面将要讨论的家庭圈等相比，在一定时期内具有相对稳定，变化不会太大等特点，所以，可作为家庭健康档案的基本资料存于病历中。家系图一般可在 5～15 分钟完成，其内容可不断完善和积累，在全科医疗中有较高的实用价值。绘制家系图时应遵循以下原则。

（1）一般包含至少三代人。

（2）可从最年轻的一代开始向上追溯，也可从病人这一代开始分别向上下展开。

（3）不同性别、角色和关系用不同的结构符号来表示。

（4）长辈在上，晚辈在下；夫妻中，男在左，女在右；同辈中，长者在左，幼者在右；并在每个人的符号旁边标注上年龄、出生或死亡日期、慢性病或遗传病等资料。也可根据需要，标注家庭成员的基本情况、家庭重要生活事件、结婚和离婚日期等，如果家庭成员中有死亡者，注明死亡年份或年龄。

（5）标注家庭成员患有的主要疾病或健康问题，并可用某些标志表示。

（6）用虚线圈出在同一处居住的家庭成员。

（7）家系图中的符号要简明扼要。

家系图绘制中经常使用的符号见图 7-3，家系图绘制范例见图 7-4。

图 7-4 表示：这是一个三口之家，户主吴某患有高血压；其母李某某患有肥胖症，50 岁死于癌症；岳父周某患有糖尿病，65 岁死于脑血管意外；二女儿吴某某患有肥胖症和糖尿病；大女儿吴某某和女婿徐某婚姻不和谐；吴某与妻子周某与二女儿生活在一起（住在一起的家庭成员用虚线圈起来）。从这张家系图中还可以了解其他家庭成员的情况。对家系图绘制和相关信息的记录是一个连续的过程，随着全科医生对病人及其家庭照顾的延续，还会了解、记录更多的家庭相关信息。

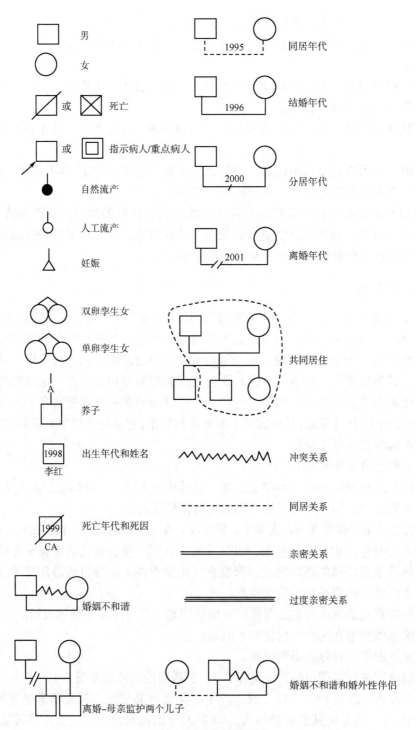

图 7-3 家系图常用符号

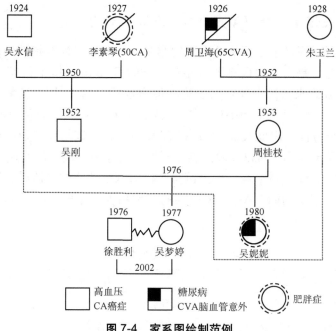

图 7-4　家系图绘制范例

（三）家庭圈

家庭圈（family circle）反映的是病人主观上对家庭的看法及其家庭关系网络。这种主观看法一般只代表当前的情况，随着时间的推移和变化，特别是在患病或遭遇生活转变时，需要持续修正。

家庭圈的绘制方法是：先让病人画一个大圈，再在大圈内画上若干小圈，分别代表病人自己和他认为重要的家庭人员，并在圈内标注相应的身份。小圈本身的位置和大小代表该成员重要性或权威性的大小，圈与圈之间的距离代表家庭成员间的亲疏度。一般要求病人独自完成家庭圈的绘制，必要时全科医生可以回避几分钟。随后，让病人自己解释图的含义或由全科医生向病人提问题，从而使全科医生了解病人的家庭情况。家庭圈会随个人观点的改变而变化，所以，当情况变化后需要重新绘制，以便全科医生获得新的资料。家庭圈范例见图 7-5。

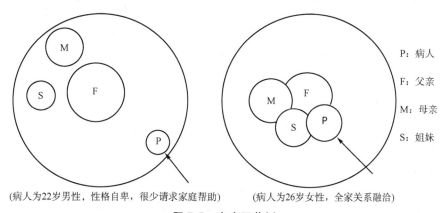

图 7-5　家庭圈范例

（四）家庭关怀度指数（家庭功能 APGAR 评估问卷）

　　家庭功能是否良好是家庭评估的重要内容之一，家庭关怀度指数测评量表是一种检测家庭功能的问卷，是由美国西雅图华盛顿大学的 Dr.Smilkstein（1978 年）研究设计，是一种以主观的方式来探讨个体对其家庭功能满意程度的工具。该量表评价家庭适应度（adaptation）、合作度（partnership）、成熟度（growth）、情感度（affection）、亲密度（resolve）五个方面，因此又简称为 APGAR 问卷。因该问卷涉及的问题较少，回答和评分容易，且易于操作，所以比较适合全科医生对家庭功能做出快速、粗略的评估。

　　APGAR 问卷包括两部分：第一部分测量个体对家庭功能的整体满意度，共五个题目，每个题目代表一项家庭功能，APGAR 问卷的名称和含义见表 7-6，APGAR 问卷的具体内容见表 7-7。

表 7-6　APGAR 问卷的名称和含义

名称	含义
1. 适应度（adaptation）	家庭遭遇危机时，利用家庭内、外资源解决问题的能力
2. 合作度（partnership）	家庭成员分担责任和共同做出决定的程度
3. 成熟度（growth）	家庭成员通过互相支持所达到的身心成熟程度和自我实现的程度
4. 情感度（affection）	家庭成员间相爱的程度
5. 亲密度（resolve）	家庭成员间共享相聚时光、金钱和空间的程度

　　此问卷为封闭式问卷，每个问题都有三个答案可供选择，由评估对象在表格相应的小方格内画"√"。评分方法：回答"经常这样"得 2 分，"有时这样"得 1 分，"几乎很少"得 0 分。将五个问题的得分相加为总分。总分为 7 ~ 10 分表示家庭功能良好，4 ~ 6 分表示家庭功能中度障碍，0 ~ 3 分表示家庭功能严重障碍。另外，全科医生可通过分析每个问题的得分情况，粗略了解家庭功能障碍的基本原因，即可以大概得知是哪一方面的家庭功能出了问题。

表 7-7　家庭功能评估——APGAR 问卷

家庭档案编号：　　　　病历号：　　　　填表人：　　　　填表时间：

项目	经常（2 分）	有时（1 分）	几乎（0 分）
1. 当我遇到问题时，可以从我的家人处得到满意的帮助	□	□	□
2. 我很满意家人与我讨论各种事情以及分担问题的方式	□	□	□
3. 当我希望从事新的活动或发展时，家人都能接受且给予支持	□	□	□
4. 我很满意家人对我表达感情的方式以及对我的情绪的反应	□	□	□
5. 我很满意家人与我共度时光的方式	□	□	□

以下由医务人员填写

问卷评分：　　　　家庭功能评分：　　　　签字：

资料来源：李孟智 .1988. 家庭医学与家庭医业管理 .13 版 . 中国台湾：哈佛企业管理顾问公司

APGAR 问卷第二部分是了解测试者与其他家庭成员之间的个别关系，如与父亲的关系、与母亲的关系、与兄弟的关系、与姐妹的关系，采用开放式的回答，关系的评判采用多级排序法，如良好、较差、恶劣三种程度。

在使用 APGAR 评估量表时，应注意两个问题，首先需要将本量表通俗化和本土化；其次应正确对待量表评价内容，注意其时效性和主观性的特点。

(五) 家庭适应度及凝聚度评估量表

家庭适应度及凝聚度评估量表（family adaptability and cohesion evaluation scale，FACES）也是一种主观评估的方法，由 Olson 等（1979）提出并随后多次修订，用来测定家庭功能的两个方面。其中家庭适应度（family adaptability）表示家庭受内外因素影响时结构重组、适应变化的能力，反映了家庭对压力事件的调适能力。家庭凝集度（family cohesion）表示家庭成员之间感情的联系和家庭成员的自主性，家庭的凝集度是家庭的推动力，凝集度异常往往是家庭功能不良的原因。当适应度与凝集度达到平衡时，家庭功能处于最佳状态。

FACES II 分为三种，分别应用于成人家庭、有青少年的家庭和年轻夫妇双人家庭。每种问卷都有 30 个问题组成。每个问题的答案为"从不""很少""有时""经常"和"总是"，分别记 1、2、3、4 和 5 分。我国学者费立鹏等（1991）引进 FACES II 进行翻译，并结合我国家庭环境进行了多次修订。目前，修订后的 FACES II 中文版（表 7-8）已经被广泛应用于家庭方面的研究。

评价步骤为：①将受试者回答结果按照表 7-9 的计算方法分别计算出适应和凝聚度得分；②根据表 7-10 找出得分对应的适应度和凝聚度的性质；③按照 Circumplex 模型（图 7-6）判断该家庭所属类型。

表 7-8　FACES II 成人问卷

项目	从不	很少	有时	经常	总是
1. 遇到困难时，家人能互相帮助	☐	☐	☐	☐	☐
2. 在家里，每个人都能自由发表意见	☐	☐	☐	☐	☐
3. 同外人讨论问题比同家人容易	☐	☐	☐	☐	☐
4. 做出重大的家庭决定时，每个家庭成员都能参与	☐	☐	☐	☐	☐
5. 家庭成员能融洽地相聚在一起	☐	☐	☐	☐	☐
6. 在为孩子定规矩时，孩子也有发言权	☐	☐	☐	☐	☐
7. 家人能一起做事	☐	☐	☐	☐	☐
8. 家人能一起讨论问题，并对做出的决定感到满意	☐	☐	☐	☐	☐
9. 在家里，每个人都各行其是	☐	☐	☐	☐	☐
10. 家务活由各家庭成员轮流承担	☐	☐	☐	☐	☐
11. 家庭成员互相了解各自的好友	☐	☐	☐	☐	☐

续表

项目	从不	很少	有时	经常	总是
12. 不清楚家里有哪些家规	☐	☐	☐	☐	☐
13. 家庭成员在做决定时同其他家人商量	☐	☐	☐	☐	☐
14. 家庭成员能畅所欲言	☐	☐	☐	☐	☐
15. 我们不太容易像一家人那样共同做事	☐	☐	☐	☐	☐
16. 解决问题时，孩子的建议也予以考虑	☐	☐	☐	☐	☐
17. 家人觉得互相很亲密	☐	☐	☐	☐	☐
18. 家规很公正	☐	☐	☐	☐	☐
19. 家庭成员觉得同外人比同家人更亲密	☐	☐	☐	☐	☐
20. 解决问题时，家庭成员愿意尝试新途径	☐	☐	☐	☐	☐
21. 各家庭成员都尊重全家共同做出的决定	☐	☐	☐	☐	☐
22. 在家里，家人一同分担责任	☐	☐	☐	☐	☐
23. 家人愿意共同度过业余时间	☐	☐	☐	☐	☐
24. 要改变某项家规极其困难	☐	☐	☐	☐	☐
25. 在家里，各家庭成员之间互相回避	☐	☐	☐	☐	☐
26. 出现问题时，我们彼此让步	☐	☐	☐	☐	☐
27. 我们认同各自的朋友	☐	☐	☐	☐	☐
28. 家庭成员害怕说出心里的想法	☐	☐	☐	☐	☐
29. 做事时，家人喜欢结对而不是形成一个家庭群体	☐	☐	☐	☐	☐
30. 家庭成员有共同的兴趣和爱好	☐	☐	☐	☐	☐

表 7-9 凝聚度和适应度的计算方法

凝聚度	适应度
1. 计算项目 3、9、15、19、25、29 得分之和	1. 计算 24、28 题得分之和
2. 用数字 36 减去步骤 1. 的结果	2. 用数字 12 减去步骤 1. 的结果
3. 计算其余所有奇数题及第 30 题得分之和	3. 计算其余所有偶数题得分之和（第 30 题除外）
4. 计算步骤 2. 和 3. 的得分之和	4. 计算步骤 2. 和 3. 的得分之和

表 7-10 凝聚度和适应度得分转换表

凝聚度	0～50 破碎	51～59 分离	60～70 联结	71～80 缠结
适应度	0～39 僵硬	40～45 有序	46～54 灵活	55～70 混乱

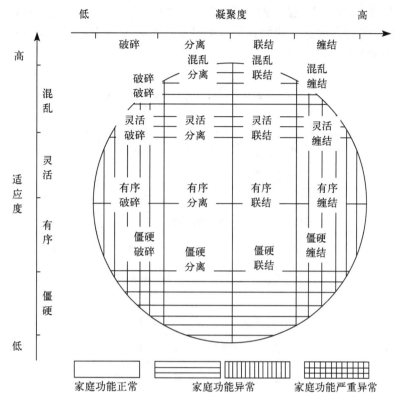

图 7-6 Circumplex 模型（将家庭分为 16 种类型，Olson，1979）

（六）McMaster 家庭评估模型

McMaster 家庭评估模型（McMaster model of family functioning，MMFF）（图 7-7）是一个从临床病人评估发展而来的家庭功能的系统评价模式，阐释了家庭维持正常功能活动的基本条件和过程，反映了家庭的结构和组织特征，以及家庭成员之间的重要的相互作用模式。

该模型认为每个家庭应具备以下几个方面的能力：①有解决各类问题的能力，家庭是解决个体成员和全体成员问题的有效单位；②要解决问题则家庭成员需要顺畅而有效的沟通交流，并按照分配的或自发形成的家庭角色执行任务，每个人都各司其职；③在解决问题的过程中，家庭成员还必须在家庭的边界内进行情感交流，相互关心和照顾，同时兼顾每个成员的个性发展需要；④家庭应有机制适当约束其成员行为，如权威型家庭中，父亲可以命令成员去做什么，不能做什么。上述任何环节出现问题，均有可能导致家庭出现功能障碍。

MMFF 包括 6 个维度，①问题解决（problem solving）：反映家庭解决问题的能力和步骤，了解家庭如何维持其家庭功能；②交流（communication）：评价了家庭成员之间如何交流日常生活及情感信息；③角色（roles）：描述了家庭任务分配和完成的效果，家庭任务包括资源的分配（衣、食、住、行）、养育和支持、生活技能的发展、家庭系统功能的维持和管理等；④情感反应（affective responses）：评价家庭成员对情绪的表述，了解家庭成员对各种情感（爱、恨、悲、怒等）的体验；⑤情感介入（affective involvement）：是指家庭成员彼此之间的兴趣、关爱的程度；⑥行为控制（behavior control）：家庭成员行为的标准。

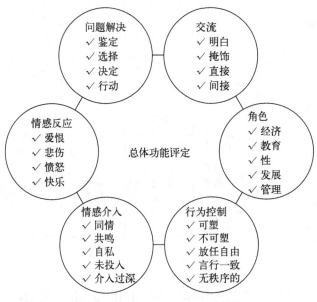

图 7-7　McMaster 家庭评估模型

（七）P.R.A.C.T.I.C.E. 评估模型

P.R.A.C.T.I.C.E. 是以问题为中心的家庭评估工具。每一个字母代表评估中一项独立的内容，为全科医生进行家庭评估时组织和记录家庭资料提供了一个基本的结构性框架。此工具常被用于评估医疗、行为和人际关系等相关问题。

P.R.A.C.T.I.C.E. 评估工具具体含义和内容如下。

P（presenting problem）展现问题：描述家庭中存在的问题，如家庭成员所患健康问题或疾病及其管理中的相关问题。

R（role and structure）家庭结构和家庭角色：家庭成员各自在家庭中扮演的角色以及其在成员健康问题 / 疾病控制中的角色。

A（affect）影响：家庭成员所患健康问题 / 疾病对家庭的影响，家庭成员对患病成员的健康问题 / 疾病影响与感受。

C（communication）交流：家庭成员间的语言表达和相互交流状况。

T（time in life cycle）家庭生活周期：家庭所处家庭生活周期中的阶段。

I（illness in family，past and present）家族的疾病史（既往史和现病史）：家族疾病史、家庭成员的患病状况、家庭成员对患病成员健康状况的理解和担心情况。

C（coping with stress）应对压力：家庭成员适应婚姻、家庭以及所患健康问题 / 疾病等带来的压力情况。

E（ecology）生态学：家庭生态学情况，如家庭内外资源的情况、家庭的支持度等。

在基层医疗服务中，全科医生经常会到病人家庭进行访视或会谈，了解家庭中与健康照顾相关的情况，在此过程中如果能够运用较好的家庭评估或资料收集模式或借助一个较好的家庭评价工具，将更有利于全科医生和相关工作者对病人及其家庭进行有效的干预和系统性健康照顾。为此，我们以一个新诊断为高血压病人的家庭访视记录为例，说明 P.R.A.C.T.I.C.E. 评估工具在实际工作中的具体用法。

案例：沈某，52 岁，10 天前在某三甲医院被确诊为原发性高血压病，接受口服降压药治疗。病人于第二天到社区卫生服务中心要求接受全科医生的照顾，包括长期随访、治疗、咨询、预防服务及高血压健康管理等。

全科医生为了深入了解初次就诊的沈某及其家庭对疾病的认知，了解家庭成员对其开展健康照顾的相关情况，以便有利于对其进行饮食控制和提高遵医行为，有利于对其开展长期有效的疾病管理。全科医生应约对沈某家庭开展了一次家庭访视，并在访视过程中使用 P.R.A.C.T.I.C.E. 模式记录了家庭访视的资料结果。具体内容如下。

P（presenting problem）展示出来的健康相关问题：

（1）沈某新近被诊断为高血压。

（2）沈某的妻子感觉丈夫不能理解医生的诊断和治疗方法。

（3）沈某尚未认识到遵医嘱服药和进行饮食控制的重要性。

R（role and structure）家庭结构和家庭角色：

（1）沈某的妻子在家里负责买菜做饭，口味重。

（2）家庭成员中，沈某收入最多，有较高的家庭地位。

（3）在其他家庭角色方面，夫妻双方都有清楚的角色定位。

A（affect）健康问题与家庭之间相互影响：

（1）沈某的妻子担心丈夫的疾病控制不稳定，有时入睡困难，甚至焦虑。

（2）沈某的妻子告诉全科医生，其丈夫常不按时服药。

（3）沈某对妻子向医生抱怨其不遵循医嘱，表现得十分生气。

C（communication）家庭成员交流情况：

（1）沈某和妻子间表现出愿意相互听取意见，都表现出担心对方的健康。

（2）在家访谈话中，夫妻相互打断对方的谈话很多次。

T（time in life cycle）家庭生活周期：空巢期（独生女儿在另外一个城市读大学）。

I（illness in family，past and present）家族的疾病史，家人对所患疾病的理解和认同：

（1）沈某否认其父母既往患有任何健康问题或疾病（事实上其父亲 49 岁时突然死于心肌梗死，其母亲 62 岁时死于脑出血）。

（2）沈某认为自己的病不严重，妻子的担心有些过分。

C（coping with stress）家庭压力：

（1）夫妻均否认他们在工作、赡养老人、抚养孩子过程中存在难以克服的困难。

（2）沈某夫妻间有亲密的照应关系，日常工作和家庭都能从容应对，但感觉高血压的诊断对他们产生了一定的压力。

E（ecology）家庭生态学（家庭关系与社会支持）：

（1）沈某夫妻都来自农村，大学毕业后留在城市工作并结婚、生子，双方工作稳定、收入中等、有住房，除女儿外，没有其他亲属。

（2）沈某夫妻平时与同事和朋友来往较多，有一定社会资源。

在这个案例中，全科医生通过采用 P.R.A.C.T.I.C.E. 模式记录和呈现了沈某一家对健康问题的态度和处理，有助于全科医生准确的介入家庭干预，但使用该工具并不能展示病人家庭的所有问题，有些问题还需要采用特殊访谈技术来发现。

第五节　实施以家庭为单位的健康照顾

以家庭为单位的健康照顾是指全科医生在医疗实践中充分考虑服务个体的家庭背景、社会背景，考虑家庭对病人疾病和治疗的影响作用，根据病人的客观病情和实际需要提供切实的医疗技术服务和生活帮助。医疗技术服务包括全科医生提供的疾病诊断、病情评估和处置方案，社区护士提供的护理照顾和病情监测以及临床医生提供的功能训练和物理治疗等；生活帮助包括全科医生为病人寻求社区资源的支持、照顾临终病人及其家庭等。全科医生在提供以家庭为单位的健康照顾时，针对有适应证的家庭，可根据家庭照顾目的和内容的不同，采取家庭访视、家庭咨询、家庭病床、家庭康复等一种或多种形式进行家庭照顾。

一、家 庭 访 视

家庭访视，又简称家访，是指在服务对象家中进行的有目的的访视活动，是家庭照顾的一种重要形式。它体现了以家庭为背景的理念，对促进全科医生与病人及其家庭成员之间的良好关系起着越来越重要的作用。

（一）家访目的

家访的主要目的是预防疾病，促进个人和家庭健康，具体表现为以下 5 个方面。
(1) 为居家的病、伤、残者提供各种必要的保健和护理服务。
(2) 建立有效的支持系统，鼓励家庭充分利用各种健康资源。
(3) 促进家庭成员的正常生长发育，并提供有关健康促进和预防疾病的健康知识。
(4) 充分发挥家庭功能，促进家庭成员间的相互关心和理解。
(5) 消除家庭环境中的不安全致病因素，确保家庭环境的健康。

问题讨论

一位 84 岁的老人因雨天独自外出跌倒而被路人送来就诊。全科医生检查后未发现严重损伤，但医生决定去病人家中进行一次家访，顺便将老人送回家。家访发现该户家庭条件优越，但其为老人安排卫浴场地等却不利于老年人独立安全活动，特别是老人经常一人在家，常孤独无助，时有轻生念头。

请分析：

如果你是那位家访的全科医生，你此次家访的主要目的是什么？通过家访你还能获得哪些信息，你打算怎么帮助这位老人？

（二）家访分类

根据家访的目的不同，可将家访分为 3 个类别。

1. 评估性家访 是对照顾对象的家庭进行评估，通常是一次性的，常用于有家庭问题或心理问题的病人，以及年老体弱病人的家庭环境考察。

2. 连续照顾性家访 是为病人提供连续性的照顾，常定期规律的进行，主要用于患有慢性病或行动受限制的家庭病床病人，以及临终病人。

3. 急诊性家访 是对临时发生的病人或家庭紧急情况的处理，多为随机性的。

（三）家访的适应人群

家访的适应人群包括：

（1）某些急症病人。

（2）行动不便的特殊群体和病人。

（3）新成为服务对象的、患有多种慢性病的老人。

（4）有心理社会问题或不明原因不遵医嘱的病人。

（5）临终病人及其家庭。

（6）有新生儿的家庭。

（7）需要做家庭结构和功能的评价者。

（8）需要实施家庭咨询和治疗的家庭。

（四）家访的程序

（1）评价家访的必要性。

（2）确定家访的目的。

（3）填写家访卡，制订家访计划，包括家访次数、间隔时间、家访时长、参与人员、每次家访内容等。

（4）通过适当途径告知居民家访计划。

（5）实施家访计划。

（6）确定和预约下次家访时间和内容，填写家访记录。

（7）撰写家访报告。

（五）家访的技巧

1. 要有明确目的和适应证 家访不是闲暇时的随意串门聊天，而是通过评估确认有必要家访时才予以安排和实施。

2. 制订周全的家访计划 周全合理的计划有助于节省双方时间和精力。

3. 选择合适的时间 家访之前应与服务家庭约定好时间，既保证有家庭成员在家，也避免影响到家庭成员的工作和时间，尽量避开用餐时间家访。

4. 与家庭成员建立良好关系 与家庭成员建立互信关系，有助于家庭的配合，获得真实信息，制订科学合理的诊疗方案。家访时不能表现出对某一家庭成员特别亲热，以免被认为结成不适当的同盟而影响家庭关系；家访时不要接受家庭馈赠的物品。

5. **明确主题，掌握时间** 进入家庭时要开门见山，说明来意，家访时间尽量控制在 30 分钟至 1 小时之间。

6. **家访与健康教育相结合** 应不失时机地开展对家庭成员的健康教育，引导全体家庭成员识别并改变被访对象的健康危险因素。

7. **总结和信息反馈** 家访结束前要有一个简短的总结，告诉家庭本次家访的结果，必要时可预约下次家访的时间。

二、家 庭 咨 询

（一）家庭咨询的概念

家庭咨询是一种面对面的交往过程，咨询者在这个过程中需要运用自己的相关知识和交往技巧帮助人们认识问题，做出正确的决定，有效地解决问题。

当家庭出现功能障碍或家庭处于危机状态时，便需要全科医生提供必要的帮助，这种帮助可能是家庭咨询，也可能是经过家庭治疗专业训练的医生提供的家庭治疗。家庭咨询是全科医生日常工作的一部分，可以在诊所中、病人家庭中或相遇时进行。家庭咨询不仅需要全科医生具备一定的相关知识，而且还需要具备较高水平的沟通交流技巧才能够完成，因此，家庭咨询不仅是一种综合性的服务，更是一种艺术性的服务。

（二）家庭咨询的主要内容

家庭咨询的对象不是家庭中的某个或某些人，而是整个家庭。因此，家庭咨询的内容往往是所有家庭成员都需要共同面临的家庭问题。咨询的内容可能涉及家庭生活周期的各个阶段、疾病的整个过程及问题的各个方面，这就要求全科医生应该具备比较广博的知识，掌握一定的咨询技巧，以便为个人及其家庭提供理想的咨询服务。我国引入全科医学相对较晚，所开展的家庭咨询主要包括以下内容。

1. **家庭遗传学咨询** 如遗传病在家庭中发病的规律、婚姻限制、预测家庭成员的患病可能等。

2. **婚姻咨询** 夫妻之间的相互适应问题、感情发展问题、性生活问题、角色扮演问题、生育问题等。

3. **其他家庭关系问题** 如婆媳关系、父子关系、母女关系、兄弟姐妹关系，继父、继母、领养子女的关系等。

4. **家庭生活周期问题** 家庭在不同的生活周期阶段及由一个阶段向下一个阶段过渡所面临的问题和保健重点等。

5. **子女教育和父母与子女的关系问题** 儿童青春期的生长发育问题、不同生长阶段与父母的关系适应问题、角色适应与交往方式问题、独立性与依赖性的平衡问题、人生发展与父母期望等。

6. **患病成员的家庭照顾问题** 家庭成员的患病过程和预后、家庭应做出什么样的反应、家庭照顾的作用和质量等。

7. **严重的家庭功能障碍** 往往是家庭成员间较严重的关系障碍或家庭遭遇重大的生活事件。

三、家庭病床

家庭病床服务是社区卫生服务重要形式，是适应人口老龄化形势要求、方便社区病人获得连续性医疗卫生服务、提高基本医疗卫生服务可及性的有效方法。

（一）家庭病床的概念

家庭病床是指对适宜在家庭或社区养老机构中进行连续治疗又需依靠医护人员上门服务的病人，在其居所设立病床，由指定医护人员定期查床、治疗、护理，并在特定病历上记录服务过程的一种社区卫生服务形式。家庭病床服务对象是居住在辖区内的提出建床需求，且符合家庭病床收治范围的病人。

（二）家庭病床的收治范围

家庭病床的收治对象应是诊断明确、病情稳定，并经医生确认适合在家庭条件下进行检查、治疗和护理的病人。具体包括：

（1）诊断明确，需连续治疗的慢性病、老年病及多发病病人；因行动不便，到医疗机构就诊确有困难的病人。

（2）经住院治疗病情已趋稳定，出院后恢复期仍需继续观察、治疗及康复的病人。

（3）其他诊断明确、病情稳定的非危、重症病人，需连续观察和治疗的病人，也包括适合在家庭治疗的部分妇科病、传染病、职业病及精神病病人。

（4）处于疾病终末期须姑息治疗的晚期肿瘤病人。

（三）家庭病床的服务项目

服务项目应为适宜在家中开展的诊疗服务，其提供的内容应以安全有效为准则。应是在家庭中医疗安全能得到保障、治疗效果较确切、消毒隔离能达到要求、医疗器械能拿到家庭使用、非创伤性、不容易失血和不容易引起严重过敏的项目。具体包括：

1.检查项目 一般有血常规、尿常规、粪常规三大常规检查，心电图、测血糖、抽血化验等。

2.治疗项目 一般有肌内注射、静脉注射、静脉输液、皮下注射、换药、压疮护理、导尿、吸氧、康复指导、护理指导、针灸、推拿等。

家庭病床服务虽然有弥补专业医疗机构病床相对不足、避免医院交叉感染、降低医疗费用、方便病人诊疗、并利于病人康复等诸多优点，但同时也存在增加潜在医疗风险的可能，所以需要实时做好家庭病床管理和转会诊工作。

四、家庭康复

（一）家庭康复的概念

家庭康复是以家庭为基础进行康复的一种措施。是指对临床治疗后或急性期后病情稳定的慢性病病人、老年病人、身体有残疾或精神有障碍的病人，在家中提供一些适宜的技术、治疗及康复训练的活动。其目的是控制或延缓疾病的发展，减少疾病给病人带来的包括生理、心理和社会功能的负面影响，帮助病人适应家庭生活环境，参加力所能及的家务劳动，以家庭一员的身份与家庭其他成员相处，提高病人的生活自理能力和生命质量。

家庭康复将康复医学所施行的各种医疗手段运用到家庭中，这样不仅方便病人治疗，而且降低了医疗费用，同时也减少了医院的就诊压力。在家庭中进行康复治疗，由于训练时间、方式及内容相对灵活，加之病人对家庭环境熟悉，易于配合治疗，从而达到了最佳的康复效果。

（二）家庭康复的内容

家庭康复主要包括以下内容。

1. **生活自理能力训练**　主要针对肢体瘫痪、慢性关节炎等病人，包括穿脱衣服、刷牙、洗脸、吃饭、上厕所，以期病人能达到生活自理的目的。

2. **家庭劳务能力训练**　包括洗菜、做饭、打扫房间、整理衣物等，这类训练也是培养病人的独立生活能力，应根据病人具体情况制订训练内容和时间，同时训练中要注意安全。

3. **家庭作业疗法**　是指通过各种体力和脑力活动，有目的、有选择的促使病人恢复神经肌肉功能。包括：织毛衣、打字训练等手工操作，以及学习绘画、乐器、棋类游戏等教育性或娱乐性活动。

4. **康复体操**　是家庭康复一种重要的措施，而且很适合在家庭环境中实施。可分为被动运动、助力运动及主动运动等不同运动方式，实施过程中可根据病人的疾病特点和功能障碍程度选择合适的体操动作以达到康复效果。

5. **语言能力训练**　主要适用于神经系统疾病所引起的语言障碍，包括发音训练、语言刺激训练等。

6. **理疗**　是康复医学常用的物理治疗方法之一，家庭康复中常用的理疗方法包括红外线照射和磁疗等。

（三）家庭康复的原则

家庭康复一般应遵循以下原则。

（1）家庭康复以病人及其家属为主体，开展康复的主要场所为病人家中。

（2）需要根据康复对象的疾病种类、病情程度及自理程度等不同而制订合理的康复计划和时间表。

（3）应正确使用康复知识和技术，定期观察家庭康复治疗效果，进行功能评定，并根据病人自身情况的改变，随时调整康复内容。

（4）康复工作越早开始效果则越好，且需要持之以恒。

五、临 终 关 怀

临终关怀（hospice care）是一种姑息性治疗和照顾，在病人将要逝世前的几周甚至几个月的时间内，以综合、人性化、居家式的服务及提高临终生命质量为宗旨，提供身心一体的照顾，使临终者安然度过最后的时光。

（一）总疼痛

DR.Saunders 从社会角度审视生命终末期的感受，提出了"总疼痛"（total pain）的概念。总疼痛包括：①躯体疼痛，如骨浸润痛、呼吸困难、便秘等；②心理疼痛，如死亡恐惧、再也见不到亲人等；③社会疼痛，如离婚、失业、亲人早逝等；④灵魂疼痛，如自责、内疚、悔过等；⑤经济疼痛，如孩子抚养、老人赡养、债务偿还等。

（二）联合镇痛

总疼痛是躯体和心灵交织一体的疼痛折磨，临终者的总疼痛不能依赖单一的镇痛药物，应采取联合镇痛。联合镇痛包括对症治疗、心理看护、社会支持等综合措施，临床镇痛一般包括应用镇痛药物、神经封闭、麻醉、医护呵护、居家团队合作及支持。

一般由医生、护士、药剂师、法律顾问、社区人员、志愿者及宗教人员等组成临终关怀团队，齐心协力满足临终者及其家人的生理、心理、社会和经济的需要。应做到以下几点。

1. 耐心倾听、彻底实施　对于大多数临终者，倾听都是有效"治病良药"。耐心倾听病人的诉说，听其言方可理解其感受与体验，才能共情。避免临终者与家人隔离，尽量减少病人的孤独感。应充分保持病人尊严，避免提供增加痛苦且拖延死期的消极性治疗。

2. 尊重病人权利　临终关怀在家中或医院环境中的服务均有效，重要的是尊重病人的选择。美国精神科专家 Elisabeth Kubler-Ross 认为，大多数临终病人都会经受感性适应和死亡过程反应的 5 个阶段，即否认期、愤怒期、商讨期、抑郁期、接受期，部分病人只经过两个或三个阶段。因此，应根据病人的意愿如实告知病情，但应注意策略：①随病情发展慢慢告知实情，使病人有一定时间心理脱敏，逐步增加其承受力；②通过对治疗预后的乐观态度，给予心理支持，唤起战胜疾病的希望、勇气和毅力；③以语言和情感交流，提供保守的推测。

3. 尊重生命质量胜于数量　临终关怀是为了改变短暂的生命质量，而不是盲目的延长生命时间。临终关怀旨在为病人营造一个舒适、有意义、有尊严和温暖的生活空间，使其在有限的时间里减少痛苦折磨、与家人共度温情时光，平静安详的迎接死亡。

（三）帮助临终病人的家庭

临终关怀还需要重视对临终病人家庭的照顾，内容包括但不限于以下措施。

（1）团队人员为家庭提供支持，如对家人的治疗、帮助和引导。

（2）了解谁是最悲痛者、谁是竭力照顾者，他们是否也有健康问题，为其提供帮助，尤其是丧偶、丧子者。

（3）提醒家庭应为临终者做些什么，如满足最后遗愿、释放过往人际冲突、选择最后度过地点、安排居丧等。

（4）鼓励家人发泄，释放长期压抑在内心的悲伤。

（5）安排邻居、亲友中有相同体验的人与难以解脱的成员进行交流。

（6）暂时脱离原来的生活环境，避免睹物思人。

（王良君　吴　辉）

复 习 指 导

1. 家庭是通过生物学关系、情感关系或法律关系连接在一起的一个群体。其结构包括家庭外部结构和家庭内部结构。

2. 家庭的外部结构又称为家庭类型，包括核心家庭、主干家庭、联合家庭和其他家庭类型。家庭的内部结构表现为家庭的权利结构、家庭角色、家庭成员的沟通方式和家庭价值观。

3. 家庭的功能主要包括六个方面：分别是满足感情需要的功能，生殖和性需要的功能，抚养和赡养的功能，社会化的功能，经济支持的功能，赋予成员地位的功能。

4. 家庭生活周期分为新婚期、第一个孩子出生、有学龄前儿童、有学龄儿童、有青少年、子女离家期、空巢期、退休期 8 个不同的阶段，每个阶段都有不同的健康照顾重点。

5. 家庭评估方法有：家庭基本资料的收集、家系图、家庭圈、家庭关怀度指数、家庭适应度及凝聚度评估量表、McMaster 家庭评估模型、P.R.A.C.T.I.C.E. 评估模型。

全科医生在提供以家庭为单位的照顾时，可根据家庭照顾目的和内容的不同，采取家庭访视、家庭咨询、家庭病床、家庭康复、临终关怀等一种或多种形式进行家庭照顾。

第8章 以社区为基础的健康照顾

学习要求

　　掌握社区的定义，COPC 的定义、内容及步骤，掌握社区卫生诊断的定义、目的、意义、内容及实施步骤；熟悉国家基本公共卫生服务的内容和具体实施方式，熟悉社区卫生诊断的工作流程与方法，学会根据社区资源进行社区卫生诊断及确定优先解决的问题；了解社区卫生诊断报告的书写格式。

　　全科医疗立足于社区，距离居民居住地点最近，就诊不受时间、地点和科别的限制，无论是躯体、心理或人际关系的问题，都能得到便捷和周到的服务，必要时还可以动用社区资源为病人排忧解难。以社区为基础的健康照顾，其强调全科医生既服务于个人也服务于群体，既服务于病人也服务于健康人群，它的服务目标是社区范围内的一切卫生问题及卫生管理问题，主要涉及一、二级医疗和预防。

第一节　社区及社区健康问题

一、社区的定义与要素

　　社区（community）伴随着人类的发展而产生，社区一词最早由德国学者滕尼斯（F.Tönnies）提出，滕尼斯在他 1887 年出版的著作 *Gemeinschaft and Gesellschaft*（《共同体与社会》）中指出：社区是由共同生活在一个区域的一群人组成，他们关系密切，守望相助，防御疾病，富有人情味，社区是以家庭为基础的共同体，是血缘共同体和地缘共同体的结合。我国著名社会学家费孝通给社区所下的定义是，"社区是由若干个社会群体（家庭、氏族）或社会组织（机关、团体）聚集在某一地域里所形成的一个生活上相互关联的大集体"。

　　社区一般可分为生活社区和功能社区两种类型。生活社区更强调地域性，是根据居民居住的区域不同而形成的不同社区，如省、县、街道、乡镇、居委会等；功能社区是由不同的个体因素某种共同特点，包括共同的兴趣、利益、价值观或职业等而发生相互联系形成，如学校、工厂、军队等。在我国，社区通常习惯按行政区域来划分。城市社区一般指街道、居委会；农村社区一般指乡、镇、村。

二、社区因素与健康

社区范围内影响人们健康的因素包括社区经济因素、社区文化因素、社区机构因素、社区人力因素、社区人口因素。社区健康影响因素及解决社区卫生问题的能力，是社区全科医生开展以社区为基础的健康照顾、制订社区保健计划的重要依据。

1. **社区经济因素**　包括社区整体的经济状况、生产性质、公共设施、交通状况等。社区工业产业的发展既有好处也有害处。它在为人们提供丰富的物质文明和经济发展的同时，往往也会带来许多工业的污染。社区的企业如果不注意环境的保护，各种工业有害因素就可能会造成职业场所和社区自然环境的污染而危害社区居民的健康。社区经济状况与社区健康有着更密切的关系，落后的经济状况可能产生落后的社区环境，缺乏理想的饮食、住房、教育、公共卫生设施和卫生保健服务，可能造成学生失学、工人失业、家庭资源贫乏和社会治安混乱等一系列的问题，进而会严重影响社区居民的健康状况。当然，经济发达也会给社区带来许多相应的健康问题，如营养过剩（肥胖、高血压、冠心病等）、紧张、污染和意外事故等。

2. **社区文化因素**　包括教育、科技、艺术、习俗、道德、法律、宗教等方面。根据构成社区的基本要素，每个社区都有其特征性的文化背景，这种文化背景在某种程度上决定着社区居民对健康和疾病的信念（健康观和疾病观）、就医行为和对健康维护的态度，也影响人们的生活习惯、行为方式和自我保健能力。教育对健康的影响是多方面的。教育有利于帮助人们感知疾病和获得卫生知识，改变不良的卫生习惯，有利于帮助人们主动参与社会卫生和提高卫生服务效益。风俗习惯是人们在长期共同生活中形成的一种习惯性规范行为。风俗习惯有地区和种族的差别。风俗习惯的优劣，必然会对当地居民健康产生影响。宗教活动一方面可以给人们提供信仰支持或帮助形成有益于健康的行为习惯，另一方面也能使人们产生错误的疾病因果观和健康信念模式，导致不良的就医行为，进而影响健康。

3. **社区机构因素**　社区组织机构是维护社区居民健康的重要资源。一个完整的社区应该有系统的社区组织机构，包括社区的领导或管理机构、社区活动机构、文化教育机构、社区团体、生活服务机构、医疗保健机构和慈善福利机构等。社区医疗保健机构，如社区卫生服务机构、红十字站、疗养院等，其可用程度、可及性和有效性对社区居民健康有着巨大的影响。全科医生应了解社区中现有哪些机构或团体，它们在社区中所起的作用是什么，它们对社区居民健康的关注程度如何，以及能否与医疗保健机构进行合作，这些问题都关系到以社区为基础的健康照顾的实施。社区医疗保健机构必须与社区内外的医疗或非医疗资源建立牢固的、有效的合作机制，以满足维护社区居民健康的需要。

4. **社区人力因素**　包括各类医务人员、卫生相关人员，如行政人员、教师、宗教团体成员、居民委员会成员等。另外，社区医疗保健机构及其医务人员的服务观念、服务能力和服务方式、医疗保健行政领导者在社区中的威信和号召力，以及可动用的社区资源多寡都将影响社区卫生保健系统提供社区健康服务的能力。

5. 社区人口因素　在一定的社区环境中，人口的数量、质量和再生产的速度均决定着人们的生活水平和生活质量，也会影响社区人群的健康。人口过多必将引起人口质量下降、生活空间拥挤、公共卫生设施不足、资源贫乏、人际关系紧张、家庭问题增多和卫生服务明显不足等问题，同时，也会给社区的组织和管理带来许多困难。另外，社区老年人口的比例增加也会明显影响社区居民的健康状况。

问题讨论

2021 年第七次全国人口普查数据显示，我国 60 岁及以上人口的比重达到 18.70%，其中 65 岁及以上人口比重达到 13.50%，人口老龄化程度进一步加深。如何更好应对人口老龄化、破除养老领域痛点难点提上日程。4 月 13～18 日，国家卫生健康委、全国老龄办组织 5 个调研组赴河北、上海、江苏、浙江、安徽、福建、山东、广东、重庆、四川 10 省（市）开展老龄工作专题调研。4 月 20 日，国家卫生健康委召开老龄工作专题调研交流会。5 个调研组汇报了 10 省（市）老龄工作的进展成绩、典型经验和困难问题，并围绕完善老龄工作体制机制、加强老年健康和养老服务体系建设、建设老年友好型社会等工作提出了意见建议。据权威人士介绍，"十四五"养老服务发展战略方向主要包括加快铺设居家社区养老服务网络、增加养老服务供给、加快养老服务人才培养、架设养老信息互通认证网络、增加养老产业科技产品、增加适老化改造支持资金、加快融合医养结合机制广泛应用、增加养老金融循环利用、加快养老服务跨域监管体系等。

请分析：

请根据以上资料分析社区因素对健康的影响。

三、社区常见健康问题

全科医生立足于社区，开展以社区为基础的健康照顾，社区常见健康问题自然就成了全科医生的研究对象，是全科医疗服务的主要内容。社区常见健康问题包括社区中常见的疾病、疾患、心理与行为问题等。这些问题占社区全部健康问题的 85%～90%。全科医生把这些常见的健康问题解决在社区，为社区的全体居民提供了综合性、连续性、可及性、协调性保健服务，这也是全科医疗区别于专科医疗的重要特点之一。同时也有效地把握了病人就医的流向，解决了分级医疗的问题，并且在一定程度上控制了医疗费用的快速上涨。全科医生必须精通社区常见健康问题，充分重视家庭在疾病发生、发展以及转归过程中的作用，使得社区居民的绝大多数健康需求得到满足。因此，全科医疗成为一门独立的医学专科，是其他专科医疗所不能替代的。

基层医疗中常见的社区健康问题有 30～50 种，包括腹痛、胸痛、咽喉痛、流感、伤风、腭扁桃体炎、鼻炎、发热、急性中耳炎、急性气管炎、肺炎、慢性阻塞性肺疾病、哮喘、高血压、冠心病、充血性心力衰竭、糖尿病、骨质疏松症、脑卒中、恶性肿瘤、撕裂伤、擦伤、扭伤、腰痛、肥胖症、急性膀胱炎、阴道炎、焦虑、抑郁、接触性皮炎等。

不同地区由于经济发展水平、地理自然环境、文化风俗习惯等因素的不同，社区常见健康问题不尽相同，有时甚至可以表现出很大差别。全科医生进入社区后，首先要了解社区常见健康问题是什么，有哪些特征，为确定优先解决哪些社区常见健康问题的临床策略和方法提供依据。上述与疾病有关资料都可以以门诊病人即医疗卫生服务利用者的情况进行统计分析，而非整个社区居民的患病情况。但是，英国学者 Kerr White 等的研究表明，在社区 16 岁以上的居民中，1 个月内约有 75% 的人会出现健康问题，医生只能接触到其中·1/3 有健康问题的人，剩下的 2/3 有健康问题的人或自行康复或利用各种形式的自我保健获得康复。门诊所能接触到的健康问题只是其中的一部分，因此，要了解社区常见健康问题除了通过对门诊病人进行调查外，更重要的是要对社区全体居民的健康状况有明确的掌握，这就必须通过社区诊断的方法来完成。

第二节　社区为导向的基层医疗

一、COPC 的起源

社区为导向的基层医疗（Community Oriented Primary Care，COPC）的雏形可以追溯到 20 世纪 20 ～ 30 年代。首次提出 COPC 这一术语的是南非医师 Sidney. Kark。20世纪 40 ～ 50 年代，Kark 医生及其同事就在南非的 Pholela 和以色列的 Kiryat Yovel 开始对 COPC 进行了初步的尝试，开展了以社区为基础的综合性的医疗和预防服务。他们在医学院校的支持下组建了一个多学科的基层医疗团队，包括医生、护士、健康教育者和记录员，应用临床流行病学、社会心理学、基础医学和基层医疗等方法进行社区卫生需求评估，掌握社区卫生状况、人口学、行为和环境等特征，提供综合性的预防、治疗和健康教育等服务。他们不仅成功地实施了 COPC 并取得了良好的效果。从 20 世纪 70年代初开始，SidneyLv.Kark 和他的同事们陆续报道了他们在南非和以色列的工作情况，正式提出了 COPC 的概念，并将其用于实践。Kark 在实践中发现，社区的健康问题与社区的生物性、文化性、社会性特征密切相关，健康服务不应局限在病人和疾病上，而应注意与社区环境及行为的关系，他主张基层保健医生应把着眼点从传统的临床方面扩大到流行病和社区方面。20 世纪 80 年代 COPC 在美国兴起。正如 Muclan 医生指出（1982年），20 世纪 70 年代是美国家庭医学发展的年代，20 世纪 80 年代则是 COPC 发展的年代。他报道了 COPC 在美国实施的情况，并指出 COPC 的特征是传统的公共卫生与临床医学实践的结合。目前，许多国家的基层医疗单位，如社区卫生服务中心、私人诊所、群体医疗中心、政府或基金会支持的医疗机构、健康维护组织（HMO）都广泛开展了 COPC计划。

二、COPC 的定义和基本要素

（一）社区为导向的基层医疗的定义

COPC 是一种将社区和个人的卫生保健结合在一起的系统策略，是指在基层医疗中，重视社区、环境、行为等因素与个人健康的关系，把服务的范围由狭小的临床医疗扩大到流行病学和社区来提供照顾的观点。将以个人为单位、治疗为目的的基层医疗与以社区为范围、重视预防保健的社区医疗两者有机地结合于基层医疗实践中。例如糖尿病的防治，对于个人层次的主要措施是控制病人的血糖、预防并发症，包括根据病史、体格检查、实验室检查做出临床评价和药物管理，对病人的饮食和锻炼进行健康教育；对于社区或人群层次，要达到控制血糖和预防并发症的目的，需要使用一些不同的方法，其主要措施是识别血糖控制较差的人群，调查其原因，并制订一系列干预计划，在目标人群中改善这些人的健康状况。对所有糖尿病病人每年进行一次眼底检查或其他检查，监测并发症发生的情况。全科医生还会提出下列问题，如什么因素与人群中糖尿病的发病率与死亡率有关；人群对于防治糖尿病、肥胖、体育锻炼的知识和态度；有多少糖尿病病人正在得到治疗，有多少糖尿病病人的病情已经得到控制等。根据 COPC 模式，人们期望在高危人群中预防糖尿病的发生，而不仅是提高对现有病人的治疗水平。

（二）COPC 的基本特征

COPC 是基层医疗的一种服务模式，是社区群体卫生保健与个体卫生保健的结合，其基本特征主要体现在以下几方面。

（1）将流行病学、社区医学的理论和方法与临床技术相结合。

（2）通过社区诊断确定社区健康问题及影响因素。

（3）根据问题解决的优先原则，设计可行的解决方案。

（4）社区参与，充分发挥全科医生作为社区健康协调者的角色，运用社区资源实施社区健康项目并予以评价。

（5）所开展的项目为社区全体居民的健康负责。

（6）保证医疗保健服务的可及性和连续性。

（三）COPC 的基本要素

COPC 模式一般包含 3 个基本要素：一个基层医疗单位（如街道医院或乡卫生院）、一个特定的人群（社区）和一个确定解决社区主要健康问题的实施过程。COPC 是基层医疗实践与流行病学、社区医学的有机结合，形成了立足于社区、以预防为导向、为社区全体居民提供服务的新型基层医疗服务模式，其重心是社区保健，但它忽略了家庭的作用。全科医疗则将家庭这一要素与传统的基层医疗相结合，将个人疾病的诊疗服务扩大到以家庭为单位的服务，同时，也扩大到社区服务，其重心是以家庭为单位的保健，并与以社区为基础的 COPC 服务有机地结合起来。全科医疗的实施使 COPC 的原则更容易贯彻到基层医疗服务中去，而 COPC 则为开展以社区为基础的健康照顾提供了服务模式。

三、COPC 的实施步骤

（一）确定社区以及社区人群

实施 COPC 时首先要确定社区的范围，如确定某个街道、居委会、乡、镇为一个社区。这是最初的步骤。全科医生要考虑整个人群，特别是哪些不常来看病人的人群的情况。

全科医生可列出社区人群中每个成员清单及他们的社会人口学特征、文化水平、健康相关行为。同时，也要确定一个主要负责的基层医疗单位。如确定由街道社区卫生服务中心为负责实施 COPC 的基层医疗单位。

（二）通过社区诊断，确定社区主要健康问题

一旦人群确定后，全科医生要运用流行病学、卫生统计学的方法评价社区的人群健康问题和主要危险因素、卫生服务状况和可利用的卫生资源，最终确定主要的健康问题。例如某社区有人口 177 512 人，男性、女性各占 51.9% 和 48.1%。居民前 5 位死因为脑血管疾病、恶性肿瘤、呼吸系统疾病、损伤和中毒、心血管疾病。社区 35 岁以上人群高血压患病率为 23.2%，管理率 45%；糖尿病患病率 13%，管理率 32%；慢性阻塞性肺疾病患病率 11.6%。社区主要健康问题是高血压、糖尿病、慢性阻塞性肺疾病。影响社区居民整体健康水平的主要因素是居民对高血压、糖尿病知识的知晓率低，不参加体育锻炼，不吃或少吃奶制品，吸烟，口味偏咸。社区人群健康状况评价及主要健康问题的确定，除基层医疗单位和全科医生外，还需与流行病学专家、社会医学专家及社区行政机构共同讨论研究确定。

（三）确定需优先解决的健康问题并制订社区干预计划

大多数的社区都不具备同时解决社区人群中所有健康问题的人力、物力及财力。所以必须针对某些主要的健康问题，集中有限的资源全面综合地解决一个或几个主要的健康问题。根据问题的严重性和重要性确定社区主要健康问题的排列顺序，然后考虑问题的可改变性及可行性，即社区能提供的资源、解决问题的能力以及社区的客观需要和社区居民的需求，确定解决问题的优先顺序。可以反复地运用小组投票的方法确定优先顺序。

（四）制订社区干预的计划

确定优先解决的问题后，应制订社区干预计划，干预计划包括确定目的和目标，以及实现目标的策略和方法。有效地社区干预计划应明确需要做什么，何时做及负责人。应结合社区居民和社区管理机构的意见制订计划方案。计划的形式可以不同，但要尽可能详细。一般将要做的工作分为 4 步，即工作准备、布置任务、实施和评价，还应包括计划实施时间表。

（五）计划实施

COPC 方案实施的过程要重点加强监控，监控的目的是提高干预的质量。监控可利用人群调查资料或门诊资料及其他可用的资料。不管使用哪种方法，必须在干预开始前建立监控的技术和评价的方法，COPC 计划实施过程中及实施完成后都要及时追踪计划实施情况，并评价实施效果。COPC 实施以基层医疗单位为主，需要动员社区各种资源，如慢性病防治机构、健康教育机构、居委会、工会、学校等。COPC 项目的负责人应有较强的社会工作能力，一般由基层单位负责人和社区管理机构的领导共同担任。政府、其他社会团体的参与尤为重要，COPC 的实施有时需要借助行政的力量。在计划实施之前，还应进行广泛的群众宣传，以调动全体居民的积极性，主动配合 COPC 的实施。

（六）计划评价

COPC 循环的最后一步是项目评价，是指根据预先确定的目标，对整个项目的各项活动的发展和实施、适合程度、效率、效果、费用等进行分析比较，判断项目中设定的目的是否达到以及达到的程度，为决策者和参与者提供有价值的反馈信息，以改进和调整项目的实施。COPC 项目的评价是整个计划的一个重要组成部分，包括过程评价和效果评价。

过程评价贯穿于项目的每一个阶段之中。其目的是通过监测和评价各阶段活动的进展情况、干预活动的效果，进行信息反馈，这对及时了解项目实施的进展，调整不符合实际的计划，保证综合防治的成功是非常重要的。

效果评价主要评价计划是否达到预期的干预目的。效果评价包括近期影响评价和远期效果评价。近期影响评价的目的是确定项目实施后对中期目标，如行为或政策改变的作用，即项目执行后的直接效果。远期效果评价的目的是评价项目实施后对最终目的或结果的作用，即项目执行的长期效果，如患病率或健康状况的改变，人们的生命质量是否得到改进等。对社区健康项目来说，主要强调过程评价和近期影响评价。评价必须要针对整个人群，如只对其中一部分人（病人）做评价将会得到错误的结果，评价应包括对计划实施后的正面和负面两方面的影响。

四、COPC 的实施阶段

由单纯的医疗服务发展到 COPC 模式，需要有一个过程，尤其需要医生和社区转变观念，更新知识和服务技能。根据 COPC 实施的情况，一般把它分为 5 个实施阶段或等级。

1.0 级 无社区的概念，不了解所在社区的健康问题，只对就医的病人提供非连续性的照顾。

2.1 级 对所在社区的健康统计资料有所了解，缺乏社区内个人健康问题的资料，根据医生个人的主观印象确定健康问题的优先顺序及解决方案。

3.2 级 对所在社区的健康问题有进一步的了解，有间接调查得到的社区健康问题资料，具备制订计划和评价的能力。

4.3 级 通过社区调查或建立的个人健康问题档案资料能掌握所在社区 90% 以上的居民的个人健康状况，针对社区内的健康问题采取对策，但缺乏有效地干预策略。

5.4 级 对社区内每一位居民均能建立个人健康档案，掌握个人的健康问题，建立家庭健康档案和社区健康档案，采取有效地预防保健和疾病治疗措施，建立社区内健康问题资料的收集渠道和评价系统，具备解决社区健康问题的能力和协调管理社区资源的能力。

0 级是 COPC 的原始阶段，4 级是 COPC 的理想阶段，也是 COPC 实施的最终目标。目前大部分医疗单位处于 0 ～ 1 级。

五、COPC 与基本公共卫生服务

新中国成立以来，尤其是改革开放以来，我国用较少的投入取得了医疗卫生事业较大的成就，但随着社会的发展，投入与需求的矛盾越来越突出，忧患也越来越大，已严重影响到国民的健康素质。上述问题既加重了"重治轻防"问题的严重性，加重了疾病的个人、家庭和社会负担，也与"预防为主"的医疗卫生工作方针相悖。由此建议建立健全城乡社区基本公共卫生服务网络，普及基本公共卫生服务，适时扩大服务范围。建立有效的村卫生室和社区卫生站医生增补机制和人力资源培训机制，加快"乡镇区域医疗中心"建设进程，以保障人人享有基本水平的基本公共卫生服务。

基本公共卫生服务，是指由疾病预防控制机构、城市社区卫生服务中心、乡镇卫生院等城乡基本医疗卫生机构向全体居民提供的服务，是公益性的公共卫生干预措施，主要起疾病预防控制作用。基本公共卫生服务均等化有三方面含义：一是城乡居民，无论年龄、性别、职业、地域、收入等，都享有同等权利；二是服务内容将根据国力改善、财政支出增加而不断扩大；三是以预防为主的服务原则与核心理念。国家基本公共卫生服务具体内容见表 8-1。

表 8-1　2017 年国家基本公共卫生服务项目一览表

序号	类别	服务对象	项目及内容
1	建立居民健康档案	辖区内常住居民，包括居住半年以上非户籍居民	①建立健康档案。②健康档案维护管理
2	健康教育	辖区内常住居民	①提供健康教育资料。②设置健康教育宣传栏。③开展公众健康咨询服务。④举办健康知识讲座。⑤开展个体化健康教育
3	预防接种	辖区内 0～6 岁儿童和其他重点人群	①预防接种管理。②预防接种。③疑似预防接种异常反应处理
4	儿童健康管理	辖区内常住的 0～6 岁儿童	①新生儿家庭访视。②新生儿满月健康管理。③婴幼儿健康管理。④学龄前儿童健康管理
5	孕产妇健康管理	辖区内常住的孕产妇	①妊娠早期健康管理。②妊娠中期健康管理。③妊娠晚期健康管理。④产后访视。⑤产后 42 天健康检查
6	老年人健康管理	辖区内 65 岁及以上常住居民	①生活方式和健康状况评估。②体格检查。③辅助检查。④健康指导
7	慢性病病人健康管理（高血压）	辖区内 35 岁及以上常住居民中原发性高血压病人	①检查发现。②随访评估和分类干预。③健康体检
	慢性病病人健康管理（2 型糖尿病）	辖区内 35 岁及以上常住居民中 2 型糖尿病病人	①检查发现。②随访评估和分类干预。③健康体检
8	严重精神障碍病人管理	辖区内常住居民中诊断明确、在家居住的严重精神障碍病人	①病人信息管理。②随访评估和分类干预。③健康体检
9	结核病病人健康管理	辖区内确诊的常住肺结核病人	①筛查及推介转诊。②第一次入户随访。③督导服药和随访管理。④结案评估
10	中医药健康管理	辖区内 65 岁及以上常住居民和 0～36 个月儿童	①老年人中医体质辨识。②儿童中医调养

续表

序号	类别	服务对象	项目及内容
11	传染病和突发公共卫生事件报告和处理	辖区内服务人口	①传染病疫情和突发公共卫生事件风险管理 ②传染病和突发公共卫生事件的发现和登记 ③传染病和突发公共卫生事件相关信息报告 ④传染病和突发公共卫生事件的处理
12	卫生计生监督协管	辖区内居民	①食源性疾病及相关信息报告。②饮用水卫生安全巡查。③学校卫生服务。④非法行医和非法采供血信息报告。⑤计划生育相关信息报告
13	免费提供避孕药具		①省级卫生计生部门作为本地区免费避孕药具采购主体依法实施避孕药具采购。②省、地市、县级计划生育药具管理机构负责免费避孕药具存储、调拨等工作
14	健康素养促进行动		①健康促进县（区）建设。②健康科普。③健康促进医院和戒烟门诊建设。④健康素养和烟草流行监测。⑤ 12320 热线咨询服务。⑥重点疾病、重点领域和重点人群的健康教育

资料来源：《关于做好 2017 年国家基本公共卫生服务项目工作的通知》国卫基层发〔2017〕46 号

链　接

谁来享受基本公共卫生服务？

凡是中华人民共和国的公民，无论是城市或农村、户籍或非户籍的常住人口，都能享受国家基本公共卫生服务。不同的服务项目有不同的服务对象，可分为：①面向所有人群的公共卫生服务，如统一建立居民健康档案、健康教育服务、传染病及突发公共卫生服务事件报告和处理、卫生监督协管服务等；②面向特定年龄、性别、人群的公共卫生服务，如预防接种、孕产妇与儿童健康管理、老年人管理等；③面向疾病病人的公共卫生服务，如高血压、2 型糖尿病、重性精神疾病病人健康管理等。

第三节　社区卫生诊断

社区卫生诊断是制定卫生政策、合理配置卫生资源的重要依据。要想提供良好的社区卫生服务，首先要有一个正确而完整的社区卫生诊断。社区诊断的流程包括资料设计，收集与分析，确定社区主要健康问题，了解居民对卫生服务的需求，制订社区健康计划，动用社区资源，并对实施的健康计划进行评估，以达到预防疾病促进健康的目的。

一、社区卫生诊断的定义

社区卫生诊断（community health diagnosis）是借用临床诊断这个名词，运用社会学、人类学、流行病学、卫生统计学和心理学等方法对社区各方面进行考察，收集并分析资料，确定社区主要优先解决的卫生问题，通过实施卫生行动，充分利用社区现有的卫生资源解决社区主要卫生问题的过程。社区卫生诊断是制订社区卫生服务计划的基础，是组织社区卫生保健的前提，是制定卫生政策的依据。

社区卫生诊断不同于临床诊断，其根本区别在于临床诊断是在疾病发生之后，并且是在临床医生对病人实施体格检查和实验室检查后，结合病人的症状和体征，综合分析得出的疾病诊断。而社区卫生诊断则是社区卫生工作者主动地利用科学的方法收集社区内居民身体健康状况、社区内可利用的卫生资源及卫生资源的利用情况等资料来对社区整体的健康状态进行描述，并确定社区内主要优先解决的卫生问题的过程。

二、社区卫生诊断的目的与意义

社区卫生诊断是制定卫生政策、合理配置卫生资源的重要依据。要想提供良好的社区卫生服务，首先要有一个正确、完整的社区卫生诊断，以了解社区的健康问题及居民对卫生服务的需求，从而可以制订出有效的卫生服务计划。就像医生治疗病人一样，首先需要有正确的诊断才能开出具有针对性的治疗处方。在开展社区卫生诊断之前，必须要掌握大量的资料，包括生命统计、健康问题、卫生服务利用情况等。通过这些资料寻找出影响健康的主要卫生问题及其原因，描绘出社区健康状况并且确定出优先的处理顺序。

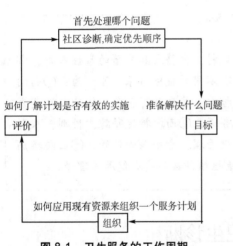

图 8-1　卫生服务的工作周期

社区卫生诊断的目的主要包括以下几方面。

（1）发现社区所存在的卫生问题。

（2）明确社区内居民的卫生服务需要和需求。

（3）确定社区中需要优先解决的卫生问题。

（4）为将要实施的社区卫生服务项目提供依据。

（5）为社区内开展的其他工作奠定基础。

（6）动员和争取社区各方面的力量参与社区卫生服务项目等。

社区卫生诊断是卫生服务工作发展周期中重要的一个环节。按照该工作周期（图 8-1），社区卫生服务是具有一定的步骤，循序渐进，周而复始的工作。

社区卫生诊断一旦完成，就应该制订社区卫生工作目标，确定从哪些方面着手改善卫生服务、应该受到卫生服务照顾的对象是谁、何时提供这些服务等问题，同时还要考虑相应的人力、物力和财力等资源的情况。在计划实施以后，要对其效果进行评价，看是否达到了预期的目标。而后又重新回到了社区卫生诊断，进入下一轮的周期。

三、社区卫生诊断的主要内容

（一）查明社区卫生问题及其影响范围与严重程度

采用描述流行病学的方法，通过问卷调查法和与居民、医生、管理者等进行访谈的方法，调查社区居民中存在的各种疾病与常见的症状，明确疾病在不同人群、不同地区、不同时间的发病率、患病率、死亡率的分布状况和严重程度等。此外，还要明确社区的环境状况，包括自然环境和社会环境。自然环境如安全饮用水的普及情况、环境污染情况、家庭居住环境，以及各种学习环境等；社会环境如经济水平、教育水平、家庭结构与功能、社区的休闲环境等。

（二）确定应优先解决的社区卫生问题

一个社区或人群在一定时期内所面临的卫生问题往往是众多的。卫生服务的供方由于卫生资源的限制，不可能面面俱到地解决所有的卫生问题。为此，必须根据一定的原则来明确某些优先的问题，对其施加必要的干预措施，以达到预期目标。只有这样，才能最大限度地发挥有限资源的作用。

（三）明确目标人群有关特征

对优先问题所涉及的人群，应采用相应的流行病学和统计学方法，对其社会、经济、人口等方面的特征进行详尽的描述和分析，以明确重点或高危目标人群，为干预提供必要的依据。同时要收集社区人口学资料，如人口数量与结构、出生与死亡情况等；社区健康状况，如人口的自然增长趋势、死亡率、死亡原因构成、发病率、患病率等；人群的主要危险因素，如吸烟、饮酒、社区人群的健康信念、求医行为等。

（四）查明优先卫生问题的必需和辅助原因

病因学研究已经证明，任何卫生问题的原因都是多因素的，由此就有了"病因链"和"病因网"之说。此外，在所有的疾病病因中，根据其对疾病的贡献程度，又可分为"必需病因"和"辅助病因"两类。前者是疾病发生的基础，后者是疾病发生的条件。搞清病因的类型，可以指导我们采取不同的处理对策。

（五）明确社区可利用的资源

社区卫生服务的资源不仅仅来源于卫生机构，政府、社区、其他组织乃至居民的资源均可用于社区卫生服务工作。要弄清哪些资源是可利用的，哪些资源是尚待开发利用的。社区内可用于解决健康问题的资源主要包括以下 5 种。

1. **经济资源** 指社区整体的经济状况、公共设施、产业结构、交通状况等，这些资源的丰富程度与分布，直接影响到卫生保健服务的提供和利用。

2. **机构性资源** 包括医疗保健机构，社会福利机构、社会慈善机构、文化教育机构、社会团体如工会及协会等。对于这些机构的功能及其居民的可用性和可及性的掌握，有助于社区卫生服务的连续性与协调性发展。

3. **人力资源** 包括各类医务人员和卫生相关人员，如行政人员、居民委员会人员、宗教人员等。这些人员都是社区卫生服务的有效资源。

4. **社区动员的潜力** 社区动员潜力是指社区内可动员为医疗卫生保健服务的所有人、财、物、信息、技术等资源。包括居民的社区意识、社区组织的活动，社区居民对卫生事业的关心程度，社区人口的素质与经济能力等。

5. **争取有关组织和机构的支持** 社区卫生服务工作不仅是卫生部门的事，还应是全社会的责任。卫生工作者应善于沟通，能积极争取社区有关组织和机构的理解与支持，建立必要的机制，使"健康为人人，人人为健康"的目标成为现实。

四、社区卫生诊断的工作流程与实施步骤

社区卫生诊断的流程一般包括设计准备、资料收集、资料统计和分析报告（图8-2）。根据工作流程，开展社区卫生诊断工作应包括以下6个基本步骤。

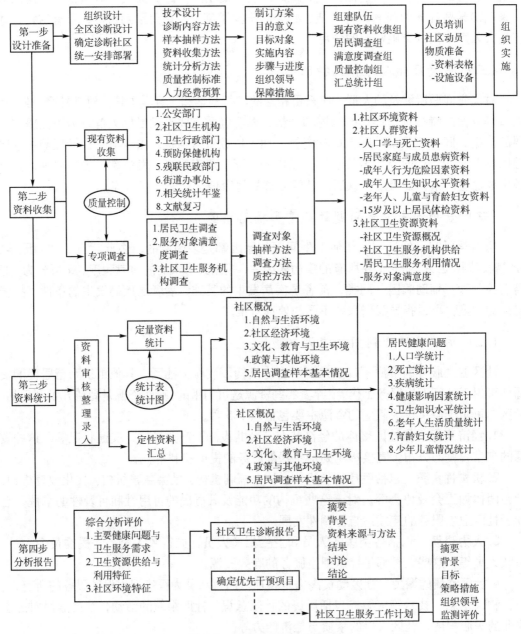

图8-2 社区卫生诊断流程图

资料来源：《社区卫生诊断技术手册（试用）》，董燕敏，陈博文 .2008

（一）收集资料

收集资料是进行社区卫生诊断的基础，只有在完整、可靠的信息基础上才能发现社区存在的问题，做出正确的诊断。一般来讲，首先在现有的资料中寻找需要的信息；在充分利用现有资料的基础上，如果还不能得到所需要的信息，就要开展专题调查。收集的资料类型和范围，主要视研究目的与类型而定。既可有定性资料，也可有定量资料；既可是一般人口学特征的资料，也可是特殊问题的资料。所收集的资料必须既能够应用于社区卫生诊断，又能够解释与健康状况目标有关的一些问题，并且能够为制订卫生工作计划提供参考依据。

一般在收集资料前，要明确几个问题：①需要什么样的信息？②从现有的资料中能否得到这些信息？③调查的对象是谁？④应该到什么地方调查？⑤用什么方法调查？⑥可能的结果是什么？⑦所得到的结果有什么用？只有在明确了上述几个问题的情况下，再开始收集资料的过程，这样所获资料的可靠性、真实性和完整性才能得到保证。

1. **资料的内容**　进行社区卫生诊断常常需要收集以下几方面的信息。

（1）社区背景信息：如地理位置、地形、地貌等自然资源，经济状况、风俗习惯及交通、通讯等。社区内的政府机构、民间团体和学校、幼儿园等分布情况。

（2）有关人口学信息：包括社区的人口数量、性别、年龄结构；人群职业特点、民族、文化程度；重点人群和高危人群的特征。

（3）社会和经济指标资料：包括收入、财产、就业、生活环境、文化水平、生活秩序、业余文化生活等。

（4）生活方式资料：包括滥用药物、不合理营养、缺乏自我保健意识、生活空间的限制等。

（5）社区健康状况资料：如人口出生率、死亡率、病残率，疾病的发病率、患病率和总的发病率等。

（6）卫生服务设施与人员情况：包括病床数、社区卫生服务站等资料，人力资料包括医生、护士、牙科医生及其他人员数等。

（7）医院成本：诊断治疗和护理成本、工资、医疗补助等。

（8）卫生服务利用资料：从医院获得的资料包括就诊人数、住院人数等；从病人调查中获得的资料；从居民调查中获得的资料；根据地理、经济、文化等因素对卫生服务的影响程度而获得的度量资料；根据时间、路程对卫生服务方便性构成影响的资料；寻求卫生服务的理由、获得卫生服务的障碍。

2. **资料的来源**　资料的来源有两种：一是利用现有的资料；二是利用专项调查的资料。现有的资料主要包括各个部门和系统的常规报表，如卫生系统的疾病统计资料、病例档案及公安部门的人口资料和统计部门的经济资料等。资料来源的渠道通常有卫生部门、统计部门、医学院校、医疗机构、地方政府的计划部门及相关组织等。

3. **收集资料的方法**　社区卫生诊断常用的基本方法分为定性研究方法和定量研究方法两大类。定量研究方法主要是流行病学研究方法，如结构式访谈、现场自填问卷、信访等。定性的方法，如观察法、个人深入访谈法、专题小组讨论、选题小组讨论等。

（二）问题分析

问题分析是一种系统的解决问题的过程。问题分析是社区卫生诊断的第一步，任何一项工作的开展，都是从问题开始的。问题分析所关注的只是问题的本身，而不是解决问题的办法。只有弄清了问题的实质，才能着手解决问题。为了解决某个问题，人们往往设立一些项目有针对性地加以解决。在执行项目之前，首先要搞清楚以下情况。

（1）问题是什么？即找到工作应解决的靶子。

（2）问题的特征是什么？即弄清问题的特点、结构等，便于对其进行细分。

（3）问题的分布和范围如何？即查明问题的涉及面和分布特点。

（4）问题的危害是什么？即明确问题的危害性及其程度等。

（5）谁认为这是个问题？是专家、政府，还是居民？即弄清问题的解决是基于需要，还是基于要求的。因为不同的人对同一问题的看法往往是不同的，有时甚至是完全相反的。

（6）问题的真正原因是什么？即查明问题的主要原因和影响因素等。

（三）社区现场的定性考察

有学者误将社区卫生诊断理解为必须是一种定量的调查，只有通过大样本的定量调查所获得的资料，才能客观地反映居民的实际情况。实际上，并非如此。有时研究者深入社区，找到当地的知情人（如街道领导、当地的医生、群众代表等），采用定性的研究方法就可以较为广泛和深入地了解有关的情况，如有关的环境因素，社区所面临的主要卫生问题，所威胁的人群，以及社区卫生工作者的态度等。这样做的优点是既可以避免大样本人群调查的资源浪费，又可以较为深入地了解有关的情况。在有些时候，定性调查可能是唯一行得通的方法。社区定性考察的方法主要包括：①家庭访视，了解家庭状况等；②访问社区负责人和医务人员，了解社区的主要健康问题；③查阅各种现有的相关资料，如文献记录、卫生统计资料、医院病历、人口普查资料等；④利用各种普查和周期性健康体检资料，获得该社区的营养状况、基础卫生保健、疾病和死亡资料等。

将收集的资料进行整理与分析，针对不同人群（决策者、公众、专业人员或机构等）的诊断，通过多种途径与方式将初步结果展示或反馈。这样做的主要目的是引起人们对问题的关注，同时可以进一步拓宽问题的范围和加深对问题的认识。

（四）决定优先解决的问题

在确定了社区内需解决的卫生问题后，就应该对该卫生问题进行全面的了解。重要的方法之一就是查阅与该卫生问题相关的文献综述，其主要目的：①了解所研究的卫生问题的历史、现状与发展趋势，为社区卫生诊断提供背景信息；②寻找可借鉴的研究方法；③对研究对象有一定的了解，有助于观察和访谈；④了解该卫生问题的全貌。值得注意的是，文献所收集的材料内容庞杂、分散，应注意其可靠性和真实性。

一个社区或人群，在同一时期所面临的卫生问题往往是众多的。研究者必须根据以下几个基本原则，从中决定优先解决的问题，只有这样才能集中资源和精力达到预期的目标。在确定优先解决的问题时，应从以下几个方面考虑。

1. 普遍性　所确定的优先要解决的卫生问题在社区的人群中普遍存在，而不仅局限于某一区域或某一部分人群。通常是以某种卫生问题发生频率的高低表示，如使用某种疾病的发病率和患病率的高低表示。

2. 严重性 卫生问题对社区内居民的健康状况影响很大，所造成的后果较为严重。例如，某种传染病所致的终身残疾等。

3. 紧迫性 卫生问题已经引起了政府的强烈关注，国家出台了相应的政策，要求必须在近期内解决问题。如对儿童进行脊髓灰质炎疫苗的强化免疫。

4. 可干预性 卫生问题能够通过某些特定的措施或活动加以解决或改善。例如，通过宣传教育和定期为居民测量血压，可以改变社区内居民的不良生活习惯和监测高血压病病人，以达到控制高血压病和减低心脑血管疾病发生率的目的。

5. 效益性 即在相对固定的资源条件下，解决该卫生问题所取得的社会效益与经济效益均最佳，也就是具有较高的成本效益。例如，给新生儿接种乙肝疫苗可以预防乙型肝炎的发生，减低乙肝的发病率。这一干预措施被公认为是具有较高的成本效益的。

（五）目标人群的描述，考虑干预的可行性

对目标人群特征（如人口学特征、所处环境等）进行详尽的归类与描述，一方面可为今后的干预实施提供线索与资料，同时也可比较不同特征人群的诊断和干预效果等。根据社区卫生问题的优先顺序，制订出解决该卫生问题的计划，如干预的地点、时间、经费、效果、可利用的社区资源等。其中，可利用的社区资源，除通过各种渠道筹集必需的资源外，更为重要的是要注重对社区已有资源的开发利用，充分提高其使用效率，可采取重新配置或优化管理程序等方法达到这一目的。

（六）书写诊断报告

社区卫生诊断的结果需要以诊断报告的形式进行表达。具体内容如下。

（1）社区的基本情况：社区一般情况简介，提出开展社区卫生诊断的目的，开展本次社区卫生诊断的意义。

（2）调查的目的、内容、方法及调查人数。

（3）调查的结果与分析：主要的社区卫生问题是什么，该问题的影响范围或涉及人群大小；该问题的严重程度，引起问题的主要原因和次要原因；哪些原因是可变原因，哪些是不可变的原因；该问题对其他问题的影响，与社区优先领域或关心问题的联系等。包括流行病学诊断、行为与环境诊断、教育与组织诊断、管理与政策诊断。

（4）确定解决主要问题时社区可利用的资源：社区卫生服务的资源不仅仅来源于卫生机构，政府、社区、其他组织乃至居民的资源均可用于社区卫生服务工作。

（5）社区卫生问题的解决措施：卫生服务提供和利用情况；社会动员解决该问题的可能性以及评价方法等。

五、社区卫生诊断实施方案实例

××市××区社区卫生诊断实施方案。

1. 社区诊断的目的 确定××区慢性病的主要问题；寻找造成这些主要问题的可

能原因和影响因素；确定 ×× 区综合防控的慢性病优先问题与干预重点人群及因素；摸清 ×× 区卫生资源配置情况；为 ×× 区慢性病综合防控效果的评价提供基础数据。

2. 社区诊断的内容

（1）×× 区基本情况：包括 ×× 区特点、自然环境、人口学特征、经济状况、文化教育卫生状况，包括人口数量、构成、发展趋势、人均收入。

（2）×× 区疾病谱特点：包括死亡率、患病率、就诊率、医疗费用等。

（3）行为危险因素现况：包括饮食、锻炼、吸烟、饮酒等信息。

（4）辖区内社区条件和设施情况：包括食品标签等推广情况、健身设施、环境改善情况等。

（5）慢性病防控相关组织机构和人员情况：包括与慢性病防控有关的不同部门和机构的工作职责、内容、人员配备情况。

（6）现有的卫生、疾病防治政策：包括慢性病防控有关政策现状、经费来源、机构和人员、医疗服务提供等。

（7）×× 区慢性病防控重点人群、优先策略、目标、行动措施和评价标准。

3. 社区诊断的材料收集方式　资料来源包括从卫生部门或机构、其他政府部门或机构收集的信息和资料，以及通过专题调查获得资料。具体资料的收集方式：① ×× 区基本情况（从政府部门收集）；② ×× 区疾病谱特点（社区居民专题调查、查阅 ×× 区卫健委卫生统计年鉴）；③ 行为危险因素现况（社区居民专题调查）；④ 辖区内社区条件和设施情况（社区现状专题调查）；⑤ 慢性病防控相关组织机构和人员情况（卫生机构现状专题调查：包括 ×× 区疾病预防控制中心、×× 区妇保所、×× 区卫健委管辖医院，辖区范围内乡镇卫生院、村卫生室、社区卫生服务中心与社区卫生服务站）；⑥ 现有的卫生、疾病防治政策（×× 区相关政策、制度、管理办法等专题调查）；⑦ ×× 区慢性病防控重点人群、优先策略、目标、行动措施和评价标准（根据上述收集的资料，在统计分析的基础上制定）。

（1）社区居民专题调查：由 ×× 大学公共卫生学院、×× 区卫健委、×× 区疾病预防控制中心共同合作完成，三方共同完成调查方案设计、调查问卷制定、现场调查、数据录入、整理分析、报告撰写等任务。组织实施、协调管理主要由 ×× 区卫健委、×× 区疾病预防控制中心负责。现场调查员由 ×× 大学公共卫生学院本科生担任，调查员培训由 ×× 大学公共卫生学院 ×× 老师负责。常采用的有：① 街道办事处和社区居委会的抽样：采用分层整群抽样法，以街道办事处、社区居委会为层，以社区居委会为群，以所辖社区常住人口底册为依据，以居民家庭为单位，以 18 岁以上居民为对象，按生日接近法每家 2 人（一男一女）进行调查，如仅有一人则调查一人。其中选用 ×× 年 ×× 市 ×× 区社区诊断报告中半年慢性病患病率 ×% 为测算依据，允许误差一般按 10%P 来计算，本次按 5.5%P 来计算，更为精确地控制允许误差按 $n=\dfrac{u_a^2 p(1-p)}{\delta^2}$ 计算。社区居委会的抽样同理进行。② 社区居民的抽样：按各社区/村委会的户籍名单顺序依次调查，调查满足样本量即可。每户按生日接近法调查 2 人，一男一女，以 18 周岁以上居民为调查对象。如果一户调查时有不同辈的成年成员，则尽力调查不同辈不同性别成员各一人；如一户只有 1 人满足 18 周岁者，则只调查 1 人；没有 18 周岁以上居民的户，则不调查；调查时，严格遵照社区及人员编号。

（2）社区现状专题调查：由××大学公共卫生学院、××区卫健委、××区疾病预防控制中心共同合作完成，三方共同完成调查方案设计、调查问卷制定、现场调查、数据录入、整理分析、报告撰写等任务。组织实施、协调管理主要由××区卫健委、××区疾病预防控制中心负责，卫健委与各街道办事处（镇）联系，要求街道办事处（镇）的卫生专干将调查问卷发放到各社区（村），由社区居委会（村委会）主任完成填写，街道办事处（镇）的卫生专干负责全街办（镇）辖区范围内居委会（村委会）表格的发放与回收，不完整的表格，再打电话询问完成。此专题采用普查方法完成。内容包括社区居委会（村委会）辖区内社区（村）条件和设施情况，如食品标签等推广情况、健身设施、环境改善情况等。

（3）卫生机构现状专题调查：调查的对象包括××区疾病预防控制中心、××区妇保所、××区卫健委管辖医院，辖区范围内乡镇卫生院、村卫生室、社区卫生服务中心与社区卫生服务站。由××大学公共卫生学院、××区卫健委、××区疾病预防控制中心共同合作完成，三方共同完成调查方案设计、调查问卷制定、资料收集、数据录入、整理分析、报告撰写等任务。调查内容包括卫生机构的性质、人员、服务、收支等情况。采用普法方法进行，调查方式由××区卫健委统计发放并回收问卷，同时做好质量控制。

（4）相关政策、制度、管理办法等专题调查：由××区卫健委、××区疾病预防控制中心共同完成。从××区各政府部门收集相关政策、制度、管理办法等，并整理出汇编材料。

（5）死亡情况调查：由××区卫健委、××区疾病预防控制中心共同组织死亡情况专题调查，同时，抄录××区卫生统计年鉴上的资料进行比对。死亡专题调查是慢病示范区建设的重要内容，也是社区诊断的重要内容之一，在社区诊断中将采用死亡情况专题调查信息，不另做调查。

4.组织实施 所有调查由××区疾病预防控制中心负责，××区卫健委与××大学公共卫生学院协助完成，××大学公共卫生学院主要负责居民现场调查部分，包括调查方案设计、调查问卷制定、现场调查、数据录入、整理分析、报告撰写等任务。社区诊断报告也将由××大学公共卫生学院完成，但社区诊断报告内容非居民调查部分，××大学公共卫生学院仅负责协助作用。

5.时间进度 略。

6.经费预算 略。

六、社区卫生诊断报告的书写实例

（一）社区卫生诊断报告的书写格式

×××社区卫生诊断报告

1.社区地理位置

2.人口学资料

3. 资料来源与方法

4. 结果

5. 分析与讨论

6. 结论

7. 干预措施与评估

（二）社区卫生诊断报告书写实例

某社区卫生服务中心 2010 年社区卫生诊断报告。

1. 社区基本情况 某社区位于市某中心，全区所辖 6 个社区居委会，服务面积 5km²，有 111 106 户约 4.1 万常住居民，流动人口 1.23 万人。男性占 53%，女性占 47%，60 岁以上的老年人占 20%。

经过社区调查，居民的疾病死因顺位为心血管疾病、恶性肿瘤疾病等。社区传染病中流行性腮腺炎居于首位，其次是水痘。慢性病中高血压占慢性病的 49.79%。糖尿病占 20.3%。社区门诊就医最多见的是上呼吸道感染、腹泻等。

2. 社区优先解决的问题

（1）慢性病：心脑血管疾病与恶性肿瘤疾病。

（2）传染病：流行性腮腺炎、水痘。

（3）常见疾病与症状：上呼吸道感染、腹泻。

（4）危险因素：缺乏健康知识，不良的饮食习惯，缺乏体育锻炼、吸烟、饮酒等。

3. 卫生行动计划

（1）开展健康教育和卫生宣教：通过健康教育，让居民知道饮食要合理搭配，注意蛋白质的摄入，多吃蔬菜与水果，加强运动、戒烟限酒、控盐、降体重等的卫生常识，讲解与疾病有关的医学常识。

（2）对慢性病进行统一规范管理。

（3）提高传染病的诊断与治疗水平。

4. 干预措施

（1）安排健康教育：利用各种传媒，有效地把知识融入日常生活中，改变行为是关键。

（2）挖掘社区资源：社区政策、经济、社会环境有利于开展慢性病的综合防治工作，特别是大力发展城市经济，增加城市居民收入，是迫在眉睫的首要任务。政府领导，部门支持，卫生协调，群众参与，实现综合防治目标还任重道远。

（3）传染病的诊断水平与治疗效果。

（4）各医疗单位供应消毒程序检查是否合格。

5. 评估 各类疾病患病率是否降低，健康知识的知晓率是否提高。

6. 今后工作重点 降低或消除危险因素，减少慢性病的发生，以达到全民健康的目的。

以上是一个完整的社区卫生诊断过程的报告，从中可以发现调查的社区主要健康问题与实施的干预措施是完全不同的内容。主要健康问题是社区的常见的几大疾病或死因；干预措施是将要付诸的实际行动，是从社区主要疾病中寻找发病的危险因素及预防途径和措施。因此，社区卫生诊断是一步一步地深入探讨病因、辩明问题、管理疾病，以期提高健康水平。

（阮世颖）

复习指导

1. 社区是若干个社会群体（家庭、氏族）、社会组织（机关、团体）聚集在某一地域里所形成的一个生活上相互关联的大集体。社区必须包含 5 个基本要素：一定数量的人群、一定的地域、一定的生活服务设施、共同的生活方式和文化背景、相应的管理机构。

2. COPC 是指将以个人为单位、治疗为目的的基层医疗与以社区为范围、重视预防保健的社区医疗两者有机地结合的基层医疗实践，即在基层医疗中，重视社区、环境、行为等因素与个人健康的关系，把服务范围由狭小的临床医疗扩大到流行病学和社区的观点来提供照顾。

3. COPC 的基本特征主要体现在：①将流行病学、社区医学的理论和方法与临床技能有机地结合；②开展的项目是为社区全体居民健康负责；③通过社区诊断确定社区健康问题及其主要特征；④根据问题解决的优先原则，制订可行的解决方案；⑤社区参与。充分发挥了全科医师作为社区健康协调者的角色，动员社区资源参与 COPC 实施；⑥同时关心就医者和未就医者；⑦保证医疗保健服务的可及性和连续性。

4. 社区卫生诊断是社区卫生工作者运用社会学、人类学、流行病学、卫生统计学和心理学等方法对社区各方面进行考察，收集并分析资料，确定社区主要优先解决的卫生问题，通过实施卫生行动，充分利用社区现有的卫生资源来解决社区主要卫生问题的过程。

5. 社区卫生诊断的主要内容：①查明社区卫生问题及其影响范围与严重程度；②确定应优先解决的社区卫生问题；③明确目标人群有关特征；④查明优先卫生问题的必需和辅助原因；⑤明确社区可利用的资源。

6. 社区卫生诊断的基本步骤：①收集资料；②问题分析；③社区现场的定性考察；④决定优先解决的问题；⑤目标人群的描述，考虑干预的可行性；⑥书写诊断报告。

第9章 以预防为导向的健康照顾

学习要求

掌握三级预防的策略。熟悉预防医学的概念；熟悉临床预防服务的原则和主要内容。了解全科医生提供预防服务的优势。

医学是人类为求生存和发展在与危害健康的各种因素斗争的过程中产生和发展起来的。我国现存最早的医学著作《黄帝内经》指出："圣人不治已病治未病"。"养生防病"的思想一直指导着我国人民与疾病做斗争。"预防为主"是新中国成立以来一直坚持的卫生工作方针。我国人民的生活水平日渐提高，预防医学的重心也从传染病的群体预防，逐渐转移到慢性病的群体与个体相结合预防。以全科医生为主体，针对患病个体和社区人群进行预防、治疗、保健、康复及健康教育一体化的临床预防医学应运而生。以预防为导向的健康照顾成为全科医疗的基本原则，临床预防医学的知识与技能也成为全科医生在社区卫生服务中必备的技术素质。因此学习预防医学相关知识，熟练掌握临床预防医学和社区预防医学服务技能已成为培养一名合格的全科医生的重点要求。

第一节 概 述

一、全科医生的预防医学观念及三级预防策略

预防医学（preventive medicine）是以个体和确定的群体为对象，以环境 - 人群 - 健康为工作模式，以维护和促进健康，预防疾病为目的一门综合性学科。预防医学的内容包括流行病学、环境医学、社会医学、医学统计学、卫生管理学、行为科学与健康促进，以及在临床医学中运用三级预防措施。

预防医学和临床医学的区别主要为：①其工作对象主要着眼于健康和无症状病人；②其研究更侧重影响健康的因素与人群健康的关系；③运用的方法更具有积极的预防作用，较临床医学有着更大的人群健康效益。

全科医生在社区卫生服务中必须建立预防医学观念：①将与个人及其家庭的接触当作提供预防服务的时机；②将预防服务整合到日常的全科医疗服务中；③将个体预防与群体预防结合起来；④将连续性、综合性和协调性健康照顾整合到个体化服务上；⑤将医学实践的目标直接指向提高社区全体居民的健康水平。

二、全科医生提供预防服务的优势

全科医生是服务于社区的一线医生，他们的工作性质和服务目的决定了其在预防医学工作中的优势地位。与专科医生相比，全科医生具有的预防服务的优势主要体现在以下几个方面。

1. 预防医学观念上　以预防为导向的健康照顾是全科医疗的基本原则，全科医生具有更强的预防医学观念。

2. 专业性质上　全科医生既掌握临床医学知识，又了解预防医学知识，他们在为社区居民提供临床医学服务的同时又能开展预防医学服务。其提供的是一种全方位的卫生服务，这一专业性质有利于预防工作的进行。

3. 服务时间和地域上　全科医生立足于社区，直接面向社区居民，居民就诊时不受时间的限制，与社区居民的接触机会多，这为其提供预防服务创造了条件。

4. 服务内容和服务方式上　全科医生能设身处地，因人而异地为服务对象提供无微不至的温情关怀和专业服务，同时又具备全方位、立体性的特征，与服务对象容易建立朋友式的关系。这有利于提供咨询服务，促使其改变不良的生活方式，并对自己的健康负责。

5. 服务过程上　全科医生为社区居民提供的是"从生到死"的全程服务，这种连续性服务贯穿了人生的各个阶段。服务时间之长是其他医务人员所无法比拟的。全科医生照顾了人的一生，对其服务对象的情况非常熟悉，这种服务特点使全科医生能为居民提供最适时、最适当的预防服务。

三、三级预防策略

人体出现健康问题，是从接触危害健康的因素，引起机体逐渐发生病理变化，到最终导致临床疾病发生和发展的一个过程。这一过程称为疾病的自然史，其每一阶段都可以采取防止疾病发生、发展的措施，预防工作也可相应分为三级，称为疾病的三级预防。

（一）第一级预防

在疾病的发病前期采取的措施，称为第一级预防(primary prevention)，又称病因预防，是在疾病尚未发生时针对引起疾病的危险因素采取的预防措施，也是积极预防疾病的最根本措施。在社区卫生服务中，其主要内容有：健康教育、婚育咨询、免疫接种、生长发育评估、高危人群保护、改善环境卫生、职业病预防及卫生立法等。

（二）第二级预防

在疾病的发病期（临床前期），机体已有病理变化，但尚未出现典型的临床症状，在此时采取的措施称为第二级预防（secondary prevention），又称临床前期预防。其目的是在疾病的临床前期能做到早发现、早诊断、早治疗，以防止或减缓疾病的发展。主要措施有：筛检、年度体检、个案发现和自我检查等。

（三）第三级预防

第三级预防（tertiary prevention）主要是在发病后期对病人采取积极合理的治疗，防止疾病恶化和伤残的发生。对已丧失劳动力或残疾者，通过功能康复、心理康复、家庭护理指导等，促进病人身心康复，提高生活质量并延长寿命。第三级预防的主要措施为：积极有效的临床治疗以及各种干预和功能训练等。

在三级预防策略中，第一级预防最为重要。对不同类型的疾病，有不同的三级预防策略。但任何疾病或多数疾病，不论其致病因素是否明确，都应强调第一级预防。如各种恶性肿瘤预后较差，其发病原因虽然未完全明了，但一些致癌因子已得到认同，针对其致癌危险因素的一级预防尤为重要。有些疾病的病因是多因素的，如心脑血管疾病、代谢性疾病等，通过筛查早诊断、早治疗可改善预后，除针对其危险因素，积极进行第一级预防外，还应重视第二级和第三级预防。而对有些病因和危险因素都不明确，又难以早期觉察的疾病，只有施行第三级预防这一途径。

三级预防的实施，可依据其服务的对象是群体还是个体，分为社区预防服务和临床预防服务。社区预防服务是在社区范围内进行，以群体为对象开展的预防工作。临床预防服务是在临床场所，以个体为对象进行的预防干预。社区预防服务主要由公共卫生人员实施，而临床预防服务则是由临床医务人员进行。

第二节　临床预防服务

一、临床预防服务的定义和特点

（一）临床预防的定义

临床预防又称个体预防，是指医务工作者在临床服务的过程中，向病人、健康者和无症状者提供的集医疗、预防、保健、康复等为一体的综合性卫生服务。

临床预防是以医生为主体，在临床场所，包括社区卫生服务人员在家庭和社区，对服务对象健康危险因素进行评价，通过实施针对性的个体预防达到防止疾病的发生、发展，减少或消除致病危险因素和促进健康的目的。其强调纠正人们不良的行为生活方式，推行临床与预防一体化卫生服务，弥合了预防医学和临床医学相脱节的局面。

（二）临床预防的特征

临床预防的主要特征有：①以临床医务工作者为服务主体，全科医生是重要力量；②在临床诊治活动中贯彻预防为主的意识，把预防服务看成是日常医学实践的重要组成部分，建立防治结合的综合性卫生服务；③主要针对慢性疾病开展临床个体化预防，更加注重在临床环境下一级和二级预防的结合；④个体预防和群体预防相结合，强调个人、家庭与社会共同参与；⑤采用以预防为导向的病史记录和健康档案，有针对性地制订预防医学计划。

二、开展临床预防服务的意义

随着社会的发展和生活水平的提高，人们对健康越加重视，希望医务人员能提供更有效地健康服务。同时，由于对健康知识缺乏了解，人们往往有很多不良生活习惯，如：酗酒、吸烟等，导致许多慢性病的发病率增高。临床预防服务的需求更加迫切。

另外，开展临床预防服务有着良好的成本-效益，对控制医疗费用，减轻家庭和社会经济负担起到重要作用，由此可见，临床预防服务在当今医学领域已具有越来越重要的地位，并成为医学发展的一大趋势。

三、实施临床预防服务的原则

在实施临床预防服务过程中，应该遵循以下原则：
(1) 选择适宜技术降低疾病的发病率、伤残率及死亡率。
(2) 选择适合干预的危险因素。
(3) 选择适当的疾病开展临床预防工作。
(4) 个体化原则。
(5) 健康咨询与健康教育优先。
(6) 医患共同决策。
(7) 效果与效益兼顾。

四、临床预防服务的主要内容

临床预防服务的内容主要有健康教育与健康咨询、周期性健康检查、筛查、免疫接种、化学预防和个体健康危险因素评估等。

(一) 健康教育与健康咨询

健康教育 (health education) 是一种有计划的教育活动，其目的是对包括病人、易感人群和健康人群提供健康信息，促使其采纳有益于健康的行为和生活方式，以消除或减少危害健康的因素，预防疾病，促进健康。

健康咨询 (health counseling) 为全科医生在社区卫生保健场所提供的预防保健服务，是帮助个体和家庭改变不良生活行为最常用的一种健康教育方式。通过咨询了解求助者所面临的健康危险因素，针对具体情况与其共同制订健康计划，并督促其执行，促使他们自觉接受有利于健康的生活方式，从而预防疾病，促进健康。健康咨询是临床预防服务中最重要的内容。

1. **健康咨询的基本步骤（"5A"模式）** ①询问（ask）；②劝告（advise）；③取得共识（agree）；④制订计划（arrange）；⑤协助（assist）。

2. **健康咨询的基本原则**

（1）建立相互信任的关系。

（2）个性化服务。

（3）知情同意。

（4）耐心与循序渐进。

（5）随访与帮助。

（二）周期性健康检查

周期性健康检查（periodic health examination）是指根据"临床预防服务指南"，用事先设计的健康筛检表格，针对不同年龄、性别而进行的终身健康计划。

1. **周期性健康检查的优点**

（1）针对的问题、采取的预防措施以及所确定的检查项目和间隔时间都预先经过流行病学研究，具有较高的科学性和有效性。

（2）对各种高危人群和不同年龄、性别的人群进行有针对性的检查，可降低相关疾病的发病率和死亡率。

（3）可得知某时间、某地点危害居民的常见病和导致疾病的健康危险因素以及如何解决和进行预防。

（4）对无症状人群可早期发现、早期诊断和早期治疗。

（5）通过周期性健康检查发现疾病可产生特殊的经济价值，无论对减轻病人的心理影响、缩短疗程和减少经济费用都具有较大的作用。

2. **周期性健康检查的内容** 我国目前仍缺乏大面积开展此项工作的经验，尚未建立统一、规范的周期性健康检查项目。1976年9月加拿大专题研究小组根据当时的科学水平和具体情况，制订了加拿大周期性健康检查项目，下面列出部分（表9-1～表9-10）以供参考。

表 9-1 出生第 1 周新生儿检查

编号	建议项目	采用方法	最佳时间	备注
N1	产后窒息（B）	临床检查	出生后	危险因素有呼吸系统、代谢障碍和心脏疾病
N2	新生儿出血性疾病（B）	维生素 K 1 mg 给药	出生后	
*N3	先天性梅毒（B）	脐带血血清试验	出生后	
N4	新生儿淋菌性眼病（A）	1% 硝酸银滴眼	出生后	
N5	新生儿甲状腺功能减退症（A）	对新生儿采用过滤纸法检查甲状腺，必要时做甲状腺素含量分析	出生后第 1 周	测定血清甲状腺素有助诊断

续表

编号	建议项目	采用方法	最佳时间	备注
N6	苯丙酮尿症（A）	微生物鉴定和荧光试验	4 天前后各测定 1 次	需要重复测试，进一步采用气相测定血液和血浆氨基酸浓度
N7	先天性髋关节脱位（B）	临床体检发现异常时，用 X 线摄影确诊	出生后 2～3 天	
N8	心室中隔缺损（B）	病史和临床体检	出生后到出院前	听诊发现杂音，X 线摄影和心导管确诊
N9	生长发育和营养不良（C）	体格检查，测量身高、体重、头围	出生后	测量结果和标准身高、体重相比较。研究重点是确定测量的间隔时间
N10	虐待和遗弃儿童（A）	询问家族史，咨询	出生后每一次就诊和检查	发现有效评价父母存在虐待行为的方法
N11	斜视（B）	眼科检查	出生后第 1 周	确定最佳间隔时间
N12	听力减损（B）	儿童对声音有受惊和转向寻找的反应	出院前	研究重点是早期检测方法以及检测的价值
N13	血液测定（A）	抗球蛋白试验，测定血红蛋白和胆红素水平，临床体格检查	出生后	
N14	意外伤（车祸或家庭内外伤）(C)	对家长进行安全教育及汽车内安装儿童专座	出院前	
*N15	囊肿纤维化（B）	临床观察和电渗透疗法	出生后到出院前	同胞中有囊肿纤维化病人
*N16	弓形体病（A）	血清试验发现弓形体感染阳性	出生后	母亲来自高危人群
*N17	缺铁性贫血（C）	测定血红蛋白浓度	出生后到出院前	危险因素有早产、多胎、母亲有贫血史及低经济收入者

注：N 是出生后第 1 周新生儿的编号。编号前有 * 者，说明对具有危险因素的人群进行该项检查
资料来源：范关荣，施蓉 .2000. 全科医学概论 . 上海：上海科技文献出版社（表 9-1～表 9-10）

表 9-2　出生后 6 个月婴儿检查

编号	建议项目	采用方法	最佳时间	备注
6I1	百日咳、白喉、破伤风和脊髓灰质炎（A）	计划免疫	1 次	第三针：健康状况良好时接种 有抽搐史禁止使用百日咳疫苗；有些病人禁止使用脊髓灰质炎疫苗；患有免疫缺陷症时，采用非活性脊髓灰质炎疫苗代替活疫苗（糖丸）
6I2	生长发育和营养不良（C）	病史询问，测定身高、体重和头围	1 次	测量结果和标准身高、体重相比较。研究重点是确定最佳的测量间隔时间

编号	建议项目	采用方法	最佳时间	备注
6I3	智力发育迟缓（C）	用学龄前儿童智力发育询问表测定	1 次	在临床判断基础上，必要时用 Denver 智力发育测试表进行筛检
6I4	虐待和遗弃儿童（A）	评价父母对待儿童的态度，进行咨询	其他原因就诊时	发现有效评价父母存在虐待行为的方法
6I5	听力减退（B）	儿童对声音有受惊和转向寻找的反应	1 次	研究重点为早期发现检测方法以及检测的价值
*6I6	麻疹（A）	计划免疫	1 次	健康状况良好时接种。有抽搐史者不宜接种，对蛋白质有过敏者不宜接种，12～15 个月再次接种

注：编号前有 * 者，说明对具有危险因素的人群进行该项检查

表 9-3 出生后 2～3 岁儿童

编号	建议项目	采用方法	最佳时间	备注
2C1	生长发育和营养不良（B）（C）	病史询问，测定身高、体重和头围	1 次	测量结果和标准身高、体重相比较。研究重点是确定测量的间隔时间
2C2	行为问题（C）	评价父母亲和儿童间关系，用学龄前儿童询问表测试智力	1 次	在临床判断基础上，必要时用 Denver 智力发育表测试
2C3	斜视和屈光缺陷（B）（C）	眼科检查，视力表测视力	1 次	研究重点是确定眼科检查最佳次数，发现斜视和屈光缺陷的前驱症状
2C4	听力损害（B）	发现诱发的病史进行临床检查	1 次	研究的重点是确定早期检测的价值
2C5	龋齿（A）	牙科检查和X线造影，在供水缺氟地区建议增加氟供应	从 2 岁起每年 1 次	研究重点应建立最佳的检测次数，建议在牙科医生诊所而不是由通科医生进行牙齿检查

注：2C 是 2～3 岁儿童的编号

表 9-4 出生后 4～9 岁儿童检查

编号	建议项目	采用方法	最佳时间	备注
CSE1	白喉、百日咳、破伤风和脊髓灰质炎（A）	计划免疫	加强注射 1 次	应在健康状况良好时进行。有抽搐史禁止使用百日咳疫苗；有些病人禁止使用脊髓灰质炎疫苗，患有免疫缺陷症时，采用非活性脊髓灰质炎疫苗代替活疫苗（糖丸）
CSE2	生长发育和应用不良（B）（C）	病史询问，测定身高、体重和头围	1 次	测量结果和标准身高、体重相比较。研究重点是确定测量的间隔时间
CSE3	行为问题（C）	评价父母亲和儿童间关系，用学龄前儿童询问表测试智力	1 次	在临床判断基础上，必要时用 Denver 智力发育表测试

续表

编号	建议项目	采用方法	最佳时间	备注
CSE4	斜视和屈光缺陷（B）（C）	眼科检查，视力表测视力	1 次	研究重点是确定眼科检查最佳次数，发现斜视和屈光缺陷的前驱症状
CSE5	听力损害（B）	发现诱发的病史进行临床检查	1 次	研究的重点是确定早期检测的价值
CSE6	龋齿（A）及牙齿生长异常（B）	牙科检查和X线摄影，在供水缺氟地区建议增加氟供应	每年 1 次	论证早期检查的必要性及最佳的检测次数
CSE7	意外伤害(C)、(车祸、溺水和室内外受伤)	咨询	其他原因就诊时	研究咨询的结果
*CSE8	结核病（A）	结核菌素试验，阴性时用卡介苗接种	1 次	有结核病病人接触史者应列为预防重点

注：CSE 是 4～9 岁儿童好，编号前有＊者，说明对具有危险因素的人群进行该项检查

表 9-5　10～11 岁儿童检查

编号	建议项目	采用方法	最佳时间	备注
11C1	风疹（A）	女性儿童免疫	1 次	过去已接种者不必再接种
11C2	生长发育和营养不良（B）（C）	病史询问，测定身高、体重、头围和臀围	1 次	确定最佳检测频度
11C3	行为和智力（C）	评价父母亲和儿童间关系，了解学业进展	1 次	以往已检查者可以免检
11C4	屈光缺陷（C）	视力检查	1 次	确定无症状人群检测的价值
11C5	听力损害（B）	发现诱发疾病，进行临床检查	1 次	确定早期诊断的价值和提供检测的方法
11C6	龋齿（A）及牙齿生长异常（B）	牙科检查和X线摄影，在供水缺氟地区建议增加氟供应	每年 1 次	论证早期检查的必要性及最佳的检测次数
11C7	意外伤害（C）、（车祸、溺水、室内外受伤、吸烟、饮酒、性教育）	咨询	其他原因就诊时	确定最有效的咨询方法及效果

表 9-6　12～15 岁儿童检查

编号	建议项目	采用方法	最佳时间	备注
15C1	生长发育（B）	病史询问,测定身高、体重、头围和臀围	任意选择	根据临床需要
15C2	意外伤害(C)、(吸烟、饮酒、性教育和青少年妊娠)	咨询，必要时人工流产	任意选择	研究咨询的结果

编号	建议项目	采用方法	最佳时间	备注
15C3	龋齿（A）、牙齿不齐（B）、牙周病（C）	口腔检查，X线摄影，保持口腔清洁，饮水加氟	每年1次	建议由牙科医生进行口腔检查，研究检查的最佳频度
*15C4	营养不良（C）	病史询问，测定血清蛋白浓度，测定身高、体重、头围、胸围、臂围等	根据临床需要	重点是女性
*15C5	肌肉营养不良（B）	测定血清磷酸转移酶，脱落细胞检查	根据临床需要	有家族史的女性为高危人群
*15C6	宫颈癌（B）	脱落细胞检查	女性第一次性生活后每年检查1次	尽可能在第一次性生活后开始检查

注：编号前有 * 者，说明对具有危险因素的人群进行该项检查

表 9-7 16～44 岁人群检查

编号	建议项目	采用方法	最佳时间	备注
44WM1	脊髓灰质炎（A）	计划免疫	16岁加强	应在健康状况良好时进行。有些病人禁止使用，患有免疫缺陷症时，采用非活性脊髓灰质炎疫苗代替活疫苗（糖丸），但妊娠不属禁忌证
44WM2	白喉、破伤风（A）	计划免疫	每10年加强1次，白喉可任意时间加强	应在健康状况良好时进行
44WM3	意外伤、酗酒、吸烟、车祸（C）	病史询问，咨询中提供有效的避孕措施，控制饮酒	定期门诊	建立有效的咨询方法
44WM4	婚姻与性生活（C）	病史询问，咨询	根据临床判断，选择适宜时间	确定预防措施的效果
44WM5	听力损害（B）	病史询问，进行临床检查	其他原因就诊时	寻找有效检测方法和确定早期检测的价值
44WM6	高血压（A）	测量血压	3～5年测量一次	其他原因就诊时进行
44WM7	龋齿（A）、牙周病（C）和口腔癌（C）	口腔检查，必要时X线摄影，保持口腔清洁	每年1次	应确定最佳检查频度
44WM8	风疹（A）	具有危险因素的女性进行计划免疫	1次	女性过去未进行过接种，目前未妊娠妇女，接种后3个月不能妊娠

续表

编号	建议项目	采用方法	最佳时间	备注
44WM9	宫颈癌（B）	脱落细胞检查	35 岁前每 3 年 1 次，以后每 5 年 1 次	高危因素有早期开始性生活，多个性对象，应每年进行一次检查 研究重点是确定最佳检查年龄和频度
*44WM10	肌肉营养不良（B）	测定血清磷酸转移酶浓度	根据临床需要	有家族史的女性为高危人群
*44WM11	国际旅行的免疫问题（A）	计划免疫和化学预防	根据地点确定免疫项目	
*44WM12	结核病（A）	结核菌敏感试验，卡介苗接种，化学预防	根据临床判断	高危人群：接触病人，职业暴露，居住在高发区
*44WM13	淋病（A）	阴道分泌物及晨尿细菌培养	根据临床判断	妊娠妇女应列为常规检查项目，有多个性对象者为高危人群
*44WM14	梅毒（A）	血清试验	根据临床判断	妊娠妇女应列为常规检查项目，有多个性对象者为高危人群
*44WM15	地中海贫血（B）	病史询问，实验室筛检，咨询	1 次	来自亚洲、非洲、地中海地区移民。研究重点：确定预防方法
*44WM16	缺铁性贫血（C）营养不良（B）	病史询问，测定血红蛋白和血清蛋白浓度，测量身高、体重	1 次	低经济收入妇女为高危人群
*44WM17	皮肤癌（B）	临床检查，咨询	根据临床判断	室外工作和接触多环芳烃化合物者为高危人群
*44WM18	家族性白痴（B）	测定血清氨基己糖苷酯酶	婚前检查	父母有危险因素者，采用羊膜穿刺可以确诊
*44WM19	膀胱癌（B）	尿液癌细胞检查	根据临床判断	吸烟，有职业致癌因素接触者为高危人群

注：WM 是 16～44 岁人群的编号，编号前有 * 者，说明对具有危险因素的人群进行该项检查

表 9-8　45～64 岁人群检查

编号	建议项目	采用方法	最佳时间	备注
64WM1	直肠癌（B）	粪便隐血试验	1 年不超过 1 次	寻找敏感、特异、无不良反应的检测方法，确定检测的适宜频度
64WM2	退休抑郁症（C）	退休前咨询	1 次	

续表

编号	建议项目	采用方法	最佳时间	备注
64WM3	乳腺癌（A）	乳房摄影和体检	50～59岁妇女每年检查1次	研究重点：确定X线摄影和体检的优缺点，X线摄影的有害作用
64WM4	甲状腺功能减退症（C）	绝经期妇女临床检查	每2年1次	研究重点：治疗早期甲状腺功能减退能否改变病程

表 9-9　65～74 岁人群

编号	建议项目	采用方法	最佳时间	备注
74WM1	百日咳、白喉（A）	计划免疫	每10年加强1次	健康状况良好时进行
74WM2	流感（A）	免疫接种	每年1次	医务人员应警惕每年病毒类型的变化。蛋白质过敏者不能接种
74WM3	听力减退（B）	诱发病史和临床检查	其他原因就诊时	研究早期检测的价值及检测的方法
74WM4	高血压（A）	测量血压	至少每2年1次	其他原因就诊时
74WM5	龋齿(A)、牙周病(B)和口腔癌（C）	口腔检查，X线摄影、注意口腔卫生	每年1次	确定最佳检查频度
74WM6	直肠癌（B）	粪便隐血试验	不少于1年1次	研究重点：检测方法的敏感性、特异性、不良反应和适宜的检查频度
74WM7	营养不良（C）老年性功能低下（B）	评价体质、社会和心理功能	每2年1次	家庭访视是一种有效形式，保护老年人的生活能力，研究建立适宜的评价内容和频度
74WM8	甲状腺功能减退症（C）	临床检查	每2年1次	治疗早期病人能否改变病程
*74WM9	国际旅行的免疫问题（A）	免疫接种和化学预防	根据具体情况决定	
*74WM10	结核病（A）	结核菌素试验，卡介苗接种，化学预防	根据临床判断	高发人群：接触病人，职业暴露，居住在高发区
*74WM11	皮肤癌（B）	临床检查，咨询	根据临床判断	室外工作和接触多环芳香烃化合物者为高危人群
*74WM12	膀胱癌（B）	尿液癌细胞检查	根据临床判断	吸烟，有职业致癌因素接触者为高危人群
*74WM13	宫颈癌（B）	脱落细胞检查	每5年1次，必要时增加	确定最佳检测频度

注：编号前有*者，说明对具有危险因素的人群进行该项检查

表 9-10　75 岁以上人群检查

编号	建议项目	采用方法	最佳时间	备注
75WM1	百日咳、白喉（A）	计划免疫	每 10 年加强 1 次	健康状况良好时进行
75WM2	流感（A）	免疫接种	每年 1 次	医务人员应警惕每年病毒类型的变化。蛋白质过敏者不能接种
75WM3	听力减退（B）	诱发病史和临床检查	其他原因就诊时	研究早期检测的价值及检测的方法和频度
75WM4	高血压（A）	测量血压	至少每 2 年 1 次	其他原因就诊时
75WM5	直肠癌（B）	粪便隐血试验	至少每年 1 次	研究重点：检测方法的敏感性、特异性、不良反应和适宜的检查频度
75WM6	口腔癌（B）	口腔检查	每年 1 次	确定最佳检查频度
75WM7	进展性老年性功能下降（B）和营养不良（C）	社会、心理功能减退和体质评价	每 2 年 1 次	为此年龄组最重要的健康保护项目。最好在家庭访视时进行，强调保护老年人的生活能力，研究最佳的检查频度
75WM8	甲状腺功能减退症（C）	临床检查	每 2 年 1 次	研究重点：治疗早期病人能否改变病程
*75WM9	国际旅行的免疫问题（A）	免疫接种和化学预防	根据具体情况决定	
*75WM10	结核病（A）	结核菌素试验，卡介苗接种，化学预防	根据临床判断	接触病人，职业暴露，居住在高发区应加强预防
*75WM11	皮肤癌（B）	临床检查，咨询	根据临床判断	
*75WM12	膀胱癌（B）	尿液癌细胞检查	根据临床判断	吸烟，有职业致癌因素接触者为高危人群
*75WM13	宫颈癌（B）	脱落细胞检查	每 5 年 1 次，必要时增加	确定最佳检测频度

注：编号前有 * 者，说明对具有危险因素的人群进行该项检查。A. 有充分证据说明需要通过早期体格检查来发现疾病；B. 有比较充分证据说明需要通过早期体格检查来发现疾病；C. 没有充分证据说明需要通过早期体格检查来发现疾病

（三）筛检

筛检（screening）是应用简便快速的检验、检查或其他方法，从具有潜在健康问题的人群中查出某病的可疑病人的一项临床预防措施。筛检的主要目的是将有健康危险因素，尚处于早期或亚临床状态的病人从人群中挑选出来，以便早期确诊，早期治疗，延缓或阻断疾病的发展，改善其预后。筛检试验本身不具有诊断性价值，其阳性或可疑阳性者，应当就医，进一步诊断和做必要的治疗。筛检不仅可早期发现可疑疾病，还可以发现处于高危因素的人群，以便及早控制危险因素，避免疾病发生。

1.筛检的原则

(1) 筛检的疾病和健康问题应是当地重大的公共卫生问题，拟筛检的疾病应是患病率或死亡率高、影响面广、易造成严重后果的疾病。

(2) 筛检的疾病有可以识别的早期症状或体征，有适当筛检的方法，要求筛检方法有较高的灵敏度和特异性，且易行、安全和经济。

(3) 筛检出来的疾病需要可靠的进一步确诊的方法。筛检不是诊断，筛检阳性仅提示为某病可疑病人，要进一步确诊后才能进行治疗。

(4) 筛检的疾病具有较长的无症状期，在无症状期治疗比出现症状后开始治疗有较好的治疗效果。

(5) 筛检的疾病有较为有效的治疗方法。

2.几种重要疾病的筛检

(1) 原发性高血压：原发性高血压是最常见的疾病之一，它引起的血管病变危害心脑等重要脏器，导致严重后果。而早期治疗高血压的疗效是很明显的，尤其是恶性高血压。因此，对 3～19 岁儿童和青少年应每 2 年测 1 次血压，25 岁以上人群每 2 年测 1 次血压，且每次无论以什么原因就诊时都必须测血压。舒张压在 85～89mmHg 的人，每年至少要测一次血压。有高血压家族史的人，每年至少要测 2～4 次血压。

(2) 无症状冠状动脉疾病：冠状动脉疾病已成为引起人类死亡的主要原因，也是导致猝死的主要原因之一。有两种措施可降低冠状动脉疾病的发病率和死亡率：一是通过评价冠状动脉疾病的危险因素，如高血压、高胆固醇血症、吸烟、肥胖等，针对危险因素开展一级预防。二是通过发现早期冠状动脉粥样硬化，开展二级预防。静止和运动后心电图检查可作为早期筛检的方法。目前尚无足够的证据表明，对有心电图异常的人进行早期治疗可降低冠状动脉疾病的发病率和死亡率，但对有高风险人群进行预防具有重要意义。

(3) 高胆固醇血症：血清胆固醇升高和冠状动脉粥样硬化之间关系密切，降低血清胆固醇可疑降低冠状动脉疾病的发病率，减少心肌梗死发生的危险性。因此，对高胆固醇血症的筛检很有必要。无症状的中年男性应每隔 5 年检测一次血清胆固醇含量，而有心脏病危险因素的人群应每年检测一次。

(4) 乳腺癌：乳腺癌是妇女常见的恶性肿瘤，其易于早期发现，且早期治疗效果好，所以乳腺癌的筛检一直得到重视。乳腺癌筛检主要有乳腺自查、临床检查、乳腺 B 超和乳腺 X 线钼靶摄片。鼓励妇女做乳腺自我检查，作为筛检的辅助措施。对临床检查有怀疑的对象，首选乳腺 B 超检查，而乳腺 X 线钼靶摄片要接受一定的放射剂量，一般不建议将其作为大规模乳腺筛检的手段。对 30 岁以上的妇女应推荐乳腺自我检查；40 岁以上的妇女每年进行一次乳腺临床检查，必要时做乳腺 B 超检查或乳腺 X 线钼靶摄片。对有乳腺癌家族史者，应视为高危人群重点筛检。

(5) 宫颈癌：宫颈癌是妇女常见恶性肿瘤之一，有性生活的妇女都有发生宫颈癌的可能。过早开始性生活、生活习惯差、多个性伴侣患宫颈癌的危险都会增加。宫颈癌的筛检方法是进行宫颈脱落细胞涂片检查。应对 18 岁以上有性生活的妇女每年进行一次宫颈涂片检查，到 65 岁时，如前几次检查均正常，则可停止检查。对高危人群应每半年检查一次，间隔时间越短，发现早期病变的可能性越大。

(6) 糖尿病：糖尿病是常见的慢性病之一，其并发症涉及心、脑、肾、眼和血管等多个重要组织器官，严重危害人类健康。糖尿病筛检主要方法为空腹血糖测定和葡萄糖耐量试验。目前认为，在一般人群中进行糖尿病筛检的效益不高，其筛检应主要在高危人群中进行。如 40 岁以上有家族史、肥胖、高血压、高血脂、有妊娠糖尿病史者，可定期测定空腹血糖筛检糖尿病。对妊娠 24 ～ 28 周的孕妇可进行葡萄糖耐量试验以发现妊娠糖尿病。

(7) 结核病的筛检：近年来，结核病发病率在我国有上升趋势。对无症状人群进行结核病筛查的主要方法是结核菌素皮肤试验。结核菌素试验阳性者需行 X 线胸部透视或拍摄胸片，以确诊是否患有肺结核。阴性者一般每 2 ～ 3 年再检查一次。对无症状但具有潜在发病危险的人应每半年到一年进行一次 X 线胸透。

（四）免疫接种

免疫接种（immunization）又称预防接种，是指用特异性抗原或抗体使机体获得对疾病的特殊的免疫力，以提高机体免疫水平，预防疾病发生的方法。免疫接种是目前公认的最有效、最可行、特异性的一级预防措施，具有有效、经济、方便的优点。

1. 免疫接种的分类 免疫接种有两种：一种是自动免疫，即注射抗原，促使机体主动产生特异性抗体抵抗致病因子的侵袭；另一种是被动免疫，即直接注射抗毒血免疫球蛋白及转移因子等，从而达到提高机体抵抗力的目的。

免疫接种使用的疫苗有死疫苗（灭活疫苗）和活疫苗（减毒活疫苗）两种。死疫苗是使用物理或化学方法将细菌、病毒等杀死后制成，使病原体失去毒力，但仍保持其免疫原性。常用的死疫苗有伤寒、霍乱、百日咳、流脑等疫苗。在新型冠状病毒肺炎全球流行时，经世界卫生组织紧急批准使用的中国国药集团和北京科兴生物公司的两款新冠病毒疫苗均为死疫苗（灭活疫苗）。活疫苗一般用减毒或无毒的病原体制成，活疫苗接种在机体内有一定的生长和繁殖能力，犹如轻型感染或隐性感染，使机体获得持续时间较长甚至终身的特异性免疫力。常用的活疫苗有卡介苗、脊髓灰质炎、风疹等。

2. 免疫接种内容

(1) 计划免疫接种：计划免疫是根据疫情监测和人群免疫状况分析，按照科学的免疫程序，有计划对应接种的人群进行预防接种，以提高人群的免疫力，从而达到控制和消灭传染病的目的。

我国计划免疫接种工作的主要内容是儿童基础免疫，即对 7 周岁及以下儿童进行乙肝疫苗卡介苗、脊髓灰质炎三价疫苗、白百破混合制剂和麻疹疫苗免疫接种，以及以后的适时加强免疫，使儿童获得对乙型肝炎、结核、脊髓灰质炎、百日咳、白喉、破伤风和麻疹的免疫力，2007 年卫生部《扩大国家免疫规划》，要求在现行全国范围内使用的乙肝疫苗、卡介苗、脊髓灰质炎疫苗、白百破疫苗、麻疹疫苗基础上，将甲肝疫苗、流脑疫苗、乙脑疫苗、麻腮风疫苗纳入国家免疫规划，对适龄儿童进行常规接种；在重点地区对重点人群进行出血热疫苗接种；发生炭疽、钩端螺旋体病疫情或因洪涝灾害可能导致钩端螺旋体病暴发流行时，对重点人群进行炭疽疫苗和钩端螺旋体疫苗应急接种。通过接种上述疫苗，预防乙型肝炎、结核病、脊髓灰质炎、百日咳、白喉、破伤风、麻疹、甲型肝炎、流行性脑脊髓膜炎、流行性乙型脑炎、风疹、流行性腮腺炎、肾综合征出血热、炭疽和钩端螺旋体病 15 种传染病。疫苗免疫接种程序见表 9-11。

表 9-11　扩大国家免疫规划的疫苗免疫程序

疫苗	接种对象月（年）龄	接种剂次	备注
乙肝疫苗	0、1、6 月龄	3	出生后 24 小时内接种第 1 剂次，第 1、2 剂次间隔≥28 天
卡介苗	出生时	1	
脊髓灰质炎疫苗	2、3、4 月龄，4 周岁	4	第 1、2 剂次，第 2、3 剂次间隔均≥28 天
百白破疫苗	3、4、5 月龄，18～24 月龄	4	第 1、2 剂次，第 2、3 剂次间隔均≥28 天
白破疫苗	6 周岁	1	
麻风疫苗（麻疹疫苗）	8 月龄	1	
麻腮风疫苗（麻腮疫苗、麻疹疫苗）	18～24 月龄	1	
乙脑减毒活疫苗	8 月龄，2 周岁	2	
A 群流脑疫苗	6～18 月龄	2	第 1、2 剂次间隔 3 个月
A+C 流脑疫苗	3 周岁，6 周岁	2	2 剂次间隔≥3 年，第 1 剂次与 A 群流脑疫苗第 2 剂次间隔≥12 个月
甲肝减毒活疫苗	18 月龄	1	
出血热疫苗（双价）	16～60 周岁	3	接种第 1 剂次后 14 天接种第 2 剂次，第 3 剂次在第 1 剂次接种后 6 个月接种
炭疽疫苗	炭疽疫情发生时，病例或病畜的间接接触者及疫点周围高危人群	1	病例或病畜的直接接触者不能接种
钩端螺旋体疫苗	流行地区可能接触疫水的 7～60 岁高危人群	2	接种第 1 剂次后 7～10 天接种第 2 剂次
乙脑灭活疫苗	8 月龄（2 剂次），2 周岁，6 周岁	4	第 1、2 剂次间隔 7～10 天
甲肝灭活疫苗	18 月龄，24～30 月龄	2	2 剂次间隔≥6 个月

资料来源：吕兆丰，郭爱民 .2010. 全科医学概论 . 北京：高等教育出版社

（2）成人免疫接种：成年人的免疫接种，目前我国尚未规定，随着生活水平的提高，也将成为预防免疫接种的重要内容。美国免疫实施咨询委员会建议，应对 65 岁以上的老年人以及高危人群至少进行一次肺炎球菌疫苗接种，同时每年进行一次流感疫苗接种；

对乙型肝炎的高危人群接种乙肝疫苗；对所有成年人应至少每 10 年进行一次白喉、破伤风混合疫苗的加强免疫；应为缺乏免疫力的成年人接种麻疹和腮腺炎疫苗。

（五）化学预防

化学预防（chemoprevention）是指对无症状的人使用药物、营养素、生物制剂或其他天然物质，提高机体抗病能力，以达到防止某些疾病目的的一种临床预防措施。目前临床常用的化学预防方法有以下几种。

1. 用阿司匹林预防冠心病和脑卒中　临床试验已充分验证了无症状男性每日服用阿司匹林可降低未来冠心病的发病率。阿司匹林作为化学预防，主要不良反应是易引起出血性疾病，其选择的利弊应针对不同个体予以正确评估。

2. 绝经后妇女使用雌激素预防骨质疏松症　绝经后妇女体内雌激素水平急剧下降，骨质流失加速，导致骨质疏松，是老年人骨折的主要原因。雌激素替代疗法，可有效地提高骨质无机盐的含量，降低骨质疏松性骨折的发病率。但雌激素替代疗法可增加患乳腺癌和子宫内膜癌的风险，在临床应予以注意。

3. 维生素类用于肿瘤的预防　①维生素 A：维生素 A 的功能之一是使上皮细胞分化成特定的组织，因为肿瘤细胞的发生与上皮细胞分化能力的丧失有关，所以以维生素 A 在防止肿瘤的发生中起了重要作用。但服用大剂量的维生素 A 会产生毒性反应。②维生素 C 和维生素 E：维生素 C 和维生素 E 都有清除氧自由基的作用，能起到防癌的作用。体外实验发现维生素 C 还有抑制突变的作用。

4. 微量元素预防肿瘤　微量元素有许多可预防肿瘤，但硒的防癌作用比较肯定。硒是人群预防肝癌癌前病变药物的重要组成成分，硒能清除氧自由基，保护细胞和线粒体膜的结构和功能，并有加强免疫功能的作用，因此有预防肿瘤的作用。

（六）个体健康危险因素评估

个体健康危险因素评估，是指根据流行病学暴露 - 反应关系原理，分析个体健康危险因素及其产生的健康损害效应，找出相关规律，继而采取能有效控制危险因素作用的干预措施，以达到维护和促进健康的目的。

健康危险因素的评估，首先是要收集并掌握评估对象的生活方式、个人及家族史、健康信念模式、就医行为及体检结果等，确定评估对象的主要健康危险因素，分析这些因素对健康可能造成的危害，并预测今后可能发生某种疾病，影响寿命的概率。用客观数据提出警示，促使其改变不良的生活方式和行为，从而维护评估对象的健康。

健康危险因素的个体评估，主要通过比较实际年龄、评价年龄（依据年龄和死亡率之间的函数关系，从死亡率水平推算得出的年龄值称评价年龄）和增长年龄（通过努力降低危险因素后可能达到的预期年龄）三者的差别，以了解危险因素对寿命可能影响的程度及降低危险因素后寿命可能增长的程度。

评价年龄高于实际年龄，说明被评价者存在危险因素高于平均水平，即死亡率可能高于当地同年龄性别组的平均水平，反之则低。增长年龄与评价年龄之差数，说明被评价者接受医生建议后采取降低危险因素的措施，可能延长寿命的年数。根据实际年龄、评价年龄和增长年龄三者之间不同的量值，评估结果可以分为以下 4 种类型。

1. **健康型** 被评价者的评价年龄小于实际年龄，其个体危险因素低于平均水平，预期健康状况良好。

2. **自创性危险因素型** 被评价者评价年龄大于实际年龄，并且评价年龄与增长年龄之差值大，说明危险因素属自创性，通过自身的行为改变降低和去除危险因素，有可能较大程度的延长预期寿命。

3. **难以改变的危险因素型** 被评价者评价年龄大于实际年龄，但评价年龄与增长年龄之差值小，其危险因素主要来自生物遗传因素与既往及目前疾病史，通常不易改变这些因素。因此，降低这类危险因素的可能性小，延长预期寿命的余地不大。

4. **一般性危险型** 评价年龄接近实际年龄，其危险因素接近于轻微危害程度，降低危险因素的可能性有限，增长年龄和评价年龄接近。

（吴　佩　王俊峰）

复习指导

1. 预防医学是以个体和确定的群体为对象，以环境 - 人群 - 健康为工作模式，以维护和促进健康，预防疾病为目的的一门综合性学科。

2. 三级预防：在疾病的发病前期采取的措施，称为第一级预防，又称病因预防。在疾病的发病期（临床前期），机体已有病理变化，但尚未典型的临床症状，在此时采取的措施称为第二级预防，又称临床前期预防。第三级预防主要是在发病后期对病人采取积极合理的治疗，防止疾病恶化和伤残的发生。对已丧失劳动力或残疾者，通过功能康复、心理康复、家庭护理指导等，使病人身心康复，提高生活质量并延长寿命。

3. 全科医生开展临床预防服务的优势有：①预防医学观念；②专业性质；③服务时间和地域；④服务内容和服务方式；⑤服务过程。

4. 临床预防又称个体预防，是指医务工作者在临床服务的过程中，向病人、健康者和无症状者提供的集医疗、预防、保健、康复等为一体的综合性卫生服务。

5. 临床预防的主要特征有：①以临床医务工作者为服务主体；②在临床诊治活动中贯彻预防为主的意识，建立防治结合的综合性卫生服务；③主要针对慢性疾病开展临床个体化预防，更加注重在临床环境下一级和二级预防的结合；④个体预防和群体预防相结合，强调个人、家庭与社会共同参与；⑤采用以预防为导向的病史记录和健康档案，有针对性地制订预防医学计划。

6. 实施临床预防服务的原则：①选择适宜技术降低疾病的发病率、伤残率及死亡率；②选择适合干预的危险因素；③选择适当的疾病开展临床预防工作；④个体化原则；⑤健康咨询与健康教育优先；⑥医患共同决策；⑦效果与效益兼顾。

7. 临床预防服务的主要内容：健康咨询、周期性健康检查、筛检、免疫接种、化学预防、个体健康危险因素评估。

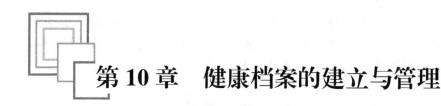

第10章　健康档案的建立与管理

学习要求

掌握以问题为导向的居民健康档案记录方式、个人健康档案的基本内容；熟悉家庭健康档案、社区健康档案的基本内容，并能熟练管理运用各类健康档案；了解居民健康档案的目的、意义和基本要求。

随着计算机和互联网技术的飞速发展和普及，我们已经步入了信息化时代，我国新医改方案提出的"四梁八柱"建设规划中，卫生信息化技术的发展与应用就是重要的支柱之一。《国务院办公厅关于加快医学教育创新发展的指导意见》（国办发〔2020〕34号）中提出加快培养"小病善治、大病善识、重病善转、慢病善管"的防治结合全科医学人才，为全科医学的发展制定了顶层设计。全科医疗健康档案的建立，特别是电子档案的建立与管理，是全科医疗的开展、分级诊疗制度的实施和家庭医生签约服务等工作实现的根基，也为实现区域信息化管理奠定了基础，为各类医生快速方便调阅全科医疗档案和远程调阅健康档案提供了方便。

本章将介绍居民健康档案建立的要求和内容、居民健康档案的管理等内容。

第一节　居民健康档案概述

居民健康档案包括个人健康档案、家庭健康档案和社区健康档案，是卫生机构为城乡居民提供医疗卫生服务过程中的规范记录，由个人基本信息、健康问题记录、健康体检记录、重点人群健康管理及其他卫生服务记录组成，能为每次就诊提供一定的背景资料。

一、居民健康档案的定义

居民健康档案是全科医疗中不可或缺的日常工具，有别于传统专科医疗的病历，采用以问题为导向的健康档案记录方式（problem-oriented medical record，POMR），涵盖建档对象及其家庭的生物、心理和社会三个层面的各种问题，也包括以预防为导向的健康体检资料，以健康照顾为目的，是生物 - 心理 - 社会医学模式下医疗实践的体现。

而专科医疗则采用以疾病为导向的记录方式（disease-oriented medical record, DOMR），主要包括病人的症状、体征和实验室检查结果，以疾病自然史为主线进行记录，以疾病的生物学诊断和治疗为目的，是生物医学模式下医疗实践的体现。

二、建立居民健康档案的目的及意义

居民健康档案以个人健康为核心，记录了生命周期和疾病周期所有生命体征、环境因素和行为生活方式的变化，涵盖了各种健康影响因素的信息资源，在全科医疗中起着重要作用。

（一）建立健康档案的目的

1. 实现全科医疗服务的需要　全科医疗具有长期性、综合性、连续性、协调性的特征，要实现这些特征，完整的、连续性的居民健康档案必不可少，它是实现全科医疗服务的根基。

2. 掌握居民的健康状况的需要　全科医生可以通过对居民健康档案的分析，更准确、及时地判断可能存在的或可能发生的健康问题。

3. 掌握社区主要健康问题动态变化的需要　以往我们采用大样本的社区调查，通过社区诊断获得社区主要健康问题，需要耗费大量的人力、物力和财力，不可能经常开展此类调查；而较为完善的居民健康档案，特别是电子健康档案的建立，极大地方便了我们快捷地做出社区诊断，发现主要健康问题的动态变化。

4. 评价社区卫生服务质量的需要　评价一个社区卫生服务机构的服务质量有多方面的指标，居民健康档案就是其中一个重要指标。一方面居民健康档案的建档率的高低，可以反映工作推进的力度以及群众的接受程度，另一方面居民健康档案记录的完整性和连续性，又反映了全科医疗服务的质量。

5. 解决医疗纠纷的需要　健康档案包含了建档人长期的各种医疗记录和相关的预防保健资料，具有全面性、客观性和公正性的特点，是全科医疗服务中重要的医疗法律文书。

6. 开展科研教学的需要　完善的全科医疗健康档案是良好的参考资料，为全科医生开展科研活动提供了大量数据，也便于教学中让医学生更好地体会健康档案的建立和使用。

（二）建立健康档案的意义

建立健康档案，在卫生服务中具有重要意义，一方面为全科医疗的顺利开展奠定了物质基础，另一方面为居民每次就诊提供背景资料，避免重复检查，减轻居民医疗负担。

问题讨论

　　洪某，男，73 岁，有高血压、糖尿病病史 30 余年，一直自我感觉控制效果良好，近几天来感觉头晕，自认为是感冒了，自行在药店购买感冒药服用，症状没有改善，一天上午早餐后感觉不舒服，卧床休息，家属买菜回来时发现他床边有呕吐物，呼唤不醒，赶紧呼叫 120 急救车，送入医院 CT 诊断为脑梗死。经过 20 多天的抢救，最终抢救无效，因病去世。

　　请分析：

　　1. 如果该病人有自己签约的全科医生，能否避免悲剧的发生？

　　2. 完善的健康档案能提供哪些重要信息，从而避免类似悲剧的发生？

三、居民健康档案的基本要求

（一）真实性

　　健康档案应如实地记载居民生命周期每个阶段的相关信息、疾病周期的病情变化、治疗经过、康复状况等详尽的资料。对于不明确的问题，不能随意描述；已经记录的历史资料，不能任意改动，确保资料的真实可靠。

（二）科学性

　　健康档案作为医学信息资料，应按照《国家基本公共卫生服务规范（2011 年版）》（以下简称《规范》）和全科医学健康档案的组成基本内容规范记录。健康问题的名称和编码，参照基层医疗国际分类（International Classification of Primary Care，ICPC）。

（三）完整性

　　健康档案记录的内容必须完整，才能体现全科医疗的人性化、持续性、综合性、可及性特点。

（四）连续性

　　全科医疗健康档案要保存每个个体生命全程和疾病周期的任何变化，因此要将个体每次患病、体检的资料及时添加，动态记录健康问题的变化，从而保持了资料的连续性。

（五）可用性

　　健康档案不应为"死档案"，而是要保管简便，查找方便，要能充分体现其作为"活档案"的使用价值，从而有利于开展全科医疗。

第二节　居民健康档案的基本内容

我国卫生健康委员会至今已印发了三版《国家基本公共卫生服务规范》，其中 2017 版包括城乡居民健康档案管理、健康教育、预防接种、0 ～ 6 岁儿童健康管理、孕产妇健康管理、老年人健康管理、高血压病人健康管理、2 型糖尿病病人健康管理、严重精神障碍病人管理、肺结核病人管理、传染病及突发公共卫生事件报告和处理、卫生计生监督协管等 122 页服务规范，是我国基层卫生服务的建档和服务规范。

一、个人健康档案

全科医疗健康档案采用的以问题为导向的健康问题记录方式，是 1968 年由美国医生 Weed 等提出，具有健康问题条理清楚、重点突出、资料记录简明扼要以及适于计算机管理数据等特点，受到世界各国的全科医生的欢迎。包括封面、个人的基本资料、健康问题目录、病程流程表、健康问题描述和进展状况记录、转会诊记录等内容。

（一）封面

我国《国家基本公共卫生服务规范》中的个人健康档案采用 17 位编码制，从左至右 1 ～ 6 位为国家统一的行政区划编码，7 ～ 9 位为各县（区）的乡镇（街道）编号，10 ～ 12 位为各乡镇（街道）的村（居）委会编号，13 ～ 17 位为居民个人序号，由建档机构根据建档顺序编制；并将建档居民的二代身份证号作为统一的身份识别码。这有利于信息平台下实现资源共享。封面格式（表 10-1）。

表 10-1　居民健康档案封面

编号 □□□□□□ - □□□ - □□□ - □□□□□

居民健康档案

姓　　名：＿＿＿＿＿＿＿＿＿＿

现 住 址：＿＿＿＿＿＿＿＿＿＿

户籍地址：＿＿＿＿＿＿＿＿＿＿

联系电话：＿＿＿＿＿＿＿＿＿＿

乡镇（街道）名称：＿＿＿＿＿＿＿

村（居）委会名称：＿＿＿＿＿＿＿

建档单位：＿＿＿＿＿＿＿

建档人：＿＿＿＿＿＿＿

责任医生：＿＿＿＿＿＿＿

建档日期：＿＿＿年＿＿月＿＿日

（二）个人基本资料

在《规范》中，个人基本资料包括个人基本信息表和健康体检表（表 10-2，表 10-3）。

表 10-2　个人基本信息表

姓名：　　　　　　　　　　　　　　　　　　　　　　　编号□□□-□□□□□

性别	0 未知的性别　1 男　2 女　9 未说明的性别　　　□	出生日期	□□□□□□□□
身份证号		工作单位	
本人电话		联系人姓名		联系人电话	
常住类型	1 户籍　2 非户籍　　　□	民族	1 汉族 2 少数民族　　□

血型	1 A 型　2 B 型　3 O 型　4 AB 型　5 不详 / RH 阴性：1 否　2 是　3 不详　　□/□
文化程度	1 文盲及半文盲　2 小学　3 初中　4 高中 / 技校 / 中专　5 大学专科及以上　6 不详　　□
职业	1 国家机关、党群组织、企业、事业单位负责人　2 专业技术人员　3 办事人员和有关人员 4 商业、服务业人员　5 农、林、牧、渔、水利业生产人员　6 生产、运输设备操作人员及有关人员 7 军人　8 不便分类的其他从业人员　　□
婚姻状况	1 未婚　2 已婚　3 丧偶　4 离婚　5 未说明的婚姻状况　　□
医疗费用 支付方式	1 城镇职工基本医疗保险　2 城镇居民基本医疗保险　3 新型农村合作医疗 4 贫困救助　5 商业医疗保险　6 全公费　7 全自费　8 其他　　□/□/□
药物过敏史	1 无　有　2 青霉素　3 磺胺　4 链霉素　5 其他　　□/□/□
暴露史	1 无　有　2 化学品　3 毒物　4 射线　　□/□/□

既 往 史	疾病	1 无　2 高血压　3 糖尿病　4 冠心病　5 慢性阻塞性肺疾病　6 恶性肿瘤　7 脑卒中 8 重性精神疾病　9 结核病　10 肝炎　11 其他法定传染病　12 职业病　13 其他 □确诊时间　年　月 / □确诊时间　年　月 / □确诊时间　年　月 □确诊时间　年　月 / □确诊时间　年　月 / □确诊时间　年　月
	手术	1 无　2 有：名称 1　时间 / 名称 2　时间　　□
	外伤	1 无　2 有：名称 1　时间 / 名称 2　时间　　□
	输血	1 无　2 有：原因 1　时间 / 原因 2　时间　　□

家族史	父亲	□/□/□/□/□/□	母亲	□/□/□/□/□/□
	兄弟姐妹	□/□/□/□/□/□	子女	□/□/□/□/□/□
	1 无　2 高血压　3 糖尿病　4 冠心病　5 慢性阻塞性肺疾病　6 恶性肿瘤　7 脑卒中 8 重性精神疾病　9 结核病　10 肝炎　11 先天畸形　12 其他　　□			

遗传病史	1 无 2 有：疾病名称　　□
残疾情况	1 无残疾　2 视力残疾　3 听力残疾　4 言语残疾　5 肢体残疾 6 智力残疾　7 精神残疾　8 其他残疾　　□/□/□/□/□

生活环境	厨房排风设施	1 无　2 油烟机　3 换气扇　4 烟囱　　□
	燃料类型	1 液化气　2 煤　3 天然气　4 沼气　5 柴火　6 其他　　□
	饮水	1 自来水　2 经净化过滤的水　3 井水　4 河湖水　5 塘水　6 其他　　□
	厕所	1 卫生厕所　2 一格或二格粪池式　3 马桶　4 露天粪坑　5 简易棚厕　　□
	禽畜栏	1 单设　2 室内　3 室外　　□

备注：摘自《国家基本公共卫生服务规范（第三版）》

表 10-3 健康体检表

姓名： 编号□□□-□□□□□

体检日期	年 月 日		责任医生		
内容	检查项目				
症状	1 无症状　2 头痛　3 头晕　4 心悸　5 胸闷　6 胸痛　7 慢性咳嗽　8 咳痰　9 呼吸困难　10 多饮　11 多尿　12 体重下降　13 乏力　14 关节肿痛　15 视物模糊　16 手足麻木　17 尿急　18 尿痛　19 便秘　20 腹泻　21 恶心呕吐　22 眼花　23 耳鸣　24 乳房胀痛　25 其他　　　　　　　　　　□/□/□/□/□/□/□/□/□				

一般状况	体温	℃		脉率	次/分	
	呼吸频率	次/分		血压	左侧　　/　　mmHg	
					右侧　　/　　mmHg	
	身高	cm		体重	kg	
	腰围	cm		体质指数（BMI）	kg/m²	
	老年人健康状态自我评估	1 满意　2 基本满意　3 说不清楚　4 不太满意　5 不满意				□
	老年人生活自理能力自我评估	1 可自理（0～3分）　　2 轻度依赖（4～8分）　3 中度依赖（9～18分）　4 不能自理（≥19分）				□
	老年人认知功能	1 粗筛阴性　2 粗筛阳性，简易智力状态检查，总分				□
	老年人情感状态	1 粗筛阴性　2 粗筛阳性，老年人抑郁评分检查，总分				□

生活方式	体育锻炼	锻炼频率	1 每天　2 每周一次以上　3 偶尔　4 不锻炼		□
		每次锻炼时间	分钟	坚持锻炼时间	年
		锻炼方式			
	饮食习惯	1 荤素均衡 2 荤食为主 3 素食为主 4 嗜盐 5 嗜油 6 嗜糖　　□/□/□			
	吸烟情况	吸烟状况	1 从不吸烟　2 已戒烟　3 吸烟		□
		日吸烟量	平均支		
		开始吸烟年龄	岁	戒烟年龄	岁
	饮酒情况	饮酒频率	1 从不　2 偶尔　3 经常　4 每天		□
		日饮酒量	平均两		
		是否戒酒	1 未戒酒　2 已戒酒，戒酒年龄：岁		□
		开始饮酒年龄	岁	近一年内是否曾醉酒　1 是　2 否	□
		饮酒种类	1 白酒　2 啤酒　3 红酒　4 黄酒　5 其他　□/□/□/□		
	职业病危害因素接触史	1 无　2 有（工种从业时间年）			
		毒物种类粉尘防护措施 1 无　2 有			□
		放射物质防护措施 1 无　2 有			□
		物理因素防护措施 1 无　2 有			□
		化学物质防护措施 1 无　2 有			□
		其他防护措施 1 无　2 有			□

脏器功能	口腔	口唇 1 红润　2 苍白　3 发绀　4 皲裂　5 疱疹	☐
		齿列 1 正常　2 缺齿　3 龋齿　4 义齿（假牙）	☐
		咽部 1 无充血　2 充血　3 淋巴滤泡增生	☐
	视力	左眼　右眼　（矫正视力：左眼　右眼）	
	听力	1 听见　2 听不清或无法听见	☐
	运动功能	1 可顺利完成　2 无法独立完成其中任何一个动作	☐
查体	眼底	1 正常　2 异常	☐
	皮肤	1 正常　2 潮红　3 苍白　4 发绀　5 黄染　6 色素沉着　7 其他	☐
	巩膜	1 正常　2 黄染　3 充血　4 其他	☐
	淋巴结	1 未触及　2 锁骨上　3 腋窝　4 其他	☐
	肺	桶状胸：1 否　　2 是	☐
		呼吸音：1 正常　2 异常	☐
		啰音：1 无　　2 干啰音　3 湿啰音　4 其他	☐
	心脏	心率　次/分　心律：1 齐　2 不齐　3 绝对不齐	☐
		杂音：1 无　2 有	☐
	腹部	压痛：1 无　2 有	☐
		包块：1 无　2 有	☐
		肝大：1 无　2 有	☐
		脾大：1 无　2 有	☐
		移动性浊音：1 无　2 有	☐
	下肢水肿	1 无　2 单侧　3 双侧不对称　4 双侧对称	☐
	足背动脉搏动	1 未触及　2 触及双侧对称　3 触及左侧弱或消失　4 触及右侧弱或消失	☐
	肛门指检	1 未及异常　2 触痛　3 包块　4 前列腺异常　5 其他	☐
	乳腺	1 未见异常　2 乳房切除　3 异常泌乳　4 乳腺包块　5 其他	☐/☐/☐/☐
	妇科	外阴	1 未见异常　2 异常	☐
		阴道	1 未见异常　2 异常	☐
		宫颈	1 未见异常　2 异常	☐
		宫体	1 未见异常　2 异常	☐
		附件	1 未见异常　2 异常	☐
	其他		

辅助检查	血常规	血红蛋白 _____ g/L 白细胞 _____ ×10⁹/L 血小板 _____ ×10⁹/L 其他 _____	
	尿常规	尿蛋白 _____ 尿糖 _____ 尿酮体 _____ 尿隐血 _____ 其他 _____	
	空腹血糖	_____ mmol/L 或 _____ mg/dl	
	心电图	1 正常 2 异常	☐
	尿微量白蛋白	_____ mg/dl	
	大便隐血	1 阴性 2 阳性	☐
	糖化血红蛋白	%	
	乙型肝炎表面抗原	1 阴性 2 阳性	☐
	肝功能	血清谷丙转氨酶 U/L 血清谷草转氨酶 U/L 白蛋白 g/L 总胆红素 μmol/L 结合胆红素 μmol/L	
	肾功能	血清肌酐 μmol/L 血尿素氮 mmol/L 血钾浓度 mmol/L 血钠浓度 mmol/L	
	血脂	总胆固醇 mmol/L 三酰甘油 mmol/L 血清低密度脂蛋白胆固醇 mmol/L 血清高密度脂蛋白胆固醇 mmol/L	
	胸部 X 线片	1 正常 2 异常	☐
	B 超	1 正常 2 异常	☐
	宫颈涂片	1 正常 2 异常	☐
	其他		
中医体质辨识	平和质	1 是 2 基本是	☐
	气虚质	1 是 2 倾向是	☐
	阳虚质	1 是 2 倾向是	☐
	阴虚质	1 是 2 倾向是	☐
	痰湿质	1 是 2 倾向是	☐
	湿热质	1 是 2 倾向是	☐
	血瘀质	1 是 2 倾向是	☐
	气郁质	1 是 2 倾向是	☐
	特禀质	1 是 2 倾向是	☐

续表

现存主要健康问题	脑血管疾病	1 未发现　2 缺血性卒中　3 脑出血　4 蛛网膜下腔出血 5 短暂性脑缺血发作　6 其他 □/□/□/□/□
	肾脏疾病	1 未发现　2 糖尿病肾病　3 肾衰竭　4 急性肾炎 5 慢性肾炎　6 其他 □/□/□/□/□
	心脏疾病	1 未发现　2 心肌梗死　3 心绞痛　4 冠状动脉血运重建 5 充血性心力衰竭　6 心前区疼痛　7 其他 □/□/□/□/□
	血管疾病	1 未发现　2 夹层动脉瘤　3 动脉闭塞性疾病　4 其他 □/□/□
	眼部疾病	1 未发现　2 视网膜出血或渗出　3 视盘水肿　4 白内障 5 其他 □/□/□/□
	神经系统疾病	1 未发现　2 有 □
	其他系统疾病	1 未发现　2 有 □

住院治疗情况	住院史	入 / 出院日期	原因	医疗机构名称	病案号
		/			
		/			
	家庭病床史	建 / 撤床日期	原因	医疗机构名称	病案号
		/			
		/			

主要用药情况	药物名称	用法	用量	用药时间	服药依从性 1 规律　2 间断　3 不服药
	1				□
	2				□
	3				□
	4				□
	5				□
	6				□

非免疫规划预防接种史	名称	接种日期	接种机构
	1		
	2		
	3		

健康评价	1 体检无异常　　　　　　　　　　　　　　　　　　□ 2 有异常 异常 1 ＿＿＿＿＿＿＿＿＿＿＿＿＿＿＿ 异常 2 ＿＿＿＿＿＿＿＿＿＿＿＿＿＿＿ 异常 3 ＿＿＿＿＿＿＿＿＿＿＿＿＿＿＿ 异常 4 ＿＿＿＿＿＿＿＿＿＿＿＿＿＿＿

健康指导	1 纳入慢性病病人健康管理 2 建议复查 3 建议转诊 □/□/□/□	危险因素控制：□/□/□/□/□/□ 1 戒烟　2 健康饮酒　3 饮食　4 锻炼 5 减体重（目标）　　6 建议接种疫苗　7 其他

资料来源：摘自《国家基本公共卫生服务规范（第三版）》

1. 个人基本信息 包括姓名、编号（档案号的后 8 位）、性别、出生日期、身份证号、工作单位、本人电话、民族、血型、文化程度、职业、婚姻状况、药物过敏史、暴露史、医疗付费方式、既往史、家族史、遗传史、残疾情况、家庭室内生活环境等内容。

2. 健康体检表

（1）基本信息：姓名、编号（档案号的后 8 位）、体检日期、责任医生、症状等。

（2）一般状况：体温、脉率、呼吸频率、血压、身高、体重、腰围、体质指数（BMI）、老年人健康状况和生活自理能力的自我评估、老年人认知功能和情感状况等。

（3）生活方式：体育锻炼、饮食习惯、吸烟及饮酒情况和职业病危害因素接触史等。

（4）脏器功能：口腔、视力、听力和运动功能等。

（5）查体：眼底、巩膜、皮肤、淋巴结、心、肺、腹部、下肢水肿、足背动脉搏动、乳腺、妇科等。

（6）辅助检查：血常规、尿常规、空腹血糖、心电图、肝功能、乙肝表面抗原、肾功能、血脂、胸部 X 线片、B 超和宫颈涂片等。

（7）其他：中医体质辨识、现存主要健康问题、住院治疗情况、主要用药情况、非免疫规划预防接种史、健康评价、健康指导和危险因素控制等。

（三）健康问题目录

健康问题目录包括主要问题目录和暂时性问题目录，这些健康问题可以是明确诊断的疾病、异常的症状、体征和化验结果以及社会、心理、行为方面的问题，具有清晰展现就诊者的健康基本信息的作用，采用 WONCA 编码的基层医疗国际分类系统（ICPC）命名。

主要健康问题：包括长期的或尚未解决的疾病问题和健康危险因素（可把健康危险因素单列），主要问题目录（表 10-4），可以按照主要问题发生的先后顺序排列。主要健康问题目录以清单的形式，展现了服务对象存在的所有疾病问题、心理和社会层面的所有健康危险因素，可帮助全科医生更好地开展健康管理。

暂时性健康问题：包括急性的、一次性的和自限性的健康问题，暂时性问题目录表（表 10-5），也是按照发生时间的先后顺序排列。暂时性健康问题目录的记录，有可能提供疾病线索，为早期发现慢性非传染性疾病等严重疾病发挥作用。

表 10-4　主要健康问题目录表

序号	问题名称	ICPC 编码	发现日期	问题处理	转归情况	转归时间	记录时间
1	肥胖	T8201	1997-6-26	饮食控制、适量运动	无效		2007-10-25
2	高血压	K8602	2002-10-17	降血压药	控制		2007-10-25

表 10-5　暂时性问题目录表

序号	问题名称	ICPC 编码	发生日期	就诊日期	处理情况	转归情况
1	阑尾炎	D88	1975-4-11	1975-4-11	手术	痊愈
2	右足踝关节扭伤	L77	1995-8-28	1995-8-28	敷药	痊愈

（四）长期用药清单

长期用药清单（表 10-6）是健康档案中容易忽略却很重要的一项内容，主要用来记录病人长期使用的药物，包括药物的名称、用量、起止时间等，以利于提醒医生进行药物不良作用的监测和随访，及时发现可能出现的药物毒性作用，保证病人用药安全。

表 10-6　长期用药清单

序号	疾病名称	药物名称	用量	开始用药时间	终止用药时间	终止原因
1						
2						
3						

（五）病情流程表

病情流程表（表 10-7）是针对主要健康问题设计的、用于记录该主要问题中重要指标的动态变化过程。

表 10-7　病情流程表

序号 2		高血压		
就诊时间	血压（mmHg）	处理情况	建议	备注
2008-5-9	165/100	氢氯噻嗪 25mg　bid	1. 减少动物性油脂和总热量摄入 2. 适当加强运动	
2008-5-10	140/85			
2008-5-11	135/85			
2008-5-12	120/75			

（六）问题描述及进展记录

健康问题的描述和进展情况记录一般采用 SOAP 形式，记录就诊者的每次就诊情况，是 POMR 的核心部分，在《规范》中设计为接诊记录表（表 10-8）。

1. 主观资料（subjective data，S）　包括就诊者或监护人主诉的症状、生活方式、既往史、家族史、遗传病史等方面，尽可能按就诊者或监护人的原意表达，不要表达为医生理解的意思。

2. 客观资料（objective data，O）　包括就诊者体征、化验结果、辅助检查结果、病理检查结果以及医生对就诊者观察到的行为表现和心理测试结果等数据，采用专业术语表达。

3. 评估（assessment，A）　包括诊断、鉴别诊断、健康问题的轻重程度和预后判断等方面，诊断结果可以是明确的生物学诊断，也可以是心理问题或社会问题，还可以是不明原因的症状或主诉，主要通过前述的主观资料、客观资料的综合分析来全面评估健康问题。

4. 处理计划（plan，P） 包括针对健康问题提出的诊断计划、治疗计划和指导计划等。

表 10-8 接诊记录表

姓名： 编号□□□-□□□□□

就诊者的主观资料：

近段时间感觉头晕、头痛，晚上休息好后第二天感觉好了

一直身体较佳，除普通感冒外无其他病史，吸烟22年(30支/天)，饮酒史25年(主要是朋友聚会时暴饮)，喜欢咸辣食物，荤食为主，平时偶尔锻炼或散步，每天睡觉尚规律，睡眠质量尚可

父亲有高血压史

就诊者的客观资料：

身体肥胖，性格开朗健谈

体温37℃，呼吸18次/分，血压150/95mmHg，身高172cm，体重80kg，BMI为27.02kg/m²，颈部正常，甲状腺不大，胸部叩诊及听诊阴性。心率85次/分，节律整齐，无杂音

评估：

根据病人主诉和体检结果，初步诊断为：原发性高血压（一期）

处置计划：

1. 诊断计划

(1) 心电图、心脏超声和眼底视网膜检查

(2) 血脂五项和空腹血糖

2. 治疗计划

(1) 口服降压药（氢氯噻嗪）

(2) 饮食控制：清淡饮食、少荤多素

(3) 戒烟限酒

(4) 适当增加体力活动，控制体重

3. 健康教育计划

(1) 学习高血压防治知识

(2) 指导病人自我保健方法，促使病人改变不良的行为和生活方式

(3) 指导家庭改变共同危险因素

医生签字：×××

接诊日期：××××年××月××日

（七）转会诊记录

全科医生既是就诊者的首诊医生，也是协调人，需要利用各级各类医疗资源为就诊者服务，同时为了保证就诊者档案的完整性，需要设计专门的会诊记录表（表10-9）和双向转诊单。在《规范》中，就设计了这两种表单，特别是双向转诊单既有转出单（表10-10），也有回转单（表10-11），并都含有存根。

就诊者在就诊、会诊、健康体检时所做的各种检查及化验的报告单据，都应该粘贴留存归档，并有序地粘贴在相应的接诊记录表、会诊记录表、健康体检表的背面。

表 10-9　会诊记录表

姓名：　　　　　　　　　　　　　　　　编号□□□-□□□□□

会诊原因：

会诊意见：

会诊医生及其所在医疗卫生机构：

医疗卫生机构名称	会诊医生签字		

责任医生：_____

会诊日期：____年____月____日

表 10-10　双向转诊转出单

- -

存　根

病人姓名_____　　性别_____　　年龄_____　　档案编号_____
家庭住址_____　　联系电话_____
于_____年____月____日因病情需要，转入_____单位
_____科室_____接诊医生。

转诊医生（签字）：
年　　　月　　　日

- -

双向转诊（转出）单

_____（机构名称）：

现有病人_____性别_____年龄_____因病情需要，须转入贵单位，请予以接诊。
初步印象：

主要现病史（转出原因）：

主要既往史：

治疗经过：

转诊医生（签字）：
联系电话：
_____（机构名称）
年　　月　　日

- -

表 10-11　双向转诊回转单

存　根

病人姓名_____　性别_____　年龄_____　病案号_____

家庭住址_____　联系电话_____

于_____年___月___日因病情需要，转回_____单位

_____接诊医生。

转诊医生（签字）：
年　月　日

- -

双向转诊（回转）单

_____（机构名称）：

现有病人_____因病情需要，现转回贵单位，请予以接诊。

诊断结果_____　住院病案号_____

主要检查结果：

治疗经过、下一步治疗方案及康复建议：

转诊医生（签字）：
联系电话：
_____（机构名称）
年　月　日

- -

（八）居民健康档案信息卡

在《规范》中设计了居民健康档案信息卡，为正反两面卡（表 10-12，表 10-13），可一式两份，病人和档案中各保存一份，填写内容与健康档案对应项目一致，方便全科医生快速了解就诊者重要的基本信息。

表 10-12　居民健康档案信息卡（正面）

姓名		性别	出生日期　年　月　日		
健康档案编号			□□□ - □□□□□		
ABO 血型	□A □B □O □AB		RH 血型	□Rh 阴性 □Rh 阳性 □不详	

慢性病患病情况：

□无　　　□高血压　　□糖尿病　　□脑卒中　　□冠心病　　□哮喘

□职业病　　□其他疾病

过敏史：

表 10-13　居民健康档案信息卡（背面）

家庭住址	家庭电话
紧急情况联系人	联系人电话
建档机构名称	联系电话
责任医生或护士	联系电话

其他说明：

（九）以预防为导向的记录

全科医疗是对就诊者生命周期和疾病周期长期负责照顾的医学专科，提供一定的预防保健措施，并适时提供临床预防服务，能更有效防控疾病。以预防为导向的记录，可以帮助全科医生全面评价建档人的健康水平。在《规范》中设计了免疫接种记录、部分重点人群的周期性健康检查记录等记录表。

1. 免疫接种记录　根据我国社区卫生服务"六位一体"的工作内容的安排，许多基层卫生服务机构已经承担起计划免疫的接种任务，是基层预防工作的重要内容之一。在《规范》中的免疫接种卡，是在 2008 年我国发布《扩大国家免疫规划实施方案》的基础上设计的，包括传统的"六苗"（即乙肝疫苗、卡介苗、无细胞百白破疫苗，白破疫苗，脊灰疫苗、麻疹疫苗）和新增的"四苗"（即麻腮风疫苗，流脑疫苗，乙脑疫苗以及甲肝疫苗），各地区还可根据自身情况接种其他疫苗。

2. 周期性健康检查记录　周期性健康检查不同于传统的年度体检，是按照各人群不同的生理特点设计的，有较强的针对性和连续性。在《规范》中设计了规范的儿童保健、孕产妇保健的项目和 65 岁以上老年人健康管理服务等内容，但缺少成年人的周期性健康检查表和育龄期妇女周期性妇检表等。

二、家庭健康档案

全科医学是以个人为中心、家庭为单位的服务模式，每个家庭成员之间的关系就像细胞中细胞核和细胞器的关系，相互之间有密切的联系和影响，因此，建立相应的家庭健康档案，对于就诊者及其家庭其他成员都是非常有益的。

家庭健康档案包括封面、家庭基本资料（含家系图）、家庭评估资料、家庭主要问题目录及描述、家庭生活周期和健康指导计划以及家庭成员的个人健康档案等内容。

（一）封面

封面中家庭档案编号采用 9 位编码制，从左至右 1～3 位，为各县（区）的乡镇（街道）编号，4～6 位为各乡镇（街道）的村（居）委会编号，7～9 位为家庭编号，家庭成员可以户主二代身份证号为身份识别码，方便实现计算机条件下自动产生家庭档案（表 10-14）。

表 10-14 家庭健康档案封面

编号□□□ - □□□ - □□□

家庭健康档案

户主姓名：＿＿＿＿＿＿＿＿＿＿＿＿

已建档家庭成员：＿＿＿＿＿＿、＿＿＿＿＿＿

＿＿＿＿＿＿、＿＿＿＿＿＿

家庭住址：＿＿＿＿＿＿＿＿＿＿＿＿

户籍地址：＿＿＿＿＿＿＿＿＿＿＿＿

家庭电话：＿＿＿＿＿＿＿＿＿＿＿＿

乡镇（街道）名称：＿＿＿＿＿＿＿＿

村（居）委会名称：＿＿＿＿＿＿＿＿

建档单位：＿＿＿＿＿＿＿＿

建档人：＿＿＿＿＿＿＿＿

责任医生：＿＿＿＿＿＿＿＿

建档日期：＿＿年＿＿月＿＿日

（二）家庭基本资料

家庭基本资料包括户主信息、居住状况、饮食状况、家庭收入状况以及家庭成员情况和家系图等内容（表 10-15，表 10-16），家系图内容参见第 7 章。

表 10-15 家庭基本信息表

一、户主姓名： 性别： 出生年月：

职业：＿＿＿＿＿ 教育程度：＿＿＿＿＿ 婚姻：＿＿＿＿＿

户籍状况：社区户籍□ 常住但非社区户籍□

二、居住状况

住房种类：楼房□ 平房□ 简易房□ 其他□

住房结构：单间□ 两间□ 简易套房□ 标准套房□

居住面积：＿＿＿＿＿＿m²

卫生状况

通风：良好□ 一般□ 差□

湿度：潮湿□ 一般□ 干燥□

生活环境：公路旁□ 工业区□ 商业区□ 生活区□ 其他□

污 染 源

噪声：大□ 不大□

粉尘：多□ 不多□

工业废水、废气：有□ 无□

三、饮食状况

口感：咸□ 辣□ 油腻□ 一般□ 清淡□

人均月食油量：动物油＿＿＿＿＿g 植物油＿＿＿＿＿g

酱腌菜：不吃□ 偶尔吃□ 经常吃□

食用碘盐：是□ 否□

人均月食盐量＿＿＿＿＿g

四、家庭月人均收入

500～1000 元□ 1000～2000 元□ 2000 元以上□ 不详□ 拒答□

表 10-16　家庭成员情况表

姓名	性别	与户主关系	出生日期	学历	婚姻状况	健康状况	医保类型	身份证号码	联系电话

（三）家庭评估资料

家庭评估方法有多种，但目前较常使用家庭圈、APGAR 家庭功能评估表等方法（见第 7 章）。

（四）家庭主要问题目录及描述

家庭主要问题目录主要记载影响家庭结构和功能的任何生物、心理和社会等各层面的问题，它的描述也是采用 SOAP 描述方法，详细记载它发生、发展、处理和转归等过程。

（五）家庭健康指导计划

家庭生活周期的不同阶段对家庭成员身心健康影响较大，全科医生有针对性的制订家庭生活周期健康指导计划（表 10-17），既体现了全科医学以家庭为单位的原则，也拉近了医患双方的关系，更加有利于全科医疗中各项工作的开展。

表 10-17　家庭生活周期健康指导计划

阶段	时间	指导计划
新婚期		
第一个孩子出生期		
有学龄前儿童期		
有学龄儿童期		
有青少年期		
孩子离家期		
空巢期		
退休期		

（六）家庭成员的健康记录

家庭成员的健康记录就是将个人健康档案按家庭健康档案封面上的家庭成员顺序，依次放入家庭健康档案中。

三、社区健康档案

社区健康档案是以家庭为单位、以社区为导向的协调性医疗保健服务的必备资料，包括社区基本资料、社区卫生服务资源、社区卫生服务状况和社区居民健康状况4方面内容，有利于帮助全科医生全面了解本社区的各种资源和存在的主要健康问题，为更有效利用社区资源服务于社区居民提供支持。社区健康档案一般可通过社区诊断来获得。

（一）社区基本资料

1.社区行政区域　社区行政区域的介绍可采用地图和文字描述相结合的方法进行描述。首先，绘制一张本社区在所属区县的地理位置图，标明它的界限以及与周边区域的接壤情况，在社区范围内标明一些重要机构（如各类医疗机构、行政机构、学校、工厂等）和重要居民区的分布情况；其次，使用文字对本社区的面积、地理环境、地形地貌以及气候状况进行介绍；最后文字描述本社区内的行政机构的数量、医疗机构的数量和层次以及学校工厂的分布。

2.社区人口学特征　社区人口学特征先介绍本社区的户籍人口总数和常住人口总数、人口的性别和年龄的构成状况、人口的职业分布和文化层次分布状况、家庭结构和婚姻状况等资料；再介绍本社区的人口统计学资料，如出生率、计划生育率、死亡率、人口自然增长率等指标。

3.社区经济状况　社区经济状况主要介绍社区的国民生产总值、人均国民生产总值、劳动人口的就业率和失业率、人均纯收入、人均消费水平、人均住房面积等指标。

（二）社区卫生服务资源

社区卫生服务资源主要介绍社区卫生服务的机构数、各机构的隶属关系、各机构的负责人、各机构的管辖范围和服务人口数、各机构的卫生人力资源状况（医生数及其性别、年龄、学历、职称和专业的构成状况）等资料。

（三）社区卫生服务状况

社区卫生服务状况包括社区卫生保健需求 [2周患病率、慢性病患病率、健康者占总人口的比例、2周患病天数、2周卧床率、2周活动受限率、2周休工（学）率]、社区卫生服务的利用（2周就诊率、2周病人就诊率、2周病人未就诊率、住院率、人均住院天数和未住院率、免疫接种覆盖率、儿童体检率、妇科检查率、孕妇产前检查率、孕妇产后随访率、健康教育普及率）和社区卫生资源（卫生经费的来源、卫生经费总费用、卫生经费占国民生产总值的比例、人均卫生经费、每千人口病床数）等资料。

（四）社区居民健康状况

社区居民健康状况包括疾病构成和疾病谱、死亡构成和死亡谱、婴儿死亡率、5岁以下儿童死亡率、孕产妇死亡率、平均期望寿命、主要疾病的发病率或患病率、主要疾病的伤残率和病死率、低体重出生儿比例、母乳喂养比例、儿童营养不良比例、吸烟率和人均吸烟量、饮酒率和人均酒精消耗量、吸毒及性行为紊乱的比例等内容。

第三节　居民健康档案管理与信息化系统

全科医疗健康档案是实现全科医疗的基础，具有人性化、综合性、持续性、协调性的特点，记录每个人整个生命周期和疾病周期的健康问题的发生、发展过程。对于全科医生而言，管理利用好全科医疗健康档案是提高全科医疗服务质量的关键。

一、居民健康档案的管理

（一）个人健康档案

个人健康档案是居民健康档案中的关键部分和基础，不能为了建档而建档，而是要充分发挥居民健康档案的作用，为全科医疗服务，因此，加强对个人健康档案的管理十分必要。我们可以从以下几方面入手。

1. **充分利用健康档案**　在建档人每次就诊前，全科医生调阅健康档案，了解其以前的情况，避免对已了解的敏感问题反复询问就诊者，导致就诊人的抵触情绪，影响后续的工作开展。

2. **及时收集资料**　全科医生应利用每次给就诊者看病的机会或随访的机会，详细的记录从上次记录以来的就诊者在生物、心理和社会各层面的变化，以及本次就诊的详细情况。

3. **及时归档**　安排专人负责管理档案，可以是全科医生本人或全科医生团队的护士负责此项工作，将收集的资料及时归档，并根据要求填写居民健康档案中的需要变更或添加的项目，如主要或暂时性健康问题的变更或添加等，最大限度地提高个人健康档案的利用价值。

4. **保护档案安全**　健康档案中有涉及个人隐私的内容，保管好档案既是对建档人负责，也是我们全科医生医德的体现，更有利于建档人充分信赖我们，打消建档人的顾虑，将完整背景与全科医生交流。

（二）家庭和社区健康档案的管理

家庭和社区健康档案是全科医生全面掌握家庭和社区信息和资源的关键，根据居民个人健康档案的变化，及时调整家庭和社区健康档案相关内容，为利用家庭和社区信息及资源对就诊者进行健康教育干预提供便利，同时也是对家庭其他成员开展群体健康教育干预的最佳时机。

当然，家庭和社区健康档案也要有专人管理，将每日调阅后的档案及时归位，并负责保护档案安全，避免档案摆放混乱或遗失。

二、居民健康档案的信息化管理

随着计算机和互联网技术的飞速发展和普及，我们已经步入了信息化时代。全科医疗健康档案的计算机档案的建立，实现区域信息化管理是必然趋势，也为各类医生快速方便调阅全科医疗档案和远程调阅健康档案提供了方便。

电子健康档案以个人健康档案为基础，通过家庭中户主二代身份证号为身份识别码，可自动产生家庭档案，也可在个人档案编号中加入家庭代码，通过家庭代码自动产生家庭档案；并可通过个人和家庭档案编号中的社区代码自动将同一社区中各家庭的档案汇集一起，组成社区健康档案，极大地简化了工作，提高了效率。

电子健康档案的管理包括以下几方面。

1. 调阅档案　档案调阅应该设定不同的权限，全科医生只能调阅自己管理的人员的个人及其家庭的健康档案、调阅所在社区的社区健康档案，每个社区的负责人和档案总管理人可以调阅所管辖社区的个人、家庭和社区的全部健康档案，每级卫生行政管理部门的负责人或档案管理人可以调阅所管辖范围内的个人、家庭和社区的全部档案。

2. 及时上传各项档案记录　全科医生或每个社区的档案管理人，应及时将纸质档案中的所有添加内容或变更内容输入电子档案中，保证纸质档案和电子档案的同步。

3. 保护电子健康档案的安全　首先要制定出各级档案管理人员的管理规定，避免有意或无意泄露密码，导致档案的外传或损毁；其次要加强各网络终端的安全防范，避免泄露密码，导致档案的外传或损毁；第三要加强管理档案的主服务器的安全措施，防范各类恶意的网络攻击；最后注意主服务器每天要及时备份档案，并安全放置在其他位置，以防意外发生。

（邱　伟）

复 习 指 导

1. 建立全科医疗健康档案的目的包括：①全科医疗的需要；②及时掌握居民健康状况的需要；③掌握社区主要健康问题动态变化的需要；④评价社区卫生服务质量的需要；⑤解决医疗纠纷的需要；⑥科研教学的需要。

2. 以问题为导向的健康问题记录方式的内容包括封面、个人的基本资料、健康问题目录、病程流程表、健康问题描述和进展状况记录、转会诊记录等内容。

3. 健康问题目录中的主要健康问题包括长期的或尚未解决的疾病问题和健康危险因素，暂时性健康问题包括急性的、一次性的和自限性的健康问题。

4. 问题描述中的 SOAP 形式包括主观资料、客观资料、评估和处理计划四部分。

5. 家庭健康档案包括封面、家庭基本资料（含家系图）、家庭评估资料、家庭主要问题目录及描述、家庭生活周期和健康指导计划以及家庭成员的个人健康档案等内容。

6. 社区健康档案包括社区基本资料、社区卫生服务资源、社区卫生服务状况和社区居民健康状况四方面内容。

第 11 章　全科医疗中的健康管理服务

学习要求

掌握健康管理的定义和步骤；熟悉健康管理的内容和流程；了解社区健康管理的内容及全科医生在社区健康管理中的作用。

健康长寿和健康生活是人类社会的共同追求，人们对健康的维护是生命存在的重要保障，也是实现人类自由、全面发展的需要。随着我国全面小康社会的建成，第一个百年奋斗目标实现，我国经济社会全面进入高质量的发展阶段，居民人均收入水平持续增长，人民对健康服务的需求已经从单纯的治疗疾病转变为对健康的追求。2016 年，习近平总书记在全国卫生健康大会上提出，要树立大健康观，把以治病为中心转变为以人民健康为中心；2017 年，习近平总书记在十九大报告中再次阐述大健康观的重要内容，强调要为群众提供全方位、全周期健康服务；2020 年，中国共产党十九届五中全会提出了"全面推进健康中国建设"的重大任务。在"健康中国"战略背景下，关注健康、促进健康成为国家、社会、家庭及个人的共同责任与行动，切实提升国民健康福祉和获得感已融入各级政府的执政理念与社会各阶层的高度关切之中，而健康管理成为新背景下解决人民健康问题的重要途径。

第一节　健康管理概述

一、健康管理的定义和特点

健康管理（health management）的概念最早出现在美国，是由美国的保险业、全科医生和健康体检发展衍生出来的。美国健康管理的研究成果表明，医生可以通过一定的方法识别那些即将要利用卫生保健服务的人，因此，可以对他们采取相应的干预措施。利用这种强有力的措施可促进人群健康，使人群维持低水平的健康消费。

进入到 20 世纪 90 年代，德国、英国、芬兰、日本等国家逐步建立了不同形式的健康管理组织。随着人们健康需求的不断增加，健康管理逐渐成为世界各国卫生事业研究的热点。健康管理研究的服务内容也由单一的健康体检与生活方式指导，发展到目前的国家或国际组织（如欧盟）全民健康促进战略规划的制定、个体或群体全面健康检测、健康风险评估与控制管理等。我国的健康管理出现于 20 世纪末至 21 世纪初，至今仅 20 多年时间，也是实践应用先于理论研究。

虽然经过发达国家 30 多年的研究和应用，但是全面系统的理论和权威的专著很少，迄今为止，世界上还没有一个能够被大家公认并接受的健康管理定义，不同的行业和不同专家对健康管理均有不同的理解。Bernard Sullivan 1997 年给健康管理的定义是，健康管理是指一种对个人或人群的健康危险因素进行全面管理的过程。其宗旨是调动个人及集体的积极性，有效地利用有限的资源来达到最大的健康效果。刘天鹏主编的《健康管理师》中将健康管理定义为：对健康人群、亚健康人群、疾病人群的健康危险因素进行全面监测、分析、评估、预测、预防和维护的全过程。黄建始则将健康管理定义为：针对健康需求对健康资源进行计划、组织、指挥、协调和控制的过程。也就是对个体或群体的健康进行全面监测、分析、评估、提供健康咨询和指导及对健康危险因素进行干预的全过程。2009 年 5 月，中华医学会健康管理学分会和中华健康管理学杂志编委会召开了两次健康管理学峰会，形成了《健康管理概念与学科体系的中国专家初步共识》（以下简称《初步共识》）。《初步共识》中对健康管理的定义表述为：以现代健康概念和新的医学模式及中医"治未病"为指导，通过采用现代医学和现代管理学的理论、技术、方法和手段，对个体或群体整体健康状况及其影响健康的危险因素进行全面检测、评估、有效干预与连续跟踪服务，实现以促进健康为目标的全人、全程、全方位的医学行为及过程。

健康管理是在健康管理医学理论指导下的医学服务，其特点是以控制健康危险因素为核心，一、二、三级预防并重以及"健康监测 - 健康评估 - 制订健康计划 - 健康干预"环形运转的服务过程（图 11-1）。其主体是经过系统医学教育或培训并取得相应资质的医务工作者，客体是健康人群、亚健康人群（亚临床人群、慢性非传染性疾病风险人群）及慢性非传染性疾病早期或康复期人群。健康管理的重点是健康风险因素的干预和慢性非传染性疾病的管理。健康管理服务的两大支撑点是信息技术和健康保险。其大众理念是"病前主动防，病后科学管，跟踪服务不间断"。健康体检是基础、健康评估是手段、健康干预是关键、健康促进是目的。

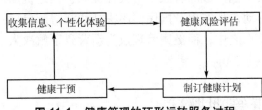

图 11-1　健康管理的环形运转服务过程

链　接

　　1993 年，中国大百科全书现代医学卷出现"健康管理"一词；2001 年中国第一家健康管理公司注册；2004 年原卫生部有关部门开始研究健康管理师职业；2005 年健康管理师职业被列为国家新职业；同年，国内第一套基于互联网的健康管理运营平台推出；2006 年成立了健康管理师专家委员会，形成相对规范的理论体系。自 2012 年起，国务院、国家统计局陆续出台文件对健康管理行业发展做出指导，健康管理学科体系逐渐成熟。目前，国内有健康管理公司 10 000 余家，但 90% 以上以体检为主。

二、健康管理的内容、目的及意义

(一) 健康管理的内容

健康管理是对个人或群体的健康及危险因素进行全面监测、评估并进行干预和管理的过程，是以个人健康档案为依托的个性化健康事务管理服务。健康管理服务需应用现代生物医学和信息化管理技术，从生物 - 心理 - 社会的角度，协助人们有效维护自身健康。按服务的不同侧重点，健康管理可分为生活方式管理、健康需求管理、疾病管理、灾难性病伤管理、残疾管理和综合的群体健康管理六个方面。

1. 生活方式管理 主要关注个体的生活方式和行为可能带来的健康风险，在科学方法的指导下帮助个体选择最佳的健康行为，使用对健康或预防有益的行为塑造方法，促进个体建立健康的生活方式和习惯以减少健康风险因素。主要强调个体对自己的健康负责，调动个体的积极性，关注评价个体的生活方式可能带来的健康风险和健康风险对个体医疗保健需求的影响以及产生的医疗需求，帮助个体做出最佳的健康行为选择。降低健康风险，促进健康，预防疾病和伤害。重点是一级和二级预防，主要是针对健康、亚健康和疾病人群的健康管理。

2. 健康需求管理 以满足个体或群体中的健康需求为主导的服务，通过帮助健康消费者维护健康以及寻求适当的医疗保健来控制健康消费的支出和改善对医疗保健服务的利用。面对面或使用电话、互联网等远程管理方式指导个体正确利用各种医疗保健服务满足自身的健康需求，减少人们对原以为必需的、昂贵的和临床上不一定有必要的医疗保健服务的使用。如指导个体恰当地利用各种医疗保健服务；针对小病提供自助决策和行为支持；通过决策支持信息系统等的帮助，个人可以在合适的时间、合适的地点获取合适的服务等。

3. 疾病管理 着眼于某种特定疾病，为病人提供相关的医疗保健服务。强调利用循证医学指导和增强个人能力，预防疾病恶化；在整个医疗服务系统中为病人协调医疗资源，对疾病控制、诊疗过程采取综合干预措施，使疾病得到全面地、连续性地治疗，提高生活质量。以改善病人健康为基本标准来评价所采取行动的临床效果、社会效果和经济效果。

疾病管理包括：①汇总连续的疾病诊疗档案，为下次就医提供详尽的资料；②指导病人选择最佳的就诊医院和医生；③指导和跟踪治疗及医嘱的执行情况，纳入健康管理流程；④提供就医服务，快速安排疾病诊疗相关事宜；⑤对非传染性慢性疾病病人建档管理，对重要疾病指标重点观察和记录，控制疾病发展。

4. 灾难性病伤管理 "灾难性"是指对健康的危害十分严重，也可指其造成的医疗卫生花费巨大。灾难性病伤管理着眼于"灾难性"疾病，为病人提供相关的医疗保健服务，要求用高度专业化的疾病管理解决相对少见疾病和高额费用问题。通过帮助协调医疗活动和管理多维化的治疗方案，灾难性病伤管理可以减少疾病或伤害带来的高额花费并能改善结果，使病人在临床、心理上和经济上都能获得最优化结果。

5. 残疾管理 减少工作地点发生残疾事故的频率，降低因残疾带来的费用，并根据病人残疾程度分别进行个性化处理以尽量减少因伤残造成的工作和生活能力下降。

6.综合的群体健康管理 通过协调不同的健康管理策略对个体提供全面的健康和福利管理。这些策略都是以人的健康需要为中心而发展起来的。

(二) 健康管理的目的和意义

健康管理是一套完善、周密的服务程序。通过健康咨询、健康评价、健康教育、行为干预等方式，促使人们改变不良行为和生活方式，降低危险因素、减少疾病发生、提高生命质量。其目的和意义体现在以下几个方面：实施个体化的健康管理，发挥个体内在主动性，变被动疾病治疗为主动的健康干预，降低医疗费用，减少医疗开支；减少缺勤，提高生产劳动效率，促进职业健康；减少伤残，降低慢性病死亡率；有效地利用有限的资源来达到最大的健康效果。

三、全科医生在健康管理中的作用

2011 年国务院出台的《关于建立全科医生制度的指导意见》中明确指出，全科医生是主要在基层承担预防保健、常见病及多发病诊疗和转诊、病人康复和慢性病管理、健康管理等一体化服务的综合程度较高的医学人才。由此可见，健康管理是全科医生的基本工作内容之一。

社区卫生服务中的健康管理应该由以全科医生为核心，包括社区护士、公卫医生、心理咨询师、健康管理师、营养师等在内的社区卫生服务团队实施。通过整合各成员的知识和技术，最大限度地发挥健康管理的作用。社区卫生服务团队可为居民提供建立个人健康档案和家庭健康档案，跟踪个人健康状况，充分利用社区内外各种资源，应用健康教育、膳食指导和运动锻炼等各种干预措施，为社区居民提供健康管理服务。

第二节　健康管理的基本步骤和常用服务流程

一、健康管理的基本步骤

健康管理体现了预防为主的卫生服务模式，它以较少的投入获得较大的健康效果，减少疾病负担，从而提高医疗服务的效益及医疗保险的保障。一般来说，健康管理有以下 3 个基本步骤。

(一) 收集健康信息

健康管理的最基础和核心的内容是针对健康危险因素开展干预和管理活动。进行健康管理首先要通过调查、健康体检和周期性健康检查等方法，收集个人或人群的健康危险因素等有关健康信息。

问卷调查是获取健康危险因素的一个重要方法。问卷可根据调查对象的情况选择由个人自行填写或由医务人员调查填写。调查问卷的准确性和真实性直接关系着后续的风险度计算及其结果，故应分清和强调各方提供问卷数据的责任和义务。调查问卷内容包括疾病、生活方式、体格检查、临床实验室检验、疾病治疗反应情况等。

（二）健康风险评估和健康评价

健康危险因素评价（health risk factors appraisal）是一种评价健康危险因素和慢性病发病和死亡之间关系的一种技术。它研究各种健康危险因素对疾病的发生和发展的影响程度，以及去除危险因素或降低危险因素的作用后可能延长寿命的程度。其主要目的是帮助个体综合认识健康风险，鼓励和帮助人们纠正不健康的行为和习惯，制订个性化的健康干预措施并对其效果进行评估。

健康风险评估（health risk appraisal）是估计具有一定健康特征的个人在未来一定时间内，发生某些疾病或因某种疾病而死亡的可能性。具体做法是，根据所收集的个体健康信息，用数学模型对个人的健康状况及未来患病或死亡的危险性进行量化评估。目的在于估计特定事件发生的可能性，而不在于做出明确的诊断。常用的健康风险评估一般以死亡为结果，由于技术发展及健康管理需求的改变，健康风险评估已逐步扩展到以疾病为基础的危险性评价；后者能更有效地使个人理解危险因素的作用，并能更有效地实施控制措施和减少费用。

（三）制订健康计划和实施干预

在明确个人患慢性病的危险性及疾病危险因素存在情况后，即可通过个人健康改善的行动计划及指南对服务对象实施个性化的健康指导。与通常的健康教育和健康促进不同的是，健康管理过程中的健康干预是个体化的，即根据每个人不同的健康危险因素，由全科医生、公卫医生、社区护士等进行有针对性的个体指导，设定目标，并动态追踪效果。

个性化健康管理计划应包括综合体检方案、综合保健方案、健康教育处方、饮食及运动处方等。每个具体项目都应充分考虑健康管理计划编制原则，提出合理化建议并制订出切实可行的措施和操作方法。制订个性化健康管理计划的时候应以健康为导向，根据每个服务对象的健康状况和危险因素提供个性化、综合性的服务，并且要对健康管理计划的实施情况及时进行随访，定期对服务对象的健康状况和行为方式进行调查，依据调查结果和体检结果进行分析评价，及时更新健康档案中的相应内容并及时调整健康管理计划。在健康管理计划制订时要充分考虑调动服务对象自身参与健康管理的积极性。

问题讨论

李某，男，52岁，汉族，教师，已婚，身高175cm，体重100kg，血压160/88mmHg，胆固醇300mg/dl，爱吃咸食及油炸食品，吸烟，喜欢饮酒，有时大醉。很少参加体育运动。最近工作特别忙，感觉心理压力大，无其他疾病。

请分析：

如果你是一名全科医生，你将如何对李某进行健康管理？

二、健康管理的服务流程

健康管理不等于疾病治疗，也不等于健康体检。健康管理是通过对个人或群体进行健康体检管理、健康评估、健康风险干预和健康促进等，实现主动预防疾病和病后科学管理的目的。常用服务流程由以下5个部分组成。

（一）健康体检管理

以人群的健康需求为基础，按照"早发现，早干预"的原则来选定体格检查的项目。检查的结果对后期的健康干预活动具有明确的指导意义。健康体检管理项目可根据个人的年龄、性别、工作特点等进行调整。目前一般的体检服务所提供的信息应该可以满足这方面的要求。

（二）健康风险评估

通过分析个人健康史、家族史、生活方式和精神压力等问卷获取的资料，为服务对象提供一系列的评估报告，其中包括用来反映各项检查指标状况的个人健康体检报告、个人总体健康评估报告、精神压力评估报告、疾病危险度分级报告、心理健康评估报告、运动身心健康评估报告等。

（三）个人健康管理咨询

根据健康体检资料和健康风险评估结果，个人可以得到有针对性的个体化健康咨询服务。具体咨询内容可以包括以下几方面：解释个人健康信息、健康评估结果及其对健康的影响，制订个人健康管理计划，提供健康指导及制订随访跟踪计划。

（四）个人健康管理后续服务

根据个人及人群的需求提供不同的个人健康管理后续服务，后续服务的内容主要取决于被服务者（人群）的实际情况及可利用资源的多少。后续服务的形式可以是通过入户随访，也可以是通过互联网查询个人健康信息和接受健康指导，或定期寄送健康管理通讯和健康提示，以及提供个性化的健康改善行动计划。监督随访是后续服务的一个常用手段。随访的主要内容是检查健康管理计划的实施情况，并检查（必要时测量）主要的健康危险因素的干预结果。健康教育讲座也是后续服务的重要措施，在改善营养状况、生活方式改变与疾病控制方面有很好的效果。

（五）专项的健康及疾病管理服务

除了常规的健康管理服务外，还可根据具体情况为个体或群体提供专项的健康管理服务。这些服务的设计通常会按病人及健康人来划分。对已患有慢性病的个体，可选择针对特定疾病或危险因素的服务，如糖尿病管理、心血管疾病及相关危险因素管理、精神压力缓解、戒烟、运动、营养及膳食咨询等。对没有慢性病的个体，可选择的服务也很多，如个人健康教育、生活方式改善咨询、疾病高危人群的教育及维护项目等。

第三节　社区健康管理

一、社区健康管理概述

目前，我国的健康管理模式大致可分为社区健康管理、医院健康管理和商业化健康管理 3 种模式，其中以社区健康管理模式为主。社区健康管理是基于管理理论和新健康理念对社区健康人群、疾病人群的健康危险因素进行全面监测、分析、评估、预测、预防维护和发展个人和家庭技能的全过程。社区健康管理将健康管理的基地扎根在社区，以社区全体居民为服务对象，以社区卫生服务体系为依托平台，充分利用政府及社会资源，对社区居民进行健康信息收集、监测与评估，对健康危险因素进行指导与干预，最终目的是调动个人和集体的积极性，有效地利用社区资源达到最大的健康效果。

(一) 社区健康管理对象及服务内容

1. 常见病、慢性病病人　对社区高危人群和重点慢性病定期筛查，掌握慢性病的患病情况，一方面对慢性病进行分类监测、登记、建档、定期抽样调查，做好慢性病体检和防治管理工作；另一方面为慢性病病人建立健康档案，实行规范化精细化管理，跟踪随访，详细记录。针对不同人群给予专业指导，使其在生活和行为方式上进行全面改善，监控危险因素，降低风险水平，延缓疾病的进程，提高生命质量。

2. 亚健康状态人群　提供定期健康与疾病危险性评估及健康改善指导。在全科医生和健康管理师的指导下随时监控健康状态，有意识地参与健康改善计划，提高整体健康水平。

3. 社区中的特殊群体　对妇女、儿童和老年人，提供有针对性的危险因素评价、定期体检、健康教育和保健服务，并定期进行健康评估。

4. 健康人群　实施预防性健康管理服务。对健康人群提供科学、系统化、个性化的健康教育与指导，包括健康生活方式指导、免疫接种等，并通过定期健康评估，保持低风险水平，保持健康状态。

(二) 我国社区健康管理

我国的社区健康管理，根据管理对象差异，可分为重点人群健康管理和一般人群健康管理。重点人群健康管理主要涵盖慢性病病人、孕产妇和儿童的健康管理，以及老年人保健、癌症病人照护、社区康复等；一般人群健康管理则关注全部人群的全生命周期。

我国于 2009 年开始，将重点人群的健康管理纳入到国家基本公共卫生服务管理。《国家基本公共卫生服务规范（第三版）》规定了社区卫生服务机构基本任务包括给社区居民建立系统的健康档案；并利用健康档案资料对原发性高血压、2 型糖尿病、肺结核病人、严重精神障碍病人进行分级管理；并针对孕产妇、0～6 岁儿童以及老年人不同时期的特点进行健康管理。强调中医药技术在社区健康管理中的作用。

一般人群的健康管理通常采用以全生命周期为导向的社区健康管理，服务的提供者是全科医师、健康管理师和护士。结合社区健康管理的 4 个环节（风险评估、健康干预、跟踪监测、效果评价），对人群实行流行病学调查→制定具体方案→实施方案→评估效果→改进干预方式，形成一个完整的无限循环的模式，同时制定健康管理方案，考虑生物学、心理学、社会学和运动、睡眠、体质辨识等因素全面保障居民的健康。

国内不同地区形成了各具特色的社区重点人群健康管理模式，如厦门的"三师共管"模式、北京的"昌平模式"、上海的"静安中医模式"、上海的"闵行模式"等。针对全人群的健康管理目前主要有 PDCA 循环的社区健康管理模式、"4CH8"模式、PRECEDE-PROCEED Model 健康管理模式。

链　接

"三师共管"是指由专科医生、社区卫生服务机构的全科医生和健康管理师共同提供服务。专科医生根据慢性病病人的情况制订治疗和干预方案，全科医生实施方案并根据数据进行监控，健康管理师负责与病人进行沟通，实施健康宣教。

二、社区慢性病健康管理

慢性病健康管理（health management for chronic diseases）是指在收集个人健康信息的基础上，对个体未来一定时间内某种慢性病的发生风险进行预测。在风险预测的基础上，针对生活方式和危险因素制订个体化干预和行为校正计划并实施，定期进行跟踪和效果评估，在效果评估的基础上进一步收集信息，进入下一个循环。

在个体健康管理的基础上，也可对服务人群信息进行汇总和分析，并对人群的慢性病预防、治疗和管理工作提出建议、指导和咨询。

国内外经验证明，采取积极的措施预防慢性病，可延迟患病年龄，缩短患病时间，由此显著降低患病率。社区慢性病管理模式已被普遍认为是解决慢性病流行的重要策略。慢性病的管理是健康管理系统的一个重要部分。

社区卫生服务通过家庭访视、家庭病床、健康教育等，对慢性病病人发病、恢复、残疾和临终的全过程进行悉心的照料和护理，是控制慢性病和提升病人生命质量的最佳途径。

2009 年国务院颁发的《关于深化医药卫生体制改革的意见》中明确提出：要加快建设以社区卫生服务中心为主体的城市社区卫生服务网络，完善服务功能，以维护社区居民健康为中心，提供疾病预防控制等公共卫生服务、一般常见病及多发病的初级诊疗服务、慢性病管理和康复服务。同年，将原发性高血压和 2 型糖尿病的健康管理纳入了《国家基本公共卫生服务规范（2009）》。

《国家基本公共卫生服务规范（第三版）》规定的社区全科医师团队需要对辖区内 35 岁及以上的高血压和 2 型糖尿病病人进行健康管理，内容包括筛查、随访评估、分类干预和健康体检。对辖区内 35 岁及以上常住居民，每年为其测量 1 次血压（非同日三次测量）。建议高危人群每半年至少测量 1 次血压，并接受医务人员的生活方式指导；对工作中发现的 2 型糖尿病高危人群进行有针对性的健康教育，建议其每年至少测量 1 次空腹血糖，并接受医务人员的健康指导；对已确诊的原发性高血压及 2 型糖尿病病人纳入慢性病健康管理，每年进行 4 次随访，并根据评估结果进行分类干预；每年进行 1 次较全面的体检。病人的健康管理由全科医生负责，应与门诊服务相结合，对未能按照健康管理要求接受随访的病人，乡镇卫生院、村卫生室、社区卫生服务中心（站）应主动与病人联系，以保证管理的连续性。随访包括预约病人到门诊就诊、电话追踪和家庭访视等方式。

三、社区健康管理实践举例

（一）特殊人群健康管理服务案例——妊娠期、新生儿健康呵护

某女，妊娠 11 周，接受健康管理中心健康管理服务。健康管理中心对其在妊娠早、中、晚期、产后、新生儿、婴儿期的生命健康实施了家庭式的上门服务 1 年。

健康管理师定期与之相互交流，保持 24 小时热线电话咨询，定期对妊娠期、新生儿期、婴儿期的健康相关指标进行评价与指导，依据不同生长阶梯开展有针对性的健康知识、早期智能开发与保健方法的传授，使之掌握了相应的知识和技能，达到了促进和维护母婴健康的目的。尤其是对出生后的新生儿进行跟踪式的健康管理服务，避免和减少了新生儿常见疾病的发生，使产妇安心休养，恢复体力，孩子健康地成长。

经过 1 年的服务，使该家庭减少了带婴儿去医院看病的困扰，遇到问题随时与健康管理师交流，确保正确合理地喂养孩子，以及孩子哭闹后，如何寻找哭闹的原因，使新父母能解决孩子呛奶、溢奶、哭闹、夜间不睡觉、大便干燥或腹泻等诸多问题。

（二）慢性病病人健康管理——糖尿病、痛风、高血压病人的健康管理

某男，65 岁，患有糖尿病 15 年、高血压 20 年，痛风 1 年。

病人空腹血糖控制较好、餐后 2 小时血糖经常超标；血压控制不理想，160/90mmHg 左右；体重超重；喜欢吃甜食、咸菜；为控制血糖不吃米饭、为控制尿酸不吃肉类和海鲜；吸烟；不运动。病人觉得生活质量不佳，没有乐趣。

全科医生认真查阅并分析病情，分析异常指标的相关危险因素，制定健康管理方案。

建议病人少食多餐，教会病人了解食物的生糖指数，尽量避免大量食用生糖指数高的食物并根据血糖监测结果给病人调整糖尿病治疗方案；调整降压药并监测效果，劝导病人避免吃咸菜、咸鱼、咸鸭蛋等咸食，保持低盐饮食；教会病人自测血压；指导病人及其家属学习查询食物嘌呤含量以及痛风病人食物制作方法；根据病人实际情况制订了以徒步为主的健康运动处方；劝导病人戒烟。

经过半年的健康管理，该病人的血糖、血压均控制平稳，体重减轻 2kg，痛风发作次数减少。病人自觉健康状况较前改善，饮食丰富且规律，徒步习惯基本养成。

（三）老年糖尿病的社区健康管理

选择 2010 年 5 月～ 2011 年 9 月在合肥市某社区卫生服务中心建档的 2 型糖尿病病人 94 例进行为期 1 年的健康管理。具体做法：①免费体检；②每 3 个月随访 1 次，对生活方式进行指导，包括减轻体重、减少钠盐摄入、戒烟、限制饮酒、增加运动、举办糖尿病相关知识讲座及发放宣传手册；③降糖药物使用指导，包括口服降糖药物按时服用、胰岛素规范使用、低血糖的预防等；④血糖监测的指导，包括每 3 个月免费随访末梢血糖 1 次，并对结果进行评估，根据血糖监测结果指导降糖药物的使用。

实施健康管理 1 年后，老年糖尿病病人的空腹血糖、收缩压、舒张压与体质指数的水平均较前明显降低，高密度脂蛋白胆固醇明显升高，空腹血糖达标率由 51.1% 上升至 61.7%。

（四）社区健康管理在高血压病人健康管理中的作用评价

选择东莞某社区卫生服务中心 2011 年 1 月至 2012 年 12 月收治的 200 例高血压病人作为观察对象，随机分为两组，建立个人健康档案，进行为期 1 年的健康管理。由全科医生和社区护士各 1 名组成随访小组。前期 2 个月，后期 3 个月随访 1 次。

收集病人疾病与相关危险因素情况，预测病人潜在危险因素，并实施分层和分类管理。对病人个人则按管理处方进行监督管理。管理内容包含病人血压、血糖、体重和体征等，并询问其生活习惯改变及靶器官功能。依据随访结果控制病人潜在性危险因素。视情况调整治疗方案，改善病人生活习惯，进行服药指导及锻炼指导等。定期开展高血压健康知识讲座并发放学习手册。病人在非药物健康管理过程中控制目标：①控制体重、腰围；②合理饮食，减少食盐的摄入、控制好脂肪摄入量，可多食用蔬菜水果；定制饮食细则，并积极落实，确保营养均衡；③适量运动，每周 3～5 次，每次持续 30 分钟左右；④心理平衡，减轻心理压力，保持心理平衡；⑤戒烟限酒。

对照组则实施常规药物治疗并按时定期随访。

结果：健康管理组在肥胖、咸食、缺乏运动、吸烟和酗酒方面的危险行为改善均好于对照组；生命质量评分也优于对照组。

（赵　英）

复习指导

1. 健康管理以现代健康概念和新的医学模式及中医"治未病"为指导，通过采用现代医学和现代管理学的理论、技术、方法和手段，对个体或群体整体健康状况及其影响健康的危险因素进行全面监测、评估、有效干预与连续跟踪服务，实现以促进健康为目标的全人、全程、全方位的医学行为及过程。

2. 按服务的不同侧重点，健康管理可分为生活方式管理、健康需求管理、疾病管理、灾难性伤病管理、残疾管理和综合的群体健康管理 6 个方面。

3. 健康管理的特点是以控制健康危险因素为核心，一、二、三级预防并重以及"健康监测 - 健康评估 - 制订健康计划 - 健康干预"环形运转的服务过程。

4. 健康管理的实施步骤包括收集健康信息、健康危险因素评估、制订健康计划和实施干预三步。其常用的服务流程是健康体检管理、健康风险评估、个人健康管理咨询、个人健康管理后续服务、专项的健康及疾病管理服务。

5. 社区健康管理对象包括常见病、慢性病病人、亚健康状态人群、特殊群体及健康人群。《国家基本公共卫生服务规范（第三版）》规定社区卫生服务机构健康管理的任务包括，建立居民建立系统的健康档案；并利用健康档案资料对原发性高血压、2 型糖尿病、肺结核及重型精神病病人进行分级管理；并针对孕产妇、0～6 岁儿童以及老年人不同时期的特点进行健康管理。

第12章 全科医疗中的康复服务

学习要求

掌握社区康复的概念、目标和实施方法；熟悉社区康复的原则、意义及其基本知识；了解社区常见慢性病的康复评定、康复治疗及康复指导。

社区康复（community-based rehabilitation，CBR）是全科医学的重要组成部分，是世界卫生组织提出的残疾人康复三种途径之一，是为残疾人康复、机会均等、减少贫困和社会包容的一种战略，并且在中国残疾人事业"八五"至"十三五"规划纲要中也明确指出了社区康复工作的任务目标、主要措施和实施步骤。

本章将介绍社区康复的基本概念、发展过程；社区康复的原则、意义及基本技术；社区常见慢性病的康复等。

第一节 社区康复概述

一、社区康复的概念

随着人类社会的迅猛发展，人民生活水平的逐渐提高，社区康复正在全球深入开展。其定义也在不断地更新和完善，各国对其概念和内涵都有不同的理解，许多权威性的国际组织曾予以多次修订修改，以适应残疾人的康复需求和该领域的发展现状。

世界卫生组织康复专家委员会所下的定义："社区康复是在社区的层次上采取的康复措施，这些措施是利用和依靠社区的人力资源而进行的，包括依靠有残损、残疾、残障的人员本身以及他们的家庭和社会。"

联合国三大组织（世界卫生组织、联合国教科文组织、国际劳工组织）所下的定义："社区康复是社区发展计划中的一项康复策略，其目的是使所有残疾人享有康复服务、实现机会均等、充分参与的目标。社区康复的实施要依靠残疾人、残疾人亲友、残疾人所在的社区以及卫生、教育、劳动就业、社会保障等相关部门的共同努力。"

我国目前的定义:"社区康复是社区建设的重要组成部分,是指在政府领导下,相关部门密切配合,社会力量广泛支持,残疾人及其亲友积极参与,采取社会化方式,使广泛残疾人得到全面的康复服务,以实现机会均等、充分参与社会生活的目标。"

二、社区康复的产生和发展

(一) 国际社区康复的产生和发展

1976 年世界卫生组织提出一种新的、有效的、经济的康复服务途径,即社区康复,以扩大康复服务覆盖面,使发展中国家的残疾人也能享有康复服务。

1985 年英国伦敦大学开设"社区康复计划与管理"课程。有些国家还专门设立了社区康复专业学位,还建立了许多社区康复培训中心。

1992 年 WHO 大会在专题报告中指出社区康复已在近 70 个国家中开展,但"从整体上看,社区康复仍落后于保健、预防和治疗的发展水平。"

1999 年《偏见与尊严——社区康复介绍》一书再版,分析了全球倡导社区康复的必要性,总结了社区康复模式,提出了社区康复相关技术、评估标准及科研方向等。

2006 年 12 月 13 日,由联合国大会通过并于 2008 年 5 月 3 日生效的《残疾人权利公约》要求各缔约国采取下列行动,即加强和推广康复、适应性训练、辅助技术、援助和支持性服务以及社区为基础的康复。

2014 年,第六十七届世界卫生大会上通过了历史性的决议,颁布《世界卫生组织 2014 ~ 2021 年全球残疾问题行动计划:增进所有残疾人的健康》。

2017 年 2 月 6 ~ 7 日,世界卫生组织在日内瓦召开了"康复 2030:呼吁采取行动"的国际会议。"康复 2030"行动强调:要强化康复服务、提供辅助技术、支持性服务等系统的服务,这种服务不仅仅是单纯的康复治疗,还包括残疾预防、社会倡导、公共卫生宣传以及社区康复等。

(二) 我国社区康复的产生和发展

我国 1986 年正式开展了社区康复工作,近 30 年的发展过程中经历了 4 个阶段。

1. 起步阶段(1986 ~ 1995 年)　1986 年世界卫生组织在中国香港和菲律宾举办了"现代康复原则、计划与管理"研讨班。1988 年开始实施《中国残疾人事业五年工作纲要》,奠定了开展社区康复的基础。

2. 试点阶段(1991 ~ 1995 年)　国家制定了"中国康复医学事业"等计划。明确规定了在此期间要逐步推广社区康复,把康复医疗落实到基层。

3. 推广阶段(1996 ~ 2000 年)　《康复训练与社区康复服务"九五"实施方案》为社区康复社会化进行了有益的探索和实践。

4. 发展阶段　"十五"期间,为适应残疾人康复事业的发展,制定了《中国残疾人事业"十五"计划纲要》和《社区康复"十五"实施方案》,国家将社区康复纳入社区建设规划,融入社区卫生服务、社会服务和特教部门,使我国社区康复进入了全面发展阶段。

近年来，我国的社区康复作为社区发展的一项战略，进入了一个多元化、快速发展的新阶段。

三、社区康复的目标和实施方法

（一）目标——"全面康复、综合服务"

1. 使残疾人身心得到康复　依靠社区的力量，以基层康复站和家庭为基础，通过简便易行的康复训练和给予辅助用具使残疾人能够最大限度地恢复生活自理能力。

2. 使残疾人享受到均等的机会　均等的机会主要是指平等地享受入学和就业的机会，如为学龄残疾儿童安排学校适时上学，为青壮年残疾人提供就业机会。

3. 使残疾人成为社会平等的一员　社区康复的成功需要全社会的关心和支持，这就必须在社区营造一个帮残助残的良好社会氛围，构建一个和谐的社区，使伤残者融入这个大家庭。

（二）实施方法——"三级负责、社区为主"

"三级负责"即中央、省市、社区三级对社区康复的开展都要尽到责任。中央一级要把社区康复纳入国家总政策中，从计划方针方面进行提倡、支持、指导和扶助。省市一级要组织社区康复人员的培训，建立转诊和咨询系统。社区一级是最为基层的组织，负责社区康复工作的具体计划和实施。

四、社区康复的工作任务和工作内容

（一）工作任务

1. 社区残疾预防　依靠社区力量，落实各项有关政策措施，如预防接种，环境卫生等。

2. 社区残疾普查　依靠社区力量，在本社区范围内进行调查，确定其基本状态并做好登记。

3. 社区康复训练　依靠社区力量，在家庭和社区康复站对残疾人，开展必要的、可行的功能训练。对疑难的、复杂的病例则需转往较高层次医院、康复中心等有关专科医疗机构。

4. 社区教育康复　依靠社区力量，帮助残疾儿童解决上学问题或送到特殊教育学校学习。

5. 社区职业康复　依靠社区力量，对社区内还有一定劳动能力的，有就业潜力的青壮年残疾人，提供就业咨询和辅导，对个别残疾人指导并帮助其谋生计。

6. 社会康复　依靠社区力量，组织残疾人与健康人一起进行文娱、体育等社会活动，帮助他们解决医疗、住房、婚姻、交通等生活问题，对社区的群众、残疾人家属进行宣传教育。

（二）工作内容

1. 康复医疗服务　根据所辖社区内残疾人的功能状况，康复医疗机构或基层康复站采取家庭病床、上门服务等形式，为残疾人提供廉价的或无偿的诊断、功能评定、康复护理等。

2. 训练指导服务　根据残疾人的功能障碍状况、康复需求和家庭条件等情况，康复人员在康复医疗机构、基层康复站或其家中制订训练计划，指导康复训练并评估治疗效果。

3. 心理疏导服务　康复人员通过谈心、交流等方法解除或减少残疾人的焦虑、抑郁、恐惧、自卑等心理障碍，使其能够正确面对自身残疾，增强自信心，鼓励他们走出家庭。

4. 知识普及服务　将残疾和康复的有关知识纳入社区健康教育内容中，采取多种形式向残疾人及其家属普及康复知识，以增强社区居民自我保健和防病防残的意识。

5. 辅助用品服务　根据残疾人对辅助用品和用具的需求，因人而异地提供其选购、租赁、维修的信息及简易训练器具制作的服务。

6. 转诊介绍服务　根据残疾人在康复医疗、康复训练、心理疏导及辅助用品等方面的需求，提供有针对性的转诊介绍服务，并做好登记，进行跟踪。

第二节　社区康复的原则、意义及基本技术

一、社区康复的原则

社区康复的基本原则，应以《残疾人权利公约》为基础，它包括以下几个方面。

（一）社会化原则

社会化即在政府的统一领导下，相关职能部门各司其职，密切合作，挖掘和利用社会资源，发动和组织社会力量，共同推进工作。具体体现在以下5个方面：①政府部门成立由卫生、教育、民政等多部门参加的社区康复服务协调组织，编制规划，制定政策，统筹安排，采取措施，督导检查，使社区康复服务计划顺利，有效地实施；②各相关部门将有关内容纳入本部门的行业领域范围内，共同监督社区康复服务计划的落实；③充分发掘和利用康复资源，打破各部门行业传统门规和界限，在网络、设备、人力、财力、物力等各方面实现资源共享；④利用各种传播媒介，广泛宣传和动员社会团体、慈善机构、民间组织、志愿者，积极参与社区康复服务，在资金、技术、科研、服务等各方面提供支持；⑤创造良好的社会氛围，发扬助人为乐、无私奉献的精神，为残疾人及其他康复对象提供优良的服务。

（二）以社区为本的原则

以社区为本即社区康复的生存和发展必须从社会实际出发，必须立足于社区内部的力量，使其做到社区组织、社会参与、社区受益。具体体现在以下5个方面：①以社区

残疾人康复需求为导向提供服务；②政府应当将社区康复服务纳入当地经济和社会建设的统筹规划之中；③充分利用社区内部资源实现资源利用一体化；④社区残疾人及其亲友要主动参与并积极配合；⑤针对本地区实际情况开展相应的健康教育。

（三）低成本、广覆盖原则

低成本、广覆盖即以较少的人力、物力、财力投入，使广大病人享有较多的社区康复服务。因为我国正处于并将长期处于社会主义初级阶段，各项工作尚不完善，不能盲目地追求社区康复机构在数量和规模上的扩大，而是要使社区康复的资源得到合理有效地使用，走出一条"低成本、广覆盖、低投入、高收益"的健康文明发展道路。

（四）因地制宜原则

社区康复服务目的是使大多数的康复对象享有全方位的康复服务。它既适合发达国家，也适合发展中国家，只有根据实际情况，采取符合本地区的康复服务模式，才能更好地服务于大众。

（五）技术实用原则

为使大多数康复人员、康复对象及其亲属掌握相应的康复技术，此类技术必须易懂、易学、易会。其中应注意以下 4 点的转化：①现代复杂康复技术向简单、实用化方向转化；②机构康复向基层社区、家庭转化；③城市康复向广大农村方向转化；④外来的康复技术向传统康复技术转化。

（六）康复对象主动参与原则

为了更好地达到康复目的，应号召康复对象积极主动地参加康复训练的一系列过程，包括明确目标，制订计划，开展训练和回归社会。主要体现在以下 4 个方面：①树立自我康复意识；②积极配合康复训练；③参与社区康复服务工作；④努力学习文化知识，掌握劳动技能，自食其力，贡献社会。

二、社区康复的意义

随着我国经济的迅速发展，人民生活水平的不断提高，人口老龄化的逐步加深，对社区康复的需求也越来越大。

社区康复的意义具体体现在以下 6 个方面。

（1）社区康复适合我国国情，可协调各方在家庭伦理道德、社会意识和经济生活等诸多方面均体现出巨大优势。

（2）社区康复是促进医疗卫生服务模式转变的重要举措，是建立分级诊疗模式的基本保障。

（3）优化医疗卫生资源配置，形成基层医疗卫生机构与城市医院合理分工的诊疗模式。

（4）为群众提供方便、持久的基本医疗卫生服务，缓解看病贵、看病难的状况。

（5）缓解大型医院住院紧张，挂号困难的问题，使病人得到及时有效的救治。

（6）有利于降低诊疗成本。

三、全科医生在社区康复服务中的职责

全科医生应遵循"小病善治、大病善识、重病善转、慢病善管"的防治原则，履行如下职责。

（1）对伤残疾病和慢性疾病病人的病情进行准确评定，并制订出合理的康复治疗方案。

（2）选择病人康复训练的最佳时机，根据康复情况判断是否需要再次入院。

（3）对病人的康复训练进行督导检查。

（4）宣传社区康复医学知识。

四、社区康复基本技术简介

社区康复主要包括康复医学、康复功能评定和康复治疗技术。康复治疗是康复医学的治疗手段之一，是促进病人身心健康的重要举措，它能够帮助病人获得有益于健康的知识和技能。各种康复疗法可以使病人最大限度地减轻残疾、恢复功能以便更好地适应环境。

常用的康复治疗技术主要有运动疗法、物理疗法、作业疗法、言语与吞咽治疗、心理治疗、康复工程及传统康复疗法等。

（一）运动疗法

运动疗法是根据病人的疾病特点及功能情况，借助器械、手法，通过某些运动方式，进行全身或局部的运动以达到治疗目的。

常用的运动训练包括：肌力、耐力训练；关节活动度训练；关节松动技术；神经发育疗法；运动再学习疗法；强制性使用运动疗法；平衡与协调训练；增强呼吸功能的训练；牵伸疗法。

（二）物理疗法

物理疗法是利用声、光、电、磁、水、热、冷、力等各种物理因子，通过各种类型的功能训练，预防和治疗伤残，提高病人的健康指数。物理疗法属于被动性的康复治疗技术。

常用的物理疗法主要有：电疗法；超声波疗法；磁疗法；生物反馈疗法；传导热疗法；水疗法；压力疗法；低温疗法；高压氧疗法。

（三）作业疗法

作业疗法是应用有目的经过治疗师选择的作业活动，帮助身体上、精神上、发育上有功能障碍或残疾的病人，进行治疗和训练，使其最大限度地恢复、改善和增强生活、学习和劳动能力，提高其生活质量。它包括四大基本元素：病人（是最基本的元素）、治疗师、环境（作业疗法实施的场所）、作业活动（作业疗法的载体）。

（四）言语与吞咽治疗

1. 言语治疗　是通过各种手段对有言语障碍的病人进行针对性的治疗，其目的在于改善言语功能，采取的手段是言语训练或借助于交流替代设备，如手势语、交流板、交流手册等。常用的方法有：阻断去除法、Schuell 刺激法、脱抑制法、交流效果促进法、程序介绍法、功能重组法、旋律语调治疗法、功能性交际治疗法等。

2. 吞咽治疗　是通过各种措施对有吞咽功能障碍的病人进行有计划的治疗，其目的在于改善病人的吞咽功能。吞咽障碍的康复治疗分为行为学治疗、电刺激治疗和肌电生物反馈治疗。

（五）心理治疗

心理治疗是指在康复过程中，治疗者运用心理学理论和技术，通过言语和非言语方式与病人沟通，建立良好的治疗关系，以帮助其消除或减轻心理痛苦，改变不良认知和行为方式，促进其功能的恢复，以达到心理治疗的目的。

常用的心理治疗方法：支持性心理治疗；行为疗法；精神分析疗法；认知疗法。

（六）康复工程

康复工程是利用工程学的原理和手段，对病人所丧失的功能进行全面评定，通过代偿或适应的原则，设计和生产出替代产品以减轻、预防功能障碍的一门现代生物医学工程学技术。

康复工程涉及的产品主要有假肢、矫形器、助行器和自助具等。

（七）传统康复疗法

传统康复疗法是指在中医学理论的指导下，以整体观念和辨证论治为基本原则，在损伤和疾病的早期介入，通过最大限度地保持、改善和恢复病人受伤病影响的功能，提高其生活质量的一系列传统治疗方法。主要包括推拿、针灸、中药、传统体育疗法等。

第三节　社区常见慢性病的康复

一、脑血管病

（一）概述

脑血管病是指脑血管破裂出血或血栓形成，引起的以脑部出血性或缺血性损伤的一系列症状为主要临床表现的一组疾病，又称脑血管意外或脑卒中，俗称为脑中风。该病常见于中年以上人群的急性发作，严重者可发生意识障碍和肢体瘫痪。据世界卫生组织调查结果显示，中国脑卒中发病率排名世界第一，是美国的 2 倍。脑卒中具有高致死率、高致残率、高复发率的特点，严重威胁人类的健康。

1. 危险因素 引起脑卒中的危险因素一类是无法干预的，如年龄、性别、遗传等；另一类是可以干预的，如高血压、糖尿病、高脂血症、吸烟，饮食等，若能予以有效干预，则脑血管病的发病率和死亡率可显著降低。

2. 临床分型 脑血管病根据发病特点和治疗原则不同分为两大类：①脑出血，包括脑血管出血和蛛网膜下隙出血；②脑梗死，包括脑血栓、脑栓塞和腔隙性脑梗死。

3. 功能障碍 主要包括：①运动功能障碍；②感觉障碍；③言语与吞咽功能障碍；④认知障碍；⑤心理异常；⑥脑卒中的继发障碍。

（二）康复评定

脑卒中康复评定的目的是确定病人的障碍类型及程度，便于拟定合理的治疗目标和完善的治疗方案，从而达到预期的治疗效果。

1. 昏迷和脑损伤严重程度的评定 采用格拉斯哥昏迷量表（GCS）、脑卒中病人临床神经功能缺损程度和病情严重程度的评分。

2. 运动功能评定 肢体功能评定可采用 Brunnstrom 方法、简式 Fugl-Meyer 运动量表等。

3. 感觉功能评定 评估病人的痛温觉、触觉、运动觉、位置觉及图形觉是否减退或丧失。

4. 日常生活活动（ADL）能力评定 常采用 PULSES 评估法、Barthel 指数评估法等。

5. 其他功能障碍的评定 包括认知功能的评定、构音障碍或失语症的评定、心理评定。

（三）康复治疗与指导

1. 急性期康复治疗 急性期指病情尚未稳定的时期，处于该期的病人因出现严重的并发症、严重精神症状、意识障碍等而不能耐受主动康复训练或不能配合康复训练，因此，急性期的重点是预防失用性并发症，如预防肌肉痉挛、关节挛缩、变形等，以及健侧肢体的摆放。此期的主要康复内容有被动活动、体位的摆放、体位的转换、增强和改善肺功能的训练、促醒治疗、辅助管理。

2. 恢复期康复治疗 恢复期是指病情已稳定，功能开始恢复的时期，该期的重点是运用中枢性促通技术，促进肌张力恢复，预防痉挛发生，使动作的完成更加协调、精细完善。此期的主要训练内容包括翻身训练、桥式运动坐起训练、坐位平衡训练、长坐位平衡训练等。

3. 后遗症期康复治疗 后遗症期是指病人功能已恢复到平台期，但通过技巧学习、使用辅助器具、耐力训练及与环境相适应的仍可有一定能力恢复的时期。经积极训练一般在发病 3～6 个月后进入后遗症期。对进入功能维持期的病人要定期检查确认其状态，每隔数月进行一次有关的检查评定，注意病人的心理问题，及时提出对策。对于回归家庭后不同功能状态的病人，康复治疗服务应各有所侧重。

4. 常见并发症的处理

（1）肩关节半脱位：肩关节半脱位在偏瘫病人很常见。康复治疗要求主要是：预防肩关节囊及韧带延长、纠正肩胛骨的位置、刺激肩关节周围起稳定作用的肌肉和维持全关节活动度的无痛性的被动运动范围。

（2）肩痛：多在脑卒中后 1 ～ 2 个月时出现。主要的康复治疗要求包括：合理的体位摆放（尤其是肩胛骨的位置）、抗痉挛和恢复正常肩肱节律、增加关节活动范围等。

（3）复杂性区域疼痛综合征 I 型：以肢端疼痛、触痛、肿胀、营养不良、皮肤损害、血管运动障碍及出汗为特征的综合征。康复治疗的主要目标是尽快减轻水肿，缓解疼痛和僵硬。治疗时避免诱因，正确放置患肢，辅以冷疗、主动和被动活动以及药物治疗等。

5. **康复指导** 对即将出院的病人应进行康复教育和健康指导，提高其自我保健意识和康复意识以及预防并发症的发生。康复指导的方法主要有：计划性教育、随机教育、交谈答疑式教育、示范性教育、出院教育和病人俱乐部等。

 问题讨论

某女性，82 岁，中专学历。高血压病史 20 年，右侧肢体不灵活 2 周，发病以来无意识障碍，无头痛、恶心、呕吐，无明显吞咽困难，有时饮水呛咳。诊断高血压 III 级、脑梗死。查体血压 160/95mmHg。混合性失语，表情淡漠，理解力、定向力、记忆力、计算力、判断力大致正常。粗测视野大致正常，双眼球向左侧凝视，双侧额纹对称存在，右眼睑闭合不全，右鼻唇沟浅。口角左偏，伸舌右偏。右侧上肢肌力 1 级，下肢肌力 2 级。

请分析：

病人目前功能障碍有哪些？如何针对病情做出康复计划？

二、类风湿关节炎

（一）概述

类风湿关节炎（RA）是以侵蚀性、对称性多关节炎为主要临床表现的慢性全身性自身免疫性疾病。确切发病机制不明。基本病理改变为滑膜炎、血管翳形成，并逐渐出现关节软骨和骨的破坏，最终可能导致关节畸形和功能丧失。RA 可发生于任何年龄，80% 发病于 35 ～ 50 岁，女性病人约 3 倍于同龄男性，呈全球性分布，我国 RA 的患病率在 0.32% ～ 0.36%。

1. **危险因素** 类风湿关节炎的病因目前尚不明确，但普遍认为本病可能由遗传因素和环境因素共同引发。研究表明，在具有遗传易感性的类风湿关节炎病人中，细菌或病毒感染可促发疾病发展。寒冷、潮湿是诱发类风湿关节炎的重要因素。免疫紊乱是 RA 的主要发病机制。

2. **临床表现** RA 的临床个体差异较大，从短暂、轻微的少关节炎到急剧、进行性多关节炎及全身性血管炎表现，常伴有晨僵。多以缓慢隐匿的方式起病，在出现明显关节症状前可有数周的低热，少数病人可有高热、乏力、全身不适、体重下降等症状，以后逐渐出现典型的关节症状。少数急剧起病，在数天内出现多个关节症状。

（1）关节症状：主要有晨僵、关节痛及压痛（最常见于腕、掌指、近端指节关节）、关节肿、关节畸形及关节功能障碍等。

（2）关节外症状：RA 除涉及关节病变外，还可涉及关节外病变，其主要的关节外表现有类风湿结节、类风湿血管炎、神经受压、贫血、干燥综合征、肺结节样改变、心包炎等。

（二）康复评定

1. 关节功能评定　包括关节活动范围评定、脊柱活动度功能评定。

2. 肌力评定　主要是手部肌力评定，多采用握力计法，因手的小关节畸形，可改用血压计法测定握力。以同样的方式可测出手指捏力和夹力。

3. 疼痛的评定　包括目测类比法、简化 McGill 疼痛问卷和压力测痛法等疼痛评定。除上述方法外还有为类风湿关节炎设计的 Ritchie 关节指数评定：通过对指定关节进行触诊，视其产生的反应对每一关节评分。将各关节评分合计即为 Ritchie 关节指数。积分减少代表症状的改善。

4. 功能障碍及其严重程度的评定　包括日常生活活动能力评定、功能独立性评定。

（三）康复治疗与指导

1. 康复治疗　RA 的康复治疗目标是减轻疼痛，抑制炎症、防止骨、软骨的破坏，改善关节功能。

（1）急性期康复治疗：治疗目的是减轻临床症状和改善病人的生活质量。该期康复治疗包括：卧床休息、夹板治疗、药物治疗及轻微运动。

（2）亚急性期康复治疗：此期病人关节炎症状基本稳定，治疗目的是防止疾病加剧及纠正畸形。具体包括①适度休息和运动：病人仍需卧床休息，但时间应尽量减少；②作业治疗改善病人日常生活自理能力：鼓励其尽量完成日常生活活动训练，如进食、脱衣等，必要时可改装某些生活器具以达到自理；③矫形器的应用：轮椅、夹板、拐杖等的应用能减轻关节畸形发展，缓解疼痛，消肿，防止因关节不稳定而进一步受损。

（3）慢性期康复治疗：在关节炎急性期，若没有采取预防措施，大多数病人会出现关节和肢体的挛缩，因此，此期的重点是采用物理治疗及中医治疗缓解肌肉的痉挛和疼痛，并改善关节及周围组织的血液循环，尽可能增加关节活动范围和肌张力、耐力及身体的协调平衡能力。

2. 康复指导　康复指导的具体要求有以下 4 点：①提供科学的护理和协助锻炼的方法；②鼓励职业康复训练；③加强心理支持；④定期随访指导。

三、骨关节病

（一）概述

骨关节病（OA）即骨关节炎，是一种以关节软骨损害为主，并累及整个关节组织的最常见的关节疾病，最终发生关节软骨退变、纤维化、断裂、溃疡及整个关节损害。患病率和年龄、性别、民族及其地理因素有关。我国一项关于 OA 的"十五"攻关计划课题研究表明：全国 40 岁以上人群原发性 OA 患病率为 46.3%，男性患病率为 41.6%，女性患病率为 50.4%，60 岁以上人群比 40 岁人群的患病率高出 1 倍；该病的致残率高达 53%。

1. 危险因素　OA 是一种中老年人的常见病、多发病。病因复杂，常与高龄、性别、遗传、职业、肥胖、气候、饮食、免疫、过度负重、创伤等因素有关。

2. 临床表现　一般起病隐匿，进展缓慢。主要临床表现有：①疼痛；②晨僵和黏着感；③活动受限；④压痛和被动牵拉痛；⑤关节摩擦感；⑥关节肿胀及畸形。

（二）康复评定

康复评定是为了判断疾病的进程及预后，进而制订出切实可行的康复治疗方案。主要包括：①临床表现评估；②影响检查评估；③关节功能评定，如关节活动度评定；④肌功能评定如肌力评定、肌张力评定、神经肌电图检查；⑤下肢功能评定，如步态分析；⑥综合活动能力评定，如日常生活活动能力评定、功能独立性评定。

（三）康复治疗与指导

1. 康复治疗　OA 的康复目标为缓解疼痛、消炎退肿、保持肌力及关节功能和预防畸形。主要治疗措施包括以下 6 项。

（1）一般处理：对于初次就诊不严重的病人，首先进行疾病知识教育，建议适量运动，如适量地骑车、游泳、平地步行等，避免剧烈、长时程运动。

（2）物理治疗：包括热疗法、冷疗、电刺激、中医传统疗法等。

（3）运动治疗：包括关节功能训练、肌力训练、有氧运动。

（4）药物治疗：非甾体抗炎药、糖皮质激素、关节保护药。

（5）康复工程：支具、辅助装置、适应性工具。

（6）手术治疗：对于非手术治疗效果不佳或严重关节功能障碍的病人可以行手术治疗。

2. 康复指导　对于 OA 病人的康复指导主要有以下 4 点：①注意保暖，避免寒冷刺激，可进行热敷、揉捏；②增强信心、保持良好的心态，避免不良刺激；③控制体重，补充钙及多种维生素；④适当进行有氧运动，避免长期卧床。

（邱雅慧）

复 习 指 导

1. 社区康复是为残疾人康复、机会均等、减少贫困和社会包容的一种战略，用以达到社会的和谐与进步。

2. 社区康复的基本原则包括社会化原则；以社区为本原则；低成本、广覆盖原则；因地制宜原则、技术实用原则、康复对象主动参与原则。

3. 常用的社区康复治疗技术主要有运动疗法、物理疗法、作业疗法、言语与吞咽治疗、心理治疗、康复工程及传统康复疗法等。

第13章 循证医学在全科医疗实践中的应用

　　循证医学（Evidence-Based Medicine，EBM）是20世纪90年代发展起来的一门学科，自引进我国后，目前已深入临床实践。它提出一套新的解决临床问题的理论和方法，有助于医学生树立正确科学的医学观。以循证为基础的全科医疗也正是全科医学发展的新方向。全科医生只有经过循证医学模式学习，才能在今后的工作中不断发现问题，运用最有效的方法解决问题，以便更好地服务于病人，服务于社会。

　　本章重点介绍循证医学的定义、产生和发展、常用方法、实施步骤及以病人为导向的全科医学循证方法。

第一节　循证医学概述

一、循证医学定义及产生背景

（一）循证医学定义

　　循证医学是目前最好的医疗实践模式，强调无论是制订个体诊疗决策还是重要的卫生决策都应该建立在科学的研究证据之上。循证医学创始人 David L. Sackett 教授这样诠释循证医学："慎重、准确、明智地应用当前最佳证据，结合临床医生的专业知识和经验，考虑病人的价值观（关注、期望、需求），将三者完美结合，制定出病人的诊治决策"（图13-1）。循证医学的实践包括3个要素：病人、医生和证据。精髓是遵循证据，核心是最佳证据，理念是以病人为中心。循证医学实践要求医生在常规接诊病人基础上，提出临床问题并进行科学文献检索和评价，最有效地应用证据，并结合病人实际情况，最终用最佳诊断手段、治疗方法和预后估计来诊治病人。循证医学使医学实践中有效的防治措施得以实施，有效利用医疗资源并提高医疗服务质量和效益，促进科学化卫生管理及决策，已经成为现代医务工作者必须掌握的学科之一。

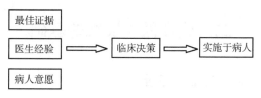

图 13-1　循证医学实践示意图

（二）循证医学产生背景及发展

传统医学以动物实验结果为主要依据，解释疾病发生的病理生理机制和生化检测指标等；根据医生的经验或病理生理机制等来处理病人，并用生化指标评价临床疗效。传统医学模式下病人并不参与诊疗方案的选择，是医生为主体的医学模式。20 世纪上半叶，随着临床试验兴起，人们逐步认识到动物实验不能代替人体试验，生化指标不能完全代替病人的临床结果及生活质量。传统医学模式使理论上推断可能有效而实际无效、甚至有害的方法长期广泛应用。反之，一些有效的方法却难以推广。20 世纪 80 年代初，随着流行病学和医学统计学与临床医学的有机结合，使循证医学的产生成为可能。1987 年，英国内科医生 Cochrane 对长达 20 年以上妊娠和分娩后随访的大样本随机对照的试验结果进行了系统评价，获得了令人信服的结论。这些研究"成为临床研究和医疗保健评估方面的一个里程碑"。1992 年，David L.Sackett 教授及其同事正式提出"循证医学"概念并成立"英国 Cochrane 中心"，普及了医学文献严格评价的原理，并培养了一批循证医学专家。之后，结构式文摘二次文献数据库及 Cochrane 协作网的建立，进一步有力促进了医学模式的转变。

中国循证医学是在与世界前沿的学科竞争中，几个跟进最快、差距最小的少数学科领域之一。随着我国疾病谱的改变，生活水平的提高和医学的进步，人们对医疗保健的需求已由单纯地治疗疾病向改善疾病和提高生活质量转化。为了提高医疗服务质量、规范医疗行为、合理利用卫生资源，我国迫切需要转变旧的医疗模式。因此，我国从 20 世纪 80 年代起，先后在上海医科大学和华西医科大学分别建立了临床流行病培训中心。1996 年四川大学华西医院引进循证医学和 Cochrane 系统评价，创建了中国循证医学 / Cochrane 中心（网址 http：//www.chinacochrane.org）。1999 年 3 月，该中心正式注册成为中国和亚洲的第一个国际 Cochrane 协作网中心。2000 年 11 月，广东省循证医学科技中心成立。2020 年 1 月，北京中医药大学国际循证中医药研究院及北京 GRADE（The Grading of Recommendations Assessment， Development and Evaluation ）中心成立。目前，国内已有 60 多种医学杂志发表循证医学文章，相关专著、普及读物、杂志、信息、网页等相继组建，为我国的循证医学迅速发展起到了重要的推动作用。

正如李幼平教授所说：循证医学是因为需要而产生、因为使用而发展、因为真实而不完善、因为不完善才有继续发展的空间。循证医学的兴起和发展是对传统医学的发展与创新，不是对传统医学的否定和完全取代，而是互相依存、互相补充、共同发展，它必将在我国卫生改革、中医药现代化建设、卫生研究能力、应对国际挑战等方面起到愈来愈大的作用，具有重要而深远的意义。

二、循证医学实践的基础

（一）高素质、高水平的临床医生

高素质的临床医生是实践循证医学的必要条件。随着生物 - 心理 - 社会医学模式的发展，一名优秀临床医生的能力不能只体现在会看病、会做手术、能治好病，而是体现在认知水平、分析能力、判断能力等综合能力上，同时要求具备良好的心理素质、高超的专业技能、崇高的职业道德以及必要的人文科学知识。

一名高水平的临床医生，首先要具有坚实的临床医学理论知识和基本技能。知识面广、博学多才，就容易做到触类旁通。在面对不同病人时，可以因人而异提出自己的想法，同时查询与此相关的临床证据，评价研究证据的真实性和实用性，最后形成解决问题的策略和方案。其次，临床医生还需要更新和丰富自身的知识。在临床实践过程中，能够随时发现问题，在临床工作中总结和积累经验，结合上级医生的指导，将证据和经验进行有机的结合产生优质的诊治决策，不断提高自己的临床诊疗水平。这些都要求临床医生应该系统掌握临床流行病学、卫生统计学、卫生经济学等；熟练掌握循证医学的基本原理和方法；具备计算机资料检索、查询等应用方法，能够利用现代信息技术，及时获取最佳的研究成果，并应用于临床实践；同时具有一定的外语水平，才更有利于实践循证医学。

（二）最佳的研究证据

最佳证据是实践循证医学的依据。它主要来源于医学专著、期刊、会议专集等刊载的论文及个人在临床实践中的科学研究成果。医生根据最佳证据并结合病人的实际情况才能做出最佳诊治决策。它是指针对具体的临床问题，运用严格的方法和标准对研究结果进行评价，最终获得的真实、可靠、最新、进行了量化分级的和实用的研究成果或证据。最佳证据可以提高临床工作的质量，减少诊疗过程中的危害，降低诊疗成本；也可以明确哪些对病人可能是无效甚至是有害的低质量的证据。

（三）病人的意愿和价值观

病人的参与是实践循证医学的基础。单有最新最佳的研究证据尚不足以形成临床决策，还要权衡所选方案的利益和风险、考虑其成本效果、实用性以及病人的意愿和价值观。随着社会、经济的发展，病人从医疗行为中的从属听命于医生安排的角色已经转化为临床决策的参与者，他们的价值观和对临床结果的期盼值是临床决策的重要影响因素。最佳决策的应用一定先要取得病人的合作，如配合诊疗措施的实施、治疗效果的如实反映等；还要在临床诊治过程中，充分尊重病人对治疗方案的知情权和选择权，经过平等的商量合作，保持良好的医患关系，才能在决策的实施过程中最大限度地获取病人及其亲属的合作，达到最佳治疗目的。

（四）医疗条件的保证

医疗条件是实践循证医学的重要保障。当医疗环境条件无法满足保证时，即使某一最佳措施和方法对某一疾病的诊断或疗效已经得到肯定，但由于在有限的医疗条件下无法顺利实施，其所期望的效果自然难以实现。不同级别医院在设备条件等方面往往存在较大差别，因此，不同发展水平的国家和地区应该制定符合国情的诊疗标准。一般来说，高水平的诊疗设备，一些必要的硬件设施，如计算机网络、循证电子资源、专业数据库、图书馆等都是实践循证医学必不可少的条件。

三、循证医学实践的目的及意义

循证医学实践的目的就是为了更好地将优质证据用于解决临床医疗实践中的难题，从而促进临床医学的发展，培养高素质的临床医务人员，提高医疗质量。具体内容如下。

（一）帮助医生建议基于证据的科学决策

如果主要依靠临床医生的经验对病人建立治疗决策，这样不能保证治疗方法的真实性和最新性，因而无法保证获得最佳诊疗效果。循证医学是以当前最新、最真实的最佳证据为依据，结合医生的专业知识和经验，同时考虑病人的利益和选择，通过提出问题、证据检索、证据评价、证据应用等产生诊疗决策。它通过促进临床医疗决策科学化，避免乱医乱治，避免浪费医疗卫生资源，从而促进临床医学和医疗卫生事业的健康发展。

（二）有助于促进临床医生的学习和实践活动

受实际工作条件及社会因素的影响，临床医生难以经常性地学习医学新知识，提高自己的业务水平。循证医学科学化的决策方案中包括了许多临床和有关方法学的知识，包括临床流行病学、循证医学、卫生统计学、计算机应用及信息学等。这些知识要求医务人员必须终身自我继续教育，不断丰富和更新知识，如果不能及时跟进，就会成为临床医学队伍的落伍者。因此，通过循证医学的学习，将促使临床医生在处理具体医疗问题的过程中不断学习和了解医学新进展，逐步适应新型诊治模式，从而促进临床医生学术水平和业务素质的提高。

（三）有助于病人参与医疗过程

循证医学除考虑证据及医生经验外，还要充分考虑病人的知情权和选择权，要求医务人员必须正确的收集病史、体格检查和辅助检查，掌握病人的真实情况才能发现临床问题，让病人在知情的条件下结合自己的实际状况做出最有利的选择，这样在获得最佳疗效的同时可以保障自身利益最大化。

（四）有助于提高疾病的治疗水平

循证医学基于临床中的实际问题，遵循证据做出科学决策，而且关注后效评价。在实践的整个过程中都贯穿了科学思想，充分考虑诊治措施的有效性、安全性和适用性，提供医疗实践中可靠的科学信息，因此必将提高疾病的诊治水平且有利于卫生政策决策的科学化。

第二节　循证医学常用的方法和实施步骤

一、循证医学常用的方法

临床实践中，为解决临床问题医生往往需要短时间内了解某一专题的研究概况和发展方向。而针对同一问题，不同研究的方法、对象、条件等均可能不同，结果也各抒己见，采纳者难以辨清真伪。即便文献综述对某一专题在一段时间内的文献资料进行归纳总结，能较全面地反映某一专题的概况及发展动向，但由于受作者观点影响，且缺乏统一检索方法，其所得结论往往存在较大偏倚，结论不完整，甚至错误。鉴于此，1979 年流行病学家 Archie Cochrane 提出系统评价的概念，目前已成为循证医学常用的综合分析方法。

系统评价（systematic review，SR），又称系统综述，属于回顾性、观察性的二次研究，是一种全新的高质量文献综合评价方法。实施原则：评价结果是否真实、是否有临床价值、是否有实用性。它针对某一临床问题（如诊断、治疗、预防、预后等），全面系统地收集所有可能找到的已发表或未发表的具有相同研究目的的临床研究结果，采用统一科学的循证医学质量评价标准严格评价文献，筛选出符合质量标准的高质量文献，进行定性或定量统计合成分析，最终得出真实可靠的结论并不断再评价。系统评价提供尽可能减少偏倚和接近真实的最佳循证科学依据以指导临床医生的临床实践和卫生决策。

系统评价包括两个分类：①定性系统分析（non-quantitative SR），即对于原始研究的结果进行综合总结并描述的过程；②定量系统评价（quantitative SR），即通过 Meta 分析（Meta-analysis）或称荟萃分析对原始研究进行统计学处理，分析评价其合并效应量的定量合成过程。20 世纪 80 年代之后，Meta 分析逐步被引入临床随机对照试验，取得一大批成果并作为循证医学可靠证据。2002 年提出的网状 Meta 分析（Network Meta Analysis，NMA）更是可以充分利用所有直接和间接的证据估计干预之间的相对效果，从而解决更广泛的研究问题。目前，临床系统评价最常用于病因／危险因素研究、诊断性试验研究、防治性研究和病人成本-效益研究等的 Meta 分析，尤其见于防治性研究，可用以评价某种干预措施是否真正安全有效、利弊及可行性关系等。

二、循证医学的实施步骤

通常把开展循证医学临床实践称为循证医疗。循证医疗是指面对具体临床问题时，将循证医学 3 要素结合起来，获得最佳解决方案和临床效果的过程。循证医学为临床医生解决疾病病因、诊断、治疗、不良反应及预后等方面的临床问题提供正确的逻辑思维形式，以便快速获取信息。它为临床医生提供"渔"而不是"鱼"。临床医生实践循证医疗分为以下 5 个步骤。

（一）在临床医疗实践中发现和提出问题

循证医疗第一步就是提出可以回答的临床问题。这是寻找证据的前提，也是关键所在。因此，确定一个来自病人的具体问题，并转换为一个可以回答的问题形式非常重要。临床问题往往来源于临床医生在实践中的最常见、最重要、最亟待解决和医患最感兴趣的问题，包括病因、临床表现、鉴别诊断、诊断性试验、治疗、预后和预防各方面可靠的第一手资料。例如，各种临床表现对疾病的确诊意义如何？如何选择疾病的早期诊断指标？如何选择利大于弊的有价值的治疗方案？这些临床问题大致可概括为背景问题（background question）和前景问题（foreground question）两种类型：①背景问题，是关于疾病的一般临床问题，涉及人体健康和疾病的生物、心理及社会因素等方面，是关于健康和疾病的相关常识性问题，如"我患的是什么病？""为什么会患这种病？""糖尿病的诊断标准是什么？""类风湿关节炎的临床表现有哪些？"；②前景问题，是特殊的临床问题，这是临床医生在充分掌握病人的病史、体征、检查资料之后，通过临床分析，从专业角度针对处理的病人而提出的特殊问题，涉及与治疗有关的病人的生理、心理及社会因素等方面。例如，一位 45 岁有直肠癌家族史的糖尿病病人，是否适合长期使用甘精胰岛素进行降糖治疗？在构建一个具体的特殊临床问题（前景问题）时，通常可采用国际上常用的 PICO 格式，同时应明确该问题的问题类型和所属的研究类型。

P（patient or population）：何种疾病或患病人群，应包括病人的诊断及分类，属于哪类疾病？存在何种特殊问题？如何来描述和该病人类似的一类病人？这些问题不解决势必影响对病人的正确处理。如对一个脑血管意外病人，"是缺血性脑卒中还是出血性脑卒中？"就是很重要的问题，如果不能确定就无法对其进行正确的治疗。

I（intervention or exposure）：干预措施，即对病人实施一种干预或暴露因素等。例如对于频发尿路感染的病人，预防性长期小剂量地使用抗生素是否能预防复发？又如在制订系统性红斑狼疮复发病人的治疗措施时，必须明确其相关的病因，"近期有无妊娠？""有无自行停用激素或免疫抑制药？""有无应激因素？""有无过度疲劳、情绪紧张的影响？"，等等，都可能影响治疗方案的选择及治疗效果。

C（comparison）：对比因素，干预措施的选择和比较（如果涉及对比时采用）。一般是某种干预措施与安慰剂或其他干预措施对照。如治疗某种疾病的两种药物之间比较，或分别选择一种与安慰剂对比。又如，包裹性胸腔积液采用手术或穿刺引流，不仅要根据疾病情况（有无伴发疾病）解决关键问题，还要将两种措施的利与弊分列出来，结合病人的经济条件进行比较，进一步与家属沟通，做出决策。但并不一定每个临床问题都需要对比。

O（outcome）：干预的最后结局，与病人相关联的结果事件。我期望得到什么样的结果？如症状体征的改善、不良反应减少、生存率提高、死亡率降低、致残率下降及并发症减少等，这是作为追求最佳结局所感兴趣的问题，使用不同的结局指标，所能找出的问题也不同。

总之，构建临床问题时要与实践密切相关，问题简洁便于找到答案。要重视从病人角度提出问题，并选择需优先回答的问题，如危及病人生命安全的问题是和我们临床工作关系最大的问题等。另外，提出的问题范围不可太宽，亦不可太窄，应从实际的资源、条件、可行性、临床应用价值、结果的科学性等方面来考虑。不同的问题选择不同的研究设计类型，以制订最合适的检索策略。构建临床问题同其他临床实践技能一样，需多思考、勤实践。案例举例见表 13-1。

表 13-1　ICO 类型问题举例

病人（P）	干预措施（I）	对照措施（C）	结局（O）
75 岁老年病人，有心房颤动、高血压病史及脑卒中家族史	抗凝治疗	不用抗凝	脑卒中及脑出血的发生率

（二）检索回答临床问题的最佳证据

证据是循证医学的基石，其核心是质量。如何获得最佳证据是临床医生实施循证医疗的关键。最佳证据源于以病人为中心且在实践中不断被更新的临床研究，主要包括对疾病病因、诊断、预防、治疗、康复、预后、成本效益等方面的研究。研究设计不同得到的证据强度亦不同。临床医生首先要弄清楚提出的临床问题涉及治疗、诊断、预后或是其他哪些方面的问题，其次要了解相关方面证据的研究设计有哪些，所提供的证据等级有何不同。

1. 临床研究证据的分类　通常按研究方法、研究问题、用户需要和获得渠道共分为 4 类。其中常用的按研究方法可分为研究证据和非研究证据（专家意见、个人经验等），研究证据进一步分为原始研究证据（包括观察性研究，如队列研究、病例对照研究、横断面调查等，试验性研究，如随机对照试验交叉试验、前后对照试验等）和二次研究证据（系统评价、Meta 分析、实践指南、决策分析、卫生技术评估、实践参数等）。

2. 选择检索资源及确定检索策略　熟悉并掌握文献信息检索技巧，全面收集对诊治最有价值的依据是一名临床医生在循证医疗中应具备的基本技能。可采用手工检索和（或）计算机检索，通过图书馆、杂志、数据库、网络等资源，或利用目前最简单和经济的网上搜索引擎等进行查询。常用的信息来源途径及文献检索方法列举如下。

（1）常用的检索资源

1）原始研究证据：是直接在受试者中进行的单个研究，分布于综合的生物医学文献数据库中，文献数量大，质量良莠不齐。常用的检索原始研究证据的数据库有：Medline 数据库，网址为 http：//www.ncbi.nlm.nih.gov/Pubmed/，是由美国国立医学图书馆制作建立的生物医学数据库。Embase 数据库，网址为 http：//www.embase.com/，是荷兰收录的生物医学及药理学方面杂志的数据库。中国生物医学文献数据库（China Biology Medicine disc，CBMdisc），网址为 http：//sinomed.ac.cn/，是检索中文循证医学文献的重要数据库。中国期刊全文数据库，网址为 http：//www.cnki.net/index.htm/，是获取中文医学全文文献的重要来源。国立研究注册，网址为 http：//www.update-software.com/national/，是由英国收录的在研或新近完成的临床试验的数据库。

2）二次研究证据：是对多个原始研究证据进行严格评价、分析再加工后得到的综合结论。常见二次研究证据来源如下。a. 数据库类：Cochrane 图书馆（Cochrane Library，CL），网址为 http：//www.thecochranelibrary.com/，是国际循证医学协作网的重要资料库，为治疗研究证据的最好来源，也是最全、最好和最可靠的系统评价库。"最佳证据"（Best Evidence），收集了《美国医师学会杂志俱乐部》和《循证医学》杂志的全部内容，并实现了 Medline 数据库和循证医学数据库之间的相互链接，可以通过 Ovid 获取。中国循证医学 /Cochrane 中心数据库（CCEBM/CCD），网址为 http：//www.chinacochrane.org/，主要收集中文发表的临床干预性随机对照试验和诊断试验。b. 期刊类：《循证医学》（*Evidence Based Medicine*）杂志，网址为 http：//ebm.bmj.com/，由英国与美国联合提供的临床医学最佳的研究证据。Bandolier，网址为 http：//www.medicine.ox.ac.uk/bandolier/，由英国主办，主要对综述性原始实验论文进行系统综述，提供干预疗效方面的最佳证据。《美国内科医师学会杂志俱乐部》，网址为 http：//www.acpjc.org/index.html，是由美国主办，提供治疗、预防、诊断、病因、预后和卫生经济学等方面的最新进展的文摘。循证护理杂志和循证卫生保健杂志（*Evidence Based Health Care*）。循证卫生保健杂志（*Evidence Based Health Care*），网址为 http：//www.harcourt-international.com/journals/ebhc/，由英国出版，提供健康保健金融、组织和管理方面的最佳证据。c. 指南类：英国指南数据库（Guidelines）：网址为 http：//www.ahcpr.gov/clinic/cpgsix.htm/。美国国立指南数据库（National Guideline Clearinghouse，NGC），网址为 http：//www.guidelines.gov/，提供临床实践指南和相关证据，涵盖临床医学各学科内容且可对收集的指南进行比较并产生新的指南。美国基层保健临床实践指南，网址为 http：//medicine.uesf.edu/resources/guidelines.com。中国临床指南文库（China Guideline Clearinghouse，CGC），网址为 http：//cgc-chinaebm.org/。

3）床旁循证决策系统（Bedside evidence-based decision-making）：2002～2006 年，ACP PIER、DdiseaseDex、DynaMed、EBM Guidelines、Essential Evidence Plus、GIDEON、UpToDate 等数据库逐步推出，它们精练方便，除了证据总结外，还结合专家经验给出推荐意见和相应的临床证据，同时给出证据的推荐强度。Clinical Topics- Evidence Based Medicine，简称 CT-EBM，是由迈特思创专家团队设计的床旁决策系统，包含 10 000 余个临床问题及相关循证证据，大大缩短了当前最佳循证证据到临床实践的时间，是目前我国国内唯一一个用于快速寻找临床问题循证答案的决策系统，并且可以在智能手机和平板电脑等移动设备上使用，简便易用。

实际工作中，对于繁忙或不熟悉研究证据评价原则的社区全科医生来说，解决临床问题可直接通过床旁循证决策系统或在二次文献数据库（首选 CL、EBM、Guideline 及期刊等）中进行检索，快速而简便。如果问题难以解决时，再查找原始文献数据库（首选 Medline、Embase、CBM 等）。

（2）文献检索的方法：选好数据库后，需制订检索策略。首先是将所提出的临床问题分解为几个关键词（包括病人或干预措施或结局或对比因素），并根据数据库不同要求采用 And，Or 或 Not 或其他方式对关键词进行组合，必要时限定出版年限、出版类型、作者、性别、年龄。证据检索应从最强的研究设计开始，如果未查到，再依次降级寻找。得到初次检索结果后，首先判断检索结果是否可以解答之前提出的问题。如可以则进一步对其进行质量评价，如不满足则需根据问题所在重新选择数据库或调整检索策略进行必要的再检索。

(三) 评价证据的真实性、重要性、适用性

评价证据是循证医疗的关键步骤之一。为避免盲目接受和运用来源复杂、质量良莠不齐的研究信息，全科医生应采用临床流行病学及循证医学质量评价的标准，根据不同临床研究类型，参考证据分级标准，从证据的真实性、重要性、适用性方面做出科学的评价，结合病人具体情况找出最佳证据，得出确切结论以指导临床决策。

1. 初筛证据的真实性和相关性，以决定是否精读 如果文章的研究条件与实际医疗环境相似，结果真实可行，且文章来源于经同行专家评审的高质量杂志，则具有一定的真实性，可精读；反之，停止阅读。如果文章提供的信息是临床常见、医患共同关心或亟待解决的问题，结果涉及的诊治措施可行，则具有良好的相关性，可精读；反之，停止阅读。

2. 确定研究证据的类型及分级 通过阅读摘要和前言确定该研究的目的及要解决的临床问题。不同的临床问题研究设计方案不同，不同的研究设计产生证据级别也不同（表13-2）。

表 13-2 原始研究涉及的主要临床问题及常用的设计方案

临床问题	常用设计方案
病因：评价某种因素与疾病发生的因果关系	随机对照试验＞队列研究＞病例对照研究＞病例报告研究
诊断：评价某一诊断试验对疾病诊断的真实性、准确性和实用性	将新试验与"金标准"进行独立、盲法比较
治疗：评价某种治疗方法或其他干预措施的真实效果及精确性	随机、双盲、安慰剂对照试验
预后：预测疾病的发展和结局	病例队列研究＞病例对照研究＞病例报告研究

循证医学问世以来，其证据质量先后经历了"老五级""新五级""新九级"和"GRADE" 4 个阶段。目前，被国际上广泛接受和使用的证据等级划分标准主要来自牛津大学循证医学中心在 2011 年完成更新的分级体系（分 5 级，具体可参考相关教材）以及在 2004 年推出的将各个分级标准综合而形成的 GRADE 标准（分为高、中、低、极低 4 个等级；推荐建议只分为"强""弱"两级）。GRADE 标准简明易用，适用范围广。它代表了当前对研究证据进行分类分级的国际最高水平（表 13-3）。

GRADE 工作组 2013 年还推出了在线工具 GRADEpro GDT，用于制定干预性和诊断性临床实践指南。美国家庭医师学会（AAFP）建立了一种比较简单的分级方法——ABC 分级法（表 13-4），通过访问 AAFP 网站（http：//www.aafp.org/home.html）可以了解有关 AAFP 证据分级的信息，该网站还可筛选与主题词相关的 POEM 摘要。

表 13-3　GRADE 证据质量及推荐意见强度分级

证据质量	具体描述	推荐级别	具体描述
高质量	进一步研究也不可能改变现有疗效评价结果的可信度	强推荐	明确显示干预措施利大于弊或弊大于利
中等质量	进一步研究很可能影响该疗效评价结果的可信度，且可能改变该评价结果	弱推荐	利弊不确定或无论质量高度的证据均显示利弊相当
低质量	进一步研究极可能影响该疗效评价结果的可信度，且该评估结果很可能改变		
极低质量	任何疗效评价结果都很不确定		

表 13-4　美国家庭医师学会建立的 ABC 分级法

证据级别	证据类型	具体描述
A 级	随机对照试验 /Meta 分析	以病人为导向的研究，包括所有重要解决指标的高质量 RCT 与采用综合检索策略的高质量 Meta 分析（定量系统评价）
B 级	其他证据	设计完善的非随机临床试验，检测策略正确、论证强度高的非定量系统评价，包括较低质量的 RCT、临床队列研究、无选择性偏倚且结论一致的病例对照研究、其他证据如高质量的历史非对照研究或设计完善且结果令人信服的流行病学研究
C 级	共识 / 专家意见	以疾病为中心的研究，包括共识观点或专家意见

另外，中国循证医学中心李幼平教授等先后多次发表有关证据分级的文章，提出以下证据分级（表 13-5），有关中医文献的证据分级标准也已经建立。随着循证医学不断地发展，证据分类分级和推荐意见将不断更新完善且因新的使用而发展。

表 13-5　2006 年中国循证医学中心的证据分级

证据级别	定　　义
A	系统评价，HTA，Meta 分析
B	政府及相关机构报告
C	有确切研究方法的文献
D	综述
E	专家意见

资料来源：陈耀龙，李幼平，杜亮，等 .2008. 中国循证医学杂志，8（2）：127-133

3. 根据研究类型从 3 方面综合评价研究证据考虑其价值

（1）研究证据的内在真实性：这是核心。包括：①研究设计方法是否科学、完善、可行？②研究对象有无入选和排除标准、样本量大小、代表性、可比性如何？③终点指标、观测指标的敏感性和特异性，有无测量偏差？④统计分析是否正确？针对可能的偏倚是否采取了相应预防措施？是否采用了真实度高的评价系统？⑤结果与结论是否真实、可靠？如果一篇文献内在真实性有缺陷，则无须讨论其重要性和适用性。

（2）研究证据的临床重要性：是指具有"真实性"的研究结果本身是否具有临床价值。评价其临床价值主要根据不同的研究类型采用不同的客观指标来考核。例如治疗性研究可采用相对危险度降低率（RRR）、绝对危险度降低率（ARR）等判断某种治疗措施的净效应及其临床价值。旨在阐明某一治疗措施临床效果如何？安全性、可行性、成本 - 效果、效益、效用分析如何？

（3）研究证据的外在真实性（适用性）：是指具有"真实性"和"重要性"的研究结果或结论在不同人群（如性别、年龄、诊治、种族等）、不同时间（如病程、病情等）、不同地点（医疗机构）和不同条件（医疗水平、医生的选择及病人的主观因素）下针对具体病例的推广应用价值。例如大型临床试验证实口服阿司匹林（162.5mg／d×4 周）可显著降低急性心肌梗死（AMI）病人发生心肌梗死后 35 天的病死率，减少非致命再梗死。阿司匹林在世界范围内的广泛使用使 AMI 临床治疗水平大大提高。而 AMI 病人有消化道溃疡合并大出血史，能否长期使用阿司匹林需要仔细权衡利弊，不能盲从。

（四）应用既得证据，指导临床决策

通过评价，如果收集到的证据真实可靠并具有临床意义时，下一步就应考虑该证据是否适用于现实中具体的病人。应比较具体病人与研究证据中纳入的病人在社会人口学特征、病理生理特点等方面是否相似？研究中干预措施的可行性如何？是否受到条件（本医院技术条件，治疗、监测和随访的费用，观念等）限制？权衡所采取的干预措施对具体病人的影响，是利大于弊，还是弊大于利？成本 - 效益如何？充分考虑病人的价值观及对疗效的期望，并将这些信息整合后再与病人或家属共同制订出临床决策以指导临床实践。

系统评价，特别是 Cochrane 协作网中心所做的系统评价，其真实性可靠，有权威性，为临床选择的"金标准"。高质量的临床指南则更适合专业素质不高的全科医生使用。

（五）后效评价

经过科学评价、得以肯定的最佳证据可直接并尽快用来指导临床工作。但尚需对这一医疗决策的应用效果进行追踪和再评价。需要思考在医疗实践中所构建的临床问题是否得到了准确的解答？该医疗决策实施后的效果和效益如何？有何不足和需要完善的证据？从而总结经验教训。对于无效或有害的证据应立即停止使用；对于尚无定论的证据，可以追踪作为进一步研究的信息。从而不断提高自己的临床技能和水平，改进医疗服务质量和效率。

第三节　以病人为导向的循证全科医疗实践

一、以病人为导向的全科医学循证方法 -POEM

全科医疗是以病人为中心、家庭为单位、社区为范围的基层医疗保健，其以病人为

中心的服务模式要求全科医生站在病人利益高于一切的立场上，不仅要考虑疾病的诊治、预防、康复保健，更要考虑病人的文化背景、价值观和对健康的期望值、医疗措施的成本效益性和病人的经济承受力等，尽可能为每个病人提供最经济、最安全、最有效的诊治手段。全科医生特殊的工作条件和环境，往往需要其独立快速有效做出临床决策，只靠经验已远不能达到应有的医疗效果。因此，在全科医疗中实践循证医疗尤为必要。全科医学的循证实践基本模式如下。

（一）在临床实践中发现和提出病人需要解决的问题

问题的构建可以按 DOEs（disease oriented evidences）的要求来构建，即针对疾病的证据，包括病理学、药理学、病原学、实验室或仪器检查结果等中间指标资料，关注实验室检查指标等临床测量指标的变化；或按 POEMs（patient oriented evidence that matters）的要求来构建，即针对病人的证据，包括发病率、生存率、死亡率、不良反应发生率、复发率、再住院率、生活质量、满意度、行为变化、卫生经济学及具有良好信/效度的诊断手段等，强调对于病人具有重要意义的临床结局。例如，老年人使用沙格列汀可以使血糖值下降吗？（DOEs要求的问题）。老年人使用沙格列汀容易发生低血糖吗？（POEMs要求的问题）。POEMs更多从病人角度考虑问题，帮助收集真正有利于病人的证据。

（二）根据问题检索相关的最佳临床研究文献

无论是通过何种途径，如期刊、继续医学教育、病例讨论等，全科医生所应掌握的 EBM 资料，均应恰当而且客观。POEMs 文献是强调以病人为中心，涉及病人症状、发病率、生命质量和死亡率等研究的循证医学文献，更有助于解决实践中常遇到的临床问题。因此，当 POEMs 和 DOEs 的循证结果不一致时，要选择 POEMs 为指导。POEMs 和 DOEs 的循证结果比较举例见表 13-6。

表 13-6　DOEs 和 POEMs 的循证结果比较

干预措施	DOEs	POEMs	评注
抗心律失常疗法	能降低室性期前收缩发生率	某些抗心律失常药物与死亡率升高相关联	结果相反
抗高血压疗法	能降低血压	可降低死亡率	结果一致
前列腺癌筛检	可发现早期前列腺癌	尚不能证实能降低死亡率	DOEs 的证据可信，尚不能得到 POEMs 确认

资料来源：Shanghnessy AF，Slawson DC，Getting the most from review articles：a guide for readers and writers.Am Fam Physician，1997，55：2155-2160

如何查找 POEMs 文献？国际上提供的寻找 POEMs 文献的最新通道是 Essential Evidence Plus 网站（http：//www.essentialevidenceplus.com）。美国医师助理学院杂志网站（http：//www.jaapa.com）也可查询 POEMs 文献。部分 POEMs 文献来自 ACP 杂志，可通过 PubMed 查询。一种专门针对家庭医生的新型循证医学数据库——Info POEMs，是对有效信息进行概括总结、系统评价、修正、编辑后，再通过15道以上专家审查后刊登发行的，网址是（http：//www.infopoems.com）。对于中国医生来说，北京健康临床决策循证数据库（Foreign Evidence-Based Medicine，FEBM）是我国目前最好的基于PubMed和Open-Access医学资源的权威循证医学文献检索工具，能帮助我们方便地查找到POEMs文献。

（三）评价检索出的文献研究结果

POEM概念现在已经被广泛接受，搜集到的文献资料，按照科学的评价标准，从证据的真实性、临床重要性、适用性进行评价。属于POEMs文献的研究其临床实用价值较高。著名英国医学杂志（*BMJ*）审稿标准的首要问题就是：如果研究论文不符合POEM的要求，则大部分这类文章会被初筛掉。

POEMs的设计者采用下述公式来评价POEMs：$U=R \times V/W$，其中U是可利用度，是对医生日常工作有帮助的重要信息，R是该信息与医生及其病人的相关性（适用性），V是有效性，W是获得信息所用的工作量。

（四）应用评价后的资料解决病人的具体问题

搜索所得最佳证据在用于具体病人时，必须因人而异，具体问题具体分析，根据疾病在个人、心理和社会各个层面的不同影响做出全面、合理、综合的判断和处理，充分体现"以人为本"的全科医学理念。例如，英国前瞻性糖尿病研究（UKPDS）肯定了卡托普利对血压控制和经济学上的优势，但因其干咳、水肿的不良反应对某些病人就不宜使用。

（五）进行后效评价、不断总结

通过循证医疗实践，全科医生要善于不断地总结经验，积累更新知识，使自身的学术水平得以相应提高，更好地服务于社会。

循证医学为全科医疗提供了新的理论和方法，它有效地促进了全科医学的发展和现有医疗模式的尽快转变，特别是在合理利用医疗资源、提供人性化服务、促进医患关系和谐、提供整体与全方位的综合性服务等方面起了积极作用。因此，全科医生必须接受循证医学的培训教育，认真学习掌握其基本理论和方法，使循证医学在日常实践中得以熟练应用。

二、循证临床指南

临床实践指南（clinical practice guidelines，CPGs）是相关方面专家针对特定临床问题共同协作，收集、分析评价文献，运用循证医学理论形成的最佳研究成果。以往多数指南来自国外，根据中国国情特点，中国医师协会循证医学专业委员会和中华医学杂志社共同发起建设了中国临床指南文库（China Guideline Clearinghouse，CGC），收录中国医学期刊近5年内发表的临床实践指南，为临床工作者、管理机构和社会大众提供了查询临床指南的平台，对基层全科医生的临床工作也起了重要指导作用。对进一步提高医疗质量、规范医疗行为、减少医疗费用及进行继续教育等具有重大意义。临床指南大体分为以下两类。

（一）基于共识的临床指南（consensus based guideline）

基于共识的临床指南是早期的传统的指南编写方法。相关专家人员根据经验和主观判断，就具体医疗问题进行开放式的充分讨论后达成的共识，其真实性和可靠性较差，难以被广泛接受。但某些新问题如对"非典"的治疗，短期内缺乏高级别证据可以采用，这时全世界专家根据经验达成的诊疗共识是可以依据的，符合循证医学概念中"依据当前可以得到的最佳证据"的理念。

（二）循证临床指南（evidence based guideline）

循证临床指南是在广泛收集临床证据的基础上，按照循证医学的方法制定，开发的科学性很强。现代的高标准临床指南均为循证临床指南，已成为指南发展的主流。作为权威性的医疗文件，临床循证指南的制定质量非常重要，一般由政府或学术、专业协会等组织主持开发，常需多个学科参与，其所形成的诊治建议必须有充分的科学依据，真实可靠、可重复，且具备良好的实用性、灵活性，简明扼要。

循证临床指南是一种工具，通过推荐意见指导临床医生处理临床问题，并非法规文件，不强制应用。它旨在通过正确而明晰的推荐意见指导医务工作者如何做好临床工作，从而消除临床实践差异和质量差距，实施有效适宜的筛检、诊断、治疗、预防，提高卫生保健质量与服务效果，提高病人的生存质量，降低各种风险，增加经济效益。它既不是可以照抄照搬的"食谱"，又不是"教科书"，或无视临床具体情况而必须遵守的指令与规则。它并不能替代临床医生的临床思维和判断，也不能把临床指南简单地仅仅解释为一种工作流程，指南本身也并没有完全解决所有的临床诊治问题，也不是放之四海而皆准的理论。如利尿药是高血压指南的一线降压药物，但用于糖尿病病人则可能导致代谢紊乱。

近年来，我国开发了很多高质量的临床指南，其中有很多专门针对基层的临床指南更适合全科医生，当然，全科医生面对多种疾病共存的慢性病病人，不论临床指南的证据有多强，均应根据具体情况决定是否采用，必要时可更改使用，避免盲目教条的遵从。指南是全科医生了解相关领域最佳研究现状最方便快捷的途径，在解决临床问题时，最好先寻找和使用指南，如没有指南，再寻找系统评价证据。

三、循证全科医学实践举例

王某，55 岁，肥胖体型，工人。1 个月前体检发现血糖高，确诊为 2 型糖尿病。空腹血糖最高 13.5mmol/L（参考值 3.9 ~ 6.1mmol/L），HbA1c 8.5%，同时查血脂水平为总胆固醇（TC）6.9mmol/L（参考值 3.6 ~ 6.0mmol/L），三酰甘油（TG）2.6mmol/L（参考值 0.23 ~ 1.71mmol/L），高密度脂蛋白胆固醇（HDL-C）0.8mmol/L（参考值 0.7 ~ 2mmol/L），低密度脂蛋白胆固醇（LDL-C）4.66mmol/L（参考值 1.76 ~ 3.49mmol/L）。尚未出现糖尿病的并发症。今日到门诊就诊，医生考虑糖尿病病人合并血脂异常，则心血管疾病发病率及死亡率将进一步增加，建议他饮食控制、适当运动并口服降糖药物，同时口服他汀类调脂药物。病人询问降糖同时服用他汀类药物调脂对自己有何益处？刚才在门诊排队时听病友提到鱼油可降血脂，能否服鱼油降脂？血脂控制在什么水平为好？针对该病人进行循证治疗实践的具体步骤可分以下5步。

（一）提出需要解答的临床问题

1. 2型糖尿病合并血脂异常，尚无心脑血管并发症的病人，使用他汀类药物相比不用他汀类药物能否降低心脑血管病的发病率和死亡率？

2. 2型糖尿病合并血脂异常，尚无心脑血管并发症的病人，服用鱼油调脂相比不服用鱼油者，能否降低心脑血管病的发病率和死亡率？

3. 2型糖尿病合并血脂异常，尚无心脑血管并发症的病人，应将血脂控制在何水平？

以上3个问题，前2个为按POEMs的要求构建的前景问题，第3个为按DOEs的要求构建的背景问题。采用PICO法将上述前2个临床问题进行转化，之后确定检索词，进行循证检索（表13-7）。

表 13-7　PICO 类型问题实例

问题	病人（P）	干预措施（I）	对照措施（C）	结局（O）
1	2型糖尿病、血脂异常尚无心脑血管并发症	使用他汀类药物	无他汀类药物	心脑血管病变并发症发生率及死亡率
2	2型糖尿病、血脂异常尚无心脑血管并发症	服用鱼油	不服用鱼油	心脑血管病变并发症发生率及死亡率

（二）检索证据

针对这些问题，首先用"糖尿病"在中国临床指南文库中检索，发现最新版的《中国2型糖尿病防治指南》（2020版），进一步在指南中寻找证据。结果发现利用本指南可以解答第1个和第3个问题：血脂异常是引起糖尿病血管病变的重要危险因素。英国心脏保护研究 - 糖尿病亚组分析（HPS-DM）、阿托伐他汀糖尿病协作研究（CARDS）、盎格鲁 - 斯堪的那维亚心脏终点研究降脂分支（ASCOT-LLA）等大型临床研究显示，在没有明显血管并发症的糖尿病病人中，采用他汀类药物降低低密度脂蛋白胆固醇（LDL-C）可以显著降低心血管事件的发生风险。降低总胆固醇和LDL-C水平可显著降低糖尿病病人大血管病变和死亡风险，是糖尿病调脂治疗的主要目标，非HDL-C是次要干预靶点。进行调脂药物治疗时，推荐将降低LDL-C作为治疗目标。对于未合并冠状动脉粥样硬化性心脏病者，应控制LDL-C < 2.6mmol/L，非HDL-C < 2.6mmol/L。

针对第2个问题，寻找系统评价的证据，采用鱼油（fish oil）和糖尿病（diabetes mellitus）在Cochrane图书馆数据库检索，发现2009年发表的Cochrane综述1篇。结果显示，Janine Hartweg等收集并分析了23个有关比较 ω-3 多元不饱和脂肪酸（PUFA）和植物油 / 安慰剂的随机对照试验，共1075例糖尿病病人参加研究。结果表明，在补充 ω-3 之后，血 TG 及 VLDL 会降低，但 LDL 会增加（无显著差异）。补充鱼油并不会影响糖尿病病人的血糖，也未发现有其他不良反应出现。遗憾的是，所有研究最长为期仅

8 个月，没有一项比较心血管疾病发生或是死亡的结果的相关研究。因此，目前相关研究结果尚难断定 ω-3 PUFA 在 2 型糖尿病中血脂调节及心血管发病率方面的作用。不过，可以初步提示补充鱼油对血脂调节无负面作用，且不影响血糖控制。

（三）评价证据

应用临床流行病学及循证医学质量评价标准和方法对检索出的研究证据进行评价，认为这 3 个证据是 Cochrane 图书馆数据库及中国临床指南文库中所检索出的数据，具有权威性，其真实性和可靠性好，结果有重要临床意义。故对一般糖尿病病人，可在确诊后即开始口服小剂量他汀类药物，使血脂降达目标值，其将来并发心脑血管事件的发生率和死亡风险均降低。而对于此类病人服用鱼油对调节血脂会有一定作用，但能否降低心脑血管事件发生率及死亡率尚难断定。

（四）应用证据

本例病人与上述有关研究所纳入的病人情况相似，医生将这些最新研究结果告诉病人，病人在服用降糖药同时愿意接受口服他汀类药物治疗。考虑病人的经济条件及本人意愿，给予阿托伐他汀钙 20mg，每晚 1 次口服，放弃鱼油调节血脂。嘱病人定时随访，观察疗效及不良反应。

（五）后效评价

经过饮食控制、运动、降血糖及以上循证方案的治疗，3 个月后病人空腹血糖控制在 5.6mmol/L 左右，餐后血糖控制在 9.0mmol/L 左右，HbA1c 6.8%，血脂水平较前下降，总胆固醇（TC）5.8mmol/L，三酰甘油（TG）1.8mmol/L，高密度脂蛋白胆固醇（HDL-C）0.9mmol/L，低密度脂蛋白胆固醇（LDL-C）2.58mmol/L，且无特殊不适。病人对医生采取的治疗措施很满意。医生继续追踪随访治疗效果。

 问题讨论

某男，41 岁，外企管理人员，糖尿病病史 5 年，一直就诊于大医院内分泌科门诊，3 周前因口服降糖药控制血糖不理想，HbA1c 9%。专科医生建议改用胰岛素治疗。病人不愿接受，且极不高兴，出现焦虑和抑郁表现，情绪低落，烦躁不安，睡眠差、常感疲倦，家庭生活质量及工作效率明显下降，与妻子、同事、老板的关系都有些紧张，血糖控制更加不理想。

请分析：

请结合本节所学内容，谈谈如何以全科医生的视角确认和处理病人的现患问题？

（刘雅妮）

复 习 指 导

1. 循证医学是应用当前最好的研究依据，同时结合临床医生的个人专业技能和临床经验，考虑病人的价值和愿望，将三者完美结合，制订出病人治疗方案的新型医疗模式。

2. 循证医学的三要素是病人、医生和证据。核心是最佳证据。

3. 循证医学实施步骤：在临床医疗实践中发现和提出问题、检索证据、评价证据、应用证据、后效评价。

第14章 全科医疗中的医患关系与沟通

学习要求

掌握医患关系的定义及特征；熟悉医患关系模式及其重要性，并学会如何进行医患沟通，如何进行团队沟通和合作。

医疗卫生改革以来，全科医疗取得了令人瞩目的发展，社区医疗设施的完善、技术水平的提高，全科医务人员队伍的壮大以及预防保健知识的宣教，得到了社会的广泛认可。现代医学模式即生物 - 心理 - 社会医学模式要求医护人员在全科医疗活动中，把病人的生理、心理与社会环境看作有机联系的整体，建立良好的医患关系。我们也清醒地看到由于社会分工的不同，医疗活动中医患角色的信息不对称，特别在医学知识的拥有上优劣势明显，同时社会文化背景不同的病人对医疗活动的理解和医疗服务的需求也存在差异，使得目前搞好医患关系已成为构建和谐全科医疗环境的一个重要内容。全科医疗的诊疗过程，有大半的时间都在交流，医患交流不仅是一种信息交流，也是一种情感传递和行为调节，是建立良好医患关系的重要基础和手段。

第一节 全科医疗中的医患关系

一、医患关系的定义及特征

（一）医患关系的定义

医患关系（doctor-patient relationship）是医务人员与病人在医疗过程中产生的特定医治关系，是医疗人际关系中的关键。广义的医患关系，"医"不仅指医生，还包括护士、医技人员、后勤人员等。"患"也不仅单指病人，还包括他们的亲属、律师及造成身体损害的肇事方等。医生与病人之间的关系是医患关系的核心。

病人是医学研究和医疗服务的直接对象，是指有健康问题而需要医务人员帮助的社会成员。从20世纪60～70年代开始，在英、美等发达国家开始了一种新的医学形式，这种医学将生物医学、行为科学和社会科学的成果融为一体，不强调分科，而关注心理、社会因素对人体疾病与健康的影响，除了治疗疾病外，还关注疾病的预防、病后的康复及病人的家庭乃至社区的健康问题。所以在许多国家便将这种医学称为家庭医学，而从事这种医学工作的医生，则称为家庭医生，即全科医生。随着我国经济的发展，人民生活水平的提高，民众对医疗卫生服务的需求也明显高涨，因而非常需要这种以关怀、照顾人的疾病和健康为主旨的全科医生。全科医学为病人、为家庭、为社区提供可亲的、可及的、全面的、贯彻始终的医学服务，其本质是"以人为本"全科医学精髓的体现。

> **问题讨论**
>
> 美国家庭医生学会主席罗兰·戈茨说："在近30年，美国的通科医生逐渐演变为家庭医生，这些医生专注于家庭医学/全科医学领域。在美国家庭医生的高质量工作中非常强调能够维持家庭医生与病人之间的长时间、稳定的关系。"
> 请分析：
> 1. 全科医生不仅应具备医学技能，还要关注和培养什么？
> 2. 如何理解全科医生不仅是医生，还是病人的朋友？

（二）医患关系的特征

1. 医患关系的特征　美国功能学派社会学家塔尔科特·帕森斯和福克斯认为医患关系和父母与子女的关系有相似性，故此他们将医患关系的特征归纳为以下4点。

（1）支持：包括使自己可以被病人利用，并且尽力为处于依赖状态的病人提高所需要的保健照顾。在医患关系中，医生变成了在病人生病期间依靠的支柱。

（2）宽容：在医患关系中，病人被允许有某种方式的行为举止，而这些举止在正常情况下是不允许的。病人的某些行为和举止之所以得到宽容是因为生病期间病人对他的疾病不负责任，只要他继续承担病人角色并承担希望和尽力恢复健康的义务。

（3）巧妙地利用奖励：为了在获得病人的服从时提供另外的支持，医生要建立并巧妙地利用奖励。通过控制病人非常重视的奖励，就可以增加医生的权威和病人的依赖性。

（4）拒绝互惠：在医患关系中，尽管医生给病人以支持，并且比较宽容病人的偏离常规的行为，但医生通过在人际反应中保持一定的距离来保证医患关系的不对称性。也就是说，医生了解病人的真实感情，但不以允许病人了解自己的真实感情作为回报。

2. 医患关系的性质　医患关系既是一种人际关系，也是一种历史关系。医患之间建立的人际关系在社会发展的不同历史时期，所呈现于人们的及人们对其性质的认定是不一样的。从最初服务于氏族部落的巫医，到具有独立行医能力的职业者，再到失去部分独立性而成医院、承担社会功能之一部分的职业群体。医患关系两者相互依存、密不可分、辩证统一，贯穿于医学发展和医疗实践的全过程。古人云："因患而求医，有患才有医；医因患愈而荣，患因医高而敬。"病人必须信任与支持医生的诊疗与判断能力，而医生则要能够倾听病人的意见且用心看诊，两者具备才能够组成一个良好的医患关系。

二、医患关系模式及影响因素

（一）医患关系模式

医患关系模式是医学模式在人际关系中的具体体现。

1. 主动 - 被动型　也称医生权威式模式。这是一种医生处于主动的主导地位，病人置于被动地位的模式，也是长期占主导地位的传统医患关系模式。在这种模式中，医生是家长，病人是婴儿，医生具有绝对的权威，而病人只能被动服从，根本没用互动和参与。目前，这种模式常用于手术、麻醉、昏迷、某些精神疾病、智力严重低下等状态或疾病。

2. 指导 - 合作型　这种模式医患之间有互动的关系，一方指导，另一方配合，但这种模式的互动非常有限。全科医疗实践即是按照这个模式，在临床实践活动中，医生的作用占优势，医生告诉病人做什么，同时又有限度地调动病人的主动性，病人的依从性很高。在这个模式中，医生是主角，病人是配角，很像父母与青少年。目前临床上的医患关系多属于此种模式。

3. 共同参与型　这是一种以平等关系为基础的医患关系模式，双方有近似的同等权利，从事于双方都满意的活动，这种模式的特点是医生与病人讨论怎么做。在临床实践中强调医生和病人都处于平等的地位，医生帮助、教育和指导，病人自助、参与和配合，是一种相互依存，相互需要和相互作用的关系，过去在大多数慢性疾病中可以见到这种关系，这种模式符合新医学观的要求，也是全科医疗服务中最应该推荐和常见的医患关系模式。

（二）医患关系的影响因素

医患双方的关系是建立在一定的社会、文化、经济、伦理道德和宗教信仰基础之上的，因而这些因素直接影响着医患关系。全科医疗中的医患关系是来自于更基层的医患关系，也受到这些因素的影响，介绍如下。

1. 非医疗因素

（1）社会因素：是医患关系现状的根本，是医、患之幕后因素。主要有：①医院的公益性下降，医院不得不关注经济效益；②社会整体诚信危机，舆论导向归责为医方医德滑坡，医疗行业整体形象在公众中下降，忽略医务人员正面主流形象；③由于医保覆盖程度及支付比例有限、医疗费用上涨等原因，对患方形成较大经济负担。

（2）医疗管理水平：目前的医患矛盾或者纠纷，约90%都来自于非治疗因素，其中管理方面的问题占的比重非常大。多数病人认为医疗属于服务行业，就应该提供像星级酒店一样的服务，他们非常重视服务流程、规范化服务等方面。在医疗中如果着力改造医院作业流程，为病人提供便捷周到的医疗服务，切实解决"看病难"问题，医患关系会有明显的改善。另外，规范化服务也是非常重要的，在这个问题中，病人最重视的是服务态度，对病人的尊重和态度在很大程度上可以赢得病人的信任，也会使病人尊重医务人员。

（3）非医疗人员的培训：非医疗人员对医患关系有着直接的影响，这种影响甚至大于医疗人员。他们虽然不直接提供医疗服务，但非医疗人员尤其是窗口人员在医疗过程中与病人有着紧密的接触。医院应当高度重视对非医疗人员素质及专业技能的培训，开展以规范化操作训练为内容的岗前培训和继续教育，提升服务水平。

（4）严格费用管理：医疗过程中应当通过规范医疗行为切实降低医疗费用。必须严格执行物价政策，实行单病种限价，禁止开大处方，坚持抗生素分级使用，建立药品超常预警制度，同时坚决取缔开单提成。此外，医院还应向病人公开收费项目和标准，向病人提供及时的费用查询服务，同时及时处理病人费用问题的投诉。

（5）改进医患沟通：病人医学知识缺乏，导致普遍存在对医疗服务期望值过高的现象，对于不良的疾病预后难以接受。病人的维权意识增强，职业"医闹"迎合了患方预后欠佳时希望得到补偿的心理，却使得医方加剧了对病人的提防，医患之间隔阂加深。医患交流不到位，医患间对疾病本身及预后没有达成共识。做好医患沟通需要在全科医疗就诊过程中向病人提供融合精神、文化、情感内容的人文关怀，重视对医务人员人际交流技巧的培训，缩小认知差异，充分了解病人的心理状态以及情感需求，通过适宜、准确的语言避免医患在理解上的误解，在医患之间建立起信赖关系。

2. 医疗因素 医学科学与技术的发展要求经常培训医务人员，与时俱进新医学观念和医学知识，引进先进医疗技术与先进的医疗设备等。医学生培养过程中忽略了人文素质教育，体现在医患接触中缺乏应该给予病人的尊重、同情和关爱，导致病人就医体验欠佳。

三、良好医患关系的作用

每个病人在就诊过程中都希望被尊重，希望医务人员能倾听他们的疾病心声，希望和医务人员有充分的交流，希望能参与到自己疾病的治疗全过程中。因此，良好的医患关系有以下两种作用。

1. 协调作用 医患关系的协调作用体现在两个方面：其一，协调情感，即可以使病人心理的满意度提高；其二，协调行为，即使病人与医生互动，自动调节自己的行为，这样也可以提高医生自身职业的满意度。现今医患关系不协调的例子很多，医患之间的误会、矛盾比比皆是。一旦通过交流沟通，形成良好的医患关系，那么误会、矛盾就会逐渐消失，病人心情愉快，医患增进了解，起到提高病人的主观能动性、自我保健意识、调整病人自我保健行为的作用，医患之间的互相尊重和配合会大大增强，这样和谐的医患关系也将使疾病的治愈率大大提高，总体医疗服务质量也会提高。

2. 形成良好社会环境的作用 人的社会心理正是在同他人进行人际沟通过程中逐渐形成和发展起来的。个人对群体、群体对个人都有相互影响，同时产生一定的心理效应。如一些媒体的负面医患关系或纠纷个案报道，会影响群体的心理状况，社会舆论的导向有时不利于医患关系的发展。但是全科医生是居民健康的"守门人"，如果全科医生和该社区居民逐渐形成良好的医患关系，会增强医生的社会价值与威望，会让更多的人尊重医生，会形成良好的社会环境，对维护社会和谐稳定有非常重要的作用。

四、建立良好的医患关系对全科医疗的重要性

全科医学的基本信念与全科医疗的基本特点决定了全科医生与病人及其家庭成员之间必须建立良好的医患关系，否则将在社区无法工作。

1. 是构建和谐全科医疗医患关系的重要前提　医患关系的协调与否直接影响着整个全科医疗卫生实践活动的开展与良性运转，和谐的医患关系是提高医患双方满意度、促进相互间理解的重要前提。全科医疗中有大量的慢性病病人需要得到全科医生长期的、稳定的、亲友式的照顾，这种照顾甚至伴随病人终身，这就需要有良好的医患关系为基础，否则不能维持。

2. 是提高全科医疗服务质量的有力保障　良好的医患关系是全科医生获取病人全面信息的基础，病人能否准确地传达信息，医生能否准确地接收信息，这将直接影响到病史采集的全面性和准确性，从而决定诊断的及时性与准确性。同时，良好的医患关系，增加病人对全科医生的信任度，积极配合各种治疗活动，有利于疾病的康复。

3. 是减少医患纠纷的有效途径　医疗过程需要除医护之间的合作外，更重要的是需要病人及其家属的密切配合。因此，医生要及时有效的加强与病人之间的沟通，取得病人及其家属的理解和配合，这样才能有效地防止和避免医疗纠纷的发生。

4. 保障全科医生对病人实施个性化服务　病人是一个需要得到治疗、关心、尊重和信任的人，全科医生除了关心其疾病之外，还要关心其个体的心理、社会等因素，实施个性化医疗服务。

5. 保障全科医生提供综合性、连续性、协调性保健服务　这样的服务不分诊疗和预防，能充分协调各种资源，大大提高全科医生的基层作用。

第二节　全科医疗中的医患沟通

一、医患沟通的目的和原则

（一）全科医疗中医患沟通的目的

医患沟通的目的是为了满足医患关系、医疗目的及医疗服务情景的需要，是特定的人际交流。其重在医生医疗信息的传递和病人对信息的理解，由于文化、职业、知识等方面，特别在医学的理解和相关知识的拥有上优劣势明显不同，导致不同的病人对医疗活动的理解和医疗服务的需求存在差异，正是这些优劣势和需求差异影响了医患沟通。这就要求医患沟通时医务人员及时了解病人的需求及对医疗服务的期望，及时去传递医疗信息、表达清晰、交流意见。通过良好的沟通以便于给病人提供急需、适宜的医疗和相关服务。全科医疗中的医患沟通是医务人员在诊疗过程中与病人及其家属就其疾病、诊疗、健康及相关因素进行的交流，其具体目的有以下 4 点。

1. 进行临床诊疗的需要　疾病的诊断是医护人员通过病史采集和体格检查等过程，对病人疾病做出诊断。病史采集的可靠程度和体格检查的可信度对疾病诊断正确与否有重要的意义，而病史采集和体格检查的过程是医护人员与病人沟通和交流的过程；另外医患相互交流和沟通，使病人及其家属了解治疗和康复中必要的注意事项，因此医患沟通是临床诊疗的需要。

2. 充分了解病人健康的危险因素　目前疾病谱发生改变，慢性非传染性疾病增加，这类疾病的病因呈多样化，疾病的发病机制、病理表现、临床治疗、临床预后等个体间相差很大。良好的医患沟通，能够建立有效的疾病管理方案，了解病人健康的危险因素，防治疾病。

3.建立健康的生活行为方式　生物 - 心理 - 社会医学模式的建立和发展，体现了医学的社会性。随着医学发展的需要，临床医生对仪器的依赖性越来越大，但是医患沟通显得更为重要，良好的医患沟通能使病人接受医生的建议，建立健康的生活行为方式，可以降低相关疾病的发病率。

4.改善医患关系，减少医疗纠纷的发生　沟通是医患关系的基础，病人在接受医疗技术过程中对医务人员的诊疗水平和语言、情感、行为表达的感受反映了医院的服务质量。医患相互交流不足和沟通不够，使病人对医疗服务内容和方式的理解与医护人员不一致，对医护人员信任感下降，对医院的满意度下降，这样影响了治疗的效果并且导致不必要的医疗纠纷。

(二) 医患沟通的原则

1.以病人为中心的原则　作为全科医生在沟通时首先要明确自己面对的对象是病人，一切以病人为中心，出发点应该是病人，表达观点或提出治疗建议时不应太武断或主观性太强，强调病人的参与性。

2.坦诚、理性和换位原则　真实坦白地讲出你内心的感受、感情、想法，但不要夹杂太多感情色彩，不要责备、抱怨、攻击，恶语中伤可能直接导致沟通失败；一定要理性沟通，不理性只有争执，不可能有好结果。所以沟通不能够信口雌黄、口无遮拦，但也不是不说话，要平静的解释，等待转机，等病人情绪平复就容易沟通了。同时要换位思考，如果你是病人，你会是什么心理状态，你又希望医生如何对待你。

3.平等和尊重原则　医患双方本应该是平等的，只有给予对方尊重才有沟通，若对方不尊重你，你也要适当的请求对方的尊重，否则很难沟通。全科医疗中有时确实难以沟通，在这种情况下要有足够的耐心和爱心，爱心是最伟大的治疗师，耐心是沟通成功的根本，任何急躁、烦躁、轻蔑等表情及话语都可能导致交流失败。

4.依法和守德原则　全科医生的医疗服务必须是在《执业医师法》及《卫生法》等法律的约束下，同时要注意自己的职业道德，拒绝红包，保守病人的秘密等。

5.共同参与原则　全科医疗服务更需要病人及其家属的参与，所以全科医生要把握共同参与的原则，调动病人积极性，主动参与到医疗过程中。

6.个性化原则　全科医生要学会针对不同病人给予不同的个性化服务，不说不合时宜的话，一定要根据实际情况，把话语说得恰到好处。经常使用的技巧有倾听、情人、建立关系和说服等。

二、全科医生在应诊过程中的沟通方法和技巧

良好的医患沟通使病人对医生产生信任感，增加了诊疗过程中医务人员作为疗效的作用，良好的医患沟通依赖于沟通方法和技巧。目前比较通用的全科医生沟通主要通过莱斯特评估法。

(一) 全科医生沟通培训及评估

莱斯特评估法（Leichester Assessment Package，LAP）由 H、E、M、S、B、A、R 其 7 个部分组成，即问诊/病史采集（history data collection，H）、体格检查（examination，E）、病人的疾病管理（management of diseases，M）、解决问题（solve problem，S）、行为/和病人关系（behavior of patients，B）、预防保健（advanced prevention and health care，A）、病历记录（record of medicine，R）。

H 包括 12 个条目：向病人做自我介绍；让病人感觉放松；让病人详述就诊的主要原因；专心聆听；把病人用的不恰当的词汇理解清楚；发问用简单和清晰的问题；恰当地使用沉默；留意病人的语言和非语言线索；识别病人就诊原因；从病人和（或）其病历中找到相关和特异性信息帮助鉴别诊断；适当地考虑病人的生理、心理和环境因素；有条理地收集资料。

E 包括 2 个条目：熟练掌握体检技巧并检查时注意病人感受；适当地使用仪器。

M 包括 7 个条目：依据所得到的资料和所处环境，与病人一同制订适当的管理计划；善用检验、转诊；药物治疗；精确、恰当地利用时间；向病人做适当的解释和安慰；核实病人的理解水平；适当地安排复诊。

S 包括 5 个条目：形成恰当的诊断，或根据所处环境确认问题所在；寻求相关的、鉴别性的体征帮助确定或推翻原诊断；正确地分析和应用所得到的资料（包括病历、体检和检验结果）；有能力将基础、行为和临床科学知识应用于鉴别、管理和解决病人的问题；知道自己医学知识的不足之处，做出的决策对病人无伤害。

B 包括 3 个条目：与病人建立一种友善、专业和道德的关系；敏锐地知道病人的需求；了解病人和医生对彼此的态度会影响病人管理和医患合作及依从性水平。

A 包括 3 个条目：把握教育病人防治疾病及保健的机会；充分解释预防胜于治疗的方法；跟病人合作促进健康的生活方式。

R 包括 7 个条目：准确、清楚、适当地记录每次医患沟通和转诊；应诊日期；相关病史和体格检查发现；如需要开药，药物名称、剂量、数量以及与病人密切相关的特殊预防措施；实施的所有测量，比如血压；诊断/问题；管理计划的框架，实验室检查整理和复诊安排。

(二) 语言沟通技巧

沟通的主要形式是交谈，语言是我们进行交流的重要工具。在全科医疗的实践中，医务人员与病人之间时时进行着语言交流，但是医务人员怎样将语言表达中听、好听、恰如其分，就需要医务人员掌握一些基本的语言沟通技巧，这对改善医患关系、提高医疗服务的质量，具有较为重要的意义。

1. 见面交谈语言技巧 医患双方的交谈以打招呼开始，病人进入诊室，医务人员对年长者尊称老伯、老人家；对年幼者爱称小张、小赵等；招呼其坐下。这样可以消除病人的不安，使病人觉得受到医务人员的尊重。由于全科医疗实践中全科医生与社区家庭建立的是长期、固定、亲密的服务关系，使得医患双方的交谈更容易在一个好的氛围下开始。

2. 交谈过程中的语言技巧

（1）寻找共同语言：医务人员在提供医疗服务时，要站在病人的角度，就可以发现共同关心的问题，找到共同的语言。这样就拉近了与病人的距离，解除病人的紧张情绪。其次，站在病人及其家属的角度考虑，就能理解病人的需要，只有理解病人的需要，医务人员才能提供病人满意的服务。因此医务人员尽可能地避免与病人意见不同。在交流时，最好先肯定病人的观点，然后陈述自己的观点，尽量避免双方语言的冲突。

（2）鼓励赞同的语言：交谈过程中，医务人员尽量表示赞同病人的语言，这有利于继续开展交流。在交谈过程中，要及时鼓励病人，增加病人的自信和勇气，避免批评与责难，使病人感受到医务人员对他的理解及和他有同样的感受。

（3）通俗易懂的语言：全科医疗实践主要是在社区及基层，医务人员所面对的病人多是没有较多医学知识的人群，因此在医患交谈中尽量使用简单、通俗的语言，不要使用专业术语。有关医学知识问题，尽量用通俗易懂的语言解释，表达要简洁明确，容易让病人理解，这样病人及其家属才能按照医生的要求去做。

（4）平和、同情的语言：在医患交谈中语调要尽量用平和、舒缓，不要使用尖刻、批评的语言，更不要使用蔑视、讽刺、挖苦的语言。在社区及基层卫生院大多数病人文化程度不高，医务人员还要有耐心。如遇到病人的隐私问题，要尊重病人的隐私，并且使用亲切、同情的语调。语调反映医务人员的情绪和态度。平和、同情的语言在医患交谈中，能使病人感受到医务人员的亲切、和蔼及爱心，增加病人对医务人员的信任感。

（5）自信的语言：在医患交谈过程中，医务人员的语言应该充满自信。如果医生与病人交谈其语言不自信、含糊其辞，病人则会对医生的医疗技术水平表示怀疑，进而不信任。因为病人就诊时，由于受躯体上疾病痛苦的折磨，病人期望医生能帮助他解决躯体上疾病的痛苦，如果病人对医生极其失望，就会影响到医生对病人的治疗效果。因此医务人员在与病人交谈时，应该使用有自信的语言。

（6）避免暗示性及重复的语言：在医患交谈中医务人员要避免使用暗示性的语言；交谈的语言要有针对性，一次问一个问题，避免重复询问。

链 接

由 Stuart 和 Lieberman 共同提出的 BATHE 全科医疗问诊方式，是很好地和病人沟通的模式。BATHE 是首字母缩写：B 代表 background，背景，主要了解病人的心理或社会因素；A 代表 affect，情感，了解病人的情绪状态；T 代表 trouble，烦恼，了解问题对病人的影响程度；H 代表 handing，处理，了解病人的自我管理能力；E 代表 empathy，移情，对病人的不幸表示理解和同情，从而使其感受医生对他的关心和支持。

（三）行为沟通技巧

行为沟通也称非语言沟通，称之为"身体语言"，是另一种重要的沟通方式。指通过姿势、面部表情、动作行为等方式产生的沟通，可伴随着语言交谈而发生。在沟通信息中，如能准确理解行为沟通的意思表达，对医患双方都有重要价值。

1. 身体坐姿　医生坐姿轻松，上身微微向前倾听病人交谈或交谈中微微点头，使病人放松、消除紧张并且让其感受到医生的亲切和专注。身体姿势表达传递个体情绪状态，反映交谈双方的态度、交谈的愿望。在医患交谈过程中，一般都是面对面地交谈，因此医务人员应有正确的身体姿势，这有利于有效沟通。

2. 身体手势　在交谈过程中发挥手势语的作用，能更好地表达交谈的情感和生动地描绘表达事物的形象。手势语可以帮助医患之间传达比较复杂的情感，也可以通过手势语进行独立的思想交流。另外，在交谈过程中手势语能使病人的视觉系统受到信息刺激，加深医务人员对病人所表达的信息记忆。当然手势语的运用要自然，避免机械、僵硬和"张牙舞爪"。

3. 面部表情　人的情绪、情感可通过面部表现出来，因此可以从病人的表情获得病情的重要信息，病人也可以从医生的表情上获得对其对病情的内心感受。在交谈中医务人员不但要会识别病人的面部表情，也要会控制自己的面部表情，并且通过面部表情传达对病人的关爱。"微笑是最美好的语言"。医务人员应当常对病人微笑，当然医务人员的表情也要与病人的感情表达合拍，如病人病情严重，处于疾病的痛苦中，医务人员的表情应该庄重和专注。

4. 目光接触　目光接触是医患双方在行为举止中获取信息的一种最重要渠道。目光接触的次数，接触的时间及目光接触的部位等，反映出医患双方对彼此的关注和对所交流内容的兴趣。医务人员的目光要与病人目光对视，不要瞅视对方，也不要斜视对方，更不要目光乱扫、游移不定。瞅视给病人感觉医务人员高高在上；斜视给病人感觉轻视他；目光乱扫、游移不定让病人感到心不在焉，也会让女病人误解。医务人员要通过目光接触使病人感受到鼓励和支持，消除病人的拘谨、紧张情绪；要善于从病人目光中得到信息，也要让病人反馈到信息。医患双方都要通过目光接触正确理解双方表达的信息。目光应该体现医务人员的庄重、友善和亲和的内涵。

5. 交谈距离　在交谈中医务人员和病人宜有一定的距离，不宜过分接近，如遇到医务员对病人表示安慰、安抚时，医患之间距离可近些，也不宜太远，一般宜一手臂的距离。这样的距离可以避免面对面的直视，使医患的目光可以自由的接触和分离，不至于双方有尴尬和压迫感。当然医患双方也会因为受教育程度不同，年龄大小、身份和状况不同而有不同的距离。

6. 衣着装束　医务人员在医疗工作的这个特定的环境中，应该保持工作服的整洁，不宜穿拖鞋、运动鞋等。女医务人员不要浓妆艳抹、珠光宝气。

三、与特殊病人的沟通

按照国家基本公共卫生服务范围，特殊病人主要包括0～6岁儿童、孕产妇、老年人、慢性病病人、严重精神障碍病人、肺结核等传染病病人等。

（一）0～6岁儿童的沟通

在与患儿交谈时医生要面带微笑，声音柔和亲切，尽量让他们感到轻松、舒适。儿童一般在父母陪伴下就诊，医护人员应尽量使用儿童能够了解的话语和他们沟通，并通过诱导的方式询问，再结合父母提供的信息，获得正确的资料。儿童好奇、好玩，可以在候诊室准备一些玩具、儿童图书，墙上贴卡通画等，减少儿童的不安和对诊室的恐惧感。在为患儿检查前要不厌其烦地向他们解释，告诉他们将做些什么检查，可能会哪里不舒服，可能会有一点点的疼痛等。要有针对性消除患儿的疑虑、恐惧，并给予适度的关爱与鼓励，通过肢体语言给患儿亲切感，如抚摸、拥抱等动作，让患儿感到安全进而积极配合诊疗工作。

（二）孕产妇的沟通

孕产妇的生理健康、膳食与营养、运动方式、生活方式和社交方式均会改变，对其心理健康造成一定的影响。会出现对妊娠的恐惧、对胎儿性别的焦虑、对分娩的恐惧等问题。这就要求全科医生要有同理心，通过沟通以促进孕产妇更好的认识自己，从全科医生这里获取妊娠期、育儿知识，与她们建立更稳固、更长期的联系，促进孕产妇的心理健康、全身健康。

（三）老年病人的沟通

"老吾老以及人之老，幼吾幼以及人之幼。"与老年人交流的原则是充分重视；热情耐心、认真负责；尊重、关心；谈话要恰当控制和引导；善于用体态语言。除疾病外老年人有多方面原因，如家庭方面不受尊重、经济方面困难、心理失落等，加之多重的疾病。因此在沟通时，医生要有同情心和耐心，交谈要认真负责，尊重、关心他们，能够倾听他们的心声，肯定他们，鼓励他们，有些问题必要时反映到家庭、相关部门给予经济上、心理上的支持等。由于老年人器官功能的减退，反应和记忆力降低，医生在会谈中要注意条理化，要多重复，可将重要事项写成文字，提问及处理力求简明。

（四）慢性病病人的沟通

与慢性病病人沟通时应充分注意此类病人非常在意医疗消费和就医体验。全科医生必须了解此类病人享受的医疗政策服务，如医疗保险、医疗报销、养老服务等，还要了解对就医流程和对医护人员的满意度。在此基础上，全科医生要以中性的立场为病人谋求最佳的诊治方案。在沟通交流中用语言表达给予他们心理上的支持，激发病人积极的精神状态配合治疗。

（五）传染病病人的沟通

对于传染病病人来说，传染是个极其敏感的话题。因此，全科医生在与病人沟通的过程中，如何使病人既不要因为恐惧而耽误自身的疾病治疗，又要懂得及时、负责地保护他人不受传染也是关键。因此沟通时，必须打消病人的顾虑，要保证为病人保密。尤其由对 2020 年的新型冠状病毒肺炎，更是要准确把握传染链信息，注意针对病人的病情可能威胁到他人及公众健康时应该如何为其保密，同时要取得病人配合。

（六）精神障碍病人的沟通

多数精神病病人未能获得正常人的社会生活，这样的"异类"待遇往往是导致精神病病人病情恶化的主要原因，而蕴含在其中的非人性的待遇是关键点。沟通在于凸显医务人员的同情心和耐心。精神障碍病人的心理相对而言更为脆弱，不被世人接纳的生存环境往往会加重病人的心理病态。因此，全科医生必须站在平等的位置，充分尊重精神病病人，耐心沟通和交流。

（七）问题病人的沟通

1. 与有疑病症倾向病人的沟通　这种病人有疑病心理倾向，即过分地关心自己的身体状况，总担心自己的身体某部分有病。对这类病人，要认真地排除是否真正患有身体疾病，并且应给予病人适度的支持与关心，在交流中发掘病人成长及日常生活情况，要帮助病人分析原因，告诉病人正视自己在现实生活中遭遇的困难，让病人转变注意力，并指导和教会其调适的方法。

2. 与多重抱怨的病人的沟通　病人主诉从头到脚多系统、多器官的症状，但这些症状都很含糊，主诉症状有时也抱怨生活及工作中的事件，抱怨治疗无效、症状反复。医生在与之沟通时必须了解其真正原因所在，不只限制在所抱怨的问题方面。多重抱怨的病人多是对生活事件调适不良的结果，因此医生应从解决这些方面的问题入手，通过交流，帮助病人分析原因，采取相应有效的措施。

3. 与充满愤怒的病人的沟通　这类病人往往愤世嫉俗，对任何人和事都有抗拒心理，不遵医嘱，这类病人多因疾病的痛苦折磨导致使人生受到挫折，由于生活压力无处疏解，导致人格异常，因此常迁怒于医护人员。对这类病人，医生在交流中应以坦诚的态度表达积极的意向，并设法找出病人挫折的原因及生活的压力给予疏导。待对方心平气和后，再讨论问题所在，分析病人生气的原因，消除其中的误会，并采取有效措施，在不违反原则的前提下，尽量使病人满意。同时应采取措施去感化病人，使其对自己不良行为有所认识，多予关心、疏导，平息愤怒的情绪。

4. 与依赖性强的病人的沟通　这类病人将自己所有问题的解决都依赖于医生，认为医生是万能的，使医生疲于应付导致医患关系恶化。医生在与这类病人交流中，要了解病人的人格特点，并且帮助他们树立信心战胜困难，鼓励他们自己主动解决问题，并帮助其他人解决问题，让他们有成就感，同时有效地、适度地利用其家庭、单位等各种资源条件提供协助，使其获得成功的体验，建立信心、减少依赖。

5. 与自大的病人的沟通　这类病人的言谈举止常常表现出自大，认为自己什么都很内行，有地位、懂得多，通常会威胁利诱医生，提出过多要求。这类病人自大的原因有可能是怕被忽视。医生往往反感这类病人。在沟通时医生应避免正面冲突和争吵，巧妙地将这种狂妄自大的态度导向积极的方面。

6. 与临终病人的沟通　这类病人多数将不久于人世，对疾病的认识经历从不接受到与疾病抗争，随后沮丧到接受死亡等一些痛苦的阶段。医务人员在每阶段都应给予心理上的支持，提供连续性与综合性的服务。在交流中对临终病人要同情、尊敬；并给予对症处理、姑息疗法，尽可能解除病人身体上的疼痛；对于临终病人的问题要诚实回答，按其所能接受的程度说明真实状况；动员其家属、有关服务机构等共同为其提供临终前的关怀。

四、公共卫生突发事件沟通

作为一名全科医务工作者，要增强应对突发公共卫生事件的能力。贯彻落实"防治结合、联防联控、群防群治"工作机制。例如在全国暴发新型冠状病毒肺炎疫情的严峻形势和疫情防控的关键期，全科医生发挥着大的作用。沟通时，一方面，可以负责联系社区管理人员，组织建立微信群，与全科医生一起针对社区居民开展新型冠状病毒肺炎线上预防宣讲，筛选、整理并分享有关疫情信息的最新进展，提高社区居民的防患意识与重视程度。另一方面，可以依托社区卫生服务中了解的社区中高危群体和不同亚群体的需求和资源，与社区工作人员在做好防护措施的前提下进行入户调查，发放调查表以统计外出归来住户，做好社区疫情防控措施及沟通。

五、医患沟通的评估

医患沟通的评估也就是衡量医患沟通的成败，主要评估以下 3 方面。

1. 治疗的顺从性　顺从性好，表示医患沟通良好。

2. 关系的持续性　医患之间建立了持续性关系，表示医患沟通成功。

3. 回访的满意度　回访满意，也表示医患沟通的成功。

第三节　全科医疗中的团队合作与沟通

一、团队成员之间的合作与沟通

全科医疗服务是由全科医疗团队共同为个人、家庭及社区提供连续性、持续性的医疗保健服务。全科医疗团队成员的道德人文素质、科学态度和自我发展能力是团队合作与沟通的关键。建立良好的人际关系是团队合作的基础，团队成员彼此需要强有力的沟通才能相互理解、相互支持、信息互补，通过协作解决问题。

1. 全科医疗团队的道德人文素质　全科医疗是以人为本的照顾，全科医生应具有强烈的人文情感和高尚的职业道德。医疗团队的实践者应把人道主义作为第一性，这也是医学的伦理性，是医学人文的显著标志，也是全科医疗的重要内容。全科医生的实践能力不仅体现在疾病的诊疗水平上，还体现在是否能处理好医患关系，能否展开有效的医患沟通上，并且具有创新精神，以及忠于医学事业和爱护病人的品格。

2. 全科医疗团队有良好的人际关系　人类的发展离不开合作，建立良好的人际关系，培养团队精神也是全科医疗的核心技能。和谐的人际关系需要有良好、积极、健康的心态，这样的心态会引导你迈向成功，消极颓丧的心态，会令你一蹶不振。在沟通实践中，尊重他人、积极的询问和倾听是调整心态的最好方法。

3. 全科医疗团队的沟通　"沟通"是个体、科室、单位及与院外团体交换资讯的过程，在全科医疗服务过程中，鼓励多渠道沟通，如成员之间可通过会议、小组讨论、谈话、信息或文档等不同的形式来交换意见、表达看法；当每一位成员均能充分了解并客观的理解信息时就是有效的沟通。团队成员要相互信任，以真诚的态度进行沟通。有时承认自己的不足是一种谦虚和智慧，每个人都有进步的空间，要留给对方发问的时间与机会。

4. 全科医疗团队的责任与目标

（1）全科医疗团队领导者的重要作用。要谋求一个好的发展，团队领导者应率先做出榜样。个人的权威不是来自于其职位，而是来自于其信誉度，作为团队的核心人物，全局观念是一个团队最基本的生存前提，因此作为团队领导必须具有自信心、自控力和决断力，敢于并善于独立承担责任；要学会高瞻远瞩，用心听取内部意见，鼓励成员进行双向交流，互相尊重，互相包容；管理好人、财、物；协调好医护、医患关系以及与社区、社会各方面的关系。

（2）明确职责权重，强化沟通合作意识。全科医生不是全能医生，个人的力量是有限的，所以医疗团队要以成员的特长、工作性质、工作范围等进行责任和权利分割。要明确职责，各司其职，发挥各自的专科特长，达到技能互补。要相互尊重、相互配合，以积极的工作态度加强沟通交流。在全科医疗服务中，全科护士是医生最好的合作伙伴，他们承担着社区居民健康照顾的全过程，能帮助医生及时发现问题。成功的团队需要认可每个成员所做的贡献，同时认可协作的收益，明确团队职责和义务，最终形成团队成员之间的相互依赖。成员间也要竭尽全力工作，彼此负责，彼此提醒，形成真诚的高效的合作团队。

二、与社区的合作与沟通

目前，我国的社区卫生服务是政府保障居民基本公共卫生服务与基本医疗服务而大力推行的一种基层医疗模式，是坚持卫生服务公益性、落实国家基本医疗服务保障制度和维护健康权利的根本体现。全科医疗是社区卫生服务的最佳服务模式，全科医生是社区卫生服务的主力军，这就决定了全科医疗服务团队与辖区各级政府部门、各级各类医疗保健部（所）将存在着长期的合作关系。

全科医疗服务项目包括诊疗、预防保健、周期性健康检查、心理咨询、医学咨询、健康教育、家庭医疗护理等。团队成员要具有较强的社会工作能力，主动与社区有关行政部门沟通交流，获得政府和相关部门的支持及群众的参与，共同协调完成社区全科医疗服务中的各项工作；组织社区调查，并能利用卫生统计学和流行病学的方法全面评价社区健康情况，制订和实施社区卫生服务计划，为社区内的不同人群提供综合性预防保健服务。居民健康档案是社区卫生服务工作的重要资料来源，建立健全社区居民个人/家庭健康档案，收集基本资料，了解社区的自然环境状况、经济状况、文化教育程度等，有利于全科医疗团队对社区居民开展协调性的综合卫生服务。这些都需要与社区政府或部门建立双方沟通协调、合作的机制，获得政府和相关部门的支持及群众的参与，及时解决合作中遇到的困难，不断提升双方合作层次。

三、与其他卫生服务机构之间的合作与沟通

社区全科医疗服务主要体现在社区病人从首诊治疗、转诊治疗到康复保健阶段能否接受全科医生对其个体进行持续性的综合协调服务。全科医生的协调作用通常表现在：协调和利用社区内外的医疗和非医疗资源，通过会诊、转诊等协调措施，与各相关科室或医疗卫生机构的医生以及病人家庭等方面合作，共同解决病人的问题，从而确保其获得医疗服务的正确、有效和高质量。

对于社区居民的健康问题，全科医生不仅要对疾病提供首诊诊断，还要对病人的整个医疗照顾进行全方位、全过程的管理；这就要求全科医生必须与相关科室的专科医生协作，与地区上级专科医院、综合医院、上级卫生主管部门等之间保持良好的合作关系。欧美国家和我国社区医疗服务开展得较好的地区，都提倡"首诊制"，全科医疗团队的首诊治疗给病人解决了大部分医疗问题，通过会诊和转诊与其他卫生机构医务人员合作交流，提供详细的转会诊资料，然后再转诊至上级医疗系统，与专科医生和其他医辅人员密切配合使病人得到最佳的治疗，并与有关医院形成有效的双向转诊关系，待病人特定的健康问题解决后，专科医生备齐相关会诊资料再转回社区，全科医生再继续追踪观察其预后情况并给予治疗和康复指导，这就是全科医生的全方位、全过程管理服务。

（刘斌钰）

复 习 指 导

1. 医患关系是医务人员与病人在医疗过程中产生的特定医治关系，是医疗人际关系中的关键。医患关系的特征包括：支持、宽容、巧妙地利用奖励和拒绝互惠。

2. 医患关系模式主要包括：主动 - 被动型、指导 - 合作型和共同参与型。良好的医患关系可以协调情感和行为，也能形成良好的社会环境。

3. 影响医患双方关系的主要因素有非医疗因素（医疗管理水平、非医疗人员、费用及医患沟通等）和医疗因素。

4. 全科医疗中医患沟通的目的有：①进行临床诊疗的需要；②充分了解病人健康的危险因素；③建立健康的生活行为方式；④改善医患关系，减少医疗纠纷的发生。

5. 全科医疗中医患沟通方法是莱斯特评估法，沟通技巧包括语言沟通技巧、行为沟通技巧。

第 15 章　全科医疗中常见的伦理学与法律问题

学习要求

　　掌握医患关系中医生的基本权利和义务、病人的基本权利和义务。掌握医学伦理学的基本原则；熟悉全科医疗中常见的伦理问题及全科医疗的伦理要求；了解全科医疗中常见的法律问题。

　　随着社会、经济的发展，现代医学和生命科学正在突破固有的思维、管理及发展模式并不断地对拓宽发展道路提出新的要求，与之相应的是人们生命意识的增强和医疗观念的改变。目前，医疗实践中常出现各种复杂的矛盾冲突和医疗纠纷，迫使医学伦理学和相关法律法规必须加快普及和发展的步伐，以适应新的医疗环境，恰当地对相关问题做出更为公正合理的诠释。医务工作者必须进一步提高职业素质和道德修养才能保障医患关系的和谐、医疗环境的稳定和改善。全面掌握医学伦理知识、道德规范和相关法律法规是实现这一目标的关键。

　　医学伦理学是研究医学领域中各种道德现象的科学，包括医务人员的职业道德和伦理道德，其基本范畴为权利与义务、情感与良心、审慎与保密。全科医疗服务作为一种医疗活动既受相关法律、法规的支持与保障，又受其制约与调整。因此，全科医生有必要学习和研究伦理与法律知识，掌握相关问题的处理技巧，妥善解决相关问题，最大限度地保护自身和病人的利益，尽量避免和减少不必要的医疗纠纷。

第一节　医患关系中医患的基本权利与义务

　　医患关系的核心是医患间的权利与义务，这个关系处理失当会直接影响医患关系，产生医疗纠纷。目前的医疗实践中，医患关系的模式逐渐由以医生为主导向以病人为中心转变，随着社会的进步和教育水平的普遍提高，病人的公民意识、权利意识不断增强，传统的医生权威性、指导性和病人被动性、服从性关系已不再具有普遍适用性，病人拥有了更多自主权利，医生在坚持原则、最大限度保障病人生命健康的前提下，必须把尊重病人的自主权看作绝对义务，让病人有权参与自身的医疗选择，从而在医疗活动中充分发挥医患双方的积极作用。

在医学领域中，权利是指医学道德生活中主体所拥有的正当权利和利益，主要包括两方面的内容：一是病人在医学关系中所享有的权利；二是医务人员在医学关系中所享有的权利。义务是某一特定社会成员应尽的角色责任。建立和维系正常的医患关系，是医患双方的责任。医患双方在医患关系中的权利与义务是指医患关系从启动到终结期间双方各自的权利、义务。在医患关系中，医生与病人享有各自的权利，并且承担各自应履行的义务。医患之间的权利与义务是对立统一的，调整他们之间的关系是防范医疗纠纷的关键。

一、医生的基本权利与义务

（一）医生的基本权利

1.医疗自主权 这是由医生职业的严肃性和医术的科学性决定的。医疗是一种专业化的活动，在专业的范围内他们有发言权，国家处于保护人们生命健康的原因规定医疗自主权。在诊治过程中，采用什么治疗方法，用什么药物，需作什么检查，是否手术等都属于医生的权利，只能由医生自主决定。医生的这种权利不受外界干扰，即使是来自社会的或政治原因的干预，医生有权根据病人疾病做出判断，排除其他非医学理由的种种影响。

2.特殊干涉权 在特定情况下，医生还有特殊干涉的权利。如为了保护社会人群的健康利益、生命安全利益和维护社会的稳定，医生有权对某些传染病病人和发作期的精神病病人进行强制隔离与治疗。这是有法律依据的医生的权利。当然这种权利不是任意行使的，不能出于以上目的以外的其他目的，只有当病人自主原则与生命价值原则、有利原则、无伤原则、社会公益原则发生矛盾时，医生才能使用。

3.宣告死亡权 病人的死亡是一个生物学过程，认定死亡是一个纯医学问题。尽管目前对死亡的判定尚存争议，但是医生应该按照我国权威机构认定的死亡标准对病人生命状态做出正确和客观的判断，这个过程中不能加入医学和法律以外的任何其他价值判断。

4.其他权利 《中华人民共和国执业医师法》第二十一条明确指出医生在执业活动中享有下列权利。①在注册的执业范围内，进行医学诊察、疾病调查、医学处置、出具相应的医学证明文件，选择合理的医疗、预防、保健方案；②按照国务院卫生行政部门规定的标准，获得与本人执业活动相当的医疗设备基本条件；③从事医学研究、学术交流，参加专业学术团体；④参加专业培训，接受继续医学教育；⑤在执业活动中，人格尊严、人身安全不受侵犯；⑥获取工资报酬和津贴，享受国家规定的福利待遇；⑦对所在机构的医疗、预防、保健工作和卫生行政部门的工作提出意见和建议，依法参与所在机构的民主管理。

（二）医生应该履行的义务

1.医疗及转诊义务 医生应对求诊病人，依其告知的病状及过去的病史，经过问诊、听诊等物理学上的诊断检查做出初步的诊断结论，并综合实施最适切的治疗行为。如果在对病人进行诊断后发现自己无力治疗，应将病人转至有条件加以治疗的医院。

2.告知（说明）**并取得病人同意的义务** 无论是手术、药物疗法，医疗行为本质上是一种侵袭行为，基于保护病人的生命权和健康权，只有取得病人的同意，才能使医疗行为正当化，即构成违法行为的阻却要件。而有效同意的取得，必须以医生完全告知医疗的范围、性质、危险等义务为前提，这也是诚信原则的要求。但同时也应当承认医生具有一定程度的裁量权。如果说明的结果将导致病患病情的重大恶化，或造成医疗进程的过分烦琐、效率低下，医生的告知义务可以一定程度被免除。此处应当提及的是，告知的对象不应仅限于病人，如在告知病人可能引起不良后果时，将相关情形告知病人家属即可。

3. 保密及报告义务　保密义务实际上是一种附生的义务，这是因为在医疗行为实施过程中，医生经常会掌握病人的一些隐私，而基于病患之间的忠诚及信赖关系，医生就负有不得揭露所获知事实的义务，如果违反此项保密义务，除应承担行政责任及刑事责任外，也应当负民事赔偿责任。但在一种情况下是例外的，即当病人的秘密涉及公共利益时，医生非但不得予以保密，还应当及时向有关部门报告。例如，病人患有艾滋病，根据民法的公序良俗原则医生应向卫生主管机关报告。

4. 遵守法律、法规及公约的义务　医生在提供医疗服务过程中必须遵守我国参加的国际公约、条约以及国内相关的法律、法规、技术性规章、医院的规章制度及医疗常规等。医疗单位应当严格遵守我国已参加的国际卫生组织有关病人权利的公约、条约，对于国内的相关法律、法规，如《药品管理法》《执业医师法》中关于医方义务的规定也不得违背。

5. 安全管理义务　根据 1994 年 9 月 2 日卫生部《医疗机构基本标准（试行）》，医院应当按照其等级的相应要求，对具备专业知识、技能的医生和护理人员，必须提供医疗所必需的设备及安全设施，并对其进行安全管理，使病人免于火灾、自杀、行动伤害或传染病传染的危害。突发重大伤亡事故及其他严重威胁人民生命健康的紧急情况时，医生应当服从县级以上人民政府卫生行政部门的调遣。

6. 发展医学科学事业的义务　医生在医疗工作实践过程中需要不断学习和钻研新理论、新知识、新技术和新操作，以便不断提高自身医术水平，加强自身职业素养，同时，要以促使医学科学事业不断提高和发展作为更高目标，这是一种职业要求，也是医务人员应该持之以恒的精神追求。

7. 其他义务　《中华人民共和国执业医师法》第二十二条明确提出医生在执业活动中应履行下列义务：①遵守法律、法规，遵守技术操作规范；②树立敬业精神，遵守职业道德，履行医生职责，尽职尽责为病人服务；③关心、爱护、尊重病人，保护病人的隐私；④努力钻研业务，更新知识，提高专业技术水平；⑤宣传卫生保健知识，对病人进行健康教育。

8. "执业规则" 中其他条款规定的义务　合法地填写、保护医学文书；对急危病人不得拒绝急救处置；合理使用药品设备，尤其是毒、麻等特殊药品；如实向病人或其家属介绍病情，特殊治疗应征得其知情同意，并经医院批准；奉命抗灾防疫；按规定报告疫情、非常死亡或者涉嫌伤害事件等。医务人员的法律义务是其医学道德义务的底线和基础。

二、病人的基本权利与义务

（一）病人的基本权利

病人权利是病人在患病就医期间所拥有的、能够行使的权力和应该享受的利益，也称病人权益。病人权利的提出，从某种意义上讲是对医生义务的要求，医生如何看待病人的权利是医学道德的基础之一。目前，我国尚无专门的病人权利法，由现行的《中华人民共和国民法通则》《中华人民共和国执业医师法》《中华人民共和国消费者权益保护法》《医疗事故处理条例》等法律、法规规定，根据目前的这些法律法规可将病人的法律权利概括为：生命健康权、人格尊严权、平等医疗权、自主决定权、知情同意权、人身财产安全权、诉讼索偿权、病历资料权等。

1. 生命健康权 生命权是一项独立的人格权，是指自然人的生命安全不受侵犯的权利。健康权指自然人以其器官乃至整体功能利益为内容的人格权，它的客体是人体器官和各系统乃至身心整体的安全运行以及功能的正常发挥。病人有得到社会的医疗照顾，从而恢复、维护和增进健康的权利，包括医疗权、防疫权、健康教育权等。医患关系中，病人具有获得基本医疗保健的权利。

2. 人格尊严权 尊重病人的人格权，就是保护与其人身不可分离的民事主体依法所享有的民事权利，包括姓名权、名誉权、隐私权等。医患关系中，无论是医生还是病人，都享有人格受到尊重的权利，病人有权在医疗服务过程中维护自己的尊严。对于病人而言，其人格不得受到歧视、侮辱，尤其是对严重缺陷、残疾者、精神疾病病人及性病、艾滋病病人，更应当注意其人格权的保护。这其中需要注意的是病人的隐私权，指病人对不愿公开的自己的有关情况，有要求医务人员给予保密的权利。

3. 平等医疗权 病人不分种族、肤色、阶级、男女、老幼、政治与经济地位如何，智力状况如何，都享有平等地获得治疗的权利，任何医疗单位不得借故推辞前来就诊的病人，或拒绝向危重病人提供医疗服务，也不能无视病人的就医请求，武断确定病人就医范围。但获得治疗权不是无限制的。

4. 自主决定权 所谓病人的自主决定权（包括选择医疗机构和医护人员），指具有行为能力并处于医疗法律关系中的病人，在寻求医疗服务的过程中，经过自主思考，就关于自己疾病和健康问题所做出的合乎理性和价值观的决定，并根据决定采取负责的行动。包括：①病人自愿理智决定医疗服务，不受任何强迫、强制，不是一时的冲动；②病人自主选择医疗单位和医务人员；③对于无民事行为能力的病人，如未成年人或精神病病人，由其监护人做出决定；④病人有拒绝非医疗性活动的权利，如科学研究等；⑤病人有权决定出院时间，是否转院治疗；⑥病人有权决定其遗体或器官的使用权。完全行为能力人应以本人意愿为准，当父母、配偶与病人意见不一致时，应尊重病人本人意愿。病人的自主权也不是绝对的，首先，病人的自主决定权不得干预医生的独立处置权；其次，以不违背法律和社会公德，不侵害他人、社会利益为前提，如果失去这个前提，医方可以拒绝病人的"非分选择"。

5. 知情与同意权 知情同意权是指病人有权知晓自己的病情，并可以对医务人员所采取的防治医疗措施决定取舍。知情同意的实质是患方在实施病人自主权的基础上，向医疗方进行医疗服务授权委托的行为。病人对疾病的病情、治疗措施、医护人员的情况等享有知情权，而医院采取的治疗行为，尤其是对人体有重大伤害的治疗措施（如剖腹、开胸、开颅时）、有重大危险的治疗措施（如剧毒药、麻醉药物）、危险性较大的检查措施（如心包穿刺、肝穿、腰穿、造影等）及接受试验性治疗等，应事先征得病人或其家属的同意之后方可进行。医生如实介绍病情、医疗措施及医疗风险，以合适的方式让病人理解病情，配合治疗，有利于疾病的治疗并减少医患纠纷，同时能够增进医患关系的和谐。但病人的知情同意权不是无限制的，《中华人民共和国执业医师法》规定以"不损害病人利益和不影响治疗效果"为前提，医生可以根据病人病情和心理状况自主决定向病人提供适当的信息，但不能向病人本人或家属提供虚假信息，避免对病人产生不利后果。

6. 人身财产安全权　病人有权要求医疗机构提供安全的医疗服务环境，其内容既包括保证建筑物与医疗设施的安全、防止病人因病菌扩散导致交叉感染等，也包括采取适当措施防止病人及其家属在医院期间的人身、财产权利受到意外侵害。

7. 诉讼索偿权　所谓病人的诉讼索偿权，指由于医方的过错导致病人利益损害的，病人有依法从医方获得补偿的权利，包括生命健康损害赔偿权和精神损害赔偿权。在发生医患纠纷时，病人享有诉讼权；医疗事故造成损害时，病人有获得赔偿权（包括请求鉴定权、请求调解权、诉讼权）。

8. 病历资料权　所谓病历资料权，指病人有获取与自己有关的诊断、治疗资料的权利。尤其是发生医疗纠纷时，病人应有权要求把疾病诊疗过程的一切情况详细记入病历，出院时有权带走病历的复印件，使医患纠纷在病历的处置方面有据可循，同时达到资源共享，减少资源浪费。

（二）病人的基本义务

病人在一定意义上属于弱势群体，法律应给予特定的保护，但病人享有权利的同时也应承担相应的义务，即病人有对他人和社会最低限度的法律、道德义务。中华医学会医学伦理学分会 1998 年公布的病人的义务包括五项内容：①有提供与疾病有关真实情况的义务；②有遵从医嘱，配合诊断和治疗的义务；③有爱护个人身体，积极恢复健康的义务；④有遵守医院规章制度，维护医院秩序，尊重爱护支持医务人员的义务；⑤有交纳医疗费用的义务。此外，病人还应承担不扩散、不传播疾病的义务及接受隔离诊治的义务。具体分述如下。

1. 如实提供疾病相关情况的义务　病人到医院就诊，要尽可能地提供详细的病史资料及治疗后的情况（包括药物不良反应），不说谎，不隐瞒有关信息，医务人员才能针对病人的病情进行有效的诊断治疗。由于信息不全或不真实引起误诊、漏诊既不利于病人自身健康的恢复，也不利于医务人员履行职责，还有可能引发医患纠纷。

2. 遵从医嘱，配合诊治的义务　病人在同意治疗后有义务遵循医嘱，积极配合医生进行治疗。疾病的诊治需要病人的积极合作，没有病人的积极参与，医务人员就会事倍功半。但病人没有义务遵循不必要的或有伤害的治疗。

3. 维护个人健康的义务　在现代社会，病人有义务改变他们不安全的、不健康的、危险的行为（如吸烟、贪食、不锻炼、无保护的性行为等），使他们不再成为病人，尤其是不成为"不治之症"的病人。如果病人同意医务人员的意见，必须改变饮食，才有利于控制病人的病症，病人就有义务调整饮食方式，这是有利于病人的义务，也是对医务人员应尽的义务。

4. 遵守医院规章制度，接受医院相应管理的义务　医院是救死扶伤的特殊场所，必然就会有特殊的规定，如就诊、住院制度，探视制度，陪护制度，手术制度，交费制度，出院制度等，对于病人来说遵守这些规定，既是自身健康的需要，又是必须要履行的义务。

5. 交纳医疗费用的义务 病人自觉按规定交费是国家医疗制度的规定，也是保证病人正常治疗的客观需要。病人作为特殊消费者，在购买医疗服务的同时缴纳医疗服务费用，既是病人的权利，也是病人的义务。

6. 接受强制治疗义务 《传染病防治法》第二十四条规定：医疗保健机构、卫生防疫机构发现传染病时，应当及时采取隔离治疗、在指定场所进行医学观察等控制措施。对于拒绝隔离的，可以由公安部门协助治疗单位采取强制隔离治疗措施。病人患有传染性疾病时，应按照法律法规的要求，主动接受强制性治疗，不将疾病传染给他人，不影响他人的治疗。

7. 防止扩大损害结果发生的义务 患传染病的病人有义务了解传播的途径和可能，采取行动防止进一步的传播。发生医疗事故或医疗差错后，病人应采取积极措施，避免损害结果的扩大，否则病人的扩大损失部分得不到法律的支持。

第二节　医学伦理学的基本原则

我国医学伦理学的基本原则主要是指"防病治病，救死扶伤，实行社会主义人道主义，全心全意为人民身心健康服务。"这是 20 世纪 80 年代中期在 1981 年"全国第一次医德学术讨论会"上首次提出并在"社会主义医德基本原则"基础上修改后形成的。而医学伦理学的具体原则主要包括以下几方面内容。

一、有利与不伤害原则

有利原则是指医务人员的诊治行为以保护病人的利益、促进病人健康、增进幸福为目的，是把有利于病人健康放在第一位并切实为病人谋利益的伦理原则。有利原则要求医务人员的行为对病人确有助益，必须符合以下条件：病人的确患有疾病；医务人员的行动与解除病人的疾苦有关；医务人员的行动可能解除病人的疾苦；病人受益不会给他人带来太大的损害。医疗实践中，通常所说的有利原则是指医务人员的诊疗、护理行为对病人有利，即能减轻痛苦，又能促进健康，是狭义的有利原则。广义的有利原则是指医务人员的诊疗、护理行为不仅对病人有利，而且有利于医学事业和医学科学的发展，有利于促进人群、人类健康和福利。

有利于病人是中外临床医学中历史悠久的优良医德传统。在中国，利他助人思想是最早的医德观念的精髓，后来逐步集中反映为行善、医乃仁术的行医准则。在西方，古希腊名医希波克拉底在"誓言"中明确提出并阐明了"为病家谋利益"的行医信条。到了现代，有利于病人成为临床医学第一位的、最高的伦理原则。《中华人民共和国医务人员医德规范》的第一条规定是"救死扶伤，实行社会主义的人道主义。时刻为病人着想，千方百计为病人解除病痛"。我国医院体制改革中提出的"以病人为中心"的办院宗旨也是行善、有利原则的体现。

不伤害原则指在诊治过程中不使病人的身心受到损伤，这也是医务工作者应遵循的基本原则。一般地说，凡是医疗上必需的，属于医疗的适应证，所实施的诊治手段是符合不伤害原则的。相反，如果诊治手段对病人是无益的、不必要的或禁忌的，而有意或无意的强迫实施，使病人受到伤害，就违背了不伤害原则。临床上可能对病人造成伤害的情况有：医务人员的知识和技能低下；对病人的呼叫或提问置之不理；歧视、侮辱、谩骂病人或家属；强迫病人接受某项检查或治疗措施；施行不必要的检查或治疗；医务人员的行为疏忽、粗枝大叶；不适当地限制病人的自由；威胁或打骂病人；拒绝对某些病人提供医疗照护活动，如艾滋病病人等；拖拉或拒绝对急诊病人的抢救等。对此，医务人员负有道德责任，应该避免发生。

不伤害原则不是绝对的，因为很多检查和治疗，即使符合适应证，也会给病人带来生理上或心理上的伤害。如肿瘤的化疗，虽能抑制肿瘤，但对造血和免疫系统会产生不良影响。临床上的许多诊断治疗具有双重效应，不伤害原则要求医务人员杜绝过失性责任伤害，力求避免可预知且可以防范的伤害，尽量将可预知但不可避免的伤害控制在最低限度。医务人员在实践中必须以危险与利益分析、损伤与利益分析来"权衡利害"，做到利大于害。

有利原则与不伤害原则有着密切关系。有利包含不伤害，不伤害是有利的起码要求和体现，是有利的一个方面。在临床实践中，有利无伤害原则具体体现在：①树立全面利益观，真诚关心病人以健康利益为核心的一切客观方面的利益（如镇痛、康复、治愈、救死扶伤、节省医疗费用等）和主观方面的利益（如正当心理学需求和社会学需求的满足等）；②提供最优化服务，努力使病人受益，即解除由疾病引起的疼痛和不幸，照料和治愈有病的人，照料不能治愈的人，避免早死，追求安详死亡，预防疾病和损伤，促进和维持健康；③努力预防或减少难以避免的伤害；④对利害得失全面权衡，选择受益最大、伤害最小的医学决策；⑤坚持公益原则，将有利于病人同有利于社会健康公益有机统一起来。当然，对病人有利，也需要尊重和维护医务人员的正当权益。

二、尊重病人自主性原则

医患双方交往时应该真诚地尊重对方的人格，其关键是医方对患方的尊重，医务人员应该尊重病人及其家属独立而平等的人格与尊严，尊重病人的自主权利。病人享有人格权，所谓人格权，就是一个人生下来即享有并应该得到肯定和保护的权利，是尊重原则具有道德合理性并能够成立的基础。同时，尊重原则也是现代生物-心理-社会医学模式、医学人道主义基本原则的必然要求和具体体现。患方对医方的尊重也是尊重原则的重要方面，单方面强调对患方的尊重而缺少对医方应有的尊重，良好的医患关系和医疗秩序就难以建立，并可能给医疗过程及其效果带来严重影响。实现尊重原则是建立和谐医患关系、保障病人根本权益的必要条件和可靠基础。

自主原则是指病人在接受诊治过程中具有独立的、自愿的决定权。自主原则的实质是对病人独立人格和自主权利（自主知情、自主同意、自主选择等）的尊重和维护，是广义尊重原则的主要内容。自主原则的伦理价值在于从根本上体现和保障病人的健康权益，在理论上推进医学人道主义的深化和拓展，在实践上有利于各方面正当利益的兼顾和调节。病人在疾病诊治过程中自主选择权利的实现，是自主原则的核心内容。

自主原则明确承认和规定人身权是现代社会中人的最基本的权利，诊治行为及其后果均要作用于病人并由其承担，因此具有独立人格和正常理性的病人，有权根据自己的医疗需求自主选择医生并享受优质服务，有权根据自己对疾病的认知比较诊治方案的优劣，权衡诊治效果的利弊，自主做出是否接受某项医学决策的决定，尤其是对病人有伤害、有风险的医学决策。这里需要注意的是：尊重原则要求尊重的是具有独立人格和正常理性的能够自主的人和他的自主决定，不具备独立人格，如未达到法定年龄的病人，或者丧失正常理性思维，如昏迷或精神障碍的病人，不必机械地遵守这个原则。

自主原则的具体要求是：医务人员应向病人提供正确、易于理解、适量、有利于增强病人信心的信息、适宜的环境和必要的条件以保证病人充分行使自主权。当病人充分了解和理解了自己病情的信息后，病人的选择和医生的建议往往是一致的。医务人员应该尊重和保证病人自主享有和运用择医权、疾病认知权、知情同意权、保密权、隐私权等自主权益。

在临床实践中，实现自主原则必须解决好病人自主与医生做主之间的关系问题，尤其是医生正确运用自己的医疗干涉权的问题。当病人无法自主且无法由代理人做主时，或当病人或其代理人与医生的认识和决策不一致（病人自主可能造成严重后果）时，医务人员也可以行使医疗自主权、医疗干涉权。医生行使干涉权，应就患方错误决策可能招致的后果向患方进行解释、劝导、限制和阻止，以避免不良后果的发生。医生做主有两种类型：医生全权做主和医生半权做主。医生全权做主是指在选择重大医疗决策时，事先不征求或不宜征求病人意见而由医者全权代替病人做出决定。医生半权做主是指在选择重大医疗决策时，先征得病人或其家属同意，或先征得病人或其家属授权，然后由医者代替病人做出原则性决定。医疗干涉既必要，又不可滥用，当遇到下列情况时，医生做主行使干涉权是合理和必需的：①病人病情十分危急，需要立即进行处置和抢救，因而来不及经任何人知情同意；②病人患"不治之症"，本人或其家属将治疗权全权授予医生；③身边没有或难以找到任何代理人且需急救的病人，而病人缺乏或丧失自主能力不能行使自主权；④病人患有对他人、社会有危害的疾病且又坚持其不合理要求和做法；⑤病人或其家属错误地行使自主权，所做出的错误决定明显对病人的健康和生命构成危害，或家属的代理决定明显违背病人意愿。

医生尊重病人自主权并不意味着放弃、推脱或减轻医德责任，也不意味着听命于病人的任何意愿和要求。当病人或其家属、监护人、代理人的决定与判断明显有误，一意孤行时，出于对病人高度负责的态度，医生可以暂时剥夺病人家属、监护人、代理人的监护权，行使干涉权，并耐心劝导。若劝导无效，可中断医患关系，或履行后果自负的手续。

三、知情同意原则

知情同意是自主权的具体表现形式，是临床诊疗工作中处理医患关系的基本伦理准则之一。有学者认为属于自主原则的范畴内。知情同意也称知情许诺或承诺，临床上指在病人和医生之间，当对病人做出诊断或推荐一种治疗方案时，要求医务人员必须向病人提供包括诊断结论、治疗方案、病情预后以及治疗费用等方面的真实、充分的信息，使病人或其家属经过深思熟虑自主做出选择，并以相应的方式（如签署知情同意书）表达其接受或拒绝此种治疗方案的意愿和承诺，在病人明确承诺后才可最终确定和实施拟定的治疗方案。简单地说，知情同意是指病人有权知晓自己的病情，并对医务人员采取的防治措施决定取舍的自主权。

"知情"的伦理条件：知情同意的运用都应该建立在"知情"的基础上。"知情"应该满足如下伦理条件：第一，提供信息的动机和目的完全是为了病人利益。医务人员在提供信息的时候，其动机与目的应该都是为了病人的健康利益与生命利益，否则道德是难以支持的。第二，提供让病人做出决定的真实信息。医生应该掌握提供信息的限度，具体来说应遵循因人而异原则、保护性原则、少而精原则。第三，向病人做充分必要的说明和解释。医务人员对于诊疗方案的性质、作用、依据、损伤、风险、医疗费用以及不可预测的意外等情况，有义务向病人及其亲属作充分的、简单明了的说明和解释。

"同意"的伦理条件：根据《纽纶堡法典》的有关精神，病人在知情的基础上做出某种许诺或承诺即"同意"应具备如下条件：第一，病人有自由选择的权利。即病人在诊疗过程中的选择、决定不受他人或其他因素的干扰。第二，病人有同意的合法权利。病人做自主决定的年龄必须达到法定的年龄，并具有完全的民事行为能力。对法定年龄以下的病人的同意不能认可，而必须由其监护人代理同意。第三，病人有充分的理解能力。这是指病人自身的心智条件，即病人必须有理解和辨识想要做的行为的意义和后果的能力。如一些精神发育缺陷的病人，他自身对做出决定不具有充分的理解力，或有的文盲病人没有做出决定的充分知识，这就需要监护人或代理人同意。

四、公正原则

公正的一般含义是公平、正义。医疗公正系指社会上的每一个人都具有平等合理享受卫生资源或享有公平分配的权利，享有参与卫生资源的分配和使用的权利。在医疗实践中，公正不仅指形式上的公正，更强调公正的内容，如在稀有卫生资源分配上，必须以每个人的实际需要、能力和对社会的贡献为依据，这就要求在基本医疗保健需求上做到绝对公正，即应人人享有；在特殊医疗保健需求上做到相对公正，即具有同样医疗需要以及同等社会贡献和条件的病人，应得到同样的医疗待遇，不同的病人则分别享受有差别的医疗待遇。医疗公正的伦理学依据主要有：病人与医生在社会地位、人格尊严上是平等的；病人虽有千差万别，但人人享有平等的生命健康权和医疗保健权；病人在医患交往双方中常处于弱势地位，因此在医患交往中应得到医学所给予的公平、正义的关怀。这些因素决定了医疗公正的必然性与合理性。

五、讲真话和保密原则

讲真话原则应用于医疗实践领域中时，是指医生有义务对病人病情如实相告，不隐瞒、不欺骗病人的伦理原则。对病人讲真话即诚实，诚实是维系医患关系的纽带，它有利于医患之间的相互信任与配合，体现了病人自主性原则和知情同意原则。《中华人民共和国执业医师法》第二十六条规定：医生应当如实向病人或其家属介绍病情，但应避免对病人产生不利的后果。也就是说，在诊治疾病的过程中，医生对病人所患疾病的诊断、治疗和预后等有关信息是否如实告知，要视病人的具体病情和心理状态而定。一般对于患常见病且病情较轻的病人、需要中小手术的病人以及性格刚强而心理承受能力较强的病人，医生可如实地告诉病人真相，以解除病人的疑虑，促使其主动配合诊治或手术以加速病人的康复；而对于患"不治之症"或重危疾病且预后不良的病人、需要做大手术的病人以及性情脆弱而心理承受能力较差的病人，医生可以从轻告知或保密，以缓解病人的紧张恐惧心理，树立战胜疾病的信心。但是无论病人的情况如何，中国的家庭本位传统观念都要求医生必须如实、详细地将情况告知病人家属，从而避免因未尽告知义务产生不必要的纠纷。

对病人讲真话不作为绝对义务，只有当医生的诚实不会引发病人的悲观、绝望心理，并能够调动其主动参与诊治的积极性时，医生才应坚持讲真话。而当讲真话与其他义务冲突时，不说出真相也是正当的，具体有以下几种情况：①当说出诊断或预后会破坏有利原则和不伤害原则时，可以不对病人说出真相；②当医务人员不可能知道全部真相，或医务人员可能知道而病人不可能理解全部真相时，不说出真相并不损害讲真话原则；③当某些病人，尤其是病得非常严重和濒临死亡的病人并不真正要求知道关于他病情的真相时，也可以不说出真相。对病人讲真话还是保密，以对病人是否有利为原则，根据"两害相权取其轻"的道德规则以及《中华人民共和国执业医师法》的具体规定，特殊情况下对病人保密可以得到伦理的辩护和现行法律的支持。

医疗保密通常是指医务人员在医疗活动中不向他人泄露可能造成医疗不良后果的有关病人疾病的隐私。这一概念当中有三个要点：①"病人疾病的隐私"，主要包含病人根据医生诊断的需要而提供的有关个人生活、行为、生理和心理等方面的隐私，同时还包括诊断中已了解到的有关病人疾病性质、诊断、预后、治疗等方面的信息；②"不向他人泄露"，主要是指不向治疗小组的医务人员之外的其他人员泄露病人的隐私；③"医疗不良后果"，指泄露病人的隐私会直接或间接损害病人心身健康及人格、尊严和声誉等。我国现行法律法规中关于病人的基本权利含有隐私权的相关内容，《中华人民共和国执业医师法》规定"病人生理的、心理的及其他隐私，有权要求保密。病历及各项检查报告、资料不经本人同意不能随意公开"。

隐私权是指病人享有不公开自己病情、家族史、接触史、身体隐蔽部位、异常生理特征及与疾病防治无关的情况等个人生活秘密和自由的权利，医院及其工作人员不得非法泄密。医疗保密是良好医患关系维系的重要保证，是取得病人信任和主动合作的重要条件。在临床医疗中，无论是有意还是无意泄露病人隐私都会对病人造成伤害，都会破坏医患间的信任关系，降低病人对医务人员的信任程度，从而导致医患关系的恶性循环，甚至因此引起不必要的医疗纠纷。医疗保密是行善原则在临床中的具体应用，是保护性医疗的一种重要的措施与手段。当医务工作者面对诸如心理承受能力差或性格不健全或癌症等特定的病人，应该采取一定的保护性防治措施，增强其战胜病魔的信心，防止不良后果和意外事件的发生。医疗保密原则也是尊重原则在临床医学实践中的运用，体现了对病人隐私权、人格和尊严的尊重。

　　然而在医疗实践中，对病人隐私权的保护并不是无限制的、绝对的，它还受到相关权力的冲突和限制。具体来说，恪守医疗保密必须满足以下 4 个伦理条件：①医疗保密的实施必须以不伤害病人自身的健康与生命利益为前提。因为在现实的临床工作中，常会出现遵守医疗保密原则就会与病人自身健康与生命利益相冲突的状况，如一个有自杀意向、并且有能力付诸行动的病人，要求医务人员对其自杀意向进行保密，在这种情况下医生显然不能作无条件保密的承诺。②医疗保密原则的实施不伤害他人的利益。当满足病人医疗保密的要求会给无辜的第三者带来伤害时，应该放弃这种保密，否则伦理学不会给予支持。例如，婚前检查发现一方患有严重遗传性疾病或性病后，患方要求医务人员对其另一方进行保密时，医务人员就必须以不损害他人的利益为基本的伦理前提。③医疗保密原则的实施不损害社会利益。当为病人保密的后果将必然危害他人和社会利益时，应以他人和社会利益为重，对这种保密要求予以拒绝。④遵循医疗保密原则不能与现行法律相冲突，否则它的应用就失去了伦理学意义。总之，医疗保密在临床中的应用是有条件的，必须考虑到病人以外的包括他人、社会、医疗、法律等的需要和价值。其中，他人和社会利益应是为病人保密与否的最高判定标准。

（孙　琪）

第三节　全科医疗中常见的伦理学问题

一、全科诊疗中的伦理问题

　　全科诊疗是全科医疗工作的核心和关键。全科医疗强调以人为中心，全科医生不仅要遵守最基本的医疗伦理原则，而且还要遵守全科诊疗工作中的特殊规范。

　　（一）全科诊疗实践中的伦理问题

　　1. 追求医疗技术而忽略病人本身　部分医务人员只关注医疗技术的进步和疾病本身，忽视了病人的需求，造成技术与人之间的不协调从而出现技术排斥人的情况。全科医生不应以技术为中心，而应充分认识到病人是统一的有机体，不仅仅是技术实施的对象。

　　2. 不合理的药物消费　部分医务人员为了谋求利益而开不合理处方，将病人当成"药"的消费者。全科诊疗中，应以病人健康为中心，满足病人心理、感情等需求，而不能单纯依靠药物，更不能为了开药带来的利益而盲目开处方，也要注意避免抗生素等药物的滥用。

　　3. 忽视病人的生命质量　人们对生命的评估常局限于生命的时间上，在医疗工作中也多用药物或机械的手段来延长人的生命，与此同时生命质量则被忽视。对生命的评估不能仅用时间衡量，全科医生在治疗疾病、延长生命等要求的基础上应更加注重生命质量。

　　（二）全科诊疗中的伦理要求

　　在诊疗过程中严格遵守治疗伦理以及准确、及时、有效、择优和自主准则是对一名合格的全科医生的基本伦理要求。准确是指全科医生要根据现实条件，认真、严谨地做出符合实际病情的判断；及时是指尽快地对疾病做出分析判断；有效是指采用成熟的临床技术，认真实施有效治疗从而稳定、缓解疾病；择优是指认真、仔细地为病人选择最经济且有效的治疗措施；自主是指尊重病人的自主权。

全科医疗虽属于初级保健范畴，但却具有医疗服务的周全性和学科思维的完整性，是以人的健康为中心，综合了生物 - 心理 - 社会科学的立体思维，全面对待人的躯体、精神疾病和社会适应不良的困惑，并照顾家庭和社区的环境。全科医生的能力要求包括：①全科医生在治愈病人、关注其疾病的同时更要关注和尊重病人。除了为病人提供常规的诊治措施外，还要全面考虑到病人生理、心理、社会适应等方面需求，从而为病人提供人性化的照顾，提高病人的生活质量。此外，在实施诊疗的过程中，对待病人要一视同仁，不能因病人社会地位的高低、经济状况的优劣、精神是否正常、身体有无残疾等，而对病人有差别对待。②全科医生要注重维护和谐的医患关系。全科医生所具备的专业知识、工作能力和工作经验，使其在医患关系中占有主导地位。在全科诊疗过程中，全科医生更要积极构建和谐的医患关系，不能忽视病人的感受和参与，要充分发挥病人的主动性和积极性，使其主动参与到诊疗过程中，从而提高诊疗效率。③全科医生在医疗工作中要维护病人的利益，同时也要注意病人的个人利益与公共利益是紧密相连，不可分割的。当两者发生冲突时，应当在合法情况下以合理的方式解决。

链 接

当代医学伦理原则的历史源远流长。古希腊时期的《希波克拉底誓词》、12 ～ 13 世纪的阿拉伯名医迈蒙尼斯（1113 ～ 1208）留下的祷文以及 18 世纪德国柏林大学教授、医生胡弗兰德（1762 ～ 1836）的《医德十二箴》，都对医生行为提出了一系列原则性要求。后来，随着规范伦理学的强劲发展，在医疗卫生保健领域和生命科学研究领域出现了越来越多的约束其从业人员、科研人员的原则和规范体系。20 世纪以来，随着医学的日益社会化、国际化、医学交往的日益增加和国际性医学组织的建立，一系列国际医德文献相继产生。如 1946 年制订的《纽伦堡法典》确定了关于人体试验的原则；1975 年的《东京宣言》提出了医生对待拘留犯和囚犯的原则；《赫尔辛基宣言》提出了人体试验必须遵守的若干原则等。

二、家庭卫生服务中的伦理问题

个人的健康与否与家庭紧密相关，"以家庭为单位的健康照顾"正是全科医学的核心。作为全科医生，不同于专科医生在医院坐等病人，而是与病人和家庭有密切的联系、友好的往来，在日常工作中经常会深入居民家庭提供各种医疗服务。由于服务对象和服务场所的特殊性，在进行家庭卫生服务时要特别注意以下两点。

1.尊重个人与家庭的隐私　全科医生在进行家庭卫生服务时应避免敏感话题，维护病人的利益，也不得向任何人透露病人及其家庭的隐私，严格执行保密原则。

2.不要过度干涉家庭私事　不良的家庭事件会给病人带来强烈的心理刺激和伤害，

对疾病的治疗效果也会有影响。通过与病人进行交谈可缓解其心理压力，但是不可对家庭事件有过多的评论。

现阶段我国推行家庭医生签约服务，以保障居民在基本医疗服务方面的受益均等可及和公民的基本健康权。推行家庭医生签约服务有利于下沉医疗资源，促进我国医疗卫生资源的公平分配，提高资源配置效率。全科医生在提供全科医疗服务中应该遵循树立以签约居民健康为中心的服务理念，保障签约居民的知情选择权，在签约服务过程中做到程序公正、信息公开，支持个人和家庭参与医疗决策，平衡信息告知和隐私保护间的关系，促进居民个人及其家庭的健康。同时，关注不同群体尤其是脆弱人群的特殊健康需求。

三、婚前检查中的伦理问题

我国自 2003 年 10 月起实施的《婚姻登记条例》中取消了强制性婚前检查，将进行婚前检查的选择权利交给了当事人。我国每年出生的先天残疾儿童总数占每年出生人口的 4%～6%，主要原因是遗传病代际遗传。先天性缺陷和遗传性疾病给婴儿自身、家庭和社会带来巨大影响、负担以及不良后果。婚前检查是预防新生儿缺陷的第一道防线，对保障新生儿健康、提高人口素质、提升家庭幸福感有重要的伦理学意义。

1981 年 1 月起实施的《婚姻法》中明确规定"患有医学上认为不应当结婚的疾病时禁止结婚"。在婚前检查中，全科医生必须认真实施检查项目，严格遵守医德规范，着重询问男女双方是否有家族遗传病史或精神病史，全面仔细的体检，确保检查结果的准确性。

婚前检查中，当事双方具有隐私权和知情权，两者是对立统一的。全科医生既要保护婚前检查双方的隐私权，又要注意维护相对方的知情权。隐私权是自然人享有的不被他人非法侵扰、知悉、搜集、利用和公开的一种人格权。知情权是指一个人有权知道其应当知道的事或自然人知悉、获取信息的自由与权利，是自然人对与自己有关的事务或者有兴趣的事务以及公共事务接近和了解的权利。婚前检查中的隐私权是绝对权与相对权的统一，以保障对方当事人的知情权为前提。所谓绝对保护的隐私权是指与婚前检查内容无关的个人隐私，任何人都无权知晓；相对保护的隐私权是指虽然按照国家规定属隐私范畴，但同时也属婚前检查内容，婚前检查双方需要以适当的方式告知婚前检查医生、对方当事人及婚姻登记机关，而婚前检查医生、对方当事人以及婚姻登记机关应遵从对无利害关系人保密原则。婚前检查中的知情权，包括 4 方面的知情：①一方当事人有知晓自己真实身体情况的权利；②婚前检查医生有获得婚前检查双方与结婚有关的身体信息的权利；③一方当事人有知晓另一方当事人身体健康状况的权利；④婚姻登记机关有得到体检结论从而知晓婚前检查双方当事人是否有医学上认为不应当结婚的疾病的权力。

四、生殖器检查、性传播疾病防治中的伦理问题

男医生在对女病人进行生殖器检查时必须有第三方（最好是女性）在场，检查时态度要严肃，行为举止要柔和，避免影响病人身心健康。尤其要注意不宜对未婚女性做阴道检查。女医生在为男病人进行生殖器检查时，要冷静处理检查中遇到的各种突发情况。

性传播疾病往往是由不洁性行为引起的，涉及较多个人隐私。因此，全科医生在治疗这类疾病时，应特别注意不论病人是因何原因感染疾病，都要一视同仁、平等对待，不得对病人有歧视或厌恶情感，应尽其所能帮助病人治愈疾病。全科医生要尊重病人本人及其权利，保守病人秘密，只有在征得病人同意后才能告知他人。作为全科医生，除了制订科学的治疗方案防止疾病蔓延外，还应给予病人更多的关心和帮助，通过心理上的干预减轻病人的心理压力，将心理治疗与生理治疗结合起来以达到更理想的治疗效果。

五、计划生育工作中的伦理问题

计划生育是指有计划地控制生育的数量、密度、时机等来生育子女。目前，我国已开始实施三孩政策，但不意味着不实行计划生育政策，计划生育政策仍要长期坚持。计划生育政策的实施需要医学技术的支持，在实施计划生育过程的各个环节中都会涉及一些伦理问题。

（一）避孕及其伦理问题

避孕是采用一定的技术或方法使妇女暂时不受孕。避孕是人类控制生育的重要手段。在过去，从宗教角度视避孕为不道德的行为，加之以前所谓的避孕药或避孕装置不但无效，而且可能不安全或有毒，避孕一度也被反对；在当代社会，随着高效、安全、无痛苦的避孕技术和方法问世，人们已改变了对避孕的认识，避孕已成为人们理性的选择，只要不违背妇女的意愿，且无害于社会与他人，避孕即是合理的、道德的。

（二）人工流产及其伦理问题

人工流产是指采用人工或药物方法终止妊娠，一般可分为治疗性和非治疗性。人工流产不能作为实施计划生育的主要措施，只能作为节制生育的补救手段。人工流产在理论上的争论非常激烈，主要是集中在 3 方面：①妇女的生命权，即为了保证孕妇的生命安全而进行人工流产是否合理；②妇女的生育权，即在计划生育政策下，妇女的生育到底是自由的还是不自由的；③胎儿的生命权，即人工流产是否符合医学伦理道德？胎儿是"生物体"还是"人"？这个问题也关系到实行人工流产是否属于"杀人"行为的问题。因医学指征需要进行的人工流产，最大限度地保护母亲的健康，避免有严重畸形的新生儿出生的悲剧发生，可以得到伦理学的辩护。但非医学指征需要进行的人工流产是应当仔细区分的。从敬畏和保护生命的原则出发，应当开展生命伦理教育，严格掌握人工流产的适应证。

（三）绝育术及其伦理问题

绝育术是指使用羊肠线等将人体或生物体的某些管道结扎，使原本有生育能力的男性或女性永久性丧失生育能力。绝育术是控制生育的极端措施，绝育术也引发了许多争论。一种观点认为对患有遗传性疾病或智力低下者实行绝育手段是一个社会理性和进步的表现；另一种观点认为为了达到计划生育目的而强行实施的绝育术极大地违背道德规范和伦理原则。因此，个人以及社会使用绝育术的动机是否合理应作为是否实施绝育术的前提条件。

（四）胎儿性别鉴定及其伦理问题

受到我国计划生育政策的影响，一些依旧存有重男轻女思想的家庭，希望通过测定胎儿性别达到生儿子的目的。我国《人口与计划生育法》明确规定，禁止利用超声技术和其他技术手段为他人进行非医学需要的胎儿性别鉴定或者选择性别的人工终止妊娠。2016 年 5 月我国颁布了《禁止非医学需要的胎儿性别鉴定和选择性别人工终止妊娠的规定》，明确禁止任何单位或者个人实施非医学需要的胎儿性别鉴定和选择性别人工终止妊娠；禁止任何单位或者个人介绍、组织孕妇实施非医学需要的胎儿性别鉴定和选择性别人工终止妊娠；实施医学需要的胎儿性别鉴定，应当由医疗卫生机构组织三名以上具有临床经验和医学遗传学知识，并具有副主任医师以上的专业技术职称的专家集体审核。

六、转诊及会诊中的伦理问题

转诊是指医疗预防机构根据病情需要，将本单位诊疗的病人转到另一个医疗机构诊疗或处理的一种制度。会诊是指几个医生共同诊断疑难病症。随着现代医学的不断发展，在医疗过程中转诊和会诊的病人人数不断增加。有关于转诊和会诊的伦理问题也越发受到关注。

（一）转诊中的伦理问题

当社区卫生服务机构由于技术、设备等限制条件，无法诊治病人时，应及时将病人转入专科医院诊治。"小病进社区，大病上医院"是社区卫生服务机构提倡的就医模式，全科医生在诊治病人时，要注意分析病人的疾病是否需要转诊。若凭借社区卫生服务机构的现有条件无法治愈病人时，全科医生应及时向病人提出转诊，以免错过病人疾病治愈的最佳时间。在转诊的全部过程中，全科医生都应随时待命，并向专科医生提供关于病人疾病的详细资料。当病人因病情逐渐好转而转回社区卫生服务机构时，全科医生应及时提供后续的医疗服务。全科医生要严格遵守医生的职业道德，尊重病人及其利益，对转诊负责，对病人负责，不能为了从中谋求利益而置病人的生死于不顾。

首诊负责制的实施也避免了医生以各种借口推诿病人，确保了病人的医疗安全。医生首诊负责制是指第一位接诊医生对其所接诊病人，尤其是对危、急、重病人的检查、诊断、治疗、会诊、转诊、转科、转院、病情告知等医疗工作负责到底的制度。

（二）会诊中的伦理问题

全科医学的服务对象以及服务场所具有特殊性，决定了在社区卫生服务机构进行的会诊与正规的三级医院会诊有所区别。在社区卫生服务机构进行的会诊基本是由全科医生提出。全科医生在会诊的过程中要做到以下几点：①尊重上级专家的意见；②对于病人病情的描述要实事求是，细致准确；③勇于提出自己的建议。会诊过程中，每位医生都会对病人的治疗方案有自己的见解，当他人观点与自己观点不相符时，首先要认真听取他人观点，其次分析他人观点与自己观点的不同之处，然后提出自己的观点，在讨论中寻求最适合病人的治疗方案。切忌在病人面前贬低同行。此外，加强科室内部及相关科室之间合作、协调，避免病人在科室或部门之间往返，注意优化各个环节的流程，减少病人的积压。

七、安 乐 死

安乐死（Euthanasia），原意为无痛苦、快乐地或尊严地死去。现代意义上的安乐死是指因病人患有现阶段医学科学技术所不能救治的且极端痛苦的疾病而濒临死亡，并且病人已经无法忍受剧烈的病痛折磨，处在精神上与肉体上的双重痛苦的状态中，医生在得到病人本人或其家属的许可后，使用医学手段让病人在毫无痛苦的状态中结束生命的过程。

根据实施安乐死的方式，可将安乐死分为主动安乐死和被动安乐死；根据安乐死实施对象的意愿，又可将安乐死分为自愿安乐死和非自愿安乐死。结合以上两种分类，安乐死可分为自愿主动安乐死、非自愿主动安乐死、自愿被动安乐死、非自愿被动安乐死4种类型。

是否应该或可以实行安乐死是医学和医学伦理学界讨论的焦点，目前的争论主要有3方面观点：①支持派观点，人总是要死的，每个人都有生和死的权利；"人类尊严"这一最高追求也存在于人类选择结束自己的生命过程中；安乐死的推广和普及是社会文明的一个重要标志。②反对派观点，安乐死违背人道主义原则；安乐死是一种变相杀人、慈善杀人；安乐死可能剥夺病人接受新医学成果的机会。③区别对待观点，确有现时看来是"绝症"的病人，自身感到十分痛苦，又自愿要求结束生命，可以实行安乐死；有些病人虽无治愈希望，但本人有强烈求生欲望，则不能放弃治疗；对自愿实行安乐死也要采取慎重态度，要有充分的证据，否则不能实行安乐死。

安乐死能帮助饱受病痛折磨的、濒临死亡的病人提前脱离痛苦，减轻了病人及其家庭的负担，但如果安乐死的使用方式不当，很可能会导致安乐死滥用，对病人家庭、社会造成不可估量的影响。安乐死不仅仅是一个医学问题，更是一个社会问题。作为一名医务人员，除了要对病人的生命负责，对病人的家庭负责，还要对社会和国家负责，恪守相关的伦理要求。

八、临 终 关 怀

临终关怀（Hospice）一词在英文中的原意为"济贫院""小旅馆"。临终关怀并非是一种治愈疾病的疗法，而是在病人将要逝世前的数周甚至是数月的时间内，为了减轻其疾病的症状、延缓疾病发展而采取的医疗护理、心理护理等全方位的照顾方式。临终关怀被认为是一种以护理为主而不同于一般以治疗为主的特殊医疗服务活动。在我国现有的临终关怀护理体系下，临终关怀的服务模式大致可分三种形式，即家庭式临终关怀、专业机构式临终关怀和医院病床式临终关怀。临终关怀有利于人类死亡观念的有序嬗变、医学人道主义的不断升华以及医疗卫生资源的合理分配。

（一）临终关怀的基本特点

临终关怀的基本特点是：服务对象多元化、服务内容全面化和服务形式多样化。在服务对象方面，在为病人服务的同时也要关怀、照顾病人的家属，尤其是在病人死亡和死后的时期，从而保护病人家属的身心健康。在服务内容方面，除了要为病人提供基本的医疗和护理服务之外，还要为病人及其家属提供包括心理咨询、死亡教育、居丧照护在内的多学科、多方面的综合性服务。在服务形式方面，除了在医院的照顾形式外，在社区卫生服务机构的支持下，居家照护形式也在不断地发展完善。

（二）临终关怀的伦理要求

医务人员在临终关怀的过程中应注意以下 4 点：①理解临终病人的心理；②保护临终病人的权利；③优化临终病人的生活；④关照临终病人的家属。因此，参与进行临终关怀的医务人员首先应富有爱心、善心；其次应为病人营造一个舒适的环境，随时关注病人心理状态的变化，倾听病人的叙述，理解病人的心理；最后医务人员也要保证最基本的医疗服务，尽力解除病人的痛苦。

九、医 学 科 研

医学科研是运用科学的方式和手段进行探索性的实践活动，从而认识和揭示人体生命的本质、结构、功能和发生发展的客观规律。医学上许多疑难杂症的解决，都有赖于医学科研。

医学科研的基本伦理原则：①医学为目的的实事求是原则。②病人自主和知情同意原则。在涉及人体试验的过程中不但要求形式上的知情同意（签字），更强调知情同意的过程，包括知情同意书的表达、知情同意过程中病人及监护人员对将接受的研究方法、可能后果的全面理解。③保护受试者权益原则。医学科研人员要保证研究的科学性、客观性，把病人的权利和权益放在首位。要保证健康效益优先于经济效益，科研利益不能超越受试者利益。此外，从事科研还要坚决抵制学术不端行为，避免学术造假。

伦理审查是保证医学科研遵从伦理原则、最大限度保护受试者权益的重要措施。2021 年 1 月我国修订了《医学科研诚信和相关行为规范》，明确了医学科研人员在科研活动中要遵循科研伦理准则，主动申请伦理审查，接受伦理监督，切实保障受试者的合法权益。只要涉及人体的科学研究，不论其科研类型如何，均应接受伦理审查，并且伦理审查通过与否的结论均应作为该科研项目是否立项的先决条件。

第四节　全科医疗中常见的法律问题

一、医 疗 事 故

医疗事故是指医务人员在诊疗护理过程中，违反医疗卫生管理法律、行政法规、部门规章和诊疗护理规范、常规，不履行或不正确履行诊疗护理职责造成病人人身损害的事故。与医疗事故不同，医疗纠纷是指医患双方因诊疗活动引发的争议。只有小部分医疗纠纷属于医疗事故。我国 2002 年出台的《医疗事故处理条例》是医疗事故责任认定的重要法规，其中明确规定了医疗事故的构成要件、分级、处置、技术鉴定等内容。2018 年 10 月实施的《医疗纠纷预防和处理条例》是医疗纠纷预防和处理的重要法律，为了预防和妥善处理医疗纠纷，保护医患双方的合法权益，维护医疗秩序，保障医疗安全提供了重要法律保障。

《侵权责任法》第五十四条规定："病人在诊疗活动中受到损害，医疗机构及其医务人员有过错的，由医疗机构承担赔偿责任。"第五十八条规定："病人有损害，因下列情形之一的，推定医疗机构有过错：①违反法律、行政法规、规章以及其他有关诊疗规范的规定；②隐匿或拒绝提供与纠纷有关的病历资料；③伪造、篡改或销毁病历资料。"这些规定确定了医疗纠纷的归责原则是过错责任原则，以及附条件的推定过错责任原则。

二、医疗文书中存在的法律问题

医疗纠纷举证的重要证据就是医疗文书。医务人员对病人进行的诊断治疗过程都需要进行病历记录，记录要具有即时性、真实性和完整性。一些医疗机构存在病历记录不及时、字迹潦草、查房代签名、不依照规定记录、部分记录缺失等医疗文书问题。当出现医疗纠纷时，造成在为自己辩护过程中的被动、举证困难，甚至个别医疗机构篡改病历，导致病历无法作为证据使用而败诉。《医疗纠纷预防和处理条例》第十五条规定："任何单位和个人不得篡改、伪造、隐匿、毁灭或者抢夺病历资料"；第四十五条规定："医疗机构篡改、伪造、隐匿、毁灭病历资料的，对直接负责的主管人员和其他直接责任人员，由县级以上人民政府卫生主管部门给予或者责令给予降低岗位等级或者撤职的处分，对有关医务人员责令暂停 6 个月以上 1 年以下执业活动；造成严重后果的，对直接负责的主管人员和其他直接责任人员给予或者责令给予开除的处分，对有关医务人员由原发证部门吊销执业证书；构成犯罪的，依法追究刑事责任。"

《侵权责任法》第六十一条规定："医疗机构及其医务人员应当按照规定填写并妥善保管住院志、医嘱单、检验报告、手术及麻醉记录、病理资料、护理记录、医疗费用等病历资料。病人要求查阅、复制前款规定的病历资料的，医疗机构应当提供"。

三、侵犯病人权利的责任问题

《中华人民共和国侵权责任法》于 2010 年 7 月 1 日正式施行，使医务人员在医疗活动中的侵权责任得以明确。当医务人员或医疗机构有以下几个方面的过错致使病人受到损害则需要承担赔偿责任：①医疗人员有义务对病人说明要实施的手术或特殊治疗的医疗风险，并要得到本人或其家属的书面同意；②在诊疗过程中，医务人员未尽到与当时医疗水平相应的诊疗义务；③违反法律，行政法规以及其他诊疗规定，擅自更改或销毁病人病历；④医务人员擅自公开病人隐私或病历；⑤医疗机构或医务人员实施不必要的检查。

　　全科医疗中常见的侵权行为有：①侵犯病人知情权问题。诊疗过程中，医务人员没有将检查、诊断、治疗的实情告诉病人，侵犯了病人的知情权。②侵犯病人隐私权问题。医疗机构或医务人员有义务对病人的隐私进行保密，若私自泄露病人信息，则侵犯了病人的隐私权。③侵犯病人肖像权问题。作为医务工作者，会对一些病例进行收集和整理。在有必要使用病人照片时，一定要确保不侵犯到病人的肖像权，可以对病人照片的面部做相应处理，如眼部加黑框或虚化面部等。④侵犯病人处分权问题。病人的处分权是指病人有权决定如何处置自己的组织、器官，医生不能在病人不知情和未经病人同意时私自处理。

四、生产和销售假药、劣药罪

　　根据《刑法》规定，生产和销售假药罪是指生产者、销售者违反国家药品管理法规，生产、销售假药，足以危害人体健康的行为。随着药品竞争的加剧，越来越多的销售人员采取一些隐蔽的手段进行药品推销，甚至有个别人为了牟取暴利非法销售假药、劣药。《刑法》对非法生产和销售假药、劣药罪的量刑做出了明确规定，最高可处以死刑。2014 年 11 月，最高人民法院、最高人民检察院联合发布《关于办理危害药品安全刑事案件适用法律若干问题的解释》，进一步明确了生产、销售假药犯罪的定罪量刑标准，警示人们要合法生产、出售药物，药物质量要经得起检验，这不仅是对他人的生命健康负责，也是对自己的人生负责。

五、非法提供麻醉药品、精神药品罪

　　根据《刑法》规定，非法提供麻醉药品、精神药品罪，是指依法从事生产、运输、管理、使用国家管制的麻醉药品、精神药品的单位和个人，明知他人是吸毒者，而向其提供国家管制的能够使人成瘾的麻醉药品、精神药品的行为。这时的"非法"是指没有经过国家法律批准或授予的一切行为。我国对麻醉药品和精神药品监管严格，对麻醉和精神药品从种植、生产到使用等均有明确的管理制度。全科医生在医疗卫生服务工作中很可能遇到吸毒人员以腹痛为由骗取麻醉药品；模仿医生签字开处方骗取麻醉药品；对医生威逼利诱骗取麻醉药品等情况。作为全科医生，要对此类事情提高警惕，必要时可交由公安部门处理。

六、安乐死问题

　　对于安乐死，无论是在国内还是国外，在伦理上和法律上一直都存有争议。在国外，荷兰等国家已经对安乐死立法，但争议并未就此停息。在我国，对安乐死仍未进行立法，因此实行安乐死，仍然构成故意杀人罪。从刑法上来说，"安乐死"符合"故意杀人罪"的构成要件，但还是有许多不同，比如"安乐死"是为使患有绝症或濒临死亡的病人不再遭受死亡前肉体的痛苦，其本意是善良的，而"故意杀人罪"的目的多为恶意的。"安乐死"是在病人的要求、同意下，多采用注射药物的方式让病人无痛离世。安乐死的本质在遭受病痛折磨、死亡已经不可避免的前提下，给予病患方对死亡方式的选择，不是对病人生与死的选择，并不违背社会伦理和法理。"故意杀人罪"往往是犯罪人在被害人不知情的情况下，采取非法手段剥夺他人生命。就目前而言，在世界大多数国家赞成安乐死虽然于情于理都可以说得通，但若实施却于法无据。

>>>>>>> 链　接 <<<<<<

我国"安乐死"第一案并非以认可安乐死合法性而结案。夏素文的主治医生蒲连升和儿子王明成之所以最后无罪获释，是因为所用氯丙嗪剂量较小、不足以导致夏素文死亡，未被判定为犯罪，但其实施"安乐死"的行为仍明确被判为违法。令人深思的是，在母亲"安乐死"的 17 年后，王明成不堪晚期胃癌等各种疾病的折磨，原来 60kg 体重只剩下 30kg，遂向西安交大附属第二医院及主治医师提出了安乐死的请求，但医方依据法律不允许安乐死规定加以拒绝。2003 年 8 月 3 日，王明成在病痛的折磨中停止了呼吸，曾让母亲实现了安乐死的他却无法亲历安乐死。

七、收礼与受贿问题

病人对医务人员或医疗机构出于感激馈赠少量礼品，原则上不属于受贿。医务人员主动索要并接受病人的巨额"酬谢"，则构成索贿、受贿罪。

依照《刑法》规定，医疗机构中的工作人员，在药品、医疗器械、医用卫生材料等医药产品采购活动中，利用职务上的便利，索取销售方财物，或非法收受销售方财物，为销售方谋取利益，构成犯罪的，以受贿罪定罪处罚；医疗机构中的医务人员，利用开处方的职务便利，以各种名义非法收受药品、医疗器械、医用卫生材料等医药产品销售方财物，为医药产品销售方谋取利益，数额较大的，以非国家工作人员受贿罪定罪处罚。

八、违反医疗废物管理条例

医疗废物，是指医疗卫生机构在医疗、预防、保健以及其他相关活动中产生的具有直接或间接感染性、毒性以及其他危害性的废物。我国自 2003 年 6 月起实施的《医疗废物管理条例》对医疗废物的收集、运送、储存、处置以及监督管理等活动做出了明确规定。

由于医疗废物具有高危险性、难降解性、处置专业性等特点，对其处置不当，将会污染环境甚至危害人类生命健康。目前，医疗废物管理法律法规不完善、相关管理部门职责不明确、监管执法不严、分类收集不规范、医疗废物处理技术落后等因素致使当前医疗废物管理现状并不乐观。医疗卫生部门对医疗废物的收集、运送、储存、处理等方面尚需改进。例如：社区卫生服务中产生的医疗废物距处理点过远，途中废物易于流失、泄漏或扩散而造成环境污染，影响周围居民的生活健康；医疗机构产生的污水、传染病病人的排泄物未能严格按照国家规定严格消毒后再排放；不具医疗废物处理条件的农村自行处置其产生的废物；新型冠状病毒疫情暴发期间，导致各地医疗废物量陡增，处置设施紧缺，进一步暴露了医疗废物管理的不足。这些问题均需妥善、及时处理，以免发生医疗纠纷。

（张 态）

复习指导

1. 医患关系中医生的基本权利包括医疗自主权、特殊干涉权以及《中华人民共和国执业医师法》第二十一条明确规定的各种权利。医生的义务主要有医疗及转诊义务、告知并取得病人同意的义务、保密及报告义务、遵守法律法规及公约的义务、安全管理义务、《中华人民共和国执业医师法》第二十二条明确提出的医生应履行的义务以及"执业规则"中的其他规定义务。

2. 医患关系中病人的基本权利主要有生命健康权、人格尊严权、平等医疗权、自主决定权、知情同意权、人身财产安全权、诉讼索偿权、病历资料权等。病人需履行的义务包括如实提供疾病相关情况；遵从医嘱，配合诊治、维护个人健康；遵守医院规章制度；接受医院相应管理；交纳医疗费用；特殊情况下接受强制治疗以及防止扩大损害结果发生的义务等。

3. 医学伦理学基本原则主要包括有利与不伤害原则、尊重病人自主性原则、知情同意原则、公正原则、讲真话和保密原则。

4. 知情同意也称知情许诺或承诺，临床上指在病人和医生之间，当对病人做出诊断或推荐一种治疗方案时，要求医务人员必须向病人提供包括诊断结论、治疗方案、病情预后以及治疗费用等方面的真实、充分的信息，使病人或其家属经过深思熟虑自主做出选择，并以相应的方式（如签署知情同意书）表达其接受或拒绝此种治疗方案的意愿和承诺，在病人方明确承诺后才可最终确定和实施拟订的治疗方案。

5. 婚前检查中的隐私权是绝对权与相对权的统一，以保障对方当事人的知情权为前提。全科医生既要保护婚前检查双方的隐私权，又要注意维护另一方的知情权。

6. 安乐死的本质在遭受病痛折磨、死亡已经不可避免的前提下，给予病患方对死亡方式的选择。我国对安乐死仍未立法，实行安乐死仍然构成故意杀人罪。

7. 医疗文书的记录要有即时性、真实性和完整性。

8. 侵犯病人权利的责任问题上，医务人员有义务维护病人知情权、隐私权、肖像权、处分权。

第 16 章　全科医学教育与科学研究

通过本章的学习，掌握全科医学教育的目标和形式，国内外全科医生培养方式和内容，熟悉全科医学科学研究内容和条件，了解全科医学研究的状况。

自 20 世纪 60 年代世界卫生组织提出"培养全科医生"目标以来，包括欧美在内的许多国家逐步实施了全科 / 家庭医学住院医生培训项目，全科医学教育和培训步入规范化发展道路，越来越多的医学生选择全科 / 家庭医生作为自己的终身职业，全科 / 家庭医学住院医生培训项目已成为医学生毕业后选择的主要职业训练项目之一。此外，全科医学科学研究越来越受到国内外学者的重视，注重以科学研究促进全科医学的发展，将科学研究有益、实用的结果应用于全科医学的临床实践。

第一节　全科医学教育体系

一、国外全科医学教育体系及全科医生培养

全科医学作为一门临床医学专科在欧美国家起步相对较早，历经多年的发展，英国、澳大利亚、美国、加拿大等世界上许多国家已形成了较为完善的全科医学教育和培训体系。国外全科医学教育主要有 3 种形式，包括：在校医学生的全科医学教育、毕业后全科医学教育和全科医学继续教育。3 种形式是一个连续的过程，其中以毕业后全科医学教育为核心。

（一）国外全科医学教育体系

1. **全科医学教育目标**　全科医学的教育目标包括 3 个方面：医德、医术和医业。具体表现为：掌握人际交流技巧并建立良好医患关系，以病人为中心综合应用专业知识技能，关注社区家庭环境中的人群健康，树立尊重服务对象、同事和社区的职业和伦理角色意识，把握全科医疗的组织和法律尺度。

2. 本科阶段的全科医学教育 大多数欧美医学院校在本科阶段就为医学生开设全科医学相关课程，以便医学生较早接触全科医学。本科阶段的全科医学教育为入门教育，旨在使医学生认识全科医学的基本理论、核心知识与技能，培养医学生的全科医学职业兴趣，为医学生毕业后接受全科医学住院医生培训做好积淀，或为将来与全科医生进行合作交流奠定基础。

3. 研究生阶段的全科医学教育 美国、加拿大、英国、新加坡等国家开展了全科医学研究生项目，主要目的在于培养全科医学师资和学科骨干。美国的全科医学研究生教育定位于住院医生和继续教育之间的一种特殊的专业化教育，项目学员主要为希望从事全科医学教学的全科医生或研究者。加拿大的全科医学研究生项目主要对象为在职家庭医生，目的是培养家庭医学师资和学科骨干。

4. 全科医学继续教育 英国、澳大利亚、美国等欧美国家建立了全科医生继续教育的约束和激励机制，参加继续教育成为全科医生终身学习的主要方式和资格再认定的重要条件。英国的全科医学继续教育是自愿的，政府通过物质和精神奖励来鼓励全科医生参加继续医学教育。美国的全科医生要维持医师资格，每三年必须完成不少于150学时的被认可的继续医学教育项目，继续医学教育学分是参加再认证考试的必需条件之一。

（二）国外全科医生培养

全科医学住院医生培训是全科医学教育体系的核心，是高等医学院校医学生本科毕业后成为全科专科医生的关键环节。英国、美国等国家都开展了较成熟的全科医学住院医生培训项目。

1. 英国全科医学住院医生培训 英国的全科医学住院医生培训称为"全科医学职业培训"，1951年在苏格兰率先开展，20世纪70年代在英国全境推广，20世纪90年代步入快速发展阶段。目前，英国每年45%～50%的医学毕业生选择全科医学作为专业方向并接受全科医学职业培训项目。

（1）培训目标：全科医学职业培训目标包括。①与疾病诊疗相关的各种医学知识、技能；②与病人相关的社区环境、遵医性、成本效益等；③与服务体系相关的利用、医疗管理、社区管理、团队合作等；④与职业相关的态度、价值观、责任等；⑤与业务发展相关的自学、评估和质量保证、教学与研究、信息评价等。

（2）培训方式：在英国成为全科医生至少需要9年的医学教育和岗位培训，先要完成5年的医学院校学习，毕业后1年的临床实践，向医学会申请注册成为医生后，还需经过3年的全科医学职业培训才能申请成为全科医生。职业培训方式：①医院轮转，时间为两年左右，培训内容包括内科、儿科、妇产科、外科、急诊科、精神科等二级学科和心血管、消化、内分泌、神经、泌尿外科等3级学科；②社区全科医疗诊所实习，时间为1年左右，从事临床、预防及与社区健康有关的各方面工作，并参与管理。

2. 美国家庭医学住院医生培训 家庭医学住院医生培训是美国众多临床专业住院医生培训项目之一，分布在全国的家庭医学住院医生培训基地约有470个。家庭医学住院医生培训项目时间为3年，注重能力、服务态度、知识范畴、技能和实施等方面培养，参训人员要接受几乎所有其他临床专业的系统训练。第1年主要在内科、外科、儿科、妇产科、急诊科等各临床专科接受住院病人照顾训练和急症处理训练，较少安排社区家庭医疗服务；第 2、3 年除继续在临床各科室轮转接受训练外，在门诊服务和社区家庭医疗服务的训练时间逐渐增加。美国家庭医学住院医生每年必须参加全国统一考试，合格者才可进入下一阶段培训。

3.全科医学师资　全科医学师资包括理论师资、临床师资、社区师资三种类型。国外全科医学师资一般为有丰富临床和教学经验的全科医生。全科医学师资除需有必要的临床技能和职业热情外，还需具有作为教育者的基本知识和技能。英国的全科医学师资遴选标准着重以下 8 个方面：①有实际经验的优秀医生；②有从事教学工作的愿望和热情；③具备有效的沟通交流能力；④具有评价和提供反馈的能力；⑤能保证教学时间；⑥能不断提高教育知识和技能；⑦积极参与全科医学培训质量改善活动；⑧热心于全科医学发展。

二、国内全科医学教育体系及全科医生培养

近年来我国全科医学教育取得较快发展，医学院校全科医学教育、全科医学住院医生培训、助理全科医生培训、全科医生转岗培训、全科医学继续教育等逐步健全完善，全科医学教育体系基本形成。

（一）国内全科医学教育的发展状况

20 世纪 80 年代后期全科医学引入国内后，首都医科大学在中国大陆率先启动了全科医学教育，积极向国内推广全科医学的基本概念和基本理论，开展了全科医学师资培训和理论培训工作。1997 年 1 月颁布出台的《中共中央、国务院关于卫生改革与发展的决定》提出"加快发展全科医学、培养全科医学"的要求后，国内的全科医学教育进入一个新的发展阶段。1999 年 12 月，卫生部组织召开了"全国全科医学教育工作会议"，标志着国家层面的全科医学教育工作正式启动。2000 年卫生部颁发《关于发展全科医学教育的意见》，提出了我国全科医学教育的发展目标。2006 年教育部颁发《关于加强高等医学院校全科医学、社区护理学教育和学科建设的意见》，明确要求全国高等医学院校开展全科医学教育和学科建设工作。2009 年 4 月颁布的《中共中央、国务院关于深化医药卫生体制改革的意见》就全科医学教育和全科医生培养提出了新目标和新要求。2011 年 12 月发布的《国务院关于建立全科医生制度的指导意见》对全科医生的培养模式、方式、内容、渠道等进行了规范明确，为满足过渡期基层对适用型全科医学人才的需求，国家卫生计生委等部门先后于 2011 年开展了全科医生转岗培训。2013 年 12 月，国家卫生计生委等 7 部门联合颁发了《关于建立住院医师规范化培训制度的指导意见》，全面正式启动包含全科专业在内的住院医师规范化培训制度建设工作。2015 年启动实施了"3+2"助理全科医生培养工作。2018 年 1 月颁布的《国务院办公厅关于改革完善全科医生培养与使用激励机制的意见》（国办发〔2018〕3 号），强调通过医教协同深化院校全科医学教育改革、建立健全毕业后全科医学教育制度、巩固完善全科继续医学教育等举措，建立健全适应行业特点的全科医生培养制度。

（二）国内全科医学教育体系

1.医学院校的全科医学教育　2006 年教育部颁发《关于加强高等医学院校全科医学、

社区护理学教育和学科建设的意见》后，国内高等医学院校积极为医学本科生开设全科医学相关课程，并组织社区实习。医学院校的全科医学课程教学的主要目的是使医学本科生掌握全科医学的基本知识、基本理论和基本技能，熟悉全科医生的工作职责和方式，培养医学生对全科医疗的职业兴趣，为毕业后接受全科医生规范化培训和从事全科医生工作奠定基础，或成为专科医生后为与全科医生的沟通和协作打下基础。国内医学院校的全科医学研究生教育发展迅速。从 2012 年起，我国在临床医学专业学位类别下增设了全科医学方向，全面开展临床医学（全科医学方向）硕士专业学位研究生教育。2020年 9 月发布的《国务院办公厅关于加快医学教育创新发展的指导意见》（国办发〔2020〕34 号）指出，加快培养"小病善治、大病善识、重病善转、慢病善管"的防治结合全科医学人才，系统规划全科医学教学体系，推动医学院校普遍成立全科医学教学组织机构，加强面向全体医学生的全科医学教育，2021 年起开展临床医学（全科医学）博士专业学位研究生招生培养工作，扩大临床医学（全科医学）硕士专业学位研究生招生规模。

2. 全科医学继续教育　我国尚未出台要求全科医生参加继续教育的强制性规定，但国家有关部门出台了一系列加强全科医学继续教育相关政策。2010 年 3 月，原卫生部、中央编办等六部委发布的《以全科医生为重点的基层医疗卫生队伍建设规划》指出："为经过转岗培训和规范化培训的全科医生提供具有全科医学特点、针对性和实用性强的继续医学教育项目"。2011 年 7 月，颁布的《国务院关于建立全科医生制度的指导意见》要求："以现代医学技术发展中的新知识和新技能为主要内容，加强全科医生经常性和针对性、实用性强的继续医学教育。"2018 年 1 月颁布的《国务院办公厅关于改革完善全科医生培养与使用激励机制的意见》，要求加快网络数字化课程、课件、教材开发，大力发展远程继续教育，普及全科适宜技术，实现全科医生继续医学教育全覆盖。加强对全科医生的中医药和康复医学知识与技能培训，将中医药作为其继续教育的重要内容，鼓励提供中医诊疗、养生保健康复、健康养老等服务。

（三）国内全科医生培养

目前，我国全科医生的培养、使用还处于探索完善阶段。2011 年 7 月发布的《国务院关于建立全科医生制度的指导意见》对我国的全科医生培养制度进行了总体设计，期望形成统一规范的全科医生培养模式。2018 年 1 月颁布的《国务院办公厅关于改革完善全科医生培养与使用激励机制的意见》对我国的全科医生培养和使用制度进一步完善，以期建立适应行业特点的全科医生培养制度。

1. 全科医生培养制度　国内的全科医生培养制度可以概括为"一种模式、三个统一、两种途径"。

（1）全科医生培养模式：我国全科医生培养将逐步规范为"5+3"模式，即先接受 5 年的临床医学（含中医学）本科教育，再接受 3 年的全科医生规范化培养。全科方向的临床医学专业学位研究生按照统一的全科医生规范化培养要求进行培养。

（2）全科医生培养规范：为保证培养质量和水平，我国对全科医生培养的方法和内容、执业准入条件、专业学位授予标准等实行统一规范。①统一全科医生规范化培养方法和内容。全科医生规范化培养以提高临床和公共卫生实践能力为主，参加培养人员在培养基地临床各科及公共卫生、社区实践平台逐科（平台）轮转，在临床培养基地规定的科室轮转培训时间原则上不少于两年；②统一全科医生的执业准入条件。注册全科医生必须经过3年全科医生规范化培养取得合格证书，并通过国家医师资格考试取得医师资格；③统一全科医学专业学位授予标准。具有5年制临床医学本科及以上学历者参加全科医生规范化培养合格后，符合国家学位要求的授予临床医学（全科方向）相应专业学位。

（3）全科医生培养路径："毕业后规范化培训"是我国培养全科医生的主要路径。在过渡期内，将采取"毕业后规范化培训"和"临床医学研究生教育"两种路径。在严格控制比例的条件下，对愿到经济欠发达的农村地区工作的3年制医学专科毕业生，可在国家认定的培养基地经两年临床技能和公共卫生培训合格并取得执业助理医师资格后，注册为助理全科医生。

2. 全科医生规范化培训

（1）培训对象：临床医学专业五年制本科毕业生。

（2）培训目标：为基层培养具备高尚职业道德和良好职业素养，掌握全科专业知识、基本技能及沟通合作技巧，能够在基层独立开展全科医疗工作，以人为中心、以维护和促进健康为目标，向个人、家庭与社区居民提供综合性、协调性、连续性基本医疗及基本公共卫生服务，突发公共卫生事件中能够承担社区防控职责的合格全科专业住院医生。

（3）培训方式和内容：医学院校5年制本科应届毕业生参加全科专业住院医生规范化培训的年限一般为3年（即36个月），培训内容包括全科医疗实践和其他临床科室轮转培训。全科医疗实践总计培训时间为10个月，其他临床科室轮转培训总计培训时间为23个月，培训最后1年安排3个月的选修时间（表16-1）。

表 16-1　全科专业住院医生规范化培训轮转安排表

年度	培训内容	培训基地	轮转科室	培训地点	时间分配（月）
第 1 年	全科实践	基层实践基地	全科医学科	门诊为主	1
		临床基地	全科医学科	病房或门诊	1
	科室轮转	临床基地	内科（心内、呼吸、消化、内分泌）	主要在病房、门诊补充	8
			神经内科	主要在病房、门诊补充	2
第 2 年	全科实践	基层实践基地	全科医学科	门诊（中医、康复）	1
		临床基地	全科医学科	病房或门诊	1
	科室轮转	临床基地	内科（肾内、血液、风湿、肿瘤等）	门诊或病房	2
			儿科	主要在病房、门诊补充	2
			外科（普外、泌尿、骨科）	门诊	2
			妇产科	门诊	1
			皮肤科	门诊	1
			五官科（眼科、耳鼻喉科）	门诊	1
			精神科	门诊	1

续表

年度	培训内容	培训基地	轮转科室	培训地点	时间分配（月）
第3年	科室轮转	临床基地	传染科	门诊	1
			急诊内、外科	门诊	2
	全科实践	临床基地	全科医学科	病房或门诊	1
		基层实践基地	全科医学科	门诊为主	3
			预防保健科	门诊	2
	选修科室	临床基地或基层实践基地	临床科室、影像科或基层实践基地	门诊或病房	3
合计					36

全科医疗实践总轮转地点包括临床基地的全科医学科和基层实践基地，由基层实践基地全科医学科开始，最后在基层实践基地完成全部培训。临床基地全科医学科轮转时间为3个月（可分散或集中安排），安排临床基地全科病房或全科门诊；病房轮转期间管理床位数3～5张，同时参与临床基地全科门诊工作。基层实践基地轮转时间为7个月，其中全科医学科（含中医、康复）5个月，预防保健科2个月，安排相关科室门诊学习为主。全科实践培训期间，每周应安排不少于4学时开展全科相关知识学习与技能训练，学习形式包括接诊示范、全科教学查房、教学门诊、小讲课、病例点评、案例讨论、专题讲座、社区卫生调查及自学读书笔记等。其他临床科室轮转培训轮转地点为临床基地各相关科室，参加临床基地主要临床科室的诊疗工作，接受临床基本技能训练，学习相关专业理论知识。

理论学习以临床实际需要为重点，主要包括：①医德医风、思想政治、医学人文；②医学伦理与医患沟通；③有关法律、法规；④临床科研设计与方法；⑤临床专业相关理论及相关医学英语知识；⑥全科医学、社区卫生服务、公共卫生服务和突发公共卫生事件应急处理等相关理论。时间安排可集中或分散在3年培训过程中完成，可采用集中面授、远程教学、临床医学系列讲座、专题讲座、临床案例讨论、读书报告会等多种形式进行。各科室具体理论学习和临床技能训练内容见各科室轮转要求。

3. 助理全科医生培训

（1）培训对象：临床医学专业三年制专科毕业，拟在或已经在农村基层医疗卫生机构从事全科医疗工作者。

（2）培训目标：为农村基层培养具备高尚职业道德和良好职业素养，掌握全科专业知识、基本技能及沟通合作技巧，具有对农村常见病、多发病的基本诊疗能力、预防保健工作能力，能够在农村基层独立开展全科医疗工作，向个人、家庭和农村基层提供以需求为导向的综合性、协调性、连续性的基本医疗和预防保健服务的合格助理全科医生。

（3）培训内容和方式：助理全科医生培训年限为2年（即24个月），培训内容包括临床培训、基层实践、理论知识培训，临床培训20个月，基层实践4个月（表16-2）。

表 16-2　助理全科医生培训轮转科室及时间分配表

内容	科室	时间分配（月）
临床培训 （20 个月）	全科医学科	1
	内科（心血管、呼吸、消化、内分泌、肾内为主，各不少于 1 　个月，可选血液、风湿免疫、肿瘤等）	8
	神经内科	2
	急诊急救（院内急救和院前急救）	2
	外科（门诊不少于 2 周）	1
	儿科	1.5
	妇产科	1
	传染科	1
	皮肤科	1
	五官科（眼科、耳鼻咽喉科）	1
	精神科	0.5
基层实践 （4 个月）	全科医疗服务（含中医全科、康复科）	2
	预防保健与基本公共卫生服务	2
合计		24

　　临床培训安排在遴选的临床培养基地进行。临床培训轮转期间，学员在具有带教资格的指导医师指导下参与临床基地中相关临床科室的医疗工作。临床培训期间，每周安排不少于半天的集中学习，并应根据实际尽早穿插安排必要的基层见习与实践，引导学员根据农村基层全科医疗岗位需求加强针对性的临床能力训练。

　　基层实践安排在遴选的基层实践基地进行，时间可弹性安排。其中全科医疗服务技能培训至少 2 个月，预防保健与基本公共卫生服务技能培训 2 个月。基层实践基地因培训条件、师资条件、病种或病人数量达不到培训要求时，可安排在临床基地全科医学科门诊或专业公共卫生机构共同完成，但基层实践总轮转时间不得少于 2 个月。

　　理论培训内容包括临床专业相关理论、医德医风、思想政治、医学人文、医学伦理与医患沟通、法律法规、全科医学、基层卫生服务和公共卫生服务等，共计 282 学时。

第二节　全科医学的科学研究

一、全科医学科学研究的必要性和可行性

　　研究（research）是一种创造性的实践活动，目的是为了寻求问题的解决办法。科学研究（scientific research）是探索未知的认识活动，其根本任务是系统、深入、正确反映客观事物的本质与规律，推陈出新，获得真理，实质是探索未知，创造和发展知识。全科医学的科学研究是指利用科学的原理和方法对全科医学领域涉及的问题进行阐述和分析，并提出解决方法和措施。全科医学科学研究的必要性和可行性体现在以下几个方面。

（1）全科医生服务的人群和地域差异明显，可以运用科学的方法收集和整理疾病的信息，研究其病因，确定与评价疾病的诊断方法及采用措施的效果，解决全科医疗实践中存在的各种问题。

（2）全科医学理论体系尚在完善中，全科医生通过发现问题、提出问题、查阅文献、研究问题，运用全科医学的方法解决问题，从而确定全科医学与其他临床学科同等的学术地位。

（3）全科医生服务人群范围广泛且相对固定，可以实施某些全科医学科研项目，通过比较、鉴定、评价全科医学科研结果，更新现有全科医疗技术，以提高全科医疗服务质量。

（4）提倡并增加全科医学的科学研究，充实全科医学教育培训内容，开拓全科医学理论和实践的新领域。

二、全科医学科学研究的内容和方法

（一）全科医学科学研究的内容

1. 全科医疗临床问题的研究　全科医疗临床问题涉及社区常见病、多发病或地方病的诊断、治疗、预防及康复效果的评价及社区临床诊疗实践技能规范或提高等，如对高血压、糖尿病等慢性病病人如何采取行之有效的措施提供预防和管理的方案，或针对不同年龄、不同性别的慢性病患病人群提供健康管理服务等。目前，全科医疗临床问题的研究在全科医学科学研究中居首位。

2. 社区常见健康问题的研究　社区常见健康问题的研究范围广泛。首先，社区涉及所有年龄、性别的人群，如妇女、儿童、老年人群体；其次，由于社区人群固定，可以对其开展连续性的研究，因此，可以利用流行病学的方法，对社区常见疾病的病因及危险因素进行干预及效果评估等。

3. 全科医学教育的研究　全科医学发展起步较晚，全科医学教育体系尚未完善，主要包括全科医学教育培训计划或方案的制订、课程设置、教学方法及效果评价反馈，医学院校全科专业专科生和本科生的培养模式及毕业后住院医生规范化培训模式与教学方法的研究，全科医学继续教育的研究等。

4. 行为学、健康教育学及社会医学的研究　主要运用行为学、健康教育学及社会医学的理论和方法研究疾病与行为、健康教育、社会环境之间的关系，包括社区居民患病情况与其行为之间的关系调查，如何对社区居民进行健康教育才能起到预防疾病的作用，家庭及社会文化对疾病影响的研究等。目前人群致病少数是由于致病原直接引起，多数是由于多种因素联合作用形成，例如高血压、糖尿病等慢性疾病是由家族史，或长时间不良的生活习惯，缺乏外界的健康宣教等造成，这些均可以运用行为学、健康教育学及社会医学的理论和方法进行研究。

5. 卫生服务的研究　主要包括医疗保健服务需求和需要的评估研究，社区卫生服务管理模式的研究，社区医疗服务的满意度研究，全科医疗服务效率和效果的研究，基本医疗便民服务、合作医疗惠民服务的研究，社区医疗软件和硬件的分布及利用研究，全科医疗服务相关政策的研究等，例如，社区居民对基本公共卫生服务项目的满意度调查，实施全科医生责任制研究等。

(二) 全科医学科学研究的方法

 问题讨论

为了解老年人的慢性病流行情况, 2020 年 9 ～ 12 月某区采取随机抽样方法抽取辖区内 6 家社区卫生服务中心覆盖的 60 岁及以上老年人 15 392 人 (其中城区体检人数 5564 人, 郊区体检人数 7336 人, 欠发达地区 2492 人) 进行了现场调查, 收集到社区内老年人群中有关糖尿病、高血压、高脂血症、高尿酸血症、慢性肾损伤、肥胖症等大量基础信息。

请分析:

现需探讨该区老年人慢性病发病影响因素并制订有针对性的健康干预策略, 可采用哪些研究方法?

1. 定量研究方法 全科医学中的定量研究多运用流行病学研究方法, 流行病学的研究方法可以分为观察性研究和实验性研究。观察性研究是指研究者在不干预研究对象的情况下, 观察各种可能的暴露因素是否存在, 并测定这些暴露因素对疾病或健康的影响。观察性研究又分为描述性研究和分析性研究。

(1) 描述性研究 (descriptive study): 是根据调查或研究的具体目的收集、整理和归纳资料, 然后按不同地区、时间和人群特征, 描述疾病、健康状况或公共卫生事件分布情况, 提出初步的疾病病因假设和进一步研究的方向。描述性研究是流行病学研究的起点, 是分析性研究的基础, 按其在实际工作中的应用范围可分为常规资料描述、现况研究、纵向研究和生态学研究等。

(2) 分析性研究 (analytical study): 主要用于验证疾病的危险因素或病因, 在流行病学研究中占有重要的地位, 包括队列研究、病例对照研究和实验性研究。①队列研究 (cohort study) 又称为前瞻性研究 (prospective study)。将一范围明确的人群按是否暴露于某因素分成两组, 即暴露组与非暴露组 (对照组), 随访观察一定时期, 比较两组人群中某病发病率 (或死亡率) 的差异, 以研究疾病与暴露之间的因果关系。队列研究的特点是"以因及果", 其病因验证的结论比病例对照研究更为可靠, 但该研究需要较多的观察对象, 随访观察时间较长, 也需要更多人力、物力支持, 不适用于罕见病的病因研究。②病例对照研究 (case-control study) 又称为回顾性研究 (retrospective study)。选择某种疾病病人作为病例组, 随机选取非该病病人作为对照组, 在两组观察对象中回顾性调查他们过去该因素的暴露情况, 比较两组的暴露率或暴露水平的差异, 以研究该因素与疾病的关系。病例对照研究是"以果及因", 与队列研究相比较, 具有省时, 省人力、物力和省钱, 得出结果快的优点, 这种方法适用于探讨疾病的危险因素、治疗效果、药物的不良反应等问题。对于罕见事件原因的探索, 病例对照研究是唯一可行的研究方法。③实验性研究 (experimental study) 是将研究人群分为两组, 人为给予某种因素、措施或新药作为实验组, 另一组不给某种因素、措施或给予安慰剂作为对照组, 然后随访观察一段时间, 比较两组的发病率或死亡率。实验性研究包括现场试验、临床试验、社区干预试验。实验性研究既可以验证疾病的病因或危险因素，也可以用于评价预防措施的效果，目前，在社区普遍开展的健康干预研究属于此类研究。

2. 定性研究方法 定性研究是研究者通过访谈、专题小组讨论、观察等方法了解并收集人们对某一事物或现象的经历、观点、见解、想法、感受，收集定性资料，并按一定的主题、类别进行编码与归纳推理，从而阐述事物的特点及发生、发展的规律的过程。定性研究在探究社区居民卫生服务需求、确定卫生服务模式以及服务评价指标体系等方面有较多使用。常用的定性研究方法包括观察法、深入访谈法、专题小组讨论、选题小组法、德尔菲专家咨询法、头脑风暴法、鱼骨图法等。

（1）观察法：观察法是指通过对事件或研究对象的行为进行直接观察以收集数据的方法。该法对调查者要求较高，可获得重要资料，尤其是一些非言语资料。

（2）深入访谈法：深入访谈是指由调查员开列一调查提纲或开放式调查问答，让被调查者阐述自己的意见和看法。常用于对所研究问题知之甚少或预调查，可获得较真实深入的资料。

（3）专题小组讨论：通过一些小型会议来进行的，要求参加讨论的人不能太多，一般在 6～12 人为宜，在非常融洽轻松的气氛中进行，大家广开思路，谈出自己的想法，讨论时应做到畅所欲言，不互相批评，欢迎提出各种方案，善于结合别人意见来提出自己的想法。

（4）选题小组：一种程序化的小组讨论方式，其目的是寻找问题，并按重要程度进行排序。例如通过社区分析，寻找某社区的健康问题，并按其对居民健康状况影响的大小确定哪一项是主要健康问题，并优先解决。

链 接

德尔菲法（Delphi method），德尔菲法又名专家意见法或专家函询调查法，是采用背对背的通信方式征询专家小组成员的预测意见，经过几轮征询，使专家小组的预测意见趋于集中，最后做出符合未来发展趋势的预测结论。

头脑风暴法（Brain-storming method），又可分为直接头脑风暴法（通常简称为头脑风暴法）和质疑头脑风暴法（也称反头脑风暴法）。是一种通过集思广益，发挥团体的智慧，从不同角度找出探讨问题所有的原因或构成要素的会议方法。

鱼骨图法，是问题的特性受到一些因素的影响，我们通过头脑风暴找出这些因素，并将它们与特性值一起，按相互关联性整理而成的层次分明、条理清楚，并标出重要因素的图形就叫特性要因图。因其形状如鱼骨，所以又称鱼骨图，是一种透过现象看本质的分析方法。

三、全科医学科学研究的学科基础和条件

（一）全科医学科学研究的学科基础

1. 基础医学 基础医学（basic medical science）也称为临床前科学（preclinical science），是研究人体正常结构和功能，各种因素对人体的影响和疾病的发生、发展与

转归规律以及作用于人体的生物、药物为研究对象的一个学科群，属于基础学科，是现代医学的基础。全科医生需要掌握医学的基础知识，实时了解生物、药物的研究前沿，为病人提供系统全面的医疗卫生服务。

2. 临床医学 临床医学（clinical medicine）是研究疾病的病因、诊断、治疗和预后，提高临床治疗水平，促进人体健康的科学；是直接面对疾病、病人的，对病人直接实施治疗的科学。临床医学属于应用科学，是研究诊断和治疗疾病的学科群。全科医学是临床医学下的一个二级学科，需以临床医学为基础解决社区常见病、多发病的临床诊断、治疗问题。

3. 预防医学 预防医学（preventive medicine）是以人群健康为主要研究对象，采用现代科学技术和方法，研究各种环境因素对人群健康和疾病的作用规律，分析和评价环境中致病因素对人群健康的影响，提出改善不良环境因素的卫生要求，并通过公共卫生措施达到预防疾病、增进健康的一门科学。在社区的日常工作中，全科医生除了对个人疾病进行诊断、治疗外，还需要分析、评价影响人群健康的致病因素，应对与处置突发公共卫生事件，对人群进行健康教育与健康管理等工作。全科医生运用预防医学的相关知识、方法可以不断提高科学研究的水平。

4. 社会医学 社会医学（social medicine）是一门交叉学科，主要是从社会的角度，应用社会科学的理论和方法研究人类健康和疾病一门医学学科。社会医学研究范围广泛，涉及人的衣、食、住、行、社会心理行为等诸多方面。社区是一个小型社会实体，全科医生应基于社会医学的角度开展社区疾病诊断，评价社区常见病、多发病的影响因素，预防社区疾病，并采取社会医学的理论和方法制订方案并最终解决问题。

（二）全科医学科学研究的条件

1. 组成学术研究团队，提升学术研究能力 实施各项研究均离不开团队的分工协作，全科医学的科学研究也不例外。全科医学的研究领域广泛，涉及内容丰富，需要多领域的专家、人才进入到全科医学科学研究的团队中。

2. 充足的资金保障，确保研究顺利进行 科学研究需多方筹集资金，才能保障相关工作的顺利实施。科学研究经费可以从国家自然科学基金委员会，各省、市卫计委，高等院校设立的科研项目基金申报获得，还可向国内外相关的行业协会、民间组织设立的基金申请。

3. 良好的技术支持，打好研究基础 科学研究不仅需查询大量文献信息以把握研究方向，还需完备的硬件设施条件开展临床试验，并应用计算机及专业软件进行数据分析处理和保存。国外家庭医生可以从一些专业机构获得技术支持，例如英国设立国家初级卫生研究院为全科医学学科的研究机构。国内相关部门逐渐为基层医疗卫生机构提供技术支持，例如从研究型医院中获得临床试验技术支持。

四、我国全科医学研究的现状与发展

自 20 世纪 80 年代后期引入全科医学，国家相关部门、高等院校、相关行业协会和学术团体等组织积极推动和开展全科医学领域的研究。2006 年教育部颁发实施的《关于加强高等医学院校全科医学、社区护理学教育和学科建设的意见》明确要求全国高等医学院校开展全科医学教育、学科建设及科学研究工作。2010 年发改委、卫生部等六部委联合发布的《以全科医生为重点的基层医疗卫生队伍建设规划》指出，各高等医学院校要高度重视全科医学学科建设、科学研究和学科带头人培养，要求承担全科医生规范化培训任务的医院必须设置全科医学科，开展全科医学医、教、研工作。2018 年 1 月颁布的《国务院办公厅关于改革完善全科医生培养与使用激励机制的意见》和 2020 年 9 月发布的《国务院办公厅关于加快医学教育创新发展的指导意见》，进一步强调了加快全科医学领域人才培养及相关研究的重要性。这些政策的出台，为全科医学的科学研究奠定了政策的基石。从 2006 年开始，我国的全科医学的科学研究呈明显的上升趋势，研究领域主要集中在社区人群健康状况、全科医疗服务、全科医学教育等方面。研究方法多采用流行病学的现况调查方法，病例对照研究、队列研究方法运用甚少。还有很多的研究内容没有被探索研究或尚未开展广泛而深入的研究，如全科医学教育、全科医学人才规范化培养、全科医生队伍建设，行为学、心理学及社会学对社区人群健康与疾病影响的研究等课题，均具有很大的研究潜力。还有很多的研究内容需进一步广泛而深入的研究，如全科医学教育、全科医学人才规范化培养、全科医生队伍建设、全科医疗服务、社区人群健康与疾病影响因素等方面的研究，均具有很大的研究潜力。

（李伟明　自　蓉）

复习指导

1. 全科医学教育目标包括医德、医术和医业 3 个方面，全科医学师资包括理论师资、临床师资、社区师资 3 种类型。

2. 国内全科医生培养制度可以概括为"一种模式、三个统一、两种路径"。我国将逐步规范全科医生培养为"5+3"模式；统一全科医生规范化培养方法和内容、统一全科医生的执业准入条件、统一全科医学专业学位授予标准；采取"毕业后规范化培训"和"临床医学研究生教育"两种路径。

3. 全科医学的科学研究是指利用科学的原理和方法对全科医学领域涉及的问题进行阐述和分析，并提出解决方法和措施。

4. 全科医学科学研究的方法包括定量研究方法和定性研究方法。定量研究方法又分为描述性研究和分析性研究。定性研究方法又分为观察法、深入访谈法、专题小组讨论、选题小组法、德尔菲专家咨询法、头脑风暴法、鱼骨图法等。

第17章　全科医疗中常见症状的临床诊断和处理

　　学习并掌握全科医疗中的6种常见症状的诊断思路，熟悉这些症状的常见病因、治疗措施，达到以问题为导向进行分析和处理的基本要求。

　　全科医疗中的诊断和临床处理需要以解决问题为目的，当病人的病情没有得到预期的改善时，则需要获得更多的病史信息，反复进行细致的体格检查，完善相关的实验室及辅助检查，从而发现病情的细微变化，及时修正诊断，调整治疗措施，如果诊断仍不明确，治疗效果不佳，甚至病情加重或快速恶化，应及时转诊，必要时启动急诊医疗勤务体系。全科医疗中的临床症状众多，本章主要选取全科医疗中的发热、咳嗽和咳痰、咽痛、胸痛、腹痛及腹泻6种常见症状，对其诊断思路和处理原则进行阐述，进一步强调如何以问题为导向进行分析和处理的基本要求，尤其强调如何与相关重要疾病相鉴别，从而减少或避免误诊、误治。

第一节　发　　热

　　当机体在致热源作用下或各种原因引起体温调节中枢的功能障碍时，体温升高超出正常范围，称为发热。发热按照体温（以口腔温度为标准）上升的程度分为低热（37.3～38℃）、中等度热（38.1～39℃）、高热（39.1～41℃），超高热（41℃以上）。

一、发热的诊断思路

（一）最常见的原因

　　1.感染性疾病　感染性疾病是发热最常见的病因，可由多种病原微生物引起，如细菌、病毒、支原体、衣原体、真菌、弓形体、立克次体、寄生虫等。

　　（1）普通感冒：俗称"伤风"，主要表现为鼻塞、流涕等鼻部症状。也可表现为咳嗽、咳痰、咽干、咽痛、咽部异物感、甚至鼻后滴漏感。可伴有低热、乏力、肌肉酸痛等全身症状。体检鼻腔黏膜充血水肿，有分泌物，咽部可轻度充血。大多数普通感冒1周内可自愈。

（2）流行性感冒：由流感病毒感染引起。起病急，全身中毒症状较重，而呼吸道卡他症状较轻。病程初期即出现持续性高热，鼻塞、流涕及全身症状较普通感冒严重，伴有咳嗽，痰不多。体检可见咽喉部充血、水肿，肺部可闻及少许干啰音（肺炎型流感）。

（3）急性扁桃体炎：主要由乙型溶血性链球菌感染引起。起病急，剧烈咽痛为其主要症状，多伴有吞咽困难，部分出现颌下淋巴结肿大。伴畏寒、高热、头痛、食欲缺乏、疲乏无力等。病人可因高热而引起抽搐、呕吐及昏睡。咽部检查可见咽部黏膜呈弥漫性充血，以扁桃体及两腭弓最为严重，腭扁桃体肿大。严重者扁桃体表面可见黄白色脓点或假膜形成。

（4）急性气管-支气管炎：为感冒后继发细菌感染所致。多表现为低、中等度热，持续3～5天。伴有刺激性咳嗽、咳痰，初起时痰量较少，随着病情进展痰量增多，并有胸骨后灼痛等症状。体检可闻及散在的部位不固定的干、湿啰音，咳嗽后啰音可消失。

（5）肺炎：多种致病微生物感染肺实质引起的感染性疾病。绝大多数肺炎继发于呼吸道感染。起病急骤，可出现寒战、高热、胸痛、咳嗽、咳大量黏液痰等症状。部分病情严重者可出现呼吸困难、咯血等。X线检查可见片状或斑片状浸润阴影。

（6）急性胰腺炎：突发上腹部剧痛伴有发热、寒战、腹胀等症状。其发热程度与炎症类型有关，水肿型表现为低、中等度热，持续3～5天，出血坏死型则表现为持续高热不退。

（7）急性阑尾炎：发热多为低、中等度热，病情严重者可出现高热。典型症状为转移性右下腹疼痛，可伴有恶心、呕吐等消化道症状。典型体征有麦克伯尼点压痛。

（8）泌尿系感染：由致病菌侵犯泌尿系统所致。上尿路感染多为寒战高热，伴有尿频、尿急、尿痛等症状。下尿路感染大多仅有局部症状，无全身症状或仅有轻度发热。

（9）细菌性痢疾：由痢疾杆菌引起的常见急性肠道传染病。夏秋季常见。起病急骤，高热，继之出现腹痛、腹泻，粪便为黏液脓血便，里急后重明显，每日排便10余次或数十次，每次量少。粪便涂片镜检和细菌培养有助于诊断。

2. 非感染性疾病

（1）风湿热：A组乙型溶血性链球菌感染引起的全身结缔组织炎症。70%的病人会出现不规则发热，以低、中等度热为主，少数病人可出现高热。风湿热的典型症状为游走性、多发性关节炎、心肌炎、皮肤环形红斑、皮下结节及舞蹈症。

（2）系统性红斑狼疮：为自身免疫性疾病。其血清中有多种自身抗体。90%的病人在病程中出现各种热型的发热，尤以低、中等度热常见。

（3）甲状腺功能亢进症：器官特异性自身免疫性疾病之一。其发热主要由血液循环中甲状腺素过多所致的机体高代谢状态引起，多为低热，当出现甲状腺危象时则为高热或超高热。

（4）急性白血病：造血干细胞、祖细胞的恶性克隆性疾病。表现为造血功能抑制。50%的病人以发热为早期表现，可为低热，也可为高热。高热出现时多提示继发感染。

（5）中暑：较长时间处于高温环境下出现，先有大量出汗，脉搏细数等。继之出现高热，体温可达41℃以上，无汗、皮肤干燥灼热、嗜睡等。严重者可出现晕厥、昏迷甚至休克。

（6）功能性低热：由机体体质异常或体温调节中枢功能障碍所致。多为低热，具有规律性及季节性。常伴有疲劳、多汗、多虑、多梦及失眠等自主神经功能紊乱表现。

（7）药物热：在治疗疾病使用药物的过程中因药物导致的发热，伴（或不伴）药疹。

表现有恶寒（或寒战）发热，任何热型均可出现。伴有周身不适、头痛、肌肉疼痛、关节痛、淋巴结肿痛和消化系症状等，继而可出现皮疹、血管神经性水肿等。

3. 手术相关性发热

（1）非感染性发热：多见于手术时间长（＞2小时），广泛组织损伤，大面积烧伤术中输血，药物过敏等。以手术吸收热最为常见，多在手术当天或第2天出现，2～4天后恢复正常，体温通常不超过38.5℃。

（2）感染性发热：感染性发热的手术因素有止血不严密、残留无效腔、组织创伤等。

主要包括①切口感染：手术后3～5天体温恢复正常后，再度发热，或体温升高后持续不退，伴切口皮肤红、肿、热、痛，按压时疼痛可加重，缝线处可有脓性渗出液，血常规检查可见白细胞计数升高，中性粒细胞计数增多，严重者B超可见伤口下液性暗区。②肺部感染：肺部感染引起的发热多见于老年人，常发生在手术后1～3天，病人咳嗽、气促、体温升高、心动过速、肺底部啰音，呼吸音减弱或听到支管呼吸音，血常规可见白细胞计数增高，中性粒细胞计数增多，胸部X线片可见肺实变区。③尿路感染：常见于女性或前列腺肥大病人留置导尿后，病人发热伴有明显尿频、尿急、尿痛、血尿等症状，严重者可出现肾区疼痛。血常规可有白细胞计数升高，尿液检查有红、白细胞，细菌培养阳性。④腹腔感染：分为术后腹膜炎和腹腔脓肿，常表现为上腹部疼痛、脉率增快、乏力、衰弱、盗汗、厌食等症状。血常规可见白细胞计数升高、中性粒细胞计数比例增高。B超检查有助于确定脓肿的部位及范围。

（二）不可漏诊的严重疾病

1. 急性梗阻性化脓性胆管炎　起病急，进展快，病情危重。典型表现为Reynolds五联征，即腹痛、寒战高热、黄疸、休克及神经精神症状。体检可见皮肤巩膜黄染，右上腹部压痛、反跳痛、肌紧张，可触及肿大胆囊。超声及血常规有助于诊断。治疗需在抗休克同时紧急手术。

2. 疟疾　疟原虫感染引起。有流行病学史者应高度怀疑。发热的热型为典型的间歇热。发作初期病人感到极冷，出现寒战，随即体温开始上升，可达40℃，病人感烧灼样发热，持续1～6小时后，体温降至正常。

3. 感染性心内膜炎　是由细菌、真菌等病原菌感染心脏内膜的一种疾病，易累及心脏瓣膜形成赘生物。其临床表现多以反复发热为首发症状，可有气促、胸闷、心悸等，并可出现心功能不全、脑出血、慢性肾脏病及多器官功能障碍综合征等。其病情变化快，并发症多，预后差。血培养及超声心动图有助于诊断，抗微生物治疗及手术治疗为目前常用治疗手段。

（三）容易漏诊的疾病

1. 川崎病　好发于5岁以下婴幼儿。表现为高热，39～40℃，持续2周或更长时间，呈弛张热型或稽留热型。抗生素治疗无效。可伴有结膜充血、皮肤多形性红斑、手足硬性水肿、颈部淋巴结肿大等表现。该病可引起冠状动脉损害，在临床上需警惕。

2. 淋巴瘤　40%病人发热为首发症状，表现为不明原因的持续性发热，体温可＞38℃，热型为回归热，伴有无痛性进行性淋巴结肿大或局部肿块。抗生素治疗无效。

二、发热的临床处理

针对发热病因进行积极的处理是解决发热的根本办法。

(一)辅助检查

常规做血常规检查,必要时测定C反应蛋白(C reactive protein,CRP)、红细胞沉降率、血清抗体等。进行血细菌培养可明确感染源,并指导治疗用药。

(二)非药物治疗

体温≤39℃的发热,维持水、电解质平衡而无须处理发热;>39℃的过高温或高热时间过长,应积极使用物理降温及解热药物使核心体温降至39℃以下,同时维持水、电解质平衡。不推荐在体温调控机制正常时单独使用物理降温。

(三)药物治疗

常用的解热药物:对乙酰氨基酚、布洛芬、阿司匹林及柴胡注射液等。

(四)转诊指征

①高热持续不退者;②病情危重者;③伴有休克等严重并发症者;④原因不明或怀疑非感染性疾病所致发热者。

 问题讨论

男性,50岁,反复发作腹痛,黄疸,发热3个月。病人3个月前饱餐后突发右上腹绞痛,向右肩背部放射,伴发热(39℃左右)。次日发现巩膜、皮肤黄染。在当地医院行抗炎利胆治疗后,症状缓解。此后又有类似发作2次,行抗炎利胆治疗,症状减轻。

请分析:

该病人最可能的诊断是什么?为确诊需进一步做何检查?

第二节 咳嗽和咳痰

咳嗽(cough)、咳痰(expectoration)是临床常见的症状之一。咳嗽是一种反射性防御动作,通过咳嗽可以清除呼吸道分泌物及气道内异物。痰是气管、支气管的分泌物或肺泡内的渗出液,借助咳嗽将其排出称为咳痰。

一、咳嗽和咳痰的诊断思路

(一)最常见的原因

1. 普通感冒、流行性感冒 见本章第一节中(一)最常见的原因。

2.**咽喉炎**　主要表现为咽痛、咳嗽，为刺激性干咳，伴有声嘶及明显的咽部异物感。

3.**急、慢性气管 - 支气管炎**　是由多种原因引起的气管 - 支气管黏膜炎症。急性炎症可由上呼吸道感染迁延不愈所致。主要表现为咳嗽和咳痰，常发作于寒冷季节或气候变化时。慢性炎症多在冬季发作，主要症状为咳嗽、咳痰，或伴有喘息，急性加重多由呼吸道感染所致。

4.**支气管哮喘**　表现为发作性喘息、气急、胸闷或咳嗽等症状，部分病人以刺激性咳嗽为特征。灰尘、油烟、冷空气或接触变应原易诱发，发作时可闻及双肺哮鸣音。

5.**支气管扩张**　典型症状为慢性咳嗽，咳大量脓痰，或反复咯血。体检可闻及病变部位固定且持久的湿啰音，并可见杵状指。高分辨率螺旋 CT（HRCT）检查是诊断该病的主要方法，其典型表现为"轨道征"及"戒指征"。

6.**肺炎**　见本章第一中节（一）最常见的原因。

7.**肺癌**　多有长期吸烟史。表现为咳嗽，痰中带血、胸痛和消瘦等症状。伴或不伴吸气性呼吸困难、咯血等症状。有反复发作同一部位肺炎、久治不愈者；或咳嗽性质发生改变，需高度怀疑癌症可能。必要时可行胸部影像学检查、纤维支气管镜检查确诊。

8.**左心衰竭**　表现为咳嗽、咳痰（急性左心衰竭为粉红色泡沫样痰、慢性左心衰竭为白色浆液性泡沫状痰）、呼吸困难（平卧加重，坐位减轻）。体检可见心率增快，左心扩大，可闻及奔马律、心音减弱、双肺湿啰音或哮鸣音。

9.**胸膜炎**　表现为刺激性干咳及患侧胸痛。体检可存在胸膜摩擦音等体征。胸部 X 线检查可明确诊断。

10.**间质性肺疾病**　是一组主要累及肺间质和肺泡腔，导致肺泡 - 毛细血管功能单位丧失的弥漫性肺疾病。呼吸困难是常见症状，其次是咳嗽，多为刺激性干咳。

（二）不可漏诊的严重疾病

1.**肺血栓栓塞症**　血栓主要来自右心或体循环静脉栓子。多见于易栓症、术后长期卧床病人。发病率和病死率都较高。其症状缺乏特异性。胸痛、呼吸困难、咯血为临床"三联征"，也可表现为咳嗽、晕厥、心悸、惊恐甚至濒死感等症状。严重者血压急剧下降，皮肤发绀，很快发生死亡。血气分析、D- 二聚体、心电图、胸部 X 线片、超声心动图、下肢深静脉彩超均有助于诊断，CT 肺动脉造影（CTPA）、磁共振肺动脉造影（MRPA）及肺动脉造影可以确诊。

2.**肺结核**　具有传染性。咳嗽、咳痰2周以上或痰中带血，伴结核毒血症状（午后低热、盗汗、乏力、食欲缺乏、消瘦）应疑诊。可行胸部 X 线片、痰涂片找抗酸杆菌、结核菌素试验等。

3.**胸主动脉瘤**　主要是由于瘤体扩大，压迫呼吸道导致咳嗽，肺部体检可无阳性体征，极易漏诊。测血压发现双上肢血压不对称时，需高度怀疑此病。

（三）容易漏诊的疾病及其他因素

1.**支气管结核**　起病缓慢，症状多样，缺乏特异性。胸部影像学检查可为正常，故易漏诊、误诊。临床表现为持续性咳嗽或咳喘，部分病人可出现喘息、胸闷、呼吸困难、发热、盗汗等症状。行支气管镜检查可明确诊断。

2. 气管异物　以小儿误吸异物多见。异物堵塞呼吸道导致其炎症，引起咳嗽。当异物较小，堵塞细支气管时，表现为反复发作、难以治愈的咳嗽。胸部 CT 或纤维气管镜可以确诊。

3. 胃食管反流病　咳嗽为胃食管反流病（gastroesophageal reflux disease，GERD）常见的食管外症状。多数为白天咳嗽，个别为夜间咳嗽。多为刺激性干咳。临床上不少 GERD 病人完全没有反流症状，咳嗽为其唯一表现。食管 24 小时 pH 监测是诊断 GERD 的"金标准"。

4. 血管紧张素转化酶抑制剂诱发的咳嗽　慢性咳嗽是血管紧张素转化酶抑制药(ACEI)的一种不良反应。典型者表现为干咳，伴有喉部痛痒感。停用药物后症状消失。X 线胸片、纤维支气管镜等检查可无异常，临床上如忽略病人服用药物的病史，极易误诊。

5. 心因性咳嗽　主要见于小儿和青少年。主要表现为慢性咳嗽，日间为主，咳嗽声音响亮、刺耳，犬吠样或雁鸣样。在精神不愉快时咳嗽加重，在玩耍或睡眠时咳嗽消失。常伴焦虑症状。诊断时必须排除器质性疾病，并经过行为干预或心理治疗后咳嗽得到改善才能诊断。

二、咳嗽和咳痰的临床处理

轻度咳嗽有利于排痰，可不用镇咳药；过度咳嗽引起睡眠障碍等，可适量使用镇咳药；单纯干咳，积极使用镇咳药；湿性咳嗽，以祛痰药为主，必要时可与镇咳药联合使用。

（一）辅助检查

血常规，CRP、红细胞沉降率、血清抗体等。可做痰涂片、痰培养明确感染病因，指导用药。胸部 X 线可了解有无肺部炎症、气胸及胸腔积液等。支气管镜检查可了解有无支气管异物或肺癌等疾病。

（二）非药物治疗

保持室内空气流通，避免接触易导致过敏的物质。加强体育锻炼，增强体质。注意休息、戒烟。多饮水、食用富含维生素食物。

（三）药物治疗

1. 镇咳药
(1) 中枢性镇咳药：可待因、福尔可定（依赖性）、喷托维林、右美沙芬（非依赖性）；
(2) 外周性镇咳药：那可丁、苯丙哌林、莫吉司坦、苯佐那酯等。
2. 祛痰药　溴己新（必嗽平）、乙酰半胱氨酸、盐酸氨溴索、愈创甘油醚等。
3. 复方镇咳祛痰药　甘草合剂、异丙嗪糖浆、复方可待因溶液。

（四）转诊指征

1. 紧急转诊指征　气胸、气管支气管异物、肺栓塞、肺水肿、急性心肌梗死等。
2. 普通转诊指征　常规治疗无效、治疗仅部分有效，或未能排除某些严重或恶性病变，症状虽缓解，但频繁反复发作，影响病人生命质量，传染病病例。

问题讨论

　　女性，36 岁，咳嗽、咳痰 6 个月，咳少量白痰，偶尔痰中带血，伴乏力，午后低热，食欲缺乏，体重减轻 5kg。体检：左颈部扪及多个肿大淋巴结，呈串珠样，最大约 2cm×1.5cm，质中等，无压痛，活动。

　　请分析：

　　为确定诊断，最有价值的检查是什么？应怎样处理最适宜？

第三节　咽　痛

　　咽痛是咽部疾病中最为常见的症状，可因咽部及其邻近器官疾病引起，也可为全身性疾病的伴随症状。咽部感染、创伤、溃疡、异物、恶性肿瘤、茎突过长以及某些全身性疾病（如白血病）等均有不同程度的咽痛，但剧烈咽痛多见于急性炎症、咽间隙感染和喉咽癌晚期。

一、咽痛的诊断思路

（一）最常见的原因

　　1. 急性咽炎　起病较急，初起时咽部干燥，灼热。继有咽痛，空咽时往往比进食时更加明显，疼痛可放射到耳部。症状较轻无并发症者，多在 1 周内可愈。检查可见咽部弥漫性充血、肿胀，咽后壁可见淋巴滤泡隆起。

　　2. 慢性咽炎　咽部有异物感、灼热感、干燥感、痒感和刺激感等。晨起出现频繁刺激性咳嗽，常无痰。严重时可作呕。咽部检查：单纯性为黏膜弥漫性充血，血管扩张，呈暗红色。咽后壁常有少许黏稠分泌物附着。肥厚性为黏膜肥厚，弥漫充血。咽后壁有较多颗粒状隆起的淋巴滤泡，可散在分布或融合成块。萎缩性为黏膜干燥、变薄。可附有黏稠分泌物或痂皮。

　　3. 急性扁桃体炎　见本章第一节中（一）最常见的原因。

　　4. 急性喉炎　多继发于伤风感冒后。可有鼻塞、流涕、咽痛。伴有声嘶、喉分泌物增多等症状。喉部及气管前有轻微疼痛，发声时疼痛加重。喉镜检查可见声带充血、水肿。

　　5. 咽部异物　异物卡在咽部，表现出咽部刺感或刺痛，有异物吞咽史。

（二）不可漏诊的疾病

　　1. 急性会厌炎　致病菌多为乙型流感杆菌、葡萄球菌、链球菌等。起病急骤，常在夜间突然发生，咽喉疼痛为其主要症状，吞咽时疼痛加剧。伴有畏寒、发热、吞咽困难等症状。会厌高度肿胀时可出现吸气性呼吸困难，重者可窒息。间接喉镜检查可见会厌舌面弥漫性充血肿胀，重者如球形。如有脓肿形成，红肿黏膜表面可见黄白色脓点。

　　2. 咽后脓肿　急性型多发生于 3 岁以内的幼儿。起病急，发热、烦躁、咽痛拒食、吸奶时吐奶，说话含糊不清，似口中含物，常有不同程度的呼吸困难。咽部体检可见咽后壁一侧隆起，黏膜充血，脓肿较大者可将患侧腭咽弓向前推移。

二、咽痛的临床处理

（一）辅助检查

主要为咽喉内镜检查，当疑有细菌感染时应作咽喉分泌物细菌培养或咽拭培养。

（二）非药物治疗

保持室内空气流通，避免接触易导致过敏的物质。加强体育锻炼，增强体质，戒烟酒。多饮水，食用富含维生素食物。比平时延长睡眠时间 1～2 小时均有利于病情恢复。

（三）药物治疗

抗感染药物应用。根据病原体选择药物，足量全程应用。①细菌感染：革兰氏阳性球菌感染，首选β-内酰胺类或头孢菌素类抗生素。革兰阴性杆菌感染，多选用第三代头孢、喹诺酮类抗生素。厌氧菌感染，可选用甲硝唑或替硝唑等。②病毒感染：可选用利巴韦林、吗啉胍等。

（四）转诊指征

出现呼吸困难，疑为急性会厌炎者；反复发作的扁桃体炎者建议转耳鼻喉专科就诊。

第四节　胸　痛

胸痛是由各种刺激因子刺激胸部的感觉神经末梢产生疼痛，并传至大脑皮质中枢引起疼痛。胸痛的程度视机体对疼痛的阈值而定。引起胸痛的原因主要为胸部疾病，可分为心源性胸痛和非心源性胸痛。在全科医疗中近 90% 的胸痛是非心源性疾病引起。

一、胸痛的诊断思路

（一）最常见的原因

1.**肋间神经痛**　肋间神经受到疾病刺激，出现炎性反应，而出现以胸部肋间或腹部呈带状疼痛的综合征。其疼痛性质多为刺痛或灼痛，沿肋间神经分布，并有发作性加剧。咳嗽、深呼吸或打喷嚏时疼痛加重。体检可见胸椎棘突旁和肋间隙有明显压痛，屈颈试验阳性。

2.**肋骨骨折**　大部分病人有明确外伤史。肋骨骨折断端处局部疼痛，在深呼吸、咳嗽或转动体位时加剧。体检胸壁可有畸形，局部明显压痛，间接挤压胸部疼痛加重，甚至产生骨擦音、骨擦感。胸部 X 线检查或 CT 可以确诊。

3.**胸膜炎**　典型症状为突然发作的胸部刺痛，在呼吸和咳嗽时加重。也可仅为隐隐不适，或仅在病人深呼吸或咳嗽时出现。并可伴有刺激性咳嗽等症状。体检多可闻及胸膜摩擦音。

4. 气胸 起病前可有突然用力、剧烈活动等诱因，大多数为一侧气胸，起病急骤，突发剧烈的针刺样或刀割样疼痛，随即出现胸闷、刺激性咳嗽、憋气等症状，严重者可出现呼吸困难。当为张力性气胸时，张力性气胸病人烦躁不安，出现发绀、冷汗、脉速、虚脱、心律失常，甚至意识不清、呼吸衰竭。典型体征为患侧胸廓饱满，呼吸运动减弱，叩诊鼓音，呼吸音减弱或消失。气管向健侧移位。胸部 X 线检查为确诊的主要手段。

5. 心绞痛 表现为发作性胸痛，多于体力劳动或情绪激动时诱发。部位为胸骨后，可放射至左肩等部位。性质为压迫、发闷或紧缩性。持续时间多为 3～5 分钟。停止诱发因素或服用硝酸甘油等硝酸酯类药物数分钟内可明显缓解。在发作时心电图可出现 ST 段移位。

6. 胃食管反流 反流物刺激食管引起胸骨后剧烈刺痛，也可与心绞痛相似，可放射到后背等部位。伴或不伴胸骨后烧灼感、反酸等症状。胃镜检查可协助诊断。

（二）不可漏诊的严重疾病

1. 急性冠脉综合征 包括 ST 段抬高型心肌梗死、非 ST 段抬高型心肌梗死和不稳定型心绞痛。病人胸痛持续时间更长，程度更重，发作更频繁，或在静息时发作，硝酸甘油治疗效果不佳，可伴有大汗、呼吸困难等表现。高龄、糖尿病等病人症状可不典型。心肌梗死严重者可出现心力衰竭、心律失常及休克等表现。心电图检查、血清心肌坏死标记物（肌红蛋白、肌钙蛋白、肌酸激酶同工酶等）检查均有助于诊断。

2. 主动脉夹层 突发前胸或胸背部持续性撕裂样或刀割样剧痛，并放射至肩部。伴虚脱、血压增高、两侧肢体血压明显不对称等。可行超声心动图及 CT 血管造影。本病死亡率极高。

3. 肺血栓栓塞症 见本章第二节中（二）不可漏诊的严重疾病。

（三）容易漏诊的疾病

1. 带状疱疹 多发于胸腹或腰部，疱疹沿外周神经（肋间神经支配区）带状分布。首先出现病变处皮肤有烧灼样疼痛，局部张力增加，1～2 天后出现典型疱疹（呈粟粒大小透明水疱，周围有红晕）。在典型皮疹未出现前极易漏诊。

2. 乳腺囊性增生病 常见于中年女性。其典型临床表现是与月经周期相关的乳房疼痛和肿块，经前疼痛出现或加重、经后消失或减轻；经前肿块出现或变大，经后消失或变小。

二、胸痛的临床处理

（一）辅助检查

急性心肌梗死应行心电图、血清心肌坏死标记物冠状动脉造影及超声心动图等检查。肺血栓栓塞症应行 CT 下肺动脉造影（CTPA）、磁共振肺动脉造影（MRPA）、肺动脉造影及 D- 二聚体等检查。肺部疾病可行胸部 X 线、CT 等检查。

（二）治疗

胸痛的治疗应根据病因决定，以处理最危急的症状为主。

1. 急性冠脉综合征 立即限制活动，给予吸氧、心电监护等措施。疼痛剧烈者可给予哌替啶或吗啡进行镇痛。烦躁不安者可给予地西泮镇静。并发室性期前收缩或室速时应用利多卡因；缓慢性心律失常时给予阿托品；室上性快速心律失常时可同步直流电复律。并发休克者补充血容量。血压不升者应用多巴胺或去甲肾上腺素。并发左侧心力衰竭者取坐位，应用吗啡、呋塞米、多巴酚丁胺等，尽量将血压维持在 100/60mmHg。急性心肌梗死一经怀疑，在稳定生命体征后，立即启动急诊医疗勤务体系，迅速转送到专科医院进一步确定诊断，进行再灌注治疗（溶栓、介入或手术治疗）。

2. 主动脉夹层 需立即给予镇静镇痛、迅速降压、抑制心肌收缩等治疗。尽早转上级医院治疗。

3. 肺血栓栓塞症 立即高浓度（> 3L/min）吸氧。积极抗休克、纠正右侧心力衰竭（应用多巴酚丁胺、多巴胺、去甲肾上腺素、毛花苷 C、硝普钠、氨茶碱等）、溶栓及抗凝血治疗。尽早转上级医院治疗。

（三）转诊指征

既往稳定性心绞痛突然加重者；不明原因怀疑有生命危险的急性胸痛应及早转诊。

第五节　腹　痛

腹痛多数由腹部脏器疾病引起。根据腹痛机制分为内脏性腹痛、躯体性腹痛和牵涉痛。腹痛是多种机制综合的结果。根据腹痛起病缓急、病程长短可分为急性腹痛和慢性腹痛。

一、腹痛的诊断思路

（一）最常见的原因

1. 急性胃炎 表现为上腹痛、胀满、恶心、呕吐和食欲缺乏等症状，严重时则出现呕血、黑粪等。一般轻症病人无自觉症状，仅在胃镜检查时发现。

2. 慢性胃炎 绝大多数病人无明显症状，表现为中上腹部饱胀、钝痛、烧灼痛，并伴有反酸、嗳气、食欲缺乏、恶心等消化不良症状。胃镜及组织学检查是慢性胃炎诊断的关键。

3. 消化性溃疡 表现为上腹部疼痛（钝痛、灼痛、胀痛等），具有慢性、周期性发作（发作有季节性，多在秋冬和冬春之交）、与进餐相关等特点。胃镜检查可以确诊。

4. 肠结核 多发于中青年女性，由结核杆菌感染引起。表现为右下腹或脐周疼痛，间歇发作，餐后加重，排便或排气后疼痛缓解。常伴腹泻，3 ~ 4 次 / 天，排便呈糊状，多无里急后重，有时腹泻与便秘相交替。可出现腹部肿块。同时伴结核毒血症状。结肠镜检查及结核感染 T 细胞斑点试验可协助诊断。

5. 溃疡性结肠炎　典型表现是反复发作腹痛、腹泻及黏液脓血便。腹痛为左下腹或下腹轻、中度阵痛，严重者为持续性剧痛，常有里急后重，便后腹痛缓解。腹泻，2 ～ 10 余次 / 天，排便呈糊状，严重时为黏液脓血便或稀水样便，可有便血。结肠镜检查有助于诊断。

6. 急性胰腺炎　突发左上腹剧痛，向左肩及左腰背部放射。伴腹胀、恶心、呕吐、发热等。体检中上腹压痛，肠鸣音减弱。腹部 CT 及血清、尿淀粉酶、脂肪酶测定可协助诊断。

7. 慢性胰腺炎　反复发作的上腹痛，间歇性或持续性，平卧时加重，坐位或侧卧时疼痛可减轻。疼痛程度轻重不一，腹部体征与腹痛不相称。超声及腹部 CT 检查有助于诊断。

8. 胰腺癌　腹痛为首发症状，典型表现为持续、进行性加重的中上腹痛，可有绞痛发作，进餐后疼痛加剧，体位改变可使腹痛缓解。伴有进行性加深的黄疸，进行性体重减轻及陶土色粪便等症状。腹部 CT、超声内镜及内镜逆行胰胆管造影（ERCP）检查是确诊的重要手段。

9. 肠梗阻　常见的外科急腹症之一。表现为腹部阵发性绞痛或持续性胀痛，伴有呕吐、腹胀、停止排便排气等症状。腹部 X 线检查有助于诊断。

10. 急性阑尾炎　典型表现为转移性右下腹疼痛。伴发热、呕吐等症状。右下腹固定压痛是急性阑尾炎最重要的体征，反跳痛，腹肌紧张，肠鸣音减弱或消失是已有腹膜炎的表现。

11. 急、慢性胆囊炎　多表现为进食油腻食物后出现右上腹或上腹部疼痛，性质为阵发性绞痛或持续性疼痛阵发性加剧，疼痛可向右肩胛部或背部放射。伴有恶心、呕吐等消化道症状。体检可有墨菲征（Murphy sign）阳性，超声检查为首选检查方法。

12. 胆道蛔虫病　多为突发的剑突下钻顶样剧烈绞痛，阵发性加剧，并放射至右肩胛部或背部。疼痛反复发作，可突发突止。体检仅有上腹部或剑下深压痛或无阳性体征。本病的特点是症征不符，即突发突止的剧烈腹痛与较轻的腹部体征不相符。超声检查多能确诊。

13. 泌尿系结石　常发作肾绞痛，为阵发性上腹部或腰腹部疼痛，剧烈难忍，可放射至同侧腹股沟或会阴部。伴有血尿、尿频、尿急、尿痛等症状。首选超声及尿路 X 线片检查。

14. 异位妊娠　有停经史，腹痛为其主要症状，常表现为一侧下腹部隐痛或酸胀感，当发生妊娠流产或破裂时，突感一侧下腹部撕裂样疼痛，可波及全腹，伴恶心、呕吐等症状。体检下腹明显压痛、反跳痛。超声检查、尿妊娠试验、血 β-HCG 定量均是确诊的重要方法。

（二）不可漏诊的严重疾病

1. 急性梗阻性化脓性胆管炎　见本章第一节中（二）不可漏诊的严重疾病。

2. 肠套叠　多见于 2 岁以下小儿。典型三大症状为突发的阵发性剧烈腹痛，果酱样血便、脐右上方的腊肠形活动性肿块。钡剂胃肠道造影有较高的诊断率。

3. 腹主动脉瘤　表现为腹部、腰背部胀痛或刀割样痛，腹部可触及搏动性肿块。腹主动脉瘤破裂是最严重的临床问题，也是最常见的致死原因。而突发性的剧烈腹痛是瘤体急剧扩张或即将破裂的先兆。超声检查为首选检查。

4. 急性胃肠穿孔　常继发于胃肠溃疡，表现为突发上腹部"刀割样"剧痛，腹痛很快波及全腹，伴有消化道症状，严重时可出现休克症状。体检可见全腹肌紧张，呈"板状腹"，压痛、反跳痛明显。立位腹部 X 线检查可见膈下新月状游离气体影。

(三) 容易漏诊的疾病

1.腹型过敏性紫癜 是过敏性紫癜的一种类型,主要表现为腹痛,位于脐周或下腹部,常呈阵发性绞痛或持续性钝痛,可伴恶心、呕吐、腹泻、便血等症状。腹部症状若发生在皮肤紫癜之前易误诊为急腹症。肾上腺皮质激素治疗有效亦为本病特点之一。

2.铅中毒 典型表现是突然发作腹部剧烈绞痛,部位不固定,疼痛可持续数分钟至数小时。检查腹部平软、按压腹部时疼痛可稍感缓解,无反跳痛。此类病人常有职业性铅接触、含铅化合物 (药物) 误服或服用含铅中药史。查血铅、尿铅可以确诊。

3.腹型癫痫综合征 是指以发作性腹痛为特点的一种癫痫。多见于儿童。表现为突发的脐周及上腹部剧烈疼痛,如绞痛或刀割样,持续数分钟或数小时。发作时伴轻度的意识障碍,但无完全意识丧失。并伴有食欲缺乏、恶心、呕吐、腹泻、面色苍白,皮肤潮红等症状。多数病人发作以后疲倦、嗜睡或深睡,醒来时感觉良好。典型脑电图表现为颞叶局灶性改变。

二、腹痛的临床处理

(一) 辅助检查

血液检查:常规做血常规,必要时做 CRP、红细胞沉降率、血清抗体等。粪便常规、粪便培养:有助于病原诊断。影像学检查:腹部超声、胸腹 X 线片、胃肠钡剂造影、X 线钡剂灌肠、钡剂消化道造影、腹部 CT、MRI 等。内镜检查:胃镜、小肠镜、结肠镜、直肠镜、腹腔镜等。

(二) 处理原则

已经明确腹痛病因时,针对病因治疗。诊断不明确时,应严密观察病情,及时发现病情变化,做出正确诊断。必要时可使用抗胆碱能药物如阿托品、山莨菪碱 (6-542) 等药物缓解腹痛,切忌使用中枢性镇痛药物。呕吐、腹胀严重者可给予胃肠减压。对危及生命的病人要先抢救生命。及早发现需要紧急手术的急腹症。

(三) 转诊指征

急腹症需手术者;怀疑有器质性疾病且需要较为复杂的诊断评估者;病情严重或病情发展迅速者;腹痛病人常规治疗症状缓解不明显者。

第六节 腹 泻

腹泻 (diarrhea) 指排便次数增多 (> 3 次 / 天),性状改变 (粪质稀薄,或带有黏液、脓血或未消化的食物)。腹泻可分为急性与慢性两种,病程超过 2 个月者属慢性腹泻。腹泻是机体的一种保护机制,机体可通过腹泻排除肠道内的毒素,减少毒素吸收。

一、腹泻的诊断思路

（一）最常见的原因

1. **急性胃肠炎**　好发于夏秋季节，病史短，多于进食不洁食物后 2 ～ 24 小时发病。表现为腹泻，排水样便。伴有腹部隐痛、恶心、呕吐、发热等症状。排便后腹痛可有所缓解。

2. **食物中毒**　多由葡萄球菌、沙门菌等引起。通常为共用餐者多人同时发病，且均在 48 小时内。表现为腹泻，排水样便，伴有严重呕吐及持续性腹痛，极易出现失水、电解质紊乱导致的失水性休克情况。

3. **肠结核、溃疡性结肠炎**　见本章第五节最常见的原因。

4. **克罗恩病**　临床表现复杂多变，典型表现为腹痛、腹泻和体重下降。腹痛多位于右下腹或脐周，间歇性发作，餐后加重，排便或排气后疼痛缓解。腹泻初期为间歇发作，渐转为持续性，排糊状便，不含脓血和黏液。由于慢性腹泻、食欲缺乏和慢性消耗可致体重明显下降、贫血、低蛋白血症等。胃肠钡剂造影、CT、磁共振肠道显像及肠镜均有助于诊断。

5. **胰腺疾病**　多见于胰腺广泛切除术后，肠道不能耐受高脂饮食而引起腹泻，每日排便 3 ～ 5 次。粪便镜检可见较多的脂肪颗粒。

6. **肠易激综合征**　为功能性肠病。好发于中青年，病程漫长，但对全身健康无影响。精神、饮食因素常使症状复发或加重。表现为排便较急，粪便为糊状或稀水样，可混有黏液，无脓血。部分病人腹泻与便秘相交替。几乎所有病人同时伴有不同程度的腹痛或腹部不适。

（二）不可漏诊的严重疾病

1. **霍乱**　由霍乱弧菌所致的烈性传染病，属甲类传染病。夏秋季流行。主要表现为无痛性剧烈腹泻，不伴里急后重。粪便性状为米泔水样或洗肉水样，无粪质，便次逐渐增加，每次量超过 1000ml。伴有腓肠肌痉挛性疼痛、呕吐。可继发脱水、酸中毒等严重并发症。

2. **细菌性痢疾**　见本章第一节中（一）最常见的原因。

3. **结肠癌**　多发于 40 岁以上的中老年人。表现为排便习惯及粪便性状改变（排便次数增多、腹泻、便秘、粪便带血或黏液脓血便）。可伴有腹痛、腹部肿块等症状。结肠镜检查可明确诊断，不能行结肠镜检查者可行 X 线钡剂灌肠协助诊断。

（三）容易漏诊的疾病及其他因素

1. **甲状腺功能亢进症**　多为运动性腹泻，表现为排便次数增多，粪便呈糊状，不含黏液和脓血。伴有心悸、怕热、多汗、食欲亢进、消瘦等症状。

2. **药物不良反应**　多见于服用利血平、甲状腺素、洋地黄类等，以及抗肿瘤药物（如紫杉类）和抗生素。

二、腹泻的临床处理

（一）辅助检查

见本章第五节中（一）辅助检查。

（二）非药物治疗

大量饮水，进食易消化食物，忌食油腻性食物。

（三）药物治疗

1. **口服补液盐** 对于急性腹泻脱水疗效显著，常作为静脉补液后的维持治疗用。

2. **缓泻药** 应用收敛、保护胃肠道黏膜药物如蒙脱石散。减少肠蠕动药物如地芬诺酯。

3. **益生菌** 益生菌可以调节肠道的正常菌群，减少致病性菌群的过度生长，常用的活菌制剂有多种乳杆菌和双歧杆菌、非致病性大肠埃希菌、地衣芽孢杆菌以及枯草杆菌二联活菌、双歧杆菌四联活菌等复合制剂。

4. **感染性腹泻** 根据粪便培养选用敏感抗生素，在结果未出时根据经验用药，细菌性痢疾可用氟喹诺酮类抗生素；病毒性肠炎可用利巴韦林或干扰素。

5. **解痉剂** 解痉镇痛类药是治疗功能性慢性腹泻的重要药物，主要包括动力调节药曲美布汀、胃肠道解痉药匹维溴铵、复方枸橼酸阿尔维林等。

（四）转诊指征

霍乱病人，转至传染病医院。中重度脱水及病因不明病人，转上级医院进一步诊治。

（王明华　潘慧波）

复习指导

1. 绝大多数疾病均可引起发热。发热的诊断需要综合病人的症状、体征及辅助检查确定。

2. 咳嗽、咳痰常见于呼吸系统感染性疾病。部分心血管疾病可有咳嗽、咳痰。

3. 咽痛多与咽喉疾病相关，也可因其邻近器官疾病引起。咽痛亦可是全身性疾病的表现之一。

4. 胸痛分为心源性胸痛和非心源性胸痛。心源性胸痛需尽快处理，危及生命则需及时转诊。

5. 腹痛的病因是复杂的，临床上急腹症是最常见也是最不易诊断的疾病。腹痛的诊断需要综合分析病人的症状、体征及辅助检查资料来确定。

6. 腹泻绝大多数是由消化系统疾病引起。部分较为严重的传染病也可导致腹泻，临床处理时需按照《传染病防治法》的相关要求。

第18章　社区急症的全科医学处理

学习要求

　　掌握心肺复苏术的实施程序及其注意事项；掌握社区急症的识别、创伤和意外伤害病人伤情的判断；掌握急性冠脉综合征及脑卒中诊疗的进展；熟悉社区急症、创伤和意外伤害的现场急救原则和转诊；熟悉临床急症、创伤和意外伤害的预防和健康教育。

　　社区急症主要内容是对社区急危重症、创伤和意外伤害的现场急救，涵盖了急诊医学的大部分范畴，既含有院前急救，又包括在社区诊所完成的部分院内急症的救治工作。要求全科医生对急危重症、创伤和意外伤害做出及时、准确评估并提供可及的正确救治和转送。全科医生应该具备全面、扎实的基础和临床医学知识，熟练掌握主要社区急症的急救流程，同时积极向社区居民宣传常见社区急症的预防常识。

第一节　社区急症的概述

　　社区是各种急症的首发地，每个社区诊所均有可能见到任意一种社区急症。全科医生在社区的工作中除处理常见慢性病等疾病外，还要有计划地向社区居民宣传如何预防社区急症的发生，并随时准备处理突发的社区急症。

一、社区急症的分类

　　社区急症包括急性病症、创伤和意外伤害。社区常见急性病症有急性冠脉综合征、脑卒中、休克、昏迷、晕厥、急性腹痛、消化道出血、高热、中暑、低血糖症等。社区常见意外伤害有溺水、跌伤、烧烫伤、电击伤、急性中毒等。

二、社区急症的现场急救、转诊和运送原则

　　随着人们对急诊、急救认识的不断提高，急诊医疗勤务体系的建立和完善，要求服

务在社区一线的全科医生在急性病症、创伤和意外伤害发生的早期采取快速有效的诊断、救治、转运措施，在"黄金时间"内抢救生命，控制病情，保护组织器官功能。

现场救护要遵循的原则有：①首先要注意保护自身和病人的安全，先排除险情而后实施救助；②先迅速呼救，再行救治；③现场评估要及时、准确，重点、全面了解伤情，避免遗漏；④首先要稳定生命体征，然后再处理重伤，最后处理轻伤；⑤检查、操作要迅速、平稳，防止损伤加重；⑥止血要确切有效；⑦先包扎头、胸及腹部伤口，然后包扎四肢伤口；⑧保留离断肢体和器官；⑨先固定颈部，然后四肢；⑩危重伤员要等伤情稳定之后再行转送，搬运过程要防止二次损伤，及时与目标医院联络，加强途中监护并详细记录。

三、社区常见急症的预防和健康教育

三级预防是社区医疗工作的重点。全科医生可通过各种方式、方法，向社区居民进行社区急症的防范和急救知识，使他们学会应付突发性灾害和意外的方法；组织、指导居民进行心肺复苏模拟操作，提高自救、互救的能力。

（一）社区常见急症的预防和健康教育

1. 做好心脑血管疾病危险因素的预防　包括高血压、糖尿病、血脂异常和肥胖等疾病的一、二级预防。即提倡养成健康的生活方式：戒烟限酒、低盐饮食、合理膳食和适量运动，控制体重；定期检查血压、血糖、血脂，合理降压、降糖和改善血脂；对心脑血管疾病高危人群要检查颈动脉彩超，了解颈动脉有无斑块或颈动脉有无狭窄。对心、脑血管疾病高危人群进行急性冠脉综合征和脑卒中知识的宣教，使其了解典型的临床表现和急救的时间窗概念。

2. 预防消化系统急症发生　教育社区居民养成良好、卫生的饮食习惯，避免或尽可能少用服用各种抗生素和非甾体消炎药，以降低急性胃肠道疾病的发生率。

3. 中暑的预防　避免在高温、通风不良环境中从事强体力劳动；高温下作业时，需改善劳动条件，加强防护措施，避免穿不透气的衣服，进食含盐饮料，出现早期症状应及时撤离现场。

4. 低血糖症的预防　教育居民充分认识低血糖的危害，识别低血糖表现，掌握自救方法等；对于有低血糖症史的病人要重新调整糖尿病治疗方案，合理使用胰岛素等降糖药物。

（二）社区常见创伤、意外伤害的预防和健康教育

1. 气道异物阻塞的预防　教育儿童不要口含食物或异物行走、奔跑或玩耍；进餐时，避免交谈、大笑；避免酗酒或昏迷病人呕吐物误吸。

2. 烧烫伤的预防　预防火灾发生；养成良好的用电用火习惯；及时检查、更换家用电器设备；戒烟，切勿在床上及沙发上吸烟；掌握火灾发生时的自救和逃生方法。如在火灾现场切忌奔跑、喊叫，应用湿毛巾捂住口鼻，用绳索或被单绑在窗架上逃生自救，禁乘电梯。

3.**溺水的预防** 教育孩子不要在河边、池塘边玩耍；一旦落水，要保持冷静，切不可将手上举或挣扎，否则更易下沉，采取仰面体位，头顶向后，尽量使口鼻露出水面；救护者不谙水性时，不应盲目下水，可利用绳索、竹竿、漂浮物等工具协助溺水者上岸；谙熟水性者应从背后接近溺水者，用一只手从背后托住其头颈，另一只手抓住其手臂游向岸边。

4.**急性中毒的预防** 加强中毒预防的宣传教育；正确使用燃气热水器、煤气灶，及时检查、修复；正确储存家庭中潜在致毒物，如家用洗涤剂、化学品、药物等，防止儿童误食。

5.**电击伤的预防** 普及安全用电知识，正确安装、购买、使用各种家用电器，定期维护；教育儿童不要接触电线、插座及其家用电器。

6.**创伤的预防** 高空作业时要遵守安全生产规范，切勿违规操作机器；教育居民严格遵守交通规则，注意交通安全；卫生间、厨房地面应防滑；在各种危险处应设防护栏和警示牌。

第二节　社区常见急症的急救措施

一、心肺脑复苏

(一) 心肺复苏

心肺复苏 (cardio pulmonary resuscitation, CPR) CPR 的内容包括基础生命支持 (basic life support, BLS) 和高级生命支持 (advanced cardiovascular support, ACS)。

1.**成人基本生命支持** BLS 的内容及其顺序依次为：胸外按压 (chest compressions, C)、开放气道 (airway, A)、人工呼吸 (breathing, B)、电除颤 (defibrillation, D)。

(1) 检查意识、脉搏、呼吸及启动急诊医疗勤务体系：首先，判断病人反应，拍病人肩部或呼叫，观察病人有无语音或动作反应，如无反应，使病人平卧位于硬木板或平卧在地上。立即呼救，启动急诊医疗勤务体系。触摸颈动脉，同时用耳贴近病人口鼻，听和感觉呼吸道有无气体呼出，注视病人胸及上腹部有无起伏，时间 < 10 秒，如无颈动脉搏动，应立即胸外按压。如有颈椎损伤，移动病人时应保持头颈部和躯干在一轴线上，以免损伤脊髓。溺水或窒息引起的心搏骤停，应先做 5 组心肺复苏，然后再启动急诊医疗勤务体系。

(2) 胸外按压：抢救者一手掌根部紧贴于胸骨下 1/3 处（即乳头连线与胸骨交界处），另一手掌放在此手背上，两手平行重叠且手指交叉互握稍抬起，使手指离开胸壁；双臂应绷直，双肩中点垂直于按压部位，利用上半身体重和肩、臂部肌肉力量垂直向下按压。2010 版心肺复苏新指南强调，胸外按压频率要快，至少 100 次 / 分；按压幅度至少 5cm，婴儿和儿童的按压幅度至少为胸部前后径的 1/3（婴儿约为 4cm，儿童约为 5cm）；每次按压后胸廓完全回弹，松开时按压人员的掌根不可离开胸壁；减少中断；不得冲击式按压；用力按压但不能过猛，以防发生肋骨骨折；保证压下与松开的时间基本相等。

(3) 开放气道：用仰头抬颏法（head tilt-chin lift）开放气道，具体方法是抢救者一手放在病人的额头上向下按，另一手托起病人的下巴往上抬，迫使病人张口，令下颌部与耳垂的连线同地面基本呈 90°，让气道充分打开。迅速检查并清理病人口腔、鼻腔内的分泌物、异物或活动假牙。如怀疑有颈椎损伤时使用托颌法（jaw thrust）开放气道，但是，如果托颌手法无法开放气道，则仍然采用仰头抬颏手法，因为在心肺复苏中维持有效的通气是最重要的。

(4) 人工通气：口对口人工呼吸是为病人提供空气的有效手法。具体方法是抢救者站在其头部的一侧，深吸一口气，一手捏住病人鼻孔，对着病人的口（两嘴要对紧不要漏气）将气吹入，同时眼要注视病人的胸廓是否有明显的扩张，若有明显的扩张，表明吹气量足够多。然后离开病人的嘴，将捏住的鼻孔放开。要求①每次吹气时间应持续 1 秒以上；②每次人工呼吸的潮气量足够，应见胸廓起伏；③避免迅速而强力的人工呼吸（降低胃膨胀及其并发症的风险）。按压 / 通气的比例为 30 : 2，每个周期为 5 组 30 : 2 的心肺复苏，时间约 2 分钟。如果有两名救助者位于病人的两边，其中 1 名应做好准备，操作者每 2 分钟交替 1 次，每次更换尽量在 5 秒内完成，重点强调减少按压中断时间。人工呼吸中最常见的困难是开放气道，如果病人的胸廓在第一次人工呼吸时未发生起伏，则需确认仰头抬颏手法后再进行第二次人工呼吸。

(5) 电除颤：首次电除颤，双相波除颤应选择 200J（单相波首次 360J），然后立即心肺复苏。心室颤动 / 无脉性室性心动过速应立即做 1 次电除颤，之后做 5 组心肺复苏，再检查心律。

出现以下情况之一，院前心肺复苏才可以终止。①恢复有效的自主循环和通气；②病人转给其他医疗救助人员；③已出现可靠的不可逆性死亡征象；④施救者由于体力不支，或环境可能造成施救者自身伤害，或由于持久复苏影响其他人的生命救治。

2. 高级生命支持　ACLS 是由专业急救人员设施的院前、院内的高级 BLS，是在BLS 的基础上应用特殊仪器及技术，建立和维持有效的呼吸和循环功能及治疗原发病。ACLS 包括人工气道（airway，A）；机械通气（breathing，B）；建立液体通道，使用血管加压药物及抗心律失常药（circulation，C）；寻找心搏骤停原因（differential diagnosis，D）。即高级 A、B、C、D。

2020 年美国心脏协会（American Heart Association，AHA）关于心肺复苏（CPR）及心血管急救（ECC）指南对有关基础生命支持（BLS）和高级生命支持（ACLS）的建议予以合并，并强化流程图（如图 18-1），使其为 BLS 和 ACLS 复苏提供易于记忆的指导。

新指南再次强调非专业施救者尽早启动 CPR 的重要性（2010 版指南建议，如果成人猝倒或无反应，病人呼吸不正常，非专业施救者不应检查脉搏，而应假设存在心搏骤停。医务人员在 10 秒内未明确触摸到脉搏，应开始胸外按压）。2020 版指南再次确认应早期使用肾上腺素的重要性（2010 版指南建议，对于可电击复律的心搏骤停在最初数次除颤尝试失败后给予肾上腺素是合理的）；2020 版指南尚未确定连续除颤对顽固性可电击复律的有用性，不支持双重连续除颤。2020 版指南再次确认可在 CPR 中使用视听装置，已达到实时优化 CPR 效果；2020 版指南提倡在可行的情况下使用动脉血压或 $ETCO_2$ 等

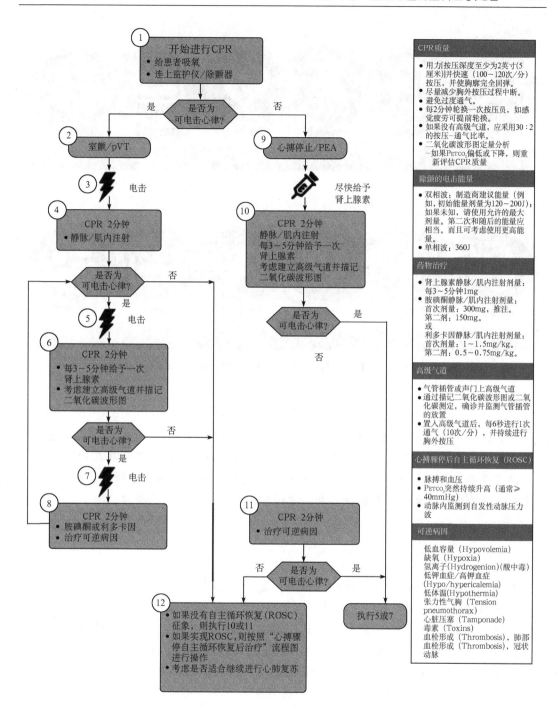

图 18-1 成人心搏骤停急救流程

生理参数来监测和优化 CPR 质量可能是合理的做法。

　　新指南较 2015 版在院内心搏骤停（IHCA）和院外心搏骤停（OHCA）生存链中添加第六个环节，即"康复"环节，具体见图 18-2。

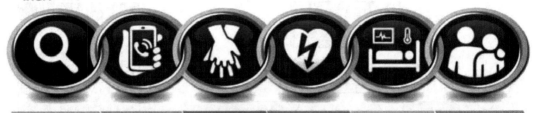

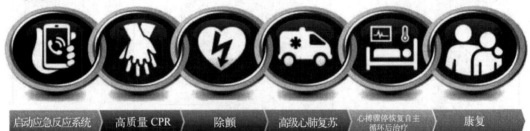

图 18-2　院内心搏骤停（IHCA）和院外心搏骤停（OHCA）生存链

链　接

2020 版指南再次强调非专业施救者尽早启动 CPR 的重要性，建议如果成人猝倒或无反应，病人呼吸不正常，非专业施救者不应检查脉搏，而应假设存在心搏骤停，立即实施心肺复苏。因此，全科医生不仅自己要熟练掌握心肺复苏操作，更重要的是有计划地对辖区成年居民进行宣教、考核，使其掌握心肺复苏操作。

（二）心搏骤停

心搏骤停（sudden cardiac arrest，SCA）是指各种原因所致心脏射血功能突然终止。心搏骤停的常见原因有各种心脏病、脑血管意外、颅脑损伤、气道异物、肺梗死、气胸、电击、溺水、电解质紊乱等。其中最常见的心脏机制为心室颤动（ventricular fibrillation，VF）或无脉性室性心动过速（pulseless ventricular tachycardia，VT），其次为心室静止（ventricular asystole）及无脉电活动（pulseless electric activity，PEA）。

心搏骤停的典型临床表现（三联征）：意识突然丧失、呼吸停止和大动脉搏动消失。

心搏骤停的诊断要点：①意识突然丧失；②叹息样呼吸或呼吸停止；③颈动脉、股动脉搏动消失，面色苍白或发绀；④双侧瞳孔散大；⑤可伴有短暂抽搐和大小便失禁；⑥心电图表现有心室颤动，无脉性室性心动过速，心室静止，无脉心电活动等。

心搏骤停需立即进行心肺复苏术。正常体温情况下心搏骤停 5 分钟后，脑细胞开始发生不可逆的缺血损害。心肺复苏每延迟 1 分钟，室颤所致心搏骤停病人的生存率将下降 7% ～ 10%。

(三) 气道异物阻塞

气道异物阻塞(foreign body airway obstruction,FBAO)是指各种异物造成口、鼻、咽、气管,甚至支气管的阻塞。常发生在儿童、老年人和脑血管病病人进餐或口含异物玩耍时。是导致窒息的紧急情况,如不及时解除,数分钟内即可致死亡。

1. 气道异物阻塞表现 气道异物阻塞病人表现为特殊"V"形呼救手势。此时,救助者应判断是气道部分阻塞还是气道完全阻塞。

(1) 气道部分阻塞:气道部分阻塞时有通气和喘息声,能用力咳嗽。

(2) 气道完全阻塞:双手抓住颈部,不能讲话,不能呼吸或咳嗽时,无法通气。

2. 现场急救措施

(1) 气道部分阻塞:救助者应鼓励病人用力咳嗽,并自主呼吸,注意观察病人的情况,如不能解除,立即求助急诊医疗勤务体系。

(2) 气道完全阻塞:必须立即解除气道阻塞,方法有①自行腹部冲击法:病人一只手握拳,拇指侧抵住腹中线剑突与脐上部位,快速向内、向上,反复冲击腹部,直到把异物排出。②腹部冲击法:用于有意识的立位或坐位病人,救助者站在病人身后,双臂环抱病人腰部,一只手握拳,其拇指侧抵住病人腹中线剑突与脐上部位,另一只手握拳快速向内、向上,反复冲击腹部,直到把异物排出。注意有无胸腹部脏器破裂等严重并发症;避免胃内容物反流误吸。③胸部冲击法:用于孕妇或过度肥胖病人。救助者站在病人身后,双臂于病人腋下环抱其胸部,一只手握拳,拇指侧放在胸骨中线,避开剑突和肋骨下缘,另一只手握拳快速向后反复冲压,直到把异物排出。

(3) 上述处理无效时,立即进行环甲膜穿刺或气管切开。切忌气管插管。

(4) 恢复呼吸道通畅和生命体征平稳之后立即就近转送,途中要吸氧,密切观察病情变化,有循环功能障碍时要建立并保持静脉通道。

二、社区常见急性病症

(一) 急性冠脉综合征

急性冠脉综合征(ACS)是指因冠状动脉内不稳定的粥样硬化斑块破裂或糜烂继发新鲜血栓形成所导致的心脏急性缺血综合征。ACS包括ST段抬高型心肌梗死(ST elevation myocardial infarction,STEMI)和非ST段抬高型急性冠脉综合征(non-ST-elevation acute coronary syndrome,NSTE-ACS)。后者包括非ST段抬高型心肌梗死(non ST elevation myocardial infarction,NSTEMI)和不稳定型心绞痛(unstable angina,UA)。急性冠脉综合征是心源性猝死最直接的原因。

《急性冠脉综合征急诊快速诊治指南(2019)》进一步推进了ACS院前急救的科学化管理,要点如下。

1. ACS的初始诊断 社区医生首次医疗接触(first medical contact,FMC)要注意评估病人的生命体征,保持其气道通畅,稳定循环;进行简要的病史询问和体格检查;10分钟内完成首份心电图;检验肌钙蛋白或CK-MB。

ACS 的诊断标准如下。

(1) STEMI：cTn ＞ 99th ULN 上限或 CK-MB ＞ 99th ULN，心电图表现为 ST 段弓背向上抬高，伴有下列情况之一或以上者：①持续缺血性胸痛；②超声心动图显示节段性室壁活动异常；③冠状动脉造影异常。

(2) NSTEMI：cTn ＞ 99th ULN 上限，伴有下列情况之一或以上者：①持续缺血性胸痛；②心电图表现为新发的 ST 段压低或 T 波低平、倒置；③超声心动图显示节段性室壁活动异常；④冠状动脉造影异常。

(3) UA：cTn 阴性，缺血性胸痛，心电图表现为一过性 ST 段压低或 T 波低平、倒置，少见 ST 段抬高（血管痉挛性心绞痛）。

2. ACS 的风险评估

(1) STEMI 病人死亡风险增加的独立危险因素有：高龄、女性、Killip Ⅱ～Ⅳ级、既往心肌梗死病史、心房颤动、前壁心肌梗死、肺部啰音、收缩压＜ 100mmHg、心率＞ 100 次 / 分、糖尿病、肌酐增高、BNP 或 NT-proBNP 明显升高等。

(2) NSTE-ACS 可分为极高危缺血病人，高危缺血病人，中危缺血病人，低危缺血病人 4 个层级。

极高危缺血病人包括：①心源性休克或血流动力学不稳定；②危及生命的心律失常或心搏骤停；③心肌梗死机械性并发症；④急性心力衰竭伴难治性心绞痛和 ST 段改变；⑤再发 ST-T 动态演变，尤其是伴有间歇性 ST 段抬高。

高危缺血病人包括：① cTn 动态改变；② ST 段或 T 波动态演变（有或无症状）；③ GRACE 评分＞ 140 分。

中危缺血病人包括：①糖尿病；②肾功能不全，估算肾小球滤过率（eGFR）＜ 60 ml/min；③左心室功能下降（左心室射血分数＜ 40%）或充血性心力衰竭；④早期心肌梗死后心绞痛；⑤近期行 PCI 治疗；⑥既往行 CABG 治疗；⑦ GRACE 评分＞ 109 分，＜ 140 分；⑧无创检查时反复出现缺血症状。

3. ACS 的社区处理原则

(1) STEMI 的处理原则：对非经皮冠状动脉介入治疗（percutaneous coronary intervention，PCI）医院要评估风险，预计 FMC 至 PCI 时间＜ 120 分钟，可转运至 PCI 医院。否则，给予静脉溶栓（最好在达到医院 30 分钟内实施），静脉溶栓成功后 2 ～ 24 小时行冠状动脉造影和血运重建治疗。

(2) NSTE-ACS 的处理原则：①极高危缺血病人建议行紧急介入策略（＜ 2 小时）；②高危缺血病人建议行早期介入策略（＜ 24 小时）；③中危缺血病人建议行介入策略（＜ 72 小时）；④低危缺血病人建议先行无创性检查（如负荷试验、心脏超声等），寻找缺血证据，再决定是否采用介入策略。

（二）脑卒中

脑卒中是由脑局部血供异常而引起的神经功能损伤。可分为缺血性卒中和出血性卒中，前者包括短暂性脑缺血发作、栓塞和血栓形成，后者含脑出血和脑蛛网膜下腔出血。

1. 院前脑卒中的识别　突然出现以下症状时应考虑脑卒中的可能，①单侧肢体（伴或不伴面部）无力或麻木；②单侧面部麻木或口角歪斜；③说话不清或理解言语困难；

④双眼同向凝视；⑤单眼或双眼视力丧失或模糊；⑥眩晕伴呕吐；⑦既往少见的严重头痛、呕吐；⑧认识障碍或抽搐。神经功能损伤的定位表现只能提示脑卒中的存在，缺血性卒中和出血性卒中的鉴别需要 CT 检查。

2. 社区脑卒中处理的要点 当意识到病人为卒中时，首先通过急救电话启动 EMSS 系统，同时，迅速检查病人的症状和体征，确认、并稳定生命体征，争取时间将病人送至卒中中心，第一时间做溶栓治疗。

3. 脑卒中急救和转送 需注意：①保持呼吸道通畅、吸氧，注意有无低血糖。②严密监测意识、瞳孔、生命体征等变化、建立静脉通道。③急性期伴脑水肿者可用 20% 甘露醇静脉滴注，或呋塞米（速尿）、地塞米松静脉注射。④脑卒中发作常出现反应性高血压，一般不宜使用降压药品。血压过高时，可适当先选用缓和的降压药。⑤在 CT 检查前不宜使用扩血管药或止血药。

（三）休克

休克（Shock）可分为心源性休克、低血容量性休克、感染性休克、过敏性休克、神经源性休克等类型。

1. 休克的诊断

（1）出现收缩压 < 90mmHg 或较基础收缩压下降 30% 以上或脉压 < 30mmHg 中一项即可诊断休克。

（2）出现下列中两项可诊断休克：①意识障碍；②脉搏 > 100 次 / 分或不能触及；③休克诱因；④四肢湿冷、胸骨部位皮肤指压阳性（再充盈时间 > 2 秒）；皮肤花斑、黏膜苍白或发绀。

但需注意与低血压区别，并且注意鉴别不同类型休克。

2. 休克的现场急救

（1）一般处理：体位应取仰卧头低位，下肢抬高 20°～ 30°，对伴有心力衰竭或肺水肿不能平卧者可采用半卧位；保持呼吸道通畅，予以吸氧；保持病人安静，避免过多搬动，注意保暖。尽快建立大静脉通道或双通道补液。严密观察生命体征、末梢循环情况和尿量变化。

（2）补充血容量：原则是及早、大量、快速补液。首先采用晶体液，根据病情给予全血、血浆、血浆增量药等。

（3）处理原发病：是纠正休克的先决条件。①心源性休克时应注意镇痛、镇静和纠正心律失常。②低血容量休克时应迅速补充血容量，晶体与胶体液比例为 3∶1；补液速度的原则是先快后慢，第一个 0.5 小时补平衡液 1500ml，右旋糖酐或羟乙基淀粉 500ml，如休克缓解可减慢补液速度，否则可再快速补平衡液 1000ml。③感染性休克时应迅速补充血容量和控制感染。④过敏性休克时应立即停止使用致敏药物，迅速给予肾上腺素（成年人首次 0.5mg 皮下注射或肌内注射，随后 0.025 ～ 0.05mg 静脉注射，效果不佳可在 15 分钟内重复注射。小儿 0.01mg/kg 皮下注射，最大剂量 0.5mg，必要时每隔 15 分钟重复 1 次）、同时给予糖皮质激素（地塞米松每次 10 ～ 20mg 肌内注射）和升压药（多巴胺 20 ～ 40mg 静脉注射或肌内注射）。⑤神经源性休克时应去除病因，剧痛可用吗啡或盐酸哌替啶，肾上腺素 0.5 ～ 1mg 皮下注射，必要时重复使用。

（4）在进行上述处置的同时积极联系转诊。经上述处置后休克尚未缓解应给予血管活性药物，纠正电解质及酸碱平衡紊乱和改善微循环等治疗，并进一步检查有无活动性出血。

（四）昏迷

昏迷（coma）是由于脑功能受到高度抑制而产生意识丧失和随意运动消失，对内外环境不能够认识，对刺激反应异常或反射活动异常的一种病理状态。

1. 昏迷的病因　昏迷的病因众多，以是否伴有脑膜刺激征和神经系统定位体征分类有助于昏迷的诊断。

（1）昏迷伴有脑膜刺激征：各种细菌、病毒、真菌引起的脑膜炎，脑出血、脑外伤等血液进入蛛网膜下隙，脑肿瘤、脑脓肿、脑炎等侵及蛛网膜下隙等。

（2）昏迷伴有神经系统定位体征：常见的有脑出血、脑梗死、脑肿瘤、脑脓肿、脑炎及脑疝等。

（3）昏迷不伴神经系统定位体征：有全身疾病导致的昏迷和急性中毒导致的昏迷。

1）全身疾病导致的昏迷，包括①感染性疾病：病毒感染（如流行性乙型脑炎、森林脑炎、脑膜脑炎、肠道病毒性脑炎、流行性出血热等）；立克次感染；寄生虫感染（如脑型疟疾、急性脑型血吸虫病、弥漫性脑囊虫病等）；感染中毒性脑病（如中毒性肺炎、中毒性痢疾、败血症等）；螺旋体感染等。②内分泌及代谢障碍性疾病，如酮症酸中毒、低血糖、乳酸酸中毒、慢性肾衰竭、肝性脑病、肺性脑病、胰腺炎、黏液水肿昏迷、垂体危象昏迷、慢性肾上腺皮质功能减退性昏迷等。③电解质紊乱等。

2）急性中毒导致的昏迷：一氧化碳等气体中毒；有机磷等农药中毒；巴比妥类等药物中毒；毒蘑菇等植物中毒；毒蛇咬伤，蜂蜇伤等动物中毒；中暑、溺水、触电等物理因素导致的昏迷。

2. 昏迷的诊断　应包括评估昏迷状态和判断昏迷病因。并注意与木僵状态、闭锁综合征、癔症和晕厥等区别。

（1）评估昏迷状态：格拉斯哥昏迷量表（Glasgow coma scale，GCS）常用作评价昏迷程度的量化标准。方法：①睁眼反应：自动睁眼、呼之睁眼、刺痛呼之睁眼、不睁眼，分别为4、3、2、1分；②运动反应：遵嘱动作、刺痛自然动作（有目的动作）、刺痛能躲避（无目的动作）、刺痛肢体过屈、刺痛肢体过伸、不能运动，分别为6、5、4、3、2、1分；③语言反应：回答切题、回答不切题、单音语言、呻吟、不能言语，分别为5、4、3、2、1分。判断：积分15分为正常，积分12～14分为轻度昏迷，积分9～11分为中度昏迷，积分≤8分为重度昏迷，积分4～7分者预后极差，积分≤3分者不能生存。

（2）判断昏迷病因：有下列病史、体征可能提示昏迷的病因。

1）迅速准确询问病史：可向知情者询问起病方式、首发症状、伴随症状、发生环境及既往病史等。注意有无高血压病、癫痫、糖尿病、肾病、血液病、内分泌病、慢性肺病、癌症、心脏病、脑血管病等病史；近期有无外伤感染，用药中断或服用过量药物等。

2）生命体征。① Kussmual 呼吸常见于糖尿病酸中毒；浅而快速的规律性呼吸见于休克、心肺疾病或催眠药中毒引起的呼吸衰竭；Cheyne-Stokes 呼吸见于间脑和中脑上部损害；长吸气呼吸见于中脑下部和脑桥上部损害；点头呼吸见于脑桥下部和延髓上部损害。②脉搏不齐可能为心脏病；微弱无力提示内出血或休克等；心动过速可能为休克、心力衰竭、高热或甲状腺功能亢进危象；心动过缓提示颅内压增高或阿-斯综合征。③血压过低可能为深昏迷状态、休克、烧伤、脱水、肾上腺皮质功能减退；血压过高提示颅内压增高、高血压脑病或脑出血。④体温升高提示有感染性或炎症性疾病，体温过高则可能为中暑、脑干损害。体温过低提示为休克、第Ⅲ脑室肿瘤、肾上腺皮质功能减退、冻伤或镇静药过量。

3）皮肤黏膜：发绀多为心肺疾病；黄染可能是肝昏迷或药物中毒；潮红为阿托品类药物中毒、高热、一氧化碳中毒等；苍白见于休克、贫血或低血糖；多汗提示有机磷中毒、甲状腺功能亢进危象或低血糖症。

4）头面部：鼻和耳道溢液或出血常见于颅底骨折；双瞳孔散大见于深昏迷状态、阿托品类药物中毒；双瞳孔缩小提示有机磷或催眠药中毒；双瞳孔不等大可能有脑疝形成；眼底视盘水肿为颅内压增高表现。

5）胸部：桶状胸、叩诊鼓音、发绀可能为肺性脑病；心律失常见于心房纤颤、心房扑动、阿-斯综合征等。

6）腹部：脾大、腹水者常为肝性脑病；腹部膨隆和或肠鸣音减弱、消失，可能为腹腔出血或麻痹性肠梗阻。

7）四肢：肌束震颤见于有机磷中毒；双手扑翼样震颤多为中毒性或代谢性脑病。

8）神经系统：有脑膜刺激征伴发热常提示中枢神经系统感染；有脑膜刺激征不伴发热见于蛛网膜下腔出血。伴偏瘫等定位体征多见于脑血管病或颅内肿瘤。

9）气味：酒味为急性酒精中毒；肝臭味提示肝性脑病；烂苹果味提示糖尿病酮症酸中毒；大蒜味为敌敌畏中毒；氨臭味提示尿毒症。

3. 昏迷的现场处理原则 ①保持呼吸道通畅：病人绝对卧床，平卧位、头转向一侧以免呕吐物误入气管，病人肩下垫高，使颈部伸展，防止舌根后坠。②开通静脉，有循环衰竭者，应补充血容量，酌情选用升压药，纠正酸中毒，维持有效血液循环等生命体征的处理。③有颅内压增高者，及早用 20% 甘露醇 250ml 快速静脉滴注，或选用呋塞米（速尿）、地塞米松等。惊厥抽搐者选用苯巴比妥、地西泮（安定）肌内注射等。高热时给予物理降温。④迅速查明病因，对因治疗。低血糖者补充糖、中毒者行排毒解毒。

问题讨论

伤者中年男性，于 6 分钟前不慎从高空坠落，伤者神志不清，面色苍白，肢端发冷，脉搏细速，心率 120 次/分，血压 70/50mmHg，呼吸浅、快，28 次/分，双瞳孔正常，等大；头面部、胸腹部皮肤未见损伤，双肺呼吸音正常；腹部膨隆，肠鸣音减弱；脊柱、四肢被动活动正常；脑膜刺激征未引出；刺痛能睁眼、肢体能躲避，仅有呻吟声。

请分析：

该病例可能的诊断及其依据是什么？应进一步进行何种检查，采取何种处理方法为妥？

（五）晕厥

晕厥（syncope）是因各种原因导致一过性脑供血不足引起的意识障碍。

1. 晕厥的原因和表现

（1）反射性晕厥：占80%～90%。包括以下类型。①血管减压性晕厥（血管迷走性晕厥）：多见于体弱的青年女性，起病诱因多为情绪紧张、恐惧、疼痛、疲劳、饥饿、愤怒、站立过久等。有全身无力、出汗、上腹不适、视物模糊、头晕、恶心、呕吐等先兆症状。主要表现为突然跌倒，心率减慢，血压下降，面色苍白，皮肤发冷，意识丧失。恢复快，无后遗症。②直立性低血压：见于长期卧床、血容量减少、药物及交感神经切除术后。③颈动脉窦综合征：原因有突然转头，或局部手术瘢痕、肿大淋巴结等压迫颈动脉窦。④此外还有吞咽性晕厥，咳嗽性晕厥，排尿性晕厥，疼痛性晕厥等反射性晕厥。

（2）心源性晕厥：心源性晕厥可见于各种心律失常，心排出受阻（主动脉狭窄、肥厚性梗阻型心肌病、左房黏液瘤等），心肌病变（心肌炎、心绞痛、急性心肌梗死等）。

（3）脑源性晕厥：各种脑部血管病变、痉挛或被挤压引起的晕厥。

（4）其他有低血糖、贫血等血液成分改变引起的晕厥。

晕厥应与眩晕相鉴别。晕厥发生时意识丧失。而眩晕发生时，无论多么严重，持续时间多长，绝不应有意识障碍。

2. 晕厥的急救处理　无论何种原因引起的晕厥，要立即将病人置于平卧位，取头低足高位，松开腰带，保暖。松解领口，头转向一侧；待发作缓解后应确定病因，预防晕厥再次发作。

（六）急性腹痛

急性腹痛的病因很多，可涉及内、外、妇等多科领域。

1. 腹痛诊断　应注意与冠心病、异位妊娠破裂等腹部以外急症鉴别；还要明确有无合并急性腹膜炎，以及区别原发病变的性质（炎症、穿孔、出血、梗阻、缺血、损伤等）。

（1）炎症性腹痛的特点：腹痛、发热、腹部压痛，一般较轻，可以忍受。常见疾病及其特点：急性阑尾炎（转移性右下腹痛，麦克伯尼点压痛）、急性胆囊炎（Murphy 征阳性，胆囊肿大）、急性胰腺炎（血清淀粉酶升高）、急性坏死性肠炎（伴有血便）等。

（2）穿孔性腹痛的特点：突发持续性剧烈腹痛、气腹、腹膜刺激征。常见疾病及其特点：胃十二指肠溃疡穿孔（"板状腹"，肝浊音界缩小或消失，肠鸣音消失）等。

（3）出血性腹痛的特点：腹痛、失血性休克。常见疾病及其特点：胆道出血（腹痛、出血、黄疸三联征，胆囊肿大）、肝癌破裂出血（转移性浊音，肠鸣音消失）、腹主动脉瘤破裂出血（突发腹部、腰背部撕裂样疼痛，迅速休克）、异位妊娠破裂（育龄妇女、停经史）。

（4）梗阻性腹痛的特点：阵发性腹痛、呕吐、腹胀。比较难忍，辗转不安。常见疾病及其特点：肠梗阻（停止排便、排气，胀气的肠襻，液 - 气平）、肠套叠（小儿，间歇性哭闹，停止排气，果酱样便，右中上腹实性长形或腊肠样包块）、输尿管结石（血尿，输尿管、肾盂积水）、嵌顿性腹股沟疝或股疝（停止排便、排气，腹股沟区或股根部压痛性包块）、急性化脓性胆管炎（巩膜、皮肤黄染，Murphy 征阳性，胆囊肿大）。

（5）缺血性腹痛的特点：持续性腹痛、腹膜刺激征。常见疾病及其特点：肠系膜动脉栓塞（常有心脏病史、出现严重腹痛而腹部无明显体征）、卵巢囊肿蒂扭转（育龄妇女、妊娠早期或产后）、急性缺血性肠病（突发剧烈腹痛，伴频繁呕吐和腹泻，在之后的 24 小时内便血，为鲜红色或暗红色，血与粪便混匀，出血量不大）等。

（6）损伤性腹痛的特点：外伤、腹痛、腹膜炎或内出血。创伤时首先应注意检查生命体征，全面的体格检查，腹部检查，进而判断内脏损伤。

（7）功能紊乱性腹痛：腹痛无明确定位，精神因素，全身疾病史。

2. 社区处理原则 ①普通型：生命体征平稳。详细采集病史，全面系统的体检，必要的辅助检查，对于诊断较明确的急性胃炎、急性肠炎、神经官能性腹痛等普通病例，应在严密观察下给予治疗。②重症型：持续性腹痛，伴器官功能障碍。尽快重点询问和检查，同时注意改善病人状况，及时转诊。③危重型：绞窄性肠梗阻、坏死性胰腺炎、重症胆囊炎、内脏穿孔以及主动脉夹层者，病情危重，需立即监护并纠正生命体征，及时转诊。④注意事项：疼痛剧烈时可予阿托品 1mg 静脉滴注和（或）地西泮 5～10mg 静脉滴注，原因未明者不宜用吗啡或哌替啶；未能排除肠坏死、肠穿孔等疾病时禁忌灌肠和使用泻药。

（七）消化道出血

上消化道出血的病因主要有急性胃黏膜病变（非甾体抗炎药、肾上腺皮质激素、酗酒、机体应激状态），消化道溃疡，食管胃底静脉曲张，胃癌等疾病。其他有胆道、胰腺、主动脉等邻近器官或组织疾病及全身性疾病。下消化道出血的病因主要有痔。其他有肛裂、肛瘘、结肠肿瘤，溃疡性结肠炎、急性出血性坏死性肠炎、肠结核、克罗恩病、肠套叠等。

1. 临床表现 消化道出血以呕血和便血为主要表现。上消化道出血常伴有阵发性腹痛、腹胀等消化不良症状。慢性小量上消化道出血以粪便隐血试验阳性或黑粪为主要表现；上消化道出血量较大时以呕血（咖啡色、鲜红色）、便血（黑粪、暗红色等）为主要表现。少量下消化道出血以粪便带血或便后滴血为主，鲜红色；高位下消化道出血在肠内留滞过久也可呈黑粪。消化道急性大出血可出现周围循环衰竭表现：头晕、心悸、冷汗等症状，以及脉搏频数微弱、血压下降、呼吸急促及休克等。慢性出血或急性大量出血可出现贫血表现。

2. 诊断 诊断时应注意区别是否因吞入来自口、鼻、咽部的血液，或摄入的动物血制品，或服用铁剂、铋剂、生物碳等药物出现的假性呕血或黑粪。呕血还应与咯血相鉴别。

（1）失血量评估：上消化道出血量达到 5～20ml 时粪便隐血试验阳性。出血量达 50～100ml 及以上可表现为黑粪。胃内积血在 250～300ml 可呕血。出血量达 1000ml 可出现暗红色血便。

（2）活动性消化道出血的社区判断：出现下列情况提示有持续消化道出血，①呕血或黑粪反复不止；②柏油样便转为紫红色；③快速扩容后周围循环衰竭表现没有得到纠正，或一度缓解又加重。

3. 社区处理原则 ①一般处置：病人卧床休息，活动性出血期间暂时禁食；②止血治疗：胃内降温，口服止血药，抑制胃酸分泌和保护胃黏膜；③上消化道大量出血的处理：保持呼吸道通畅，避免呕吐物吸入；监测生命体征；及时转诊。

（八）中暑

中暑（heat illnese），是指因高温引起的人体体温调节功能失调，体内热量过度积蓄，从而引发神经器官受损。中暑分为热痉挛（heat cramp）、热衰竭（heat exhaustion）和热射病（heat stroke）。该病通常发生在夏季高温同时伴有高湿的天气。

1. 易发因素 ①环境温度过高（＞32℃）；②从事重体力劳动、发热、甲状腺功能亢进症和应用苯丙胺等药物人体产热增加；③湿度较大（＞60%）、过度肥胖或穿透气不良的衣服等导致散热障碍；④系统硬化病、广泛皮肤烧伤后瘢痕形成或先天性汗腺缺乏症等病人汗腺功能障碍。

2. 临床表现 中暑临床表现可分以下3种类型。

（1）热痉挛：在高温环境下剧烈运动，大量出汗后出现肌肉痉挛，持续3分钟后缓解。

（2）热衰竭：常发生于老年、儿童和慢性病病人，表现为疲乏、无力、眩晕、恶心、呕吐、头痛。可有心动过速、低血压、直立性晕厥等明显脱水征。

（3）热射病：以高温和意识障碍为特征。起病前往往有头痛、眩晕和乏力。根据发病时病人所处的状态和发病机制，临床上分为2种类型：劳力性和非劳力性热射病。

1）劳力性热射病：多在高温、湿度大和无风天气中进行重体力劳动或剧烈体育运动时发病。病人多为平素健康的年轻人，在从事重体力劳动或剧烈运动数小时后发病，约50%病人大量出汗，心率可达160～180次/分，脉压增大。可发生骨骼肌溶解、急性肾衰竭、肝衰竭、弥散性血管内凝血或多器官衰竭，病死率较高。

2）非劳力性热射病：主要在高温、通风不良环境下发病，多见于老年体衰者。表现皮肤干热、无汗和发红，直肠温度常在41℃以上。行为异常、癫痫发作，谵妄、昏迷和瞳孔对称缩小，甚至出现低血压、休克、心律失常和心力衰竭、肺水肿、脑水肿及急性肾衰竭。

3. 诊断 根据易患人群在高温环境下，较长时间剧烈运动或劳动后出现相应的临床表现，并排除其他疾病方可诊断。需与食物中毒、化学中毒、药物中度相鉴别。

4. 中暑的现场急救 ①首先评估生命体征；②病人应迅速转移到阴凉通风处休息，脱去病人衣服，喷凉水或以凉湿床单包裹全身，或用冰盐水进行胃或直肠灌洗；③饮用凉盐水等饮料以补充盐和水分的丧失；④生命体征平稳后，及时转诊。

（九）低血糖症

低血糖症（hypoglycemia），是指血浆葡萄糖浓度低于2.8mmol/L，以交感神经兴奋和脑细胞缺氧为主要表现的综合征。由多种原因引起，可分为药物所致低血糖症（胰岛素，口服降糖药，饮酒过量）、空腹低血糖症（严重肝病、严重营养不良、妊娠后期和胰岛细胞瘤等）和餐后低血糖（功能性低血糖、糖尿病早期、胃大部切除或胃空肠吻合）。

1. 临床表现 常表现为出汗、饥饿、心慌、颤抖、面色苍白等交感神经过度兴奋的表现，以及精神不集中、思维和语言迟钝、头晕、嗜睡、躁动、易怒、行为怪异等精神症状，严重者出现惊厥、昏迷、死亡等脑功能障碍表现。

2. 诊断 诊断时应注意寻找低血糖的原因，合并昏迷时应与脑血管意外相鉴别。

3. 社区急救处理 有条件可立即测血糖和胰岛素。①轻中度低血糖可口服糖水、含糖饮料，或进食糖果、饼干、面包、馒头等即可缓解；②重者和疑似低血糖昏迷的病人，无须等待血糖检查结果，及时给予50%葡萄糖40～60ml静脉注射，继以5%～10%葡萄糖液静脉滴注；③神志不清者，切忌喂食以免呼吸道窒息。

三、创伤的院前救助原则

创伤（trauma）是指各种物理、化学和生物等因素作用，造成机体组织结构完整性损害或功能障碍。主要原因有暴力、高空坠落、切割、挤压、灾难或交通事故等，其中50%以上的创伤由交通事故造成。

创伤急救可分为院前急救、医院急救、后续专科治疗。院前急救是指创伤发生到伤员进入医院前的救治过程，包括现场救治和转运中救治。

（一）创伤的院前评分和分检

1.简要询问病史了解伤情　包括受伤时间、受力方式、部位和有无昏迷史。

2.检查生命体征　迅速检查神志、瞳孔、呼吸、心搏和血压等生命体征，了解有无出血、呼吸道阻塞，并给予迅速处理。

3.快速查体　按着"CRASH PLAN"顺序检查，以免遗漏，即按着心脏（cardiac，C）、呼吸（respiration，R）、腹部（abdomen，A）、脊柱（spine，S）、头部（head，H）、骨盆（pelvic，P）、四肢（limb，L）、动脉（arteries，A）、神经（nerves，N）的顺序检查。

4.院前评分和分检　常用方法如下，可根据个人习惯灵活应用。

（1）创伤指数（trauma index，TI）：按照受伤部位（四肢；躯干背部；胸腹部；头颈部），损伤类型（撕裂伤；刺伤；顿挫伤；火器伤），循环（正常；血压<102mmHg，脉搏>100次/分；血压<102mmHg脉搏>100次/分；血压及脉搏测不到），呼吸（胸痛；呼吸困难；发绀；无呼吸）和意识（倦怠；嗜睡；浅昏迷；深昏迷）各参数异常程度分别取1、3、5、6分，各项相加积分为TI值。TI值5～9分为轻伤；10～16分为中度伤；>17分为重伤。中度、重伤伤员需要转送。

（2）CRMAS评分：是1985年Clemmer建立，根据循环（毛细血管充盈正常/收缩压>100mmHg；毛细血管充盈迟缓/收缩压85～99mmHg；无毛细血管充盈/收缩压<85mmHg），呼吸（正常；费力/浅或>35次/分；无自主呼吸），胸腹部情况（无压痛；有压痛；连枷胸或板状腹或有穿透伤），运动（正常；只对疼痛刺激有反应；无反应）和语言（正常；言语错乱或语无伦次；说话听不懂或不能发音）各参数异常程度分别取2、1、0分，相加积分为CRAMS分值。总分9～10为轻伤，7～8为重伤，6分为极重度伤。

5.批量伤员分检　当有众多人员受伤时，要对伤员进行分检，优先抢救、转运有生命危险但可以救治的伤员。①危重伤：收缩压<60mmHg，心率>120次/分，有呼吸困难及意识不清。用红色标记。立即进行创伤基本生命支持，并尽快转运相关医院。②重伤：伤情没有危及生命，但须进行手术治疗。用黄色标记。立即进行创伤基本生命支持，并尽快转运相关医院。③轻伤：生命体征正常，轻度损伤，能步行。用绿色标记。给予就地处理后，可留在社区诊所或家中继续观察、随访。④濒死伤：抢救费时而又困难，救治效果差，生存机会不大的危重伤员。用黑色标记。

（二）创伤基本生命支持

创伤基本生命支持主要包括：通气、止血、清创、包扎、固定和搬运。

1. 呼吸道管理、现场心肺复苏、抗休克　注意呼吸道是否通畅，及时清除气道异物和纠正下坠的舌根。对有呼吸困难或呼吸停止的应紧急心肺复苏。如有休克应紧急抗休克治疗。

2. 止血　对于较小的切割伤只需清洁伤口，一般不必包扎，常在数分钟内自行止血。较大的创伤引起严重的出血，可采取下列方法：①小动、静脉出血，可用厚的无菌敷料加压包扎；②中等动脉出血可以手指用力按压出血部位近心端的动脉止血；③四肢较大的动脉出血时，抬高患肢，在伤口近心端的皮肤上用敷料或布料等垫好，然后用止血带在该处紧缠肢体 2～3 圈。应注意，止血带的压力应适宜，以出血停止远端不能摸到动脉搏动、伤口出血刚停止为好；使用止血带一般不宜超过 3 小时，且每 30 分钟放松一次，每次 1～3 分钟；在病人胸前应有明显标记，注明上止血带的时间和部位。

3. 清创　如社区条件许可，开放性损伤应尽早清创，以免伤口再污染。在现场可进行简单清创，其步骤如下：用消毒纱布盖好伤口，以乙醚或汽油清洗周围皮肤的污垢，然后戴无菌手套，用消毒肥皂水刷洗伤口周围，并用生理盐水冲洗，如此可重复 2～3 次。注意刷洗时不要使肥皂水流入伤口内，每次重复刷洗应更换手套。刷洗完毕后以消毒纱布、无菌布单盖好伤口，及时转运。

如现场无法进行清创，对开放性软组织的损伤可用消毒纱布或干净敷料加压包扎，不可用未经消毒的水冲洗或外敷药物。可用无菌敷料或干净的布单包扎外露的骨端，但不可复位及缝合伤口，以免被污染的骨端再污染深部组织。可能发生破伤风杆菌感染者如挫裂伤和刺伤可给予破伤风抗毒血清 1500U 肌内注射。

4. 包扎　目的是保护伤口，减少污染。优先包扎头部，胸、腹部伤口，然后包扎四肢伤口。注意包扎动作要轻、快、准、牢，不要在伤口上打结，避免碰触伤口；暴露伤口要用无菌纱布覆盖后再进行包扎；包扎不可过紧或过松；四肢包扎要暴露指（趾）末端。

5. 固定　有四肢瘫痪的考虑有颈椎骨折、脱位时，先固定颈部，然后固定四肢。原则不宜复位受伤部位的畸形。

6. 搬运　安全、有监护地迅速转运。①途中严密观察生命体征；②腹腔内脏脱出的病人，应保持仰卧位，屈曲下肢，腹部保温；③骨盆损伤的病人，应仰卧于硬板担架上，双膝略弯曲，其下加垫；④昏迷、呕吐病人应取头低位且偏向一侧，防止呕吐物吸入呼吸道引起窒息；⑤怀疑脊柱、脊髓损伤，搬运前要先固定，将身体以长轴方向拖动，病人的头部应与车辆行驶的方向相反以保持脑部血供；⑥疑有颈椎骨折及脱位，搬运病人时应由一个人扶持固定头颈部，保持颈椎和胸椎线一致，切勿过屈、过伸或旋转，伤者应平卧在硬板担架上，颈部两侧各放置一沙袋，使颈椎在运送途中处于较固定的状态。

四、社区常见的意外伤害

（一）淹溺

淹溺（drowning）又称溺水，是一种淹没或沉浸在液性介质中并导致呼吸损伤的过程。

1. 诊断 有淹溺史；有面部发绀、肿胀、肢体湿冷、腹胀、意识障碍甚至心搏呼吸骤停。

2. 现场救治 现场救治原则为：①通畅气道，维持有效通气。清除口腔、呼吸道异物；迅速倒出呼吸道、胃内积水。②心肺复苏：心搏、呼吸骤停者即刻予以心肺复苏。③吸氧：有缺氧指征者给予吸氧。④维持有效循环：建立静脉通道。淡水淹溺者选用 0.9%～3% 氯化钠液静脉滴注，海水淹溺者选用 5% 葡萄糖液静脉滴注。⑤转送：及时转送。

(二) 烧烫伤

烧烫伤 (burn) 主要指热力、化学物质、电能、放射线等引起的皮肤、黏膜、甚至深部组织的损害。热伤最常见，占各种烧伤原因的 85%～90%。

1. 烧伤的评估 烧伤的评估内容如下。

(1) 烧伤深度判断：Ⅰ度烧伤：称红斑性烧伤，仅伤及表皮浅层。Ⅱ度烧伤：称水疱性烧伤。其中浅Ⅱ度烧伤，伤及表皮的生发层与真皮浅层；深Ⅱ度烧伤，伤及真皮层。Ⅲ度烧伤：称焦痂性烧伤，伤及全皮层甚至达到皮下、肌肉或骨骼。

(2) 烧伤面积估算：①小面积烧伤一般用手掌评估，手掌面积约占体表总面积的 1%；②大面积烧伤常用九分法评估，中国新九分法（成年人）：头颈 1×9%（发部、面部和颈部各 3%），双上肢 2×9%（双上臂 7%、双前臂 6%、双手 5%），躯干 3×9%（前、后面各 13%、会阴 1%），双下肢 5×9%+1%（臀部 5%、双大腿 21%、双小腿 13%、双足 7%）。女性臀部和双足修正为各占 6%，小儿头部面积为 [9+（12 − 年龄）]%，小儿双下肢面积为 [46 −（12 − 年龄）]%。

(3) 烧伤伤情分类：根据烧伤面积、深度以及并发症判断烧伤严重程度。轻度烧伤：Ⅱ度烧伤面积 < 9%。中度烧伤：Ⅱ度烧伤面积 < 10%～29%，或Ⅲ度烧伤面积 < 9%。重度烧伤：烧伤面积 30%～49%；Ⅲ度烧伤面积 10%～19%；或烧伤面积不足 30%，但全身情况较重或有休克、复合伤、呼吸道吸入性损伤或化学中毒等并发症。特重烧伤：烧伤总面积 50% 以上，Ⅲ度烧伤面积 20% 以上，有严重并发症。

2. 烧伤的现场急救 原则如下：①迅速脱离现场，熄灭伤者身上的火焰，脱去烧烫的衣物，防止水疱脱皮，用清洁敷料保护好创面。②呼吸道烧伤时，要迅速解除窒息，确保呼吸道通畅。必要时可用小号粗针头予以环甲膜穿刺。③轻度烧伤：立即用大量冷水冲洗患处 0.5 小时以上，至停止冲洗后不再感到疼痛为止。不能在创面上涂抹任何药物、牙膏和油膏等油性物质。如有水疱，用消毒的纱布或干净的毛巾、被单包裹，保护创面，不要将疱皮撕去。④中度以上烧伤：及时转送专科医院治疗。立即给予吸氧、呼吸支持，及早建立静脉输液通道抗休克治疗，给予镇静、镇痛治疗。转送途中注意观察生命体征的变化。

(三) 急性中毒

中毒 (poisoning) 是指毒物短时间内经皮肤、黏膜、呼吸道和消化道等途径损伤机体，并引起器官功能障碍。急性中毒起病急骤，症状严重，病情变化迅速，不及时治疗常危及生命，必须尽快做出诊断与急救处理。

1. 临床表现与毒物种类 症状表现取决于毒物的特性，一些症状、体征能够提示可能的毒物。体格检查时应按各系统逐步检查，避免遗漏。

（1）循环系统：①心律失常。洋地黄、夹竹桃、乌头、蟾蜍等兴奋迷走神经；拟肾上腺素药、三环类抗抑郁药等药物兴奋交感神经。②心搏骤停。茶碱类直接作用于心肌；窒息性毒物导致缺氧；钡盐、棉酚、排钾性利尿药导致低钾血症。③心肌损伤。洋地黄、奎尼丁、氨茶碱、吐根碱等直接作用于心肌。④休克。剧烈吐泻，血容量减少；三氧化二砷中毒、巴比妥类中毒等抑制血管舒缩中枢，周围血管扩张。

（2）呼吸系统：呼吸系统表现如下。①呼吸气味。酒味、苦杏仁味（氰化物）、蒜味（有机磷、黄磷、铊等中毒）、苯酚味（苯酚、甲酚皂溶液等中毒）等。②呼吸加快。水杨酸类、甲醇，刺激性气体等中毒。③呼吸减慢。催眠药、吗啡中毒。④肺水肿。磷化锌、有机磷等，刺激性气体、安妥、百草枯等。

（3）神经系统：表现有①昏迷。见于阿托品、麻醉药、催眠药等中毒；一氧化碳、硫化氢、氰化物等窒息性毒物中毒；高铁血红蛋白生成性毒物中毒；有机磷、有机汞、拟除虫菊酯、溴甲烷等农药中毒。②谵妄。见于阿托品、乙醇和抗组胺药中毒。③肌纤维颤动。见于有机磷、氨基甲酸酯杀虫药中毒。④惊厥。见于窒息性毒物中毒、有机氯、拟除虫菊酯、异烟肼中毒。⑤瘫痪。见于可溶性钡盐、三氧化二砷、磷酸三邻甲苯酯、正己烷、蛇毒等中毒。⑥精神失常。见于一氧化碳、二硫化碳、阿托品、四乙铅、乙醇、抗组胺药等中毒。

（4）泌尿系统：①肾小管中毒。见于氯化汞、四氯化碳、头孢菌素类、氨基糖苷类抗生素、毒蕈、蛇毒、生鱼胆、斑蝥等中毒。②肾缺血。产生休克的毒物。③肾小管堵塞。见于砷化氢、游离血红蛋白、磺胺。

（5）眼：①瞳孔散大。阿托品、莨菪碱类、曼陀罗类、镇静药中毒。②瞳孔缩小。吗啡、乙醇、有机磷、氨基甲酸酯类杀虫剂中毒。③视神经炎。见于甲醇中毒。

（6）皮肤黏膜：①灼伤。见于强酸、强碱。②发绀。见于苯胺、硝基苯、亚硝酸盐，麻醉药、有机溶剂、刺激性气体。③黄疸。见于四氯化碳、鱼胆、毒蕈等中毒。

（7）发热：见于阿托品、二硝基酚、棉酚等中毒。

（8）血液系统：①白细胞减少和再生障碍性贫血。氯霉素、抗肿瘤药、苯等中毒；出血：阿司匹林、氯霉素、氢氯噻嗪等中毒。②血液凝固障碍。肝素、敌鼠、蛇毒、水杨酸类等中毒。③溶血性贫血。砷化氢、苯胺、硝基苯等中毒。

2. 中毒的现场急救

（1）立即脱离中毒现场：接触或吸入性中毒，应立即将病人搬离中毒现场。

（2）清除体内尚未被吸收的毒物。

1）经胃肠道中毒。①催吐：适应于神志清楚能合作的病人。昏迷、惊厥、进食强腐蚀剂、煤油、汽油等中毒者忌用；高血压、心脏病、肝硬化、妊娠、年老体弱等中毒者慎用。②洗胃：对于昏迷和不合作中毒者应争取在 6 小时内洗胃。但强酸或强碱等腐蚀性毒物中毒者禁忌。③服毒超过 4 小时，在洗胃后，给予导泻。④灌肠：口服中毒超过 6 小时以上、导泻无效者及巴比妥类、颠茄类、阿片类药物中毒者可以灌肠。腐蚀性毒物中毒者禁忌。

2）经皮肤、眼内及伤口中毒：清洗皮肤和毛发；毒物溅入眼内，立即用清水冲洗；毒蛇咬伤者，应迅速捆扎伤口近心端，并彻底冲洗伤口及周围皮肤，清除伤口内可能存留的毒牙，反复冲洗，挤出伤口中残存的毒液。

（3）促进已吸收毒物的排出：①大量饮水或静脉输液；②用甘露醇或呋塞米静脉注射；③一氧化碳中毒时，要通风、脱离现场、吸氧。

（4）解毒药的应用：①强酸食物中毒可服氧化镁、镁乳、氢氧化铝凝胶等。②强碱食物中毒者服 1% 醋酸，稀释的食醋，柠檬水，橘子水。③金属中毒解毒药，依地酸二钠用于治疗铅中毒；二巯丙醇用于治疗砷、汞中毒；二巯丁二钠用于治疗锑、铅、砷、汞铜中毒。④高铁血红蛋白血症解毒药，亚硝酸盐、苯胺、硝基苯等中毒可用亚甲蓝（美蓝）。⑤氰化物中毒解毒药，立即给亚硝酸异戊酯吸入，3% 亚硝酸钠溶液 10ml 缓慢静脉注射。随即用 25% 硫代硫酸钠 50ml 缓慢静脉注射。⑥有机磷农药中毒解毒药，用阿托品，氯解磷定或碘解磷定。

（周文敬）

复习指导

1. 心肺复苏的操作步骤及注意事项，2020AHA 心肺复苏指南的社区诊疗新进展。

2. 急性冠脉综合征、脑卒中的诊疗新进展。脑卒中社区处理的要点为立即启动 EMSS，迅速确认、并稳定生命体征，争取时间将病人送至卒中中心，第一时间做溶栓治疗。

3. 判断是否伴有脑膜刺激征和神经系统定位体征有助于昏迷的诊断。

4. 晕厥的发作过程、表现有助于确定病因，指导预防晕厥发作。

5. 腹痛诊断时应注意与冠心病、异位妊娠破裂等腹部以外急症相鉴别；还要明确有无合并急性腹膜炎，以及区别原发病变的性质（炎症、穿孔、出血、梗阻、缺血、损伤等）。

6. 消化道出血的诊治要注意有无周围循环衰竭表现、失血量评估判断和是否有活动性消化道出血，并快速扩容纠正周围循环衰竭。

7. 疑似低血糖昏迷的病人，无须等待血糖检查结果，及时给予 50% 葡萄糖 40 ~ 60ml 静脉注射。

8. 中毒抢救应了解中毒现场环境情况，中毒的特殊症状和体征。

第19章 心脑血管疾病的全科医学处理

在现阶段，随着我国逐渐进入老龄化社会，男性和女性期望寿命均在80岁以上，但实际上健康期多在60岁以内，提示老年人中有20年处于带病状态，而发达国家此差距仅为10年，所以加强健康教育、做好慢性病管理和疾病的预防、康复工作是全科医生的责任。而心、脑血管病是人类健康的主要威胁，在我国，心脑血管疾病发病率呈逐年上升的趋势，且呈逐渐年轻化的态势，是我国目前和今后20年内主要致死和致残的头号杀手。2018年，中国医院心脑血管病病人出院总人次数为2316.13万人次，占同期出院总人次数的12.80%，中国心血管病病人出院人次数年均增速为9.73%，快于同期全病种出院人次数的年均增速6.34%。急性心肌梗死、缺血性脑卒中和颅内出血住院费用的年均增长速度分别为26.89%、18.65%和14.00%，可见心脑血管疾病已经成为社会的沉重负担。故倡导健康生活方式，做好心、脑血管疾病危险因素的防控及其导致的心脑血管急症和慢性病的处理至关重要，也是全科医生面临的巨大挑战，故广大的全科医生任重而道远。

第一节 心脑血管疾病概述

一、心脑血管疾病的流行病学特征

心血管疾病（cardiovascular disease）、脑血管疾病（cerebrovascular disease）与恶性肿瘤一起构成了人类的三大死亡因素。根据世界卫生组织的报道，全球每年心脑血管疾病死亡的人数为1750万，居于死因的首位。在我国，心脑血管疾病同样是居于首位的致残致死原因，平均每13秒就有1人因此而死亡。心血管病患病率也处于持续上升阶段。《中国卫生健康统计年鉴2019》显示，2018年我国心血管病死亡率仍居首位，高于肿瘤及其他疾病。农村心血管病死亡率从 2009 年起超过并持续高于城市水平，2018 年农村、城市心血管病分别占死因的 46.66% 和 43.81%。2018 年，中国居民脑血管病死亡率为 149.49/10 万，占总死亡人数的 22.33%，位居死因顺位的第 3 位。2003 ～ 2018 年，农村居民脑血管病各年度的死亡率均高于城市。为此，2019 年 7 月，国务院印发了《关于实施健康中国行动的指导意见》，明确了实施心脑血管疾病防治行动，要求加强高血压、高血糖、血脂异常的规范管理。全科医生工作于基层，服务于社区，心脑血管疾病的流行病学更是全科医生关注的重点。

（一）地区分布

不同国家和地区及不同种族之间心脑血管疾病的流行有不同的特点，与西方发达国家不同，在我国及部分发展中国家，脑血管病的发病率和死亡率高于心血管疾病。《中国心血管健康与疾病报告 2019》显示，我国脑卒中发病率为 246.8/10 万，农村显著高于城市。并且，脑卒中的流行呈现地域性，东北地区脑卒中发病率最高，华南地区最低。而我国高血压患病率在 18 岁以上人群中高达 27.9%，目前约有 2.45 亿高血压病人。并且高血压患病率随着年龄增长而增高，男性高于女性，北方人群高于南方人群，大中型城市高血压患病率较高。近年来，农村地区高血压的患病率增长速度已高于城市。经过多年积极努力，我国高血压病"三率"明显提升，目前知晓率约 51.6%，治疗率约 45.8%，控制率 16.8%，但仍远低于发达国家水平，亟待全社会的关注。高血压、冠心病的发病率和死亡率北方地区明显高于南方地区。

（二）季节分布

心脑血管疾病全年皆可发病，但有明显季节性，以寒冷季节发病率高，一般 12 月至次年 2 月发作频繁，1 月为发作高峰。

（三）人群分布

心脑血管疾病与性别和年龄有一定的相关性。冠心病病人在 50 岁以前有明显性别差异，男性患病率为女性的 7 倍，而 60 岁以后男、女发病率相近；高血压病人在男、女性别上总体差别不大，中年后女性略高于男性；脑卒中病人的发病率及死亡率有一定的性别差异，男女比例为（1.1 ～ 1.5）：1。高血压的患病率和血压水平随年龄增长而增高。对于动脉硬化而言以中老年人多见，49 岁以后进展较快。女性绝经期后由于雌激素水平降低，发病率迅速增加。

二、心脑血管疾病常见的危险因素

心脑血管疾病的危险因素包括可干预性和不可干预性两类，不可干预性危险因素包括性别、年龄、种族、遗传因素；可干预性危险因素包括高血压、糖尿病、吸烟、血脂异常、肥胖等。可干预性危险因素是可控可防的，是全科医生关注的重点。

（一）高血压（hypertension，HT）

长期高血压可使心肌细胞肥大、间质纤维化，使左心室肥厚和扩张，并使冠状动脉内血流储备下降,引起心内膜下心肌缺血,导致高血压性心脏病和冠心病的发生。长期高血压也促使脑血管发生变性与缺血,形成微动脉瘤,破裂后可发生脑出血;还可促使脑动脉硬化的发生,并随斑块破裂而致脑血栓形成;脑小动脉的闭塞样病变可形成腔隙性脑梗死。高血压可以导致全身动脉硬化,促使冠心病、脑卒中等多种心脑血管疾病的发生,是心脑血管疾病的最重要危险因素。

(二) 糖尿病 (diabetes mellitus, DM)

糖尿病以高血糖为主要特点。其发病趋势正向低龄化发展,其危害使心、脑血管疾病和周围血管疾病风险增加 2 ～ 7 倍,是全社会不可回避的严峻问题。2015 ～ 2017 年,在中国大陆 31 个省、自治区、直辖市对 75 880 名 ≥ 18 岁成人的横断面研究提示,中国成人糖尿病患病率为 11.2%(WHO 诊断标准),糖尿病前期检出率为 35.2%。估计目前中国大陆成人糖尿病患病人数达 1.298 亿。

(三) 血脂异常

指人体内脂肪代谢异常引起的血液中血脂水平超出了正常范围,主要表现在血清胆固醇(TC)及(或)三酰甘油(TG)和(或)低密度脂蛋白胆固醇(LDL-C)水平增高,和(或)高密度脂蛋白胆固醇(HDL-C)水平降低。根据《中国成人血脂异常防治指南(2007 年)》,我国人群血脂水平的合适范围:总胆固醇 < 5.18mmol/L,低密度脂蛋白胆固醇 < 3.37mmol/L,高密度脂蛋白胆固醇 ≥ 1.04mmol/L,三酰甘油 < 1.70mmol/L。血脂异常与高血压、冠心病、2 型糖尿病、脑卒中、肥胖症关系密切,可导致动脉粥样硬化的发生,使心脑血管疾病的发病率和死亡率增加。2017 年全球疾病负担研究(Global Burden of Disease Study,GBD)数据显示,LDL-C 水平升高是中国心血管病的第三大危险因素,仅次于高血压和高钠饮食,成为公众健康的严重威胁。2014 年中国卒中筛查与预防项目(CNSSPP)调查显示,中国 ≥ 40 岁居民年龄与性别标化的血脂异常总体患病率为 43%。2012 ～ 2015 年 CHS 研究显示,中国 ≥ 35 岁成人对血脂异常的知晓率为 16.1%、治疗率为 7.8%、控制率仅为 4.0%。提高血脂异常的知晓率、治疗率和控制率,对预防由其引发的心脑血管疾病意义重大。

(四) 吸烟

烟草和吸烟产生的烟雾中有 250 余种有毒或致癌物,可导致动脉硬化、血脂紊乱,容易发生急进性高血压、冠心病、蛛网膜下隙出血等严重后果。烟草中有 10 余种物质与冠心病相关,大量吸烟者冠心病的发生率是不吸烟者的 2.6 倍;吸烟可导致低密度脂蛋白胆固醇、总胆固醇水平增高,高密度脂蛋白胆固醇水平降低,故可加快动脉硬化进程;吸烟是高血压的危险因素,吸烟 2 支即可使收缩压及舒张压增高,烟草中的尼古丁可影响降压药的疗效。吸烟也是冠心病和脑卒中的独立危险因素,全球每年约 190 万人因为烟草使用或二手烟暴露引发的冠心病失去生命,约占全球冠心病死亡的 20%。估计有 38.2 万人由于暴露于二手烟引发的冠心病而死亡,占冠心病总死亡人数的 4.3%。一般吸烟量越大,烟龄越长,初始吸烟年龄越小,发生率越高,预后越差。

（五）肥胖

肥胖可使胆固醇、三酰甘油水平增高，多与高血压或糖尿病并存，常有胰岛素抵抗，使动脉硬化的风险性明显增加。标准体重的计算方法为：标准体重（kg）= 身高（cm）- 105；体质指数的计算方法为：体质指数 = 体重（kg）/ 身高（m²）。体重超过标准体重的 20% 或体质指数 > 24 者称为肥胖。若体质指数每增加 1，则 5 年内高血压的风险增加 9%；腹型肥胖（腰围男性 > 102cm，女性 > 85cm）尤其易患冠心病。

（六）遗传

高血压有家族史，如双亲均有高血压，其子女患病率高达 46%；如双亲均无高血压，其子女高血压患病率仅 3%。冠心病也有家族倾向，有早发的心血管疾病家族史者其冠心病发病率是无家族史者的 3 ～ 5 倍。

（七）其他

其他危险因素有：缺乏体育锻炼、大量饮酒、过多摄入钠盐、工作压力过大、A 型性格、社会心理因素、无症状性颈动脉狭窄（指狭窄 > 75%）、炎性反应、血液黏滞度增高、口服避孕药等。

男性持续饮酒者较不饮酒者 4 年内发生高血压的风险增加 40%；日钠盐摄入量增加 2g，可使收缩压及舒张压分别增高 2mmHg 及 1.2mmHg；无症状性颈动脉狭窄者缺血性脑卒中每年发生率达 3.3%。近年来，发现以下几方面因素与心脑血管疾病密切相关。

1. 空气污染　大量流行病学研究证实，室外空气污染物浓度升高与心血管病死亡及发病增加存在显著关联。总悬浮颗粒物（TSP）、SO_2、NO_x 和 $PM_{2.5}$ 显著增加全因死亡和心血管病死亡风险。2000 ～ 2016 年，中国归因于 $PM_{2.5}$ 长期暴露的超额死亡人数逾 3000 万，年超额死亡人数在 150 万 ～ 220 万。一项基于中国 22.6 万名城市居民的前瞻性队列研究显示，与一直使用清洁燃料做饭的居民相比，使用固体燃料做饭的居民全因死亡、心血管死亡和呼吸系统疾病死亡风险分别增加了 19%、24% 和 43%。

2. 失眠　一项荟萃分析显示，中国老年人失眠患病率为 35.9%。失眠可使心血管病发生风险增加 20%，并且发病风险与失眠症状的数量呈正相关。

3. 阻塞性睡眠呼吸暂停（OSA）　流行病学调查发现，中国居民该患病率为 3.5% ～ 5.1%，男性患病率（4.7% ～ 7.91%）高于女性（1.5% ～ 3.88%）。约 30% 的高血压病人存在 OSA，50% 的 OSA 病人存在高血压；冠心病病人中 OSA 的患病率为 38% ～ 65%，OSA 病人中冠心病发病率为普通人群的 2 倍。

4. 高同型半胱氨酸血症（HHcy）　我国人群中高血压危害程度显著高于欧美人群。同等程度的血压升高，我国人群更容易发生脑卒中，在高血压人群中，脑卒中 / 心肌梗死的发病比值在我国为（5 ～ 8）：1，而在欧美国家则约为 1：1。研究发现血浆 Hcy 水平与心脑血管病发生风险显著相关，高同型半胱氨酸血症作为心脑血管疾病的独立危险因素被广泛关注，Hcy 与高血压具有协同作用，可显著增加血管性疾病的风险。高血压合并血浆 Hcy 水平升高（≥ 10μmol/L）显著增加脑卒中发生风险达 10 余倍。而我国人群因为叶酸缺乏、代谢酶亚甲基四氢叶酸还原酶（MTHFR）基因多态性等因素导致血浆 Hcy 水平普遍偏高，导致脑卒中高发。

三、心脑血管疾病常见的类型

常见的心血管疾病主要见于冠状动脉粥样硬化性心脏病、高血压、心律失常、心力衰竭等；常见的脑血管疾病主要见于短暂性脑缺血发作、脑卒中、椎 - 基底动脉供血不足等。

（一）冠状动脉粥样硬化性心脏病

冠状动脉粥样硬化性心脏病是危害人类健康的常见病，近年来根据发病特点、治疗原则不同将其分为急性冠脉综合征（ACS）、慢性冠脉病（CAD）或慢性心肌缺血综合征（CIS）。前者包括不稳定型心绞痛（UA）、急性非 ST 段抬高心肌梗死（NSTEMI）、急性 ST 段抬高心肌梗死（STEMI）、冠心病猝死；后者包括稳定型心绞痛、缺血性心肌病、隐匿性冠心病等。

1. 心绞痛　是冠状动脉粥样硬化性心脏病中最常见的，包括稳定型心绞痛和不稳定型心绞痛，若不及时治疗，可进展为急性心肌梗死甚至心脏性猝死。

（1）症状：表现为以胸骨后发作性压榨样疼痛为主要特点，可向心前区和左上肢尺侧放散，持续 3 ～ 5 分钟，不少于 1 分钟、不超过 15 分钟，舌下含服硝酸酯类药物或休息后 1 ～ 2 分钟可缓解，多以劳累、饱餐、寒冷或情绪激动为诱发因素。

（2）体征：发作时可伴面色苍白、出冷汗，血压升高、心率增快。

（3）辅助检查：发作时心电图表现为相邻 2 个以上导联 ST 段下斜型或水平型下移，发作间歇恢复正常；静息心电图多无异常。多层螺旋 CT 冠状动脉成像或冠状动脉造影可以显示狭窄的冠状动脉。

（4）治疗：发作期须立即停止体力活动，必要时给予镇静药、吸氧，使用作用快的硝酸酯制剂：硝酸甘油、异山梨酯；缓解期：硝酸酯类制剂、β 受体阻滞药、钙通道阻滞药、阿司匹林及他汀类药物，必要时可行血管重建治疗。

2. 急性心肌梗死　包括 ST 段抬高心肌梗死和非 ST 段抬高心肌梗死。

（1）先兆：一般都有先兆，以新发生心绞痛或原有心绞痛加重为最突出。

（2）临床表现：以疼痛为突出特点，其程度重、时间长、休息或含化硝酸甘油无效；可有发热、心动过速等全身症状；恶心、呕吐、上腹胀等胃肠道症状；各种心律失常最多见，前壁心肌梗死以室性期前收缩为主、下壁心肌梗死以房室传导阻滞多见；可有低血压和休克，注意低血压未必是休克，休克在心肌广泛坏死 > 40%，心排血量急剧下降时发生；可发生心力衰竭，主要是急性左侧心力衰竭，严重者可发生肺水肿。

（3）心电图有特征性改变：有 Q 波心肌梗死者表现为病理性 Q 波，ST 段抬高，呈弓背向上型，T 波倒置。无 Q 波心肌梗死者表现为无病理性 Q 波，相应导联 ST 段压低 ≥ 0.1mV，并呈动态性改变。有 Q 波心肌梗死表现为超急性期（起病数小时内，可无异常或出现异常高大两肢不对称的 T 波）、急性期（数小时至 2 天内 ST 段抬高，单相曲线→病理性 Q 波）、亚急性期（数日至 2 周左右 ST 段逐渐回到基线，T 波平坦或倒置）、慢性期（数周至数月，"冠状 T"形成）。无 Q 波心肌梗死者 ST 段普遍性压低→T 波倒置，但始终不出现 Q 波，ST-T 改变持续存在 1～2 天或以上。

（4）心肌酶：肌钙蛋白、肌红蛋白、肌酸激酶同工酶等心肌损伤标志物水平的亦呈动态变化。

（5）诊断：根据典型临床表现、特征性心电图、心肌酶/坏死性标志物的动态变化可做出诊断。

（6）并发症：包括乳头肌功能失调或断裂、心脏破裂、栓塞、心室壁瘤、心肌梗死后综合征等。

（7）治疗原则：心肌梗死治疗原则包括尽快恢复心肌的血液灌注，挽救濒死的心肌，防止梗死扩大，维护心脏功能；处理严重心律失常、泵衰竭和各种并发症，防治猝死。治疗在一般治疗基础上，注重心肌梗死的再灌注治疗，方法包括溶栓治疗、介入治疗（percutaneous coronary intervention，PCI）。介入治疗包括经皮腔内冠状动脉成形术（percutaneous transluminal coronary angioplasty，PTCA）和支架置入术。急性心肌梗死在救治时要分秒必争，尽快血供重建治疗是挽救生命、改善预后的关键。

（二）高血压

高血压是心、脑血管疾病的重要危险因素，也是最常见的慢性非传染性疾病之一，以体循环动脉压升高为主要特点，可累及心、脑、肾脏、视网膜，从而导致脑血管病、冠心病、心力衰竭、慢性肾衰竭等，是人类健康的无形杀手。

18 岁以上成年人的高血压病诊断标准：是在未服用高血压药物情况下收缩压 ≥ 140mmHg 和（或）舒张压 ≥ 90mmHg。病人既往有高血压病病史，即使血压已降至正常，仍应诊断为高血压。需要根据高血压的分级靶器官损害和并存的疾病进行危险分层，并注意排除引起高血压的其他疾病。

正确测量血压是诊断高血压和评估其危险程度的重要依据，包括诊所偶测血压、自测血压和动态血压监测等检测方法，尤其是动态血压监测能够客观地反映病人的实际血压水平，真实反映 24 小时内血压的规律性，更好地指导治疗并判断预后。规范的血压测量至关重要，要求使用通过国际标准方案认证的上臂式医用电子血压计，并定期校准。使用标准规格的袖带（气囊长度 22～26cm、宽度 12cm），肥胖或臂围大者需使用大规格袖带。测量前被测量者需安静休息至少 5 分钟，测量坐位、上臂血压，将捆绑袖带的上臂放在桌子上，与心脏处于同一水平。首诊时建议测量双上臂血压，取读数较高一侧的血压值。测量血压时，至少测量 2 次，间隔 1～2 分钟，若差别 ≤ 5mmHg，则取 2 次测量的平均值；若差别 > 5 mmHg，应再次测量，取后 2 次测量的平均值。疑诊直立性低血压者，应同时测定站立位血压。站立位血压在卧位改为站立后 1 分钟和 3 分钟时测量。直立性低血压的诊断标准：从卧位转为立位后 3 分钟内收缩压下降 ≥ 20mmHg 和（或）舒张压下降 ≥ 10 mmHg，可伴或不伴低灌注症状。诊室血压的测量频次推荐：健康人群建议每年测量血压 1 次～2 次。高血压易患人群建议每 3～6 个月测量血压 1 次。高血压病人中血压已达标者建议至少 3 个月测量血压 1 次，未达标者建议 2～4 周测量血压 1 次。

高血压的治疗：需要坚持长期的全方位的综合治疗。

1. 降压目标 降压治疗的目标水平是单纯高血压病人将血压控制在140/90mmHg以下，能耐受者进一步降至130/80mmHg以下；65～79岁的病人血压应降至150/90mmHg以下，如能耐受，血压可进一步降至140/90mmHg以下；80岁以上老年人血压控制在150/90mmHg以下即可，伴有糖尿病或心力衰竭、肾病者需将血压控制在130/80mmHg以下。

2. 非药物治疗 戒烟限酒、控制体重、增加体力活动、减轻精神压力及合理膳食，其中尤其强调低盐低脂饮食。

3. 药物治疗 根据病人是否存在合并症及血压水平，选择合适的药物，优选长效药物。除心力衰竭及直立性低血压风险较大的高龄初始用药病人，建议从小剂量开始外，其他高血压病人可从常用起始剂量开始。

治疗药物包括利尿药、β受体阻滞药、钙通道阻滞药（CCB）、血管紧张素转化酶抑制药（ACEI）、血管紧张素受体拮抗药（ARB）和α受体拮抗药。用药原则：首先要采取个体化的措施，根据病人的性别、年龄、血压类型、心率、辅助检查结果选择初始用药。高血压药物治疗需注意的问题：降压治疗是一个长期的过程，服药后发挥最大降压效果需要2～4周，不建议短期内频繁更换药物；药物选择对于无合并症的高血压病人，血压＜160/90mmHg多单药治疗，一种治疗方案不能使血压达标时再加药或增加药物剂量；血压稳定达标后需要坚持服药，血压稳定后采用下台阶法，逐渐减少药物的种类或剂量乃至停药，但大多数病人需要终身服药。对于无合并症的高血压病人，血压＜160/90mmHg，需要联合用药。高血压急症定义为短时期内（数小时或数天）血压重度升高，舒张压＞130mmHg和（或）收缩压＞200mmHg伴有重要脏器组织的严重功能障碍或不可逆性损害，治疗原则为迅速降低血压（可静脉使用硝普钠、硝酸甘油、尼卡地平等）；控制性降压；合理选择降压药物；避免使用的药物：如利血平，强力的利尿降压药。

链 接

《中国高血压基层管理指南2020版》颁布，强调：

1. **血压测量"三要点"** 设备精准、安静放松、位置规范。
2. **诊断要点** 诊室血压为主，140/90mmHg为界，非同日3次超标确诊。
3. **健康生活方式"六部曲"** 限盐、减重、多运动、戒烟、戒酒、心态平和。
4. **治疗"三原则"** 达标、平稳、综合管理。
5. **基层高血压转诊五类人群** 起病急、症状重、疑继发、难控制、孕产妇。

《中国高血压健康管理规范（2019）》已于2020年正式发布，强调高血压防线应前移，面向全人群，包括健康人群、高血压易患人群和高血压病人，制定了血压健康管理路径和评估体系，提供全方位的血压健康管理服务指导，内容包括健康信息收集、筛查评估、膳食指导、运动干预、心理疏导、药物治疗等。注重以下几点。①自我健康管理：个人是践行健康的第一责任人，定期监测个人健康状况，倡导18岁及以上人群知晓个人血压，试用推广"互联网＋血压管理"。②基层医疗卫生机构规范管理：家庭医生是居民健康的守门人。以基层医疗卫生机构家庭医生团队为主体，建立居民健康档案，对高血压易患人群进行筛查、干预、评估。对已患高血压的人群，积极进行降压治疗，避免并发症发生，改善预后，提高生活质量，对未达标的病人重点管理，提高血压控制率。③上级医疗机构重点管理：依托我国现有的国家、省、市、县慢性病防治机构和高血压专病医联体资源，由三级医院、二级医院和基层医疗卫生机构的医生组成区域性高血压管理团队，针对基层血压控制不佳、管理效果较差的病人，通过分级诊疗机制转诊到上级医疗机构进行重点管理。同时，上级医疗机构为基层高血压病人的长期监测和管理提供技术支持与培训，对高血压健康管理工作进行质量控制和评价。

（三）短暂性脑缺血发作

起病突然，以一过性局灶性脑或视网膜功能障碍为主要特点，多持续 10 ～ 15 分钟，一般在 1 小时内恢复，最长不超过 24 小时，发作后不遗留任何神经功能缺损体征，多表现为反复发作，每次发作临床特点基本相似。一般头颅 CT 或 MRI 检查均可正常，发作时 MRI 弥散加权成像和灌注加权成像可提示局部缺血样改变。诊断主要依靠病史。治疗需积极查找病因，选用阿司匹林、钙离子拮抗药等药物，必要时选择手术和介入治疗。

（四）脑梗死

也称为缺血性脑卒中，TOAST 国际分型将其分为大动脉粥样硬化型、心源性栓塞型、小动脉闭塞型、其他明确病因型和不明原因型 5 种类型，不同类型在治疗原则和预后方面均有不同。

动脉硬化性血栓性脑梗死最为常见，多在安静或睡眠中发病，以偏瘫、失语、偏身感觉障碍和共济失调等局灶性神经功能缺损的表现为主要特点。头部 CT 早期多正常，24 ～ 48 小时出现低密度病灶，MRI 可以更早发现病灶，血管造影可发现狭窄或闭塞的动脉，脑脊液正常。治疗包括控制血压、控制血糖、降颅内压等一般治疗和溶栓、降纤、脑神经保护等特殊治疗，需根据病情选择个体化和整体化的治疗方案。

腔隙性脑梗死也较多见，多见于有高血压病史的中老年人，急性或逐渐起病，无头痛和意识障碍，以纯运动性偏瘫最常见（约占 60%），也可见于纯感觉性卒中、共济失调性偏瘫、构音障碍 - 手笨拙综合征等不同类型，头颅 CT 检查可见低密度病灶，对于脑干或小病灶需要 MRI 检查。根据中老年急性起病，以局灶性神经功能缺损为主要表现，结合 CT 或 MRI 检查脑部腔隙性病灶，可以诊断。治疗与动脉硬化性血栓性脑梗死相近，一般不用脱水药。该病易复发，需要积极治疗各种危险因素。

（五）脑出血

也称自发性脑出血，是急性脑血管病中死亡率最高的。多有高血压病史，活动或情绪激动时突然发病，发病迅速，表现为血压明显增高、头痛、呕吐、意识障碍、肢体瘫痪、痫性发作和脑膜刺激征等。

1. 诊断　头颅 CT 是确诊的首选检查，可见圆形或椭圆形的边界清楚的高密度灶。头颅 MRI 对幕上出血的诊断意义不如 CT，幕下出血的诊断意义优于 CT。脑血管造影易于发现脑动脉瘤等导致出血的病因。根据上述特点，诊断不难。

2. 治疗 ①治疗原则：降颅压、调整血压、防止继续出血、促进神经功能恢复、防止继发损害、预防并发症等。②治疗包括内科治疗和外科治疗。内科治疗包括：保持呼吸道通畅、吸氧等一般治疗；减轻脑水肿的降低颅内压治疗，出血后 5 天是脑水肿高峰期，渗透性脱水剂甘露醇是最重要的降颅内压药物，呋塞米、甘油果糖、人血白蛋白也是可以选择的有效药物；调整血压治疗，脑出血病人不急于降压治疗，血压≥200/110mmHg，可以慎重平稳降压，使血压维持在 180/105mmHg 左右或略高于出血前水平；预防并发症的治疗等。外科治疗可以清除血肿，减少血肿对周围组织的损伤，改善预后。下列情况可以考虑手术治疗：脑叶出血；小脑出血，若出血量≥ 10ml 或直径≥ 3cm 或脑积水；基底节区中等量出血。手术方法包括小骨窗开颅血肿清除术、去骨瓣减压术等。

第二节　心脑血管疾病的全科医学照顾

一、心脑血管疾病的一级预防

心脑血管疾病的一级预防是指导未患心脑血管疾病的人预防各种危险因素，防止心脑血管疾病的发生。包括：改善生活方式，纠正不良生活习惯，积极预防动脉硬化；对已发生动脉硬化者，积极治疗以防止病变进展并争取逆转。

（一）高血压

1. 加强高血压的健康教育　提高人群对高血压的认识程度，加大对高血压相关知识的宣传力度，加强自我保健意识，提高自我保健能力，是高血压一级预防的基础和重要措施。调查显示：79.3% 的高血压人群表示需要接受高血压防护知识的健康指导，但仅有 11.52% 的高血压人群曾经接受高血压防护知识的指导，且大多数病人认为高血压防护知识的指导不全面、欠具体，并不能引起对高血压的足够重视，导致的直接后果是我国高血压的知晓率、治疗率、控制率低，并发症多，致死致残率高。对于血压正常者，尤其是有高血压病家族史的人群每年至少测量一次血压，以便早期发现高血压，早期干预，防止并发症的发生，提高生活质量，减轻家庭及社会负担。

2. 改善生活方式　健康人群的血压管理目标为倡导健康生活方式，保持合理膳食、适量运动、戒烟限酒、心理平衡，预防高血压。膳食上控制每日总能量摄入，选择小分量食物，选用小份菜肴增加食物种类。平均每日摄入 12 种以上的食物，每周 25 种以上。对于每日能量摄入在 1600 ～ 2400kcal（1kcal=4.184kJ）的 18 岁及以上成年人，主要类别食物每日摄入量如下：谷类食物 200 ～ 300g、全谷物和杂豆类 50 ～ 150g、薯类 50 ～ 100g，蔬菜 300 ～ 500g，水果 200 ～ 350g，水产 40 ～ 75g，畜禽肉 40 ～ 75g，蛋类 40 ～ 50g，奶制品 300g。另外每周摄入大豆 105 ～ 175g，坚果 50 ～ 70g，必要时补充叶酸。口味清淡：减少食用腌、熏制食品。每日食盐摄入量＜ 5.0g。注意食品标签，合理选择包装食品。做到舒缓压力常态化、积极应对习惯化。培养乐观情绪。加强运动指导。

3. 药物治疗　在改善生活方式后血压仍高者，可加用降压药物调整血压。

（二）血脂异常

1. 加强健康教育　注意以人群为基础的健康教育，提高人群对血脂异常的危害性的认识，尤其是对心脑血管的危害性，加强防病意识，实施改善健康相关行为的有效举措。

2. 改善生活方式　戒烟限酒；控制体重；合理膳食，主张低脂饮食，低脂饮食主要包括以全谷类食物为主，粗细搭配，多食新鲜水果和蔬菜、低脂奶制品和大豆类制品、鱼和低脂肪禽类，少食用动物内脏、脂肪奶油和贝类。严格限制胆固醇的摄入量，每日少于300mg。

3. 药物治疗　根据血脂异常类型选择合适的调脂药物，他汀类药物能够显著降低总胆固醇、低密度脂蛋白胆固醇，也可降低三酰甘油并轻度升高高密度脂蛋白胆固醇，不良反应包括消化道症状、肝损害和肌酶增高；贝特类主要降低三酰甘油并升高高密度脂蛋白胆固醇，不良反应包括消化道症状、肝损害和肌酶增高；烟酸主要降低三酰甘油、低密度脂蛋白胆固醇，慢性肝病和痛风者禁用；胆固醇吸收抑制药和胆酸螯合剂也广泛应用。降低低密度脂蛋白胆固醇水平是治疗的首要目标。

（三）吸烟

吸烟使高血压、心肌梗死、脑卒中和猝死等危险性显著增加，是心、脑血管疾病的主要危险因素，应大力宣传吸烟的危害，鼓励和支持戒烟，这也是广大社区医生不可推卸的责任。戒烟可使冠心病总死亡率降低36%，戒烟 1 年后可使冠心病危险性降低50%，戒烟 15 年后其风险性接近不吸烟者。根据北京市医保在 2013 年 1 月～2017 年 6 月控烟法规实施前 29 个月和实施后 25 个月的资料，急性心肌梗死和脑卒中住院人数分别下降 5.4% 和 5.6%。实施政策后的 25 个月内，约避免了 18 137 人（26.7%）因脑卒中住院。戒烟最有效的办法是全科医生与病人共同参与讨论，使病人明白吸烟的危害，并与病人共同制订戒烟目标，可通过问卷判断病人烟瘾程度，通过烟瘾程度选择不同的戒烟策略，必要时可采取尼古丁替代疗法。

（四）肥胖

肥胖是动脉硬化的危险因素，多伴发糖尿病和高血压，导致动脉硬化的发病率明显增加。改善生活方式，提倡健康行为包括：改变饮食习惯，减少脂肪的摄入，增加膳食纤维，减少热量，预防肥胖；戒烟限酒；加强体力活动，强调增加习惯性的日常活动，运动中建议选择低中强度运动，从弱到强，从短到长，循序渐进。运动强度可用靶心率作为标准；纠正可控制的糖尿病危险因素，及时发现高血压、冠心病、血脂异常等并及时治疗；部分高危人群需要进行药物干预。

（五）糖尿病

详见第 22 章第二节糖尿病的一级预防。

二、心脑血管疾病的二级预防

心脑血管疾病的二级预防是指导心、脑血管疾病的病人控制各种危险因素，防止或减缓心、脑血管疾病的进展及其并发症的发生，其强调早发现、早诊断、早治疗。我国近期调查显示，高血压控制率仅接近17%，导致心、脑、肾等靶器官的损害和并发症的发生，严重地危害公众健康，成为家庭与社会的沉重负担，需要引起足够重视。相当一部分冠心病病人发生急性冠脉事件时缺乏立即就诊的意识，往往错过了最佳救治时机，甚至丧失了生命。所以，加强健康教育，加大医疗知识的普及力度至关重要。同时，更应强化广大社区医生的业务水平，以便早期筛查疾病，并给予恰当处置。

（一）危险因素筛查

全科医生工作环境面向社区，需要对高血压、血脂异常、糖尿病等重要心、脑血管危险因素进行筛查。全科医生需要对辖区内人群进行健康基本状况调查，为辖区内人群建立健康档案并定期进行体格检查和血脂、血糖检测，达到早期干预的目的。针对高血压的筛查，建议成年人至少每2年测量1次血压；对高血压的高危人群（血压处于正常高值者、超重或肥胖者、高血压家族史者、长期过量饮酒者、更年期后女性、男性≥55岁、长期高盐饮食者）每半年测量一次血压；对于35岁以上首次门诊就诊者应测量血压。《中国成人血脂异常防治指南（2007年）》建议：20岁以上的成年人至少每5年检测一次空腹血脂；缺血性心血管疾病、肥胖、糖尿病、高血压等人群每3～6个月检测空腹血脂1次。糖尿病的筛查详见第22章第二节糖尿病的一级预防。

（二）动脉硬化筛查

动脉硬化可分为无症状期、缺血期、坏死期和纤维化期，根据受累部位不同，可出现不同的临床表现，如冠状动脉粥样硬化可表现为心绞痛，甚至心肌梗死；颅脑动脉硬化可致脑卒中及血管性痴呆；四肢动脉硬化可引起间歇性跛行等。

1. 实验室检查　目前缺乏有效地早期实验室诊断方法，部分病人可有血脂异常。

2. 其他检查方法　可根据不同的常见动脉硬化受累部位，进行有效的早期动脉硬化筛查。通过多普勒超声检查判断四肢动脉的血管病变和血流情况；通过心电图、超声心动图、运动负荷试验、冠状动脉CT血管造影（CTA）、冠状动脉造影等检查了解冠状动脉病变以筛查冠心病；通过超声对椎-基底动脉的颅外段和颈动脉检查常可见动脉粥样硬化斑块和狭窄，通过TCD检查可发现颅内大动脉的狭窄情况。通过脑电图、电子计算机断层显像、磁共振显像判断脑动脉的功能和脑组织的病变情况。

三、心脑血管疾病的三级预防

全科医生承担着社区居民健康的重要职责，80%～90%的人群健康问题可以由以全科医生为主体的社区医疗机构完成。全科医生在专科治疗前的正确处理和专科治疗后的康复治疗是病人恢复健康的重要环节，是整个治疗过程中不可或缺的组成部分。近年来随着胸痛中心、卒中中心、高血压中心、心力衰竭中心等各大中心的建设日趋完善，各个专业医联体广泛覆盖，为全科医生的医疗工作提供了有力的保障。

(一) 专科治疗前的工作

全科医生是辖区居民健康的守卫者，这要求全科医生基本功扎实，理论知识全面，急诊、急救操作娴熟。大多数人在发生心脑血管事件后首先就诊于社区医疗服务机构，全科医生在接诊病例后需要迅速收集病人主要症状、体征、既往病史、危险因素等重要信息，并在整个医学谱中进行筛选，做出初步临床诊断并进行评估。

心脑血管疾病常见的临床症状包括心悸、气短、胸痛、胸闷、晕厥、头晕、头痛、眩晕、昏迷、肢体或言语活动障碍等表现，全科医生必须快速详细询问病史，并进行全面的体格检查，完善常规检查，尽快做出初步诊断并开始针对性治疗。如不能诊断清楚，需要向家属充分告知，并指出需要进一步完善的检查办法，可请专科医生会诊，也可直接推荐至上级医院的专科医生，并负责介绍病情及诊疗过程。对于已确诊的心脑血管疾病病人，如病情反复或急性加重，在紧急处理的同时需及时请专家会诊或立即转诊至上级医院。如对于心搏骤停者必须立即实施心肺复苏；对于病情危重者必须现场急救；对于急性冠脉综合征、急性左心衰竭等病人在院前急救同时要做好及时转诊准备；对于高血压脑病、颅内出血、急性脑梗死、主动脉夹层等高血压急症在内科治疗的同时也应及时转诊，以避免延误治疗。已经建立胸痛中心、卒中中心、高血压中心、心力衰竭中心等各大中心的医院与各个卫星医院均有微信或其他平台的联络，全科医生可以随时与上级医院保持联系，上传资料，在中心的指导下，按照流程有序进行工作。

(二) 专科治疗后的工作

心脑血管疾病通过专科治疗后，其后续的随访、药物治疗、康复医疗等工作是全科医生的责任，全科医生可对辖区内病人健康状况进行摸底，建立完善的健康档案，详细记录病人在专科医院的诊断、治疗情况和注意事项，密切随访，及时发现病情变化，同时注重健康宣教工作。如出现急性心肌梗死、脑卒中等心、脑血管急症必须及时转诊。治疗中若出现并发症或药物不良反应等需要及时调整药物治疗方案，如对于冠心病支架置入术后病人需要加强随访，督促病人按时服药，督促病人定期行相关化验检查；对于脑栓塞服用华法林的病人定期观察有无出血倾向，定期复查化验，及时调整药物剂量。对于高血压、慢性心力衰竭等慢性病病人提倡以社区为范畴进行慢性病管理，使其逐渐回归家庭、回归社会，这也是全科医生的主要工作。

全科医生在治疗、保健的同时也需要对心、脑血管疾病病人进行康复指导，如慢性心力衰竭的康复治疗需要坚持原发病的治疗、运动、饮食、心理等综合治疗。脑卒中的各种类型均需康复治疗，尤其在恢复期要针对生活自理能力和肢体的功能进行康复锻炼，以便尽早回归社会。冠心病的康复治疗包括 3 个不同时期：I 期康复治疗在生命体征平稳且无并发症时即可开始，目的是可以耐受日常活动；II 期康复的目的是为恢复一般日常生活活动能力；III 期康复的目的是为巩固 II 期康复的成果，逐渐恢复至发病前的生活和工作。

问题讨论

　　男性，70岁，反复活动后胸痛2年，位于胸骨后，呈发作性压榨样疼痛，可向心前区和左上肢尺侧放散，持续3～5分钟，舌下含服硝酸酯类药物或休息后1～2分钟可缓解，劳动耐力逐渐下降，近1天轻微体力活动即可诱发胸痛，持续可达15分钟，舌下含服硝酸酯类药物后仍可缓解。有高血压、糖尿病、高胆固醇血症、脑出血等病史和大量吸烟史。入院查体：身高170cm，体重98kg，血压200/105mmHg，心脏浊音界向左下扩大，心率88次/分，腹部膨隆，无压痛，未闻及血管杂音，四肢肌力、肌张力正常，病理反射未引出。

　　请分析：

　　该病例特点有哪些？需要完善哪些检查？诊断、鉴别诊断和治疗方案是什么？是否需要转诊？

第三节　社区居民健康生活方式教育

　　"预防为主"是我国的基本卫生方针，加强公众健康生活方式教育，尤其是高危人群教育，充分发挥人群的主观防病意识，这是全科医生的使命。

（一）合理膳食

　　合理膳食结构的比例为糖类65%，脂肪20%，蛋白质15%。人类饮食结构应该以素食为主，适当肉量最为理想。要控制膳食总热量，以维持正常体重为度，防止超重和肥胖。并且主张清淡饮食，多食豆类等植物蛋白及新鲜蔬菜、瓜果等富含维生素C的食物，食用油尽量选用豆油、玉米油、茶油、菜籽油、麻油等。

　　体重超标者，需每日减少饮食的总热量。脂肪摄入量小于总热量的30%，其中，动物性脂肪摄入量小于总热量的10%；低胆固醇膳食，每日摄入量＜300mg；限制含糖食物的摄入。

　　40岁以上者，无论血脂正常与否，均应避免经常食用富含胆固醇及动物性脂肪的食物，如肥肉、动物内脏、鱿鱼、墨鱼、猪油、骨髓、蟹黄、蛋黄、奶油及可可油、椰子油等。

　　冠状动脉粥样硬化者，要严格避免暴饮暴食，合并心力衰竭及高血压者，需要同时限盐。世界卫生组织建议每日每人钠摄入量应该＜2.4g，相当于食盐6g。限盐的办法有减少烹饪用盐和含盐调料，少吃各种咸菜和盐腌制品；增加钾的摄入，多食含钾丰富的蔬菜（如香菇、油菜等）和水果（如香蕉、橘子等）；减少膳食中的脂肪摄入量；适当补充优质蛋白质，动物蛋白质质量依次为奶、鱼、虾、鸡鸭、猪及牛羊肉，植物蛋白质以豆类最优。每日食盐的摄入量＜5g。

（二）不吸烟、不饮烈性酒

　　如饮酒，男性每日饮酒精量不超过25g，即白酒＜25～50ml，或葡萄酒＜100～150ml，或啤酒＜250～500ml，女性减半。鼓励戒烟，拒绝二手烟，必要时可以选择3

类一线临床戒烟用药，包括尼古丁替代疗法类药物、盐酸安非他酮缓释片和酒石酸伐尼克兰片。研究表明，心血管疾病病人单独或联合使用上述 3 类药物的疗效和安全性均较好。

（三）适当体育锻炼和体力活动

适当的体育锻炼和体力活动是预防本病的积极措施，运动不足是发生高血压、糖尿病、高脂血症、冠心病的重要原因。活动强度因人而异，需要根据自身的身体基本状态、原有的体力活动习惯决定，以不引起不适和不过多增加心脏负担为原则。体育锻炼要循序渐进，不宜勉强做剧烈运动，老年人尤应注意。

运动方法可以选择慢跑、快走、骑车、跳舞等不同方式，做到有氧运动。运动强度因人而异，运动量要适度，不要短时期内做大运动量锻炼，运动强度指标可采用心率监测法，即运动时最快心率达到 180（或 170）减去年龄，或不超过最大心率达到 180（或 170）次 / 分的 60%～85%；频度要求 3～5 次 / 周，最好能够做到每日运动；时间要求 30～60 分钟 / 次。也可参考运动项目的热量消耗量，运动强度达到 50% 的摄氧量才能达到改善代谢能力的目的，而强度过大，无氧代谢增加，反而增加运动损伤，增加了心脏负担。

（四）减轻和控制体重

体重指数应该控制在 24 以下，体重减轻 10%，收缩压可下降 6.6mmHg。研究显示：收缩压平均下降 2mmHg 即可显著降低冠心病和卒中的风险，可以认为减轻体重同时可以减低与高血压相关的心脑血管疾病的发生。可采取的办法是控制膳食总热量的摄入，增加热量的消耗，必要时进行药物治疗。减重速度因人而异，以每周 0.5～1kg 为宜。

（五）合理安排工作和生活

1. 生活规律，保证睡眠，按时起床。
2. 避免情绪激动和过度劳累，保持乐观的生活态度和愉快的心情。
3. 避免过度劳累，注意劳逸结合。
4. 鼓励病人选择性参加适宜的文体活动，多与人沟通，可选择跳广场舞、练习书法、打太极拳等。

（田红梅）

复 习 指 导

1. 高血压、血脂异常、糖尿病、吸烟、肥胖等心、脑血管疾病的危险因素是可控可防的，需要引起全科医生的重视。
2. 高血压、冠心病、脑卒中等常见的心、脑血管疾病临床特点是全科医生关注的重点内容。
3. 心脑血管疾病常见的危险因素包括：高血压、糖尿病、血脂异常、吸烟、肥胖、遗传因素及缺乏体育锻炼、大量饮酒、高盐饮食等。
4. 心脑血管疾病的三级预防至关重要。

第 20 章 恶性肿瘤的全科医学处理

学习要求

学习并掌握恶性肿瘤的三级预防、姑息治疗及癌痛治疗知识；熟悉全科医生在恶性肿瘤诊疗及康复中的作用，了解恶性肿瘤的严重危害。

恶性肿瘤又称为癌症，是机体正常细胞在多原因、多阶段与多次突变中所引起的一大类疾病；即机体在环境污染、电离辐射、化学污染（化学毒素）、自由基毒素、微生物（细菌、病毒、真菌等）及其代谢毒素、遗传特性、免疫功能紊乱、内分泌失衡等各种致癌物质和致癌因素的作用下导致身体正常细胞发生异变的结果。常表现为局部组织的细胞在基因水平上失去对其生长的正常调控导致异常增生与分化而形成的新生物；新生物并不因病因消除而停止生长，而且生长不受正常机体生理调控，同时破坏正常组织与器官。因此，恶性肿瘤有生长速度快，呈浸润性，易发生坏死、出血、溃疡等现象，并常伴远处转移的特性；造成人体出现消瘦、乏力、贫血、发热、食欲缺乏等症状，进而导致严重的脏器功能受损，最终死亡。

第一节 恶性肿瘤病人需要全科医学照顾

一、恶性肿瘤的严重危害

随着社会经济的发展、生活方式及饮食结构的改变、环境恶化与人口老龄化，疾病的流行规律发生了巨大的变化，人们在不断的同传统与新发生的传染病进行斗争的同时，不论是发达国家还是如我国等发展中国家，都面临越来越严重的慢性非传染性疾病的挑战。

慢性非传染性疾病主要包括：恶性肿瘤、心脏病、高血压、脑血管病、糖尿病、慢性阻塞性肺病、抑郁症、牙周病等一系列不会传染且不能自愈的疾病。慢性疾病目前已成为严重危害居民健康的重要公共卫生问题，并成为医疗费用过度增长的重要原因之一。这其中恶性肿瘤与心脑血管病已成为发达国家和发展中国家人口死亡的最主要原因。

据最新数据统计，我国近年新发恶性肿瘤约 390 多万例，发病率为 285.83/10 万，

0～74 岁累计发病率为 21.44%；死亡约 230 多万例，死亡率为 170.05/10 万，0～74 岁累计发病率为 11.94%，相当于每分钟就约有 7 个人被诊断为恶性肿瘤，每分钟就约有 5 个人死于癌症。由此可知，恶性肿瘤因极高的发病率和死亡率严重的危害着人类的身心健康。

二、恶性肿瘤病人需要全科医生的医学照顾

（一）恶性肿瘤疾病的特点

恶性肿瘤严重危害了人们的生命健康，世界卫生组织的报告显示，癌症病人中"生活方式癌"所占比例高达 80%，而导致抗癌基因丢失和原癌基因激活的外因均来自人们不健康的生活方式和行为习惯，包括吸烟、酗酒、吃霉变食物、吃富含亚硝酸盐的腌制食品、高能量及高脂肪饮食、性淫乱、缺乏运动等。如果人们保持健康的心理、戒烟、忌酗酒、适量运动、多吃新鲜蔬菜及水果等，可以减少致癌因素和促癌因素对自己的危害以及恶性肿瘤的发生。因此，通过健康教育改变人们不良的生活方式和行为习惯是可以预防部分恶性肿瘤发生的。

恶性肿瘤早期常无特异性症状及体征，一旦确立诊断，常属于晚期，治疗效果不佳。即使得到早期诊断的病人，虽然肿瘤专科医生对癌症的治疗手段有药物治疗、手术治疗和放射治疗，其中药物治疗包括有化学药物治疗、生物免疫治疗、分子靶向治疗、内分泌治疗和中药治疗等。但对于由疾病给病人所带来的恐惧不安以及对前途的忧虑等一系列严重的心理问题，肿瘤专科医生也无特效的办法。

恶性肿瘤病人在家庭中的实际角色多需要转换，家庭成员间的人际关系也需要调整。因为家庭成员间有遗传学上的相同特征，社区人群之中有相同的生活方式和居住环境条件，所以都应该注意对恶性肿瘤的预防。这些工作并非肿瘤专科医生所能完成的。

（二）全科医生在恶性肿瘤诊疗过程中的优势

全科医生不但掌握了临床医学和预防保健的知识，还有承担健康教育、行为干预、康复治疗、姑息治疗等的能力，有开展恶性肿瘤的预防及全程临床照顾的良好基础。对恶性肿瘤病人和家庭而言，全科医生不但是医生，还是健康监护人、教育者、咨询者和卫生服务协调者。对于社区而言，全科医生不仅为社区卫生服务，也是整个社区健康的监测者与组织者。因全科医生在社区卫生服务中的多重角色及特殊地位，有利于他们为居民提供恶性肿瘤从预防到治疗的全程照顾，例如：促进社区生活环境的改善与消除诱发恶性肿瘤的环境因素；对社区居民进行定期健康体检；有效利用卫生资源与社会支持，保障社区居民得到及时的诊断、治疗和康复。

全科医生长期在基层医疗机构工作，与社区居民保持密切的接触，熟悉社区环境和居民的生活习惯，有利于对病人及其家庭开展深入的健康教育与行为干预；全科医生与病人及其家庭保持着朋友式的医患关系，有助于实施对恶性肿瘤的早发现、早诊断、早治疗和后期的康复治疗或姑息治疗。

总之，全科医生提供的全科医疗服务能够给予肿瘤病人全面的医学照顾，包括临床上的一级、二级和三级预防。

第二节　全科医生在恶性肿瘤预防中的作用

一、参与恶性肿瘤的一级预防

恶性肿瘤的一级预防(primary prevention)是肿瘤的初级预防,目标是防止肿瘤的发生,任务是弄清恶性肿瘤的病因和危险因素,针对化学、物理、生物等具体的致癌、促癌因素和体内外致病条件,采取预防措施,提高机体防癌能力,防患于未然。全科医生在恶性肿瘤一级预防中的主要任务是通过多种途径和方式,利用一切可利用的机会,有计划的广泛开展防癌健康教育;使人们自觉改变与恶性肿瘤发病相关的不良饮食习惯和生活方式,消除或减少致癌因素侵入人体,预防恶性肿瘤的发生。

全科医生在全科医疗过程中,掌握了整个社区居民的饮食习惯和生活方式,有利于了解恶性肿瘤的致病因素和自然病程。对整个社区居民的健康照顾中,全科医生可以通过举办专题讲座、制作展板、印发宣传资料、进行健康咨询等,普及预防恶性肿瘤的相关知识;并充分发挥社区活力,加强引导和卫生服务,促进居民改变不良饮食习惯和生活方式,并改变社区的卫生环境,以减少恶性肿瘤的发生。如对吸烟病人予以戒烟指导;建议接种乙肝疫苗以减少乙肝的感染,对已感染乙肝者进行戒酒干预,必要时进行抗病毒治疗;建议育龄妇女接种人乳头状瘤病毒疫苗以预防感染,避免宫颈癌的发生;建议绝经后妇女定期进行子宫内膜癌及乳腺癌的筛查及自查。

全科医生在全科医疗过程中,针对职业和环境中明确可引起肿瘤的物质,如石棉(肺癌)、苯胺染料(膀胱癌)、苯(白血病)等,全科医生应加强对相关人员进行职业卫生知识培训,加强各项卫生监督,使相关部门采取措施,检测环境中的各类致癌物质,督促控制与消除职业危害。

通过多年调查研究,WHO专家针对我国居民的饮食和生活特点,提出了防癌建议,共9条:①严格控制体重;②不吃霉变食物;③少吃熏制、腌制、烤制、油炸和过热食物;④洗净果蔬;⑤不酗酒、不吸烟;⑥不长期服用可致癌药物;⑦不使用有毒塑料袋;⑧日晒不宜过度;⑨不要熬夜。

二、从事恶性肿瘤的二级预防

恶性肿瘤的二级预防(secondary prevention),是临床前预防,目标是早发现、早诊断、早治疗癌前病变和早期癌,目的是筛查癌前疾病或早期肿瘤病例,提高治愈率,降低病死率。目前,应用现有的医学知识和检测手段有1/3以上的癌症病人是可以被早期发现,从而被治愈的,因此,早期诊断对防治恶性肿瘤极为关键。目前被确认有效的筛查手段有:用体检法加钼靶X线摄影筛查乳腺癌;有宫颈脱落细胞涂片法筛查宫颈癌;用检测甲胎蛋白(alpha-fetoprotein, AFP)与超声波检查筛查肝癌;用检测癌胚抗原(carcinoembryonic antigen, CEA)及直肠指检筛查直肠癌;粪便隐血试验阳性者的电子胃镜检查筛查胃癌;低剂量螺旋CT筛查早期肺癌等。随着科技发展,基因检测已逐渐成为癌症筛查的有效手段。

全科医生在全科医疗过程中，积极进行各种形式的癌症二级预防健康教育，通过不断宣教，使大家明白，虽无确切的防癌方法，但却有肯定的早期诊断方法，且早发现、早诊断、早治疗，恶性肿瘤死亡率明显降低。全科医生除了应掌握所管辖社区各种癌症高危对象的资料外，还应定期举行各种形式的防癌宣传，定期上门随访，督促他们进行定期的防癌检查，使人们了解肿瘤早期症状及体征，以利早期发现恶性肿瘤。

（一）对无症状人群

从占恶性肿瘤首位的肺癌、恶性率较高的肝癌及严重危害女性健康的乳腺癌、生殖器官癌着手开展普查工作，并对高危人群每隔一两年重复普查一次，以便早发现，早治疗，降低病死率，达到预防目的。

（二）对有症状人群

社区居民出现原因不明的生理异常，如咯血、便血、乳头溢血、无痛性血尿等；体重下降、乏力、干咳、排便习惯改变等；鼻塞、鼻出血、单侧头痛或伴有复视时；赘生物或黑痣的突然增大或有破溃、出血的；应定期给予肿瘤的筛检或督促其到有关专科医院检查。

（三）对可疑病例

全科医生应详细解释检查结果的意义，给予病人及其家属心理疏导，及时转诊病人至上级医院进一步明确诊断。转诊后，全科医生应向专科医生介绍病人的病情、诊疗经过和可疑恶性肿瘤的依据。诊治过程中，全科医生应通过病人或直接与专科医生联系，以及时掌握该病人的诊治的进展，予以进一步的治疗指导。

三、在日常诊疗工作中有机会早发现恶性肿瘤

全科医师服务于社区，担负第一线的医疗工作，在日常工作中面对许多病人缺乏特征性症状及体征，应详细询问病人病史、居住条件、生活习惯等，并耐心倾听病人的叙述，用自己掌握的医疗知识认真进行分析，注意鉴别可能的恶性肿瘤，及时随访治疗情况，必要时建议病人到相关专科做进一步诊断，尽可能避免漏诊早期的恶性肿瘤。同时，还应对社区居民中的高危人群，做到主动定期随访，督促其定期检查，尽可能于早期发现可能发生的恶性肿瘤。如做好上述工作，全科医生在日常诊疗工作中比专科医生更能早期发现恶性肿瘤病人。

全科医生在全科医疗日常工作中，可根据病人的特点，有针对性地运用体检或辅助检查，而不是"全包围"的筛查来诊断病人的疾病。首先了解病人所处的生命周期、既往病史、个人生活习惯、职业特点和家族史等，确定其易患的恶性肿瘤；然后根据该肿瘤的特点，选择经济、有效且尽可能无创的检查方法，同时应做好与病人及其家属的沟通，避免误解。例如，一名 60 多岁男性病人因 2 型糖尿病史 10 余年，血糖控制不佳就诊，全科医生在调节血糖的过程中，根据病人有长期吸烟史和近段时间有咳嗽、咳痰病史等情况，安排其接受胸部 CT 检查，以排除或发现较早期的肺癌。

全科医生在全科医疗过程中早期发现恶性肿瘤病例，是经常做的二级预防工作的范

畴。所以全科医生应具有丰富的临床经验，全面了解恶性肿瘤知识、拥有良好的医患沟通能力，并有高度的责任感，可使更多的恶性肿瘤病人在全科诊疗过程中有机会被早期发现，获得早期诊断及治疗，进而取得良好的治疗效果。

第三节　全科医生在恶性肿瘤诊疗过程中的职责

一、专科诊疗过程中的作用

全科医生在医疗过程中发现了疑似恶性肿瘤病人时，对病人及其家属应及时开展支持治疗，掌握其心理状态的改变，给予良好的沟通及心理安抚，说明目前的病情及需要进一步完善的必要检查。同时，全科医生应利用自己所掌握的资源信息，主动将病人转诊给对该病有经验的、技术与服务良好的专科医院以进一步明确诊断。

转诊后，全科医生应向专科医生介绍病人的病情及详细的诊疗经过。在进一步的诊断过程中，应及时的向专科医生了解诊断进程。①恶性肿瘤得到确诊后，全科医生应向专科医生详细了解治疗方案之利弊，帮助专科医生向病人及家属介绍可采取得治疗方案及其利弊，以获得病人和家属的同意与配合；并给病人和家属以安慰。②恶性肿瘤的诊断暂不能确定时，全科医生应根据专科医生的建议为病人制订随访检查计划和饮食生活指导。向病人和家属说明继续随访的必要性，并定期督促病人执行。③恶性肿瘤诊断可排除时，应向病人和家属说明排除恶性肿瘤的理由，使他们从患恶性肿瘤的阴影中解脱出来。

目前，恶性肿瘤的治疗手段很多，常用的有手术治疗、药物治疗、放射治疗等。由此可知，由于恶性肿瘤是一类全身性疾病的局部表现，任何一种单一的局部治疗手段均难以将恶性肿瘤彻底治愈，其治疗应该是多学科的综合治疗。一般而言，肿瘤外科医生大多对放射治疗和药物治疗难作安排，而放疗科医生大多对药物治疗、分子靶向治疗、生物免疫治疗也只是提出原则性的建议。但全科医师不但要了解肿瘤的专业知识，还要对各科基础知识均有所了解。他们了解手术、放射治疗、药物治疗的效果和毒副反应、并发症及后遗症。因此，在恶性肿瘤的治疗过程中全科医生可根据专科医生的建议，帮助病人及家属确定治疗方案，进行相应的心理辅导及支持治疗。

二、专科治疗后的作用

恶性肿瘤病人经治疗后，尤其是手术治疗、放射治疗后，器官的功能常受到影响。例如，食管癌手术后可能发生胃食管反流、吻合口瘘；肺癌手术后可有肺功能不全；乳腺癌手术后可有上肢水肿；胃癌术后可能有倾倒综合征等；肿瘤药物治疗后可有脱发、呕吐和骨髓抑制等。而病人完成第一阶段的手术、放射疗治或药物治疗病情缓解后，会出院居家调理；一部分病人仍可能会复发或发生第二原发癌。因此，需要全科医生及时与肿瘤病人联系，对其第一阶段治疗后产生的并发症进行处理，如果并发症较严重，应及时转到肿瘤专科治疗；对肿瘤治疗后的病人还应给予心理疏导及定期随访，以便早期发现其复发或转移，并在发现复发或转移时给予及时处理。

恶性肿瘤的中医药治疗、生物免疫治疗和强度较低的口服化疗等，一般由病人在社区或家中进行。全科医生应该向专科医生详细了解并掌握病人的专科治疗情况、治疗方法及不良反应，以便为病人在社区或家庭实施后续的治疗，且应将治疗中发现的问题及时向专科医生反馈，以获得专科医生的指导与帮助。

三、恶性肿瘤综合治疗中的作用

恶性肿瘤病人经过确诊及初步治疗后，全科医生的任务是利用所掌握的多学科的知识，给予治疗指导，帮助病人选择最佳诊疗方案，尽早扑灭肿瘤，尽力恢复功能，促进康复，提高生活质量甚至重返社会。具体做法：除了研究并制订合理的治疗方案外，还应进行全面的康复、家庭护理指导；加强病人功能和体力锻炼；合理安排其生活起居和饮食等。最关键的是对病人和家属进行心理疏导及支持治疗。经过规范的长期治疗，配以合理的康复手段，尽管恶性肿瘤病人体内肿块没有全部消除，但可以使病人带瘤生存，或延长其生存期，或改善其生存质量，不仅有效防止癌症的转移，同时还为进一步根治癌症争取了时间。

第四节　全科医生在恶性肿瘤康复医疗中的作用

恶性肿瘤经治疗后获得根治或带瘤生存的病人，存在各种生理功能障碍和程度不同的身心功能障碍，如疼痛、呼吸功能障碍、运动功能障碍、心理障碍、肢体畸形或残疾等。这些迫切需要全科医生给予专业的康复指导，以帮助其改善身心功能，提高生存质量。

恶性肿瘤康复的目的是在疾病及其治疗的影响下，帮助病人最大限度地获得躯体、社会、心理和职业能力。在肿瘤发生发展的不同阶段，康复的任务有所不同，要针对具体情况制订合乎实际的康复目标。有恢复性康复、支持性康复、姑息性康复的不同。具体内容有：生理康复、心理康复、疼痛康复。

一、对恶性肿瘤病人康复期作生活指导

恶性肿瘤一般病情进展迅速，但治疗后的恢复往往是一个漫长的过程。在这个恢复的过程中，全科医生要对恶性肿瘤病人给予全面的康复指导。

1.营养与饮食　恶性肿瘤本身为消耗性疾病，加上手术、放射治疗、药物疗治等抗癌治疗，使得相当多的病人食欲缺乏，长期下去则会导致病人抗病能力下降，体重减轻，病情恶化甚至死亡，因此，他们需要比正常人更多的营养，以弥补疾病的消耗，配合治疗的需要。体重正常的病人，其营养应比正常人多 20%，体重不足者则应增加 50%，甚至更多，其增加部分当然应以优质蛋白质、多种维生素为主，如鸡蛋、牛奶、鲜肉、新鲜蔬菜及水果等。癌症病人合理饮食还应禁烟酒、忌辛辣刺激食品、节制高盐高脂食品，提倡养成细嚼慢咽、定时定量和愉悦进食的饮食习惯。注意处于康复期且一般情况良好的病人，不宜忌口。

2.功能性活动康复　肿瘤病人应进行适合自己体力的"有氧运动"，如散步、打太极拳、慢跑等。注意运动应以不疲劳为度，原则为因人而异、循序渐进、尊重兴趣、结合病情。已有骨转移或严重骨质疏松病人活动应极谨慎。特别注意对接受过治疗的组织器官要进

行针对性的功能训练，以预防或改善局部功能障碍。适量的户外活动既可增强体力，且对改善重要器官功能和调整心情均有显著的效果。

3. **康复护理** 长期卧床的病人应定时改变体位、叩打病人背部、鼓励病人深呼吸，以预防压疮和避免坠积性肺炎的发生。另外应注意饮食卫生，适时添加衣物等，避免一切可以避免的如胃肠炎、感冒等疾病对机体的不良影响。

4. **关于工作** 带瘤生存状态的病人，一般情况较好者建议恢复工作，从事劳动强度和精神压力较小的工作。注意尽管有些带瘤生存病人全身情况良好，机体处于平衡状态，但他们随时可因为免疫功能下降而致病情恶化，而上班工作的巨大压力有可能成为病情恶化的催化剂。癌灶基本根除的病人，但还在行辅助药物治疗或辅助放射治疗期间，也不宜恢复工作。因为一方面还不能保证癌细胞彻底清除，另一方面药物治疗、放射治疗也有一定的不良反应，上班工作不仅体力上可能无法胜任，对防止复发也不利。一般而言，恶性肿瘤病人在接受根治性治疗后3年之内最容易复发，因此，这一阶段应该以休息为主。不论何时工作，都必须循序渐进，即先试着干较轻的工作，以后逐渐恢复到正常工作。总之，肿瘤病人的工作，以不过分劳累为宜。

二、对恶性肿瘤康复期病人给予心理支持

心理康复贯穿于恶性肿瘤发生发展的每一个阶段，在恶性肿瘤手术治疗后可能会留下终身残疾，如截肢、造口、喉切除等；而药物治疗、放射治疗可引起严重的生理反应。有些病人无法面对并发症的发生；有些病人则会长期陷入害怕病情复发的阴影中，不能自拔。所有这些都增加了恶性肿瘤病人康复期的心理负担。全科医生在进行医疗过程中，应向病人宣讲有关的康复治疗的知识；让病人建立健康的生活方式；适时配用假体、适当进行整容整形手术等，以利于心理及功能康复。总之，作为全科医生在恶性肿瘤治疗的康复期，应该给予病人心理上的支持，如心理调治，与病人建立良好的沟通关系，针对与病情有关的心理障碍，应用开导、鼓励、暗示、转移等多种心理疗法，让病人树立战胜疾病的信心，促进机体痊愈，阻止疾病恶化。

三、督促恶性肿瘤病人定期复查

恶性肿瘤病人经过正确的诊断，采用最有针对性的治疗后，癌症被切除或明显缩小了，症状、体征也随之消失，全身情况有明显的好转，逐渐康复；但有一部分病人经过长短不同的时间后又有复发、转移或发生其他并发症，进而加重病情；而且有部分恶性肿瘤病人经治疗后，留有这样或那样的后遗症及并发症。因此，全科医生对恶性肿瘤病人的定期随访工作显得尤其重要。恶性肿瘤复发和转移90%发生在治疗后的5年内，所以一般治疗后2年内每2～3个月复查一次；治疗3～5年内每6个月复查一次；以后可每1年复查1次。期间，如有不适，及时就诊复查。

全科医生对肿瘤病人治疗后的随访，体现了全科医疗的连续性、协调性照顾的基本原则。病人出院后，全科医生通过查阅既往的诊治资料并和病人及其家属充分沟通交流，了解病人的专科诊治情况，并可根据肿瘤的类别、分期、治疗方式、治疗效果、并发症

等安排随访计划。在随访或复查过程中，及时给予检查，早期发现病人复发或转移迹象，及时转专科医生处复查。

四、帮助恶性肿瘤康复病人回归社会

恶性肿瘤早期诊断及治疗的目的是争取病人完全康复并回归社会生活。社会生活包括家庭以外的亲友及邻里之间的交往及回归工作等。而周围的人对恶性肿瘤的认识，极大影响着病人的回归。作为全科医生应积极宣传，一些恶性肿瘤发现较早是可治愈的，一些发现较晚的恶性肿瘤是可带瘤生存的。恶性肿瘤绝对不是传染病，也不是遗传性疾病。患恶性肿瘤的人和家庭，需要得到社会的关爱和尊重。除了在社区进行科学普及、健康教育外，全科医生还应利用社会各方面的资源，帮助康复后的肿瘤病人恢复工作并回归社会生活。

五、对晚期恶性肿瘤病人进行医学照顾

恶性肿瘤多起病隐匿，而受目前诊断手段的限制，相当多的肿瘤病人在确诊时已属中晚期，全科医生应给予他们医学照顾，主要包含姑息治疗和疼痛管理。

(一) 姑息治疗

1. 概念和目标　姑息治疗（palliative care）又称缓解性治疗、缓和医疗，是为已不能根治的肿瘤提供一种积极且全面的治疗，它关心的不是病人生命的长短，而是其生活质量。姑息治疗的最终目标是缓解因恶性肿瘤本身或治疗恶性肿瘤的措施所导致的各种症状和并发症，使病人达到和维持躯体、情感、精神和社会行为能力的最优状态，从而减轻病人的心理负担和躯体痛苦，使病人及其家庭获得最大的安慰，尽可能使病人获得最好的生活质量。

2. 姑息治疗的三阶段原则　姑息治疗贯穿于恶性肿瘤治疗的始终，根据恶性肿瘤病变的发展，恶性肿瘤姑息治疗大致可分为三个阶段，即姑息治疗的三阶段原则。第一阶段，治疗对象为可能根治的恶性肿瘤病人，抗肿瘤治疗与姑息治疗相结合，此阶段姑息治疗主要是延缓恶性肿瘤进展和抗肿瘤治疗导致的各种症状，给予对症支持治疗，保障病人在治疗期间的生活质量和机体状态；第二阶段，治疗对象为无法根治的晚期恶性肿瘤病人，抗肿瘤治疗可能不再获益时，以姑息治疗为主，姑息治疗主要是缓解症状、减轻痛苦、改善生活质量；第三阶段，为预期生存时间仅为数天至数周的终末期恶性肿瘤病人提供临终关怀服务及善终服务。

3. 全科医生的作用　全科医生对晚期恶性肿瘤病人，在姑息治疗中的主要作用包括：①改善病人和家属的生存质量；②帮助病人以较平静的心境和较强的毅力面对困难；③帮助病人积极地生活直至死亡；④帮助家属面对现实、承受打击等；⑤协调其他专科医生参与对晚期肿瘤病人的姑息治疗。

(二) 恶性肿瘤的疼痛管理

癌痛是恶性肿瘤病人常见的症状之一。癌痛是指由癌症本身或其相关因素导致的疼

痛，它可导致病人疲乏、失眠、恶心，甚至抑郁、焦虑、愤怒、绝望等，使其身心蒙受巨大负面影响，免疫力及生活质量均可能急剧下降。

1. 癌痛的临床评估 癌痛的临床评估是控制癌痛满意的最关键一步，主要包括以下步骤：①详细询问病史，相信病人的疼痛主诉；②疼痛程度评估；③疼痛特性评估，包括定位、性质、发作方式等；④评价疼痛所造成的影响，包括社会、心理影响、并发症等；⑤全面体格检查：包括疼痛部位、神经系统检查及其他相关检查；⑥诊断性检查，包括肿瘤学检查、神经生理检查等。

2. 癌痛分度的评估方法 癌痛分度的评估方法有多种，包括主诉疼痛程度分级法（verbal rating scales，VRS）、数字疼痛程度分级法（number rating scales，NRS）等。

（1）主诉疼痛程度分级法：将疼痛程度分为无痛、轻、中、重度疼痛。

0级：无痛。

Ⅰ级：即轻度疼痛，有疼痛但可以忍受，能正常生活，睡眠不受干扰。

Ⅱ级：即中度疼痛，疼痛不能忍受，要求服用镇痛药，睡眠受干扰。

Ⅲ级：即重度疼痛，疼痛剧烈，不能忍受，睡眠受到严重干扰，需要镇痛药，可伴有自主神经功能紊乱（如出汗、烦躁、休克）或被动体位。

（2）数字疼痛程度分级法：将一条10cm长的直线划为10等份，从左往右依次标有0、1、2、3、4、5、6、7、8、9、10，用0～10代表不同程度的疼痛，0为无痛，依次逐步加重，10为剧痛（图20-1）。评估时，检查者让病人确定自己的疼痛所对应的数字，从而确定疼痛严重程度。

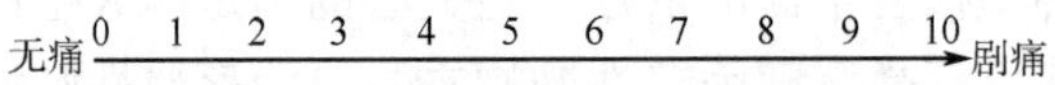

无痛 0 1 2 3 4 5 6 7 8 9 10 剧痛

图20-1 数字疼痛程度分级法

（3）为便于对比研究，一般将NRS中的0、1～3、4～6、7～10分别对应VRS中的0、Ⅰ、Ⅱ、Ⅲ级（表20-1）。

表20-1 主诉疼痛程度分级法与数字疼痛程度分级法的对应关系

主诉疼痛程度分级法	数字疼痛程度分级法
0级	0
Ⅰ级	1～3
Ⅱ级	4～6
Ⅲ级	7～10

3. 癌痛的综合治疗 癌痛的综合治疗指根据病人的机体情况、疼痛的程度、性质及原因，合理地、有计划地应用现有的治疗手段，尽可能地缓解疼痛及其并发症，从而改善病人的生活质量的方法，主要包括非药物性治疗和药物治疗。

（1）癌痛的非药物性治疗：①无创或低创性疗法：如物理疗法和社会心理干预等，前者包括冷热敷、按摩、运动及经皮神经电刺激等；后者主要包括分散注意力、让病人放松、教育病人、认知 - 行为疗法等心理治疗。②创伤性疗法：即侵袭性疗法，如借助药物的神经麻醉等，目前对于某些顽固性、难治性癌痛，建议提前使用创伤性疗法以提高镇痛效果、有助于减少全身性阿片药物用量及不良反应。

（2）癌症疼痛的药物治疗：①镇痛药物根据作用机制及临床应用可分为：非麻醉性镇痛药（非阿片类药物，如阿司匹林、布洛芬）、麻醉性镇痛药（包括弱、强阿片类药物）及辅助用药。②在临床上应用镇痛药物应遵循以下原则：尽量采用口服等无创性和低危险性给药方法。按时给药：按规定时间间隔规律性给予镇痛药，以维持稳定有效的血药浓度；对于在"按时给药"过程中出现的疼痛（即暴发性疼痛）应给予"解救剂量"的药物处理。个体化给药：应从小剂量开始，逐步增加剂量一直到获得满意的疼痛缓解；密切观察疗效与不良反应。

WHO 癌症三阶梯镇痛治疗（WHO's three-step ladder for cancer pain relief），是指根据疼痛的不同程度、性质及原因，单独和（或）联合应用以阿司匹林为代表的非甾体消炎药、以可待因为代表的弱阿片类药物、以吗啡为代表的强阿片类药物，配合其他必要的辅助药物，使 80% 以上的癌痛病人获得满意缓解的方法。具体如下。

1）第一阶梯，适用于轻度疼痛病人，选用非甾体消炎药（non-steroid anti-inflammatory drugs，NSAID），如阿司匹林、美洛昔康等。当该类药物治疗效果不佳时，则应升到第二阶梯。

2）第二阶梯，适用于轻至中度疼痛病人，选用弱阿片类药物，也可与第一阶梯非甾体消炎药并用。当第二阶梯治疗不能控制疼痛时，则应升到第三阶梯。

3）第三阶梯，适用于中至重度疼痛病人，选用强阿片类药物如吗啡等，也可与第一阶梯非甾体消炎药并用。

4. 全科医生的作用　全科医生可根据终末期病人的基本情况及疼痛的性质和类型选择合适的镇痛治疗方式，以缓解病人的疼痛。

（黄宇清）

复习指导

1. 恶性肿瘤的一级、二级预防。全科医生在恶性肿瘤防治过程中的作用及优势。恶性肿瘤的姑息治疗及癌痛治疗。

2. 全科医生在恶性肿瘤预防中的作用：参与恶性肿瘤的一级预防；从事恶性肿瘤的二级预防；在日常诊疗工作中有机会早发现恶性肿瘤。

3. 全科医生在恶性肿瘤康复医疗中的作用：对恶性肿瘤病人康复期作生活指导；对恶性肿瘤康复期病人给予心理上的支持；督促恶性肿瘤病人定期复查；帮助恶性肿瘤康复病人回归社会；对晚期恶性肿瘤病人进行医学照顾。

4. 姑息治疗的三阶段原则：第一阶段，治疗对象为可能根治的恶性肿瘤病人，抗肿瘤治疗与姑息治疗相结合，此阶段姑息治疗主要是延缓恶性肿瘤进展和抗肿瘤治疗导致的各种症状，给予对症支持治疗，保障病人在治疗期间的生活质量和机体状态；第二阶段，治疗对象为无法根治的晚期恶性肿瘤病人，抗肿瘤治疗可能不再获益时，以姑息治疗为主，姑息治疗主要是缓解症状、减轻痛苦、改善生活质量；第三阶段，为预期生存时间仅为数天至数周的终末期恶性肿瘤病人提供临终关怀服务及善终服务。

第 21 章 呼吸系统疾病的全科医学处理

学习要求

掌握常见呼吸系统疾病的临床表现，并能进行正确的诊断及处理，对病人进行康复指导；熟悉常见呼吸系统疾病的危险因素，对社区人群进行健康教育和筛查，预防疾病的发生；了解呼吸系统疾病的流行病学特征。

呼吸系统疾病是临床常见病和多发病，本章将从呼吸系统疾病的特征，全科医生如何预防、正确诊断及处理常见呼吸系统疾病，并对病人进行康复指导展开系统阐述。力求使学生掌握在社区作为全科医生怎样预防疾病的发生、流行，怎样正确诊治病人，怎样帮助病人康复。

一、呼吸系统疾病概述

呼吸系统为外界空气与体内器官组织之间的界面，正常通气时吸入空气中的各种有害物质入肺。肺循环又接受全身的静脉血，机体其他部位进入血液的致伤因子也会波及肺。因此，呼吸系统疾病是一种常见病、多发病，其患病率和死亡率都较高，在城市的死亡率中占第 4 位（不包括肺癌），而在农村则占首位。更由于大气污染、吸烟、人口老龄化及其他因素，使国内外的呼吸系统疾病，如慢性阻塞性肺疾病、支气管哮喘、肺癌、肺间质纤维化，以及肺部感染等疾病的发病率、死亡率有增无减，严重影响人民的生活质量，危害人民的健康和生命。需要医务工作者特别是全科医生做好呼吸系统疾病的防治工作。

慢性阻塞性肺疾病（chronic obstructive pulmonary disease，COPD）是一种以持续的呼吸道症状和气流受限为特征的肺部慢性疾病，简称慢阻肺。2015 年，全球慢阻肺成年病人总数达 1.75 亿，因此疾病丧失生命的病人共 320 万。2020 年慢阻肺死亡率位于世界前三，疾病负担位于世界前五。在中国肺健康横断面调查中，全国慢阻肺病人约达 9900 万。2013 年我国约 91 万病人死于慢阻肺，在单病种中排名第 3 位，在国内死亡人数中占比 11%；在全球因慢阻肺死亡的病人中，中国占 1/3。

支气管哮喘是一种以慢性气道炎症和气道高反应性为特征的异质性疾病。全球约有 3 亿哮喘病病人。在中国哮喘约影响着 2500 万人，以青壮年和儿童居多。哮喘患病率及发病率在不断升高，死亡率也在不断上升。中国 5 ～ 34 岁哮喘病人中，死亡率为 36.7/10 万例。每 250 例死亡中即有 1 例死于哮喘。对社会造成巨大的经济负担，严重影响个人生活质量。

呼吸道感染（acute respiratory tract infection）是常见呼吸系统疾病，分为上呼吸道感染与下呼吸道感染。上呼吸道感染是指自鼻腔至喉部之间的急性炎症的总称。下呼吸道感染包括终末气道、肺泡腔及肺间质等在内的炎症。急性呼吸道感染为全球人口死因的第二位，在我国肺炎居第五位。

肺结核是结核分枝杆菌感染引起的慢性呼吸道传染病。全世界 1/3 的人感染结核菌（20 亿），据 WHO 估计，2015 年全球新发结核病数量约 1040 万例，约 140 万人死于结核病。新发结核病例中 120 万为艾滋病病毒感染者（占 11%）。其中 40 万艾滋病病毒感染者死于结核病。约 48 万例为新发耐多药结核病。据 2010 年我国第五次结核病流行病学抽样调查估计：全国现有活动性肺结核病人 499 万例，患病率 459/10 万；结核病年发病数 100 万例，发病率 78/10 万；TB/HIV 双重感染病人约 2 万；每年新发 MDR-TB 约 10 万人。结核病年死亡人数 5.4 万，死亡率 4.1/10 万；通过加强结核病防治工作并落实现代结核病控制措施，我国 10 余年来结核病疫情呈下降趋势，与 2000 年相比较，涂阳肺结核患病率和结核病死亡率下降幅度分别达 60.9% 和 52.8%，年递降率分别达 9% 和 8.3%。由于我国原有肺结核病疫情比较严重且各地区差异大，西部地区肺结核患病率明显高于全国平均水平。因此结核病防控工作仍任重而道远，必须坚持不懈地加强结核病防控工作。

肺癌或称原发性支气管肺癌，是起源于呼吸上皮细胞（支气管、细支气管和肺泡）的恶性肿瘤。是目前最常见、发展最快的恶性肿瘤。全球肺癌发病率（男性）居癌症发生的榜首，女性仅次于乳腺癌，占癌症死亡原因的第一位。全世界每年因肺癌死亡 140 万，并且其发病率在我国逐年上升。

除了常见呼吸系统疾病外，肺部间质纤维化、胸膜疾病、肺血栓栓塞、一些非典型病原菌感染（如真菌、支原体、衣原体）等日渐增多。一些新的肺部疾病，如传染性非典型肺炎（severe acute respiratory syndrome，SARS）、高致病性禽流感、病毒性肺炎以及 2019 新型冠状病毒病（2019 novel coronavirus 2019-nCoV 或 Corona Virus Disease 2019 COVID-2019）的出现都给医生提出了新的挑战。

因此，无论急性还是慢性呼吸系统疾病都需要全科医生在预防、保健、治疗及康复方面发挥重要作用。

链　接

呼吸系统的结构功能与疾病的关系介绍。

呼吸系统在人体的各种系统中与外环境接触最频繁，接触面积大。成年人在静息状态下，每日 12 000L 气体进出于呼吸道，在 3 亿～ 7.5 亿肺泡（总面积约 100m^2）与肺循环的毛细血管进行气体交换，从外界环境吸取氧，并将二氧化碳排至体外。在呼吸过程中，外界环境中的有机或无机粉尘，包括各种微生物、异性蛋白、尘粒及有害气体等皆可吸入呼吸道及肺部引起各种病害。

肺有两组血管供应，肺循环的动、静脉为气体交换的功能血管；体循环的支气管动、静脉为气道和脏胸膜等的营养血管。肺与全身各器官的血液及淋巴循环相通，所以皮肤、软组织疖痈的菌栓、栓塞性静脉炎的血栓、肿瘤的癌栓，均可以到达肺，分别引起继发性肺脓肿、肺梗死、转移性肺癌。肺循环的血管与气管－支气管同样越分越细，细小动脉的截面积大，肺毛细血管床面积更大，且很易扩张。因此，肺为一个低压（肺循环血压仅为体循环血压的1/10）、低阻、高容的器官。

二、呼吸系统疾病的流行病学特征

大多数呼吸系统疾病为非传染性，少数呼吸系统疾病如肺结核、传染性非典型肺炎、流行性感冒、新型冠状病毒肺炎等具有传染性。一些呼吸系统疾病具有典型的流行特征，许多呼吸系统疾病在人群分布、地区分布、季节分布等方面具有明显的差异。了解这些流行特征及差异，对疾病的诊断、预防、治疗都具有重要的意义。

（一）人群分布

呼吸系统疾病可发生于任何年龄的人群，不同的呼吸系统疾病在易感人群上不同。慢性支气管炎、COPD、肺癌多见于中老年人。这些疾病在中年后随着年龄的增长发病增加。支气管哮喘的患病人群则以青壮年和儿童居多。在我国，结核主要见于中青年。

（二）地区分布

一些呼吸系统疾病的发病具有明显的地区差异。如慢性支气管炎、COPD、肺源性心脏病的发病，农村高于城市，北方地区高于南方地区。支气管哮喘的发病，则城市高于农村，高原地区明显低于平原地区。肺癌则是城市高于农村。

（三）季节分布

由于呼吸系统与外界相通，因此季节和气候对呼吸系统疾病影响非常明显。慢性支气管炎、COPD、慢性肺源性心脏病在季节变换尤其是冬春季、气候突变时发病增多。支气管哮喘容易发生在春秋季及冬季。

三、呼吸系统疾病需要全科医学服务

全科医疗门诊几乎涵盖了所有的系统，其中因呼吸系统健康问题就诊的比例最高。据对我国各省各级医院就诊病人疾病构成调查，发现门诊病人中以呼吸系统疾病最常见，这与美国、加拿大及英国等欧美国家的调查结果相似。

社区呼吸系统疾病中，咳嗽占据了首位就诊原因。常见的急性呼吸系统疾病，如上呼吸道感染、急性气管－支气管炎、咽喉炎等，这些急性呼吸道感染性疾病，病情轻且有自限性，病人往往能在社区得到诊断和治疗，很少需要专科医生诊治。但是，其他急性呼吸道疾病，如气胸、咯血、肺栓塞等，这些疾病往往病情重、发展快，威胁到病人生命，常需要及时诊断、处理或转诊、专科诊治及入院治疗。

社区常见慢性呼吸道疾病，如慢性支气管炎、COPD、肺结核等，这些疾病急性期大都可在社区进行诊断和治疗，进入缓解期后，也需要社区医生的指导、监督、康复治疗。其他复杂的呼吸系统慢性疾病，如肺癌、间质性肺疾病等，往往需要将病人转诊至上一级医院或专科医生处，接受进一步的检查，如 HRCT（高分辨率 CT）、纤维支气管镜、肺组织或胸膜活检等，还需要接受多学科的综合性治疗。待确诊，病情平稳后，可转回社区继续治疗。

除此之外，社区全科医生在呼吸系统疾病诊治中的服务还包括提供对疾病预测性的服务和预防性的服务。如在季节交替时节对易感人群提供疫苗注射，在疾病流行时节对社区人群提供疫苗注射，对哮喘病人进行脱敏治疗、生活指导以避免接触过敏源。

社区全科医生的服务还包括经常深入社区居民住户，及时了解掌握社区人口动态，对社区居民进行体检，了解健康状况，建立健康档案。在与社区居民接触过程中，了解经济收入、生活习惯、家庭成员对疾病态度等家庭情况，以便在进一步的治疗中对病人进行健康教育、指导康复治疗，做好预防、保健工作。如对 COPD、肺癌病人，应劝其戒烟；对哮喘病人，帮助其寻找过敏源，制订哮喘治疗方案；对慢性呼吸系统疾病病人，提供心理疏导、预防抑郁情况的发生。同时在与社区居民的接触过程中，监测社区疾病的流行情况，做到早发现、早诊断、早预防。全科医生将与有关部门一起共同促进社区健康。

第一节　全科医生在呼吸系统疾病预防中的作用

一、常见呼吸系统疾病的危险因素

呼吸系统与外界相通，呼吸系统疾病的发生发展与外界环境密切相关，如身体抵抗力下降，外界致病因素数量多、毒力强，就可能导致疾病的发生发展。呼吸系统疾病常见的危险因素如能够除去，则能预防呼吸系统疾病的发生及改善预后。

（一）吸烟

吸烟是许多呼吸道疾病发生的重要危险因素。香烟含有焦油、尼古丁及氢氰酸，会损伤气道上皮、破坏纤毛功能、使气道吞噬细胞功能减退，气道壁充血水肿、分泌增多；烟雾产生大量氧自由基，破坏肺弹性纤维。吸烟破坏了气道固有的自净系统，与慢性支气管炎、COPD 的发病密切相关。吸烟也是公认的肺癌危险因素。烟雾中含 20 多种致癌物（苯并芘）。男性肺癌 85%～90%，女性 19.3%～40% 与吸烟有关。并且发现吸烟量越大、年限越长、吸烟年龄开始越早，肺癌死亡率越高。与从不吸烟者相比，吸烟者发生肺癌的危险性平均高 10 倍，重度吸烟者可达 10～25 倍，死亡率则高 10～30 倍。被动吸烟者危险性增加 50%。戒烟后可使 COPD 病人肺功能下降的速度变缓，生活质量提高，也可使肺癌危险性降低。

（二）职业因素

职业性粉尘和化学物质，如烟雾、工作粉尘与COPD密切相关。石棉、煤焦油、沥青、石油、无机砷、烟草加热产物、铬、镍芥子气、氡、二氯甲醚、氯乙烯等与肺癌有关。

（三）病原微生物

呼吸道与外界相通，容易受到外界病原微生物侵犯。呼吸道不同部位，致病微生物也不同，上呼吸道以病毒感染为主，下呼吸道以细菌感染为主。目前由于人口老龄化、抗生素的广泛应用、免疫受损宿主的增加等，使病原体向多元化发展，不合理使用抗生素也使细菌耐药性增加。目前社区获得性肺炎病原菌以革兰阳性球菌为主，肺炎球菌占40%；医院获得性肺炎病原菌以革兰阴性杆菌为主，约占50%；葡萄球菌感染，尤其是耐甲氧西林葡萄球菌较前增多。全科医生应做好本地区病原菌的流行病学调查，为有效的治疗奠定基础。

（四）大气污染

大气中有害气体，包括汽车废气、工业废气、二氧化碳、二氧化硫、氯气、臭氧，也包括烹调油烟、被动吸烟、燃料燃烧等，损伤气道黏膜及其具有的细胞毒作用，使气道感染、肺癌发生率增加。

（五）过敏因素

一些呼吸道疾病与过敏有关。如过敏性鼻炎、支气管哮喘、过敏性肺炎、嗜酸粒细胞性支气管炎等。常见过敏源多种多样，吸入性的过敏源如花粉、刺激性气体、动物毛屑、特殊气体、灰尘、烟雾，非吸入性的过敏源如鱼、虾、蟹、蛋类和牛奶等食物、药物等。全科医生应对病人过敏史进行详细的询问，建立健康档案，制订预防措施。

（六）遗传

某些呼吸系统疾病可能和遗传因素有关。许多调查资料表明，哮喘与遗传有密切关系。肺癌也与遗传因素有关。

（七）药物

一些药物可引起呼吸系统病变，如阿司匹林可引起哮喘发作；胺碘酮、博来霉素、甲氨蝶呤可引起间质性肺疾病；ACEI（血管紧张素转化酶抑制药）可引起咳嗽等表现。

（八）其他

饮食与营养，如维生素A及其衍生物β-胡萝卜素缺乏，肺癌发生率增高。还有电离辐射、运动、情绪变化等也和呼吸系统疾病有关。

二、全科医生在呼吸系统疾病预防方面的职责

"以预防为导向"是全科医生的预防保健职责。全科医生应了解常见呼吸系统疾病

及其危险因素，针对疾病发生、发展或恶化的不同阶段分别采取病因预防、三早预防和临床预防三种预防措施，称之为呼吸系统疾病的三级预防。

呼吸系统疾病的一级预防，也称为病因预防，是在疾病尚未发生时针对致病因素（或危险因素）采取措施，也是预防疾病和消灭疾病的根本措施。全科医生在社区工作与居民密切接触的过程中，应对社区的环境、病人家庭的生活习惯、不良行为及病人个人体质等进行调查了解，通过健康教育、指导病人自我保健，预防疾病的发生。如通过戒烟宣传、降低职业暴露、哮喘的健康教育、饮食的指导、指导相关生活行为及相关疫苗的注射防治疾病的发生。

呼吸系统疾病的二级预防，也称"三早"预防，即早发现、早诊断、早治疗。是防止或减缓疾病发展而采取的措施。这一阶段的预防可以通过普查、筛检、定期健康检查实现。它是在疾病初期采取的预防措施。

呼吸系统需要筛查的疾病包括慢性阻塞性肺疾病、支气管哮喘、肺结核和肺癌等。目前筛查的方法包括影像学检查，如胸部 X 线片、胸部 CT 等。对肺结核和肺癌，普查是一种较好的方法；痰液的检查，如痰涂片找抗酸杆菌、异型细胞，对结核和肺癌具有确诊价值。肺功能的检查，包括支气管激发试验和支气管舒张试验，可以帮助判断病人是否存在气流受限、是否存在气道高反应性，可以协助诊断慢性阻塞性肺疾病、支气管哮喘。一旦确立诊断，全科医生应向病人及其家属说明检查结果，确定治疗方法，根据情况进行治疗或转专科治疗。

呼吸系统疾病的三级预防，也称临床预防。目的是防止伤残和促进功能恢复，提高生存质量，延长寿命，降低病死率。主要方法是对症治疗和康复治疗。如慢性阻塞性肺疾病、支气管哮喘、间质性肺疾病、肺结核、支气管扩张等的病人，临床上除了给予药物治疗外，还应采取综合措施来最大限度减少病人肺功能的损害或减缓肺功能下降的速度，促进肺康复，提高病人的生活质量。如对慢性阻塞性肺疾病病人采取的长期家庭氧疗、腹式呼吸、缩唇呼吸；对哮喘病人的健康教育，规范的哮喘阶梯疗法的实施，哮喘的自我检测；对肺结核病人的全程督导化疗等。

第二节　全科医生在呼吸系统疾病诊治中的职责

呼吸系统疾病的症状不具特异性，全科医生应认真询问病史，结合详细而全面的体格检查和相应的实验室结果，做出初步诊断和处理。对诊断不明确或是危重症的病人，应及时请专科会诊或转诊。

一、呼吸系统疾病的诊断

（一）咳嗽

咳嗽是呼吸系统疾病的常见症状。咳嗽通常按时间分为 3 类：急性咳嗽、亚急性咳嗽和慢性咳嗽。急性咳嗽时间＜ 3 周，亚急性咳嗽 3 ～ 8 周，慢性咳嗽≥ 8 周。①急性咳嗽：普通感冒是急性咳嗽最常见的病因，其他病因包括急性气管 - 支气管炎、急性鼻窦炎、过敏性鼻炎、慢性支气管炎急性发作、支气管哮喘（简称哮喘）等；②亚急性咳嗽：最常见原因是感冒后咳嗽（又称感染后咳嗽）、细菌性鼻窦炎、哮喘等；③慢性咳嗽：慢性咳嗽原因较多，通常可分为两类，一类为初查 X 线胸片有明确病变者，如肺炎、肺结核、肺癌等。另一类为 X 线胸片无明显异常，以咳嗽为主或唯一症状者，即通常所说的不明原因慢性咳嗽（简称慢性咳嗽）。慢性咳嗽的常见原因为：咳嗽变异型哮喘（CVA）、鼻后滴流综合征（PNDs）、嗜酸粒细胞性支气管炎和胃 - 食管反流性咳嗽（GERC），这些原因占了呼吸内科门诊慢性咳嗽比例的 70% ～ 95%。其他病因较少见，但涉及面广，如慢性支气管炎、支气管扩张、支气管内膜结核、变应性咳嗽（AC）、心理性咳嗽等。

1. 询问病史和体格检查　仔细询问病史对病因诊断具有重要作用，能缩小慢性咳嗽的诊断范围，得出初步诊断进行治疗或根据现病史提供的线索选择有关检查。注意咳嗽性质、音色、节律和咳嗽时间、诱发或加重因素、体位影响，伴随症状等。了解咳痰的数量、颜色、气味及性状对诊断具有重要的价值。痰量较多、咳脓性痰者应首先考虑呼吸道感染性疾病。查体闻及呼气期哮鸣音时提示哮喘的诊断，如闻及吸气性哮鸣音，要警惕中心性肺癌或支气管内膜结核。

2. 辅助检查

（1）影像学检查：X 线胸片能确定肺部病变的部位、范围与形态，甚至可确定其性质，得出初步诊断，指导经验性治疗和相关性检查。建议将 X 线胸片作为慢性咳嗽的常规检查，如发现器质性病变，根据病变特征选择相关检查。X 线胸片若无明显病变，则按慢性咳嗽诊断程序进行检查（见慢性咳嗽诊断程序）。胸部 CT 检查有助于发现纵隔前、后肺部病变、肺内小结节、纵隔肿大淋巴结及边缘肺野内较小的肿物。高分辨率 CT 有助于诊断早期间质性肺疾病和非典型支气管扩张。

（2）肺功能检查：通气功能和支气管舒张试验可帮助诊断和鉴别气道阻塞性疾病，如哮喘、慢性阻塞性肺疾病和大气道肿瘤等。常规肺功能正常，可通过激发试验诊断 CVA。

（3）纤维支气管镜（简称纤支镜）检查：可有效诊断气管腔内的病变，如支气管肺癌、异物、内膜结核等。

（4）食管 24 小时 pH 监测：能确定有无胃 - 食管反流（GER），是目前诊断 GERC 最为有效的方法。通过动态监测食管 pH 的变化，获得 24 小时食管 pH < 4 的次数、最长反流时间、pH < 4 占监测时间的百分比等 6 项参数，最后以 Demeester 积分表示反流程度。检查时实时记录反流相关症状，以获得反流与咳嗽症状的相关概率（SAP），明确反流时相与咳嗽的关系。

（5）其他检查：包括诱导痰检查、外周血检查，嗜酸粒细胞增高提示寄生虫感染、变应性疾病。

（二）胸痛

胸痛是主观感觉胸部刺痛、锐痛、钝痛、闷痛或有东西压迫而表现憋闷压迫感，喘不过气。常伴有紧张、焦虑、恐惧感，是临床常见急诊症状之一。

1. 严重威胁生命的胸痛　常见于以下情况：①急性冠脉综合征（不稳定型心绞痛、ST 段抬高型心肌梗死、非 ST 段抬高型心肌梗死）；②急性心脏压塞；③主动脉夹层；

④上腹部腹主动脉瘤破裂；⑤急性肺动脉栓塞；⑥张力性气胸。这些疾病的共同特征：发病突然、胸痛剧烈（有糖尿病者可为无痛性，但伴有呼吸困难）、大汗、恶心呕吐、脉搏快或慢、血压升高或降低、呼吸窘迫、呼吸困难、神志不清、烦躁不安、恐惧、面色苍白、皮肤湿冷、少尿。初发胸痛，如果没有上述生命体征变化，心电图检查亦正常者也应给予足够的重视，因为新发心绞痛可以没有任何生命体征变化，在心电图检查正常情况下突然发生心源性猝死。

2. 非威胁生命但较重的胸痛

（1）二尖瓣脱垂：此种胸痛特征是反复非典型性胸痛伴二尖瓣反流性杂音或喀喇音，常伴有胸前区不适、胸闷、心悸、心电图示特异性 T 波异常，心脏超声确诊。

（2）主动脉瓣狭窄和反流：典型表现为三联征，心绞痛、晕厥和心力衰竭。主动脉瓣狭窄在右侧第 2 肋间隙听到递增 - 递减型收缩期杂音。主动脉瓣反流则是高调，吹风样递减的舒张期杂音，猝死的危险性高，超声心动图可以确定诊断。

（3）胸膜炎与胸膜痛：年轻人居多，发病急，胸痛多伴有发热或与呼吸相关，胸痛多刺痛，偶可听到胸膜摩擦音，X 线胸片可有少量胸腔积液伴或不伴小片的肺渗出影像。

（4）肺部炎症：有受凉感染史，胸痛伴发热、寒战、咳嗽、深呼吸时加剧，肺部听诊有支气管呼吸音及啰音，白细胞计数增多，X 线胸片可见片状致密影，即可确诊。

（5）纵隔气肿：胸骨后剧烈锐痛，向肩部放射，伴有呼吸困难，发绀，颈、前胸甚至面部皮下气肿，有捻发感，X 线检查示纵隔增宽，本病常为食管穿孔所致。

（6）食管疾病：如食管炎、食管痉挛、食管功能失调和胃食管反流。食管源性胸痛的特征表现为，疼痛为烧灼性，常向胸骨放射，平卧加重而坐位缓解，吞咽可诱发，并且常在一次短暂剧痛后可持续数个小时，休息含硝酸甘油可以缓解并不能作为诊断目的而使用。在确定食管疾病致胸痛之前，必须明确地排除心脏疾病，因为心脏疾病更危险。确诊需要内镜、造影、食管测压和 pH 测定。

（7）食管穿孔：食管破裂的特征是极度严重胸骨后疼痛，吞咽或呼吸加重，疼痛伴有 X 线胸片示纵隔气肿、气胸、肺炎或胸腔积液皮下组织有气体，近期有剧烈恶心呕吐或内镜检查病史，食管造影或食管镜即可确诊。

（8）神经疾病胸痛：见于颈、胸椎骨质增生，椎间盘变性后凸及胸脊髓外肿瘤压迫神经根，呈烧灼样、闪电样胸痛，放射至肩及手部，活动颈肩部深吸气或打喷嚏及久卧加重，不典型病人口含硝酸甘油可缓解。带状疱疹呈浅表性烧灼痛，也可有深部位剧痛，出疹前难以诊断，但若胸痛局限于单侧，不超过中线，受损皮肤有节段性感觉减退可提示本病。

（9）肌肉、骨骼病引起的胸痛：如非化脓性肋软骨炎（Tietze 综合征）、肌痉挛及纤维织炎、肋间肌劳损、肋骨骨折等均可引起胸痛，其胸痛特点是局限、持续、部位确切，随呼吸及身体活动加重。

（10）精神性胸痛：表现多样，易变，短暂或持续，常述心尖部疼痛，并用手指指出具体部位，自感呼吸困难，呈叹气样，但必须排除器质性疾病后方可确诊。

3. 诊断要点

（1）危重指征胸痛：病人凡表现面色苍白、出汗、发绀、呼吸困难及生命体征异常，不论病因如何均属危急状态。均需立即吸氧，心电监护，开放静脉；起病急骤病人起病后迅速达到高峰，持续性胸痛，往往提示胸腔脏器破裂，如主动脉夹层动脉瘤、气胸、食管破裂。

（2）胸痛伴有血流动力学异常低血压和（或）颈静脉怒张：提示致命性胸痛，如心脏压塞、张力性气胸、急性心肌梗死、巨大肺动脉栓塞、主动脉夹层动脉瘤、主动脉瘤破裂、急性心力衰竭及大量心包积液；胸痛伴有呼吸困难见于气胸、纵隔气肿、胸膜炎、肺栓塞、肺动脉高压、心肌梗死、主动脉瓣病变、肺炎等。

（3）胸痛伴有腰背痛：见于腹腰脏器疾病及主动脉夹层。

（4）胸痛伴有吸气加重应考虑胸膜痛、胸膜炎、肺炎、肺梗死、气胸、纵隔气肿、食管穿孔，心包炎也有类似疼痛，偶见心肌梗死。

（5）胸痛伴吞咽加重：考虑食管、纵隔及心包疾病。

（6）胸痛伴深吸气打喷嚏加重：应考虑胸椎病变。

（7）胸痛伴特定体位缓解：心包炎 - 坐位及前倾位；二尖瓣脱垂 - 平卧位；肥厚性心肌病 - 蹲位；食管裂孔疝 - 立位。

（8）首次发病：应考虑急性心肌梗死、主动脉夹层瘤、肺栓塞、气胸、食管破裂。

4. 辅助检查　抽血查血常规、血生化、D- 二聚体心肌酶学（肌钙蛋白 I、CK-MB）及血气分析。心电图、床旁 X 线胸片，必要时查超声心动图及 CT。

对胸痛诊断的思维是先想到危及生命的，其次是重的，再其次是一般的，但要注意潜在危及生命的因素。

（三）呼吸困难

呼吸困难是呼吸功能不全的重要表现，病人主观上感到空气不足、客观上表现为呼吸费力，重则出现张口呼吸、鼻翼扇动、发绀、端坐呼吸、辅助呼吸肌参与，并可有呼吸频率、深度与节律的改变。

呼吸困难可由呼吸器官病变所致，常见于气道阻塞、肺部疾病、胸廓和胸膜疾病，如急性喉炎、喉头水肿、异物和肿瘤、支气管哮喘和慢性阻塞性肺病、肺炎、肺结核、弥漫性间质性肺疾病、大量胸腔积液、气胸等；也见于左心功能不全所致心源性肺水肿、中毒性疾病、血源性疾病如贫血、神经精神性与神经肌病性疾病。

1. 询问病史　询问病史时应注意询问呼吸困难发生的诱因，包括有无引起呼吸困难的基础病因和直接诱因，如心、肺疾病、肾病、代谢性疾病病史和有无药物、毒物摄入史及头痛、意识障碍、颅脑外伤史；呼吸困难发生的快与慢，询问起病是突然发生、缓慢发生、还是渐进发生或有明显的时间性；呼吸困难与活动、体位的关系，如左侧心力衰竭引起的呼吸困难；伴随症状如发热、咳嗽、咳痰、咯血、胸痛等。

突然发生的多数是由于急性外伤性或自发性气胸、喉头水肿、支气管哮喘、急性气管内异物、心脏病急性发作、肺栓塞、急性呼吸窘迫综合征等。缓慢性的胸闷则是随着病程的延长，症状逐渐加重。儿童发生胸闷多数提示患有先天性心脏病或纵隔肿瘤；青年人发生胸闷多数提示患有自发性气胸、纵隔肿瘤、风湿性心脏瓣膜病；老年人发生胸闷多数提示患有慢阻肺、冠心病等。

2. 辅助检查　X 线检查对因心肺疾病引起的呼吸困难均有明显的心肺 X 线征象；CT 可诊断肺炎、肺部肿瘤，HRCT 可诊断支气管扩张、间质性肺疾病等；心脏病病人可做心电图、超声心动图等检查；对慢性肺疾病如 COPD、支气管哮喘等可做肺功能测定，诊断肺功能障碍性质和程度；纤维支气管镜检查用于支气管肿瘤、狭窄、异物以及支气管内膜结核的诊断和治疗，肺穿刺活检对肺纤维化、肿瘤等意义重大。其他还有血常规检查、痰液检查、血液生化等。

（四）咯血

咯血是指喉部以下的呼吸器官（即气管、支气管或肺组织）出血，并经咳嗽动作从口腔排出的过程。咯血不仅可由呼吸系统疾病引起，也可由循环系统疾病、外伤以及其他系统疾病或全身性因素引起。应与口腔、咽、鼻出血、呕血相鉴别。少量咯血有时仅表现为痰中带血，大咯血时血液从口鼻涌出，常可阻塞呼吸道，造成窒息死亡。

1. 病史询问　出血为初次或多次。如为多次，与以往有无不同。青壮年咳嗽咯血伴有低热者应考虑肺结核。中年以上的人，尤其是男性吸烟者应注意肺癌的可能性；需细致询问和观察咯血量、色泽，有无痰，询问个人史时需注意结核病接触史、多年的吸烟史、月经史、职业性粉尘接触史、生食螃蟹详细的流行病学史等。咯血伴胸痛者多见于外伤、肺栓塞、肺炎累及胸膜等；咯血无脓性痰多见结核、肿瘤、病毒感染、自身免疫性疾病等，咯血伴脓性痰多见于支气管扩张、细菌性肺炎、肺脓肿等；大量咯血者多见于空洞性肺结核，支气管扩张动脉瘤破裂等。国内文献报道，无黄疸型钩端螺旋体病也有引起致病的大咯血。

2. 体格检查　对咯血病人均应做胸部细致反复的检查。有些慢性心、肺疾病可伴杵状指（趾），进行性肺结核与肺癌病人常有明显的体重减轻。有些血液病病人有全身出血性倾向。舒张期雷鸣样杂音及开瓣音提示二尖瓣狭窄。

3. 辅助检查　痰检查有助于发现真菌、细菌、癌细胞、寄生虫卵、心力衰竭细胞等；出血时间、凝血时间、凝血酶原时间、血小板计数等检查有助于出血性疾病诊断；红细胞计数与原红蛋白测定有助于推断出血程度，嗜酸性粒细胞增多提示寄生虫病的可能性。咯血病人均应做 X 线检查、胸部透视、胸部 X 线片体层摄片，有必要时可做支气管造影协助诊断。CT 检查有助于发现细小的出血病灶。原因不明的咯血或支气管阻塞肺不张的病人应考虑支气管镜检查，如肿瘤、结核异物等，同时取活体组织做病理检查等。放射性核素镓检查有助于肺癌与肺部其他包块的鉴别诊断。

以上呼吸系统常见症状一般经过详细的病史询问、细致体格检查一般不难做出诊断。对于诊断不明确或重症者应结合病人病情特点、病人经济情况及当地检查条件，有目的的选取进一步实验室及器械检查。

二、转诊或住院

全科医疗处于卫生服务的金字塔底层，处理的多为常见病、多发病。全科医生作为分级诊疗的"守门员"，在建立基层首诊、双向转诊、急慢分治、上下联动的分级诊疗制度中起着重要的作用。他们对接各医疗机构，不仅要能治疗多发病、常见病，还要能通过简单实用的检查，推断出病情轻重缓急，将大病及时转诊到医院，把康复病人接回社区。由于社区医疗条件和设备的限制，一些诊断不清楚或需要进一步特殊检查的病人，如需做纤维支气管检查、胸部 CT 扫描或肺血管造影等可请专科医生会诊或转给专科医生诊治。对一些急危重症，难以实施有效救治的病例应立即转至上一级医院或专科医院诊治。全科医生应向病人及其家属说明病情及转诊或住院的必要性，准备好完整的病情材料，将病人推荐给经验丰富、责任心强的专科医生。

呼吸系统疾病需要会诊或转诊指征：包括需要做特殊检查、诊断不明的病人；疗效不佳的病人；危重病人；治疗无效的所有咳嗽者；心脏疾病、肿瘤、异物吸入，其他严重疾病有关的病人；原因未明会有潜在危险的胸痛，如肺栓塞、心源性胸痛者等；不明原因的呼吸困难，咯血病人都应转至呼吸专科医生处进行诊断、评价。

呼吸系统疾病住院指征：包括胸痛剧烈或频繁发作，不能除外心源性胸痛者；喘息、低氧血症、需支气管镜检查或其他介入性检查或治疗者；有气胸或肺血栓栓塞者；较重的肺炎，尤其是老年人；咯血病人24小时咯血量超过50～100ml；出现明显呼吸衰竭的病人。

病人转诊或入院治疗后，全科医生应与病人及专科医生保持联系，协助专科医生对病人治疗，包括病人信息的沟通、改善病人治疗的依从性等。待病人转回社区治疗后，应根据专科医生的建议制订治疗方案，继续为病人提供健康照顾。

三、随访和复查

全科医生对社区内的呼吸系统疾病病人开展长期随访和复查，积累数据，建立健康档案，以提供长期的、综合医疗服务。

1. 随访和复查目的 去除可能引起慢性疾病急性发作或加重的诱发因素；帮助确定治疗方案；评价治疗的效果、不良反应及病人对治疗的依从性。大多数慢性呼吸系统疾病都需要长期，有的甚至要终身治疗，全科医生应对病人进行详细的随访和复查，达到控制疾病、预防复发的目的。

2. 随访和复查内容

（1）慢性阻塞性肺疾病病人随访和复查内容：包括是否戒烟、季节变换或天气变化时是否注意保暖、是否进行家庭氧疗、药物治疗及康复治疗；为病人定期复查肺功能，评估病情发展情况。通过随访和复查，帮助病人寻找急性加重原因，督促改掉不良习惯，指导药物的调整及康复治疗，帮助病人减缓肺功能的下降，提高工作和生活质量。

（2）支气管哮喘病人随访和复查内容：包括寻找致敏原、病人的用药方法是否正确、病人是否进行哮喘的自我检测，依从性如何，对病人的病情控制进行综合评估，依照《全球哮喘防治协议》，根据病情控制程度对哮喘病人进行升级或降级治疗。

第三节　全科医生在呼吸系统疾病康复中的作用

一、生 活 指 导

（一）饮食指导

慢性呼吸系统疾病由于长期缺氧、机体消耗增加、胃肠道消化吸收功能障碍、感染、抑郁等多种因素，常伴不同程度的营养不良。无论自主呼吸或机械通气的呼吸疾病病人，营养不良均损害呼吸肌功能、通气动力、肺防卫机制，最终削弱肺功能。伴有营养不良的呼吸系统疾病病人，在自主呼吸时其呼吸强度和通气动力减弱，会引起咳嗽能力下降和肺不张，最后引起肺炎；在机械通气时，可致撤机延迟。营养因素也是影响 COPD 病人预后的诸多影响因素之一。因此，全科医生应和营养师一起制订病人的饮食方案，保证每日热量需要，避免摄入过量糖类，摄入富含微量元素、维生素及粗纤维的食物，适当补充抗氧化的食物。对于哮喘有食物过敏者，建立过敏物质卡，不易食用鱼、虾、蟹、蛋类、牛奶等易过敏食物，为病人提供合理饮食方案，使病人既获得充分营养又不诱发哮喘。

（二）戒烟指导

大量临床研究证实吸烟危害很大，其危害需长时间才能显现，如慢性支气管炎、肺气肿、COPD、肺癌的病人往往经过几十年的吸烟过程才表现出来，所以病人往往对戒烟不重视。吸烟造成的损害往往是不可逆的，被动吸烟对妇女儿童造成的损害也很大。目前研究调查证实，任何时候戒烟都可使病人肺功能下降程度减慢，是治疗 COPD 最有效的方法，可延长及提高病人的生命及生活质量。全科医生应积极向病人及家属宣传戒烟，督促病人戒烟。向病人介绍并在社区推广戒烟的方法，如咀嚼戒烟口香糖、服用伐尼克兰、尼古丁替代疗法、中医针灸、耳穴法等。

（三）旅行指导

鼓励慢性呼吸系统疾病病人参加旅游活动。但有些条件下应注意：如 COPD 有肺大疱病人应避免飞机旅行，哮喘病人应携带平喘药，以防急性发作。

二、心理指导

慢性呼吸系统疾病由于病程长，疾病反复发生，病人常伴发程度不等的精神障碍，如抑郁、焦虑、紧张、恐惧等，这些心理障碍长期存在不仅降低了病人的生活质量，使原有的躯体功能进一步恶化，而且是诱发支气管哮喘、高通气综合征、神经性咳嗽等心因性疾病的重要危险因素。全科医生首先应该指导病人正确认识疾病，积极配合康复训练及氧疗，同时与病人建立良好的医患关系，加强与病人及家属的沟通，鼓励家属同情病人、耐心陪伴和照顾病人；其次指导病人学会自我调节，学会控制自己的情绪，多参加家庭和社区活动，保持心理上的平衡。鼓励 COPD 病人尽可能做到生活自理，哮喘病人通过心理疏导，增强对疾病的认识，提高依从性，病情控制良好，减缓精神压力及心理失衡。

三、康复指导

（一）健康教育

全科医生应对社区慢性呼吸系统疾病的病人进行健康教育，讲授疾病相关知识，帮助病人尽快康复，预防疾病的急性发作。

1. 肺炎 肺炎是社区常见疾病。对肺炎病人来说，在急性期应鼓励病人排痰，鼓励病人每隔 1 小时进行深呼吸和有效咳嗽。卧床病人应注意翻身，每 4 小时为病人叩背排痰一次。恢复期适当活动，应增加休息时间，坚持深呼吸锻炼至少要持续 4 ～ 6 周，这样可以减少肺不张的发生；还要避免呼吸道的刺激，如吸烟、灰尘、化学飞沫等；尽可能避免去人群拥挤的地方或接触已有呼吸道感染的病人。

2. 哮喘 现在许多城市医院都建立了"哮喘之家"，对哮喘病人进行健康教育，其内容包括：支气管哮喘是什么样的疾病，其常见的致敏因素及激发因素，治疗哮喘的药物及作用和不良反应，教会病人正确使用峰流速仪检测病情控制情况，教会病人正确使用吸入器，教会病人进行哮喘自我管理及急性发作的紧急处理等。哮喘病人应注意针对性寻找和避免接触敏感因素，以避免诱发哮喘。室内不种花草，不养宠物，经常打扫卫生，清洗床上用品，在打扫时病人最好离开现场。避免冷空气、烟雾和灰尘。禁止吸烟，避免接触烟雾及刺激性气体。多补充水分。急性发作期要多饮水，并进半流质食物，以利于痰液湿化和排出。随身携带平喘药，学会疾病发作时进行简单的紧急自我处理方法。要认识哮喘的发作先兆，如打喷嚏、鼻痒等。

3. 慢性阻塞性肺疾病（COPD） 在急性期和慢性迁延期，以控制感染、祛痰、镇咳为主，伴发喘息时加以解痉平喘的治疗，应向病人讲解药物的治疗作用、用药时间、注意事项以及有可能出现的不良反应，以便及早发现、及时处理。教育病人抗菌药物是治疗 COPD 细菌感染急性加重的重要措施，但对 COPD 稳定期无须应用抗菌药物，应指导病人避免盲目应用，教会其识别 COPD 的急性期和稳定期，以利于病人一旦出现症状即能及时就医。吸入支气管扩张药可直接达到作用部位，剂量小、起效快、全身不良作用小。虽然 COPD 气流阻塞大多是不可逆的，但大多数病例吸入支气管扩张药后 FEV_1 增加，所以应教会病人有效吸入药物的方法及时机的选择。应指导病人当出现咳嗽、咳痰时不要盲目使用镇咳药，避免应用强力镇咳药，因其可诱发痰液潴留，加重病原微生物感染和增加气道阻力，应在医生指导下应用温和镇咳药物，对于 65 岁以上的老年人或肺功能较差者推荐应用流感疫苗及肺炎链球菌疫苗的预防注射。

4. 肺源性心脏病 肺源性心脏病病人应加强临床缓解期的健康指导，如加强康复锻炼和营养，增强免疫功能，需要长期家庭氧疗或家庭无创呼吸机治疗等；注意避免受凉、过劳等感冒诱因，气温变化时及时增减衣服，在感冒流行期间减少去公共场所的次数，避免与上感病人接触，预防感冒，避免诱发肺源性心脏病急性加重；一旦出现咳嗽、鼻塞、咽痛等上感症状应及时到医院就诊，避免感染加重，加强环境卫生和个人卫生，避免烟雾、粉尘和有害气体的刺激。

5. 病肺结核 告诉肺结核病人其肺结核全程督导化疗的重要性，督促病人按时服药，定期复查，向病人说明药物不良反应，同时教育病人如何处理痰液及生活中注意事项。以避免疾病传播，督促病人完成全程化疗，减少疾病对肺组织的破坏。

6. 自发性气胸 指导其避免抬举重物、剧烈咳嗽、屏气、用力排便等；注意劳逸结合，在气胸痊愈 1 个月内不要进行剧烈运动，如打球，跑步等；气胸出院后 3 ～ 6 个月不要做牵拉动作、扩胸运动，以防再次诱发气胸；吸烟者应劝其戒烟；指导病人保持心情愉快，避免情绪波动。

7. 咯血　指导其咯血时注意事项，如咯血时取患侧卧位，保持呼吸道通畅；注意观察咯血的量、颜色，及时就诊。

8. 肺脓肿　指导肺脓肿病人进行体位引流，协助叩背，并鼓励病人坚持体位引流，以得到彻底治疗。同时，指导病人加强营养，增强机体抵抗力，促进疾病康复。

 问题讨论

某 65 岁男性因"反复咳嗽、咳痰、活动后气促 10 余年，加重伴右胸痛 1 小时"而就诊。病人自述近十余年来无明显原因及诱因反复出现咳嗽、咳痰、活动后气促，尤以季节变化及感冒后加重。平素痰为白色，量少，活动后气促。曾就诊多家医院，诊断"慢支、肺气肿"，对症治疗后，上述症状可缓解。1 小时前用力抬重物后突感右胸疼痛，气促加重，故来诊。近年来病人情绪低落，多焦虑、悲观。病人在石厂从事雕刻石头工作 20 年，吸烟已有 40 年，每天吸烟约 60 支。查体：右肺语颤减弱，叩诊呈鼓音，呼吸音减弱，心、腹部及神经系统查体未发现异常。

请分析：

1. 目前病人的诊断是什么？对该病人目前社区全科医生将采取什么措施？

2. 对该病人，全科医生的三级预防应该怎么做？怎样指导该病人的康复治疗？

（二）呼吸生理治疗

针对呼吸运动的四个环节：肺通气、呼吸气体的交换、气体在血液中运输、呼吸运动的调节，结合不同的呼吸系统疾病，进行治疗。

（三）慢性缺氧病人应给予氧疗

COPD 长期氧疗的目的是使病人在海平面水平、静息状态下，达到 $PaO_2 \geq 60mmHg$ 和（或）使 SaO_2 升至 90%，这样才可维持重要器官的功能，保证周围组织的氧供。为达到这一目的，应对病人进行系统的氧疗教育，内容包括：吸氧浓度，氧疗最佳持续时间、氧气的合理湿化、吸氧工具的选择、管道与设备的消毒与保养及用氧安全、长期家庭氧疗（LTDOT）的指征等。一般鼻导管 1 ~ 2L/min，吸氧时间每天应在 15 小时以上。有效指标为：呼吸困难减轻、发绀程度减轻、呼吸频率及心率减慢、活动耐力增加。有助于降低肺循环阻力，减轻肺动脉高压，延缓肺心病进展，延长生存期，提高生活质量，降低病死率。

对于呼吸衰竭病人，应根据基础疾病，呼吸衰竭的类型和缺氧的严重程度选择适当的给氧方法和吸氧的浓度。Ⅰ 型呼吸衰竭病人需吸入较高浓度的氧（浓度 > 35%），Ⅱ 型呼吸衰竭病人给予低浓度持续氧（浓度 < 35%）。

（四）运动训练

包括躯体运动及呼吸功能锻炼。

1. 躯体运动形式　有跑步、散步、打太极拳、跳舞、游泳等，能增加体能，增强抗病能力。

2. 呼吸功能锻炼形式

（1）腹式呼吸训练：取立位（体弱者可取半卧位或坐位），左右手分别放在腹部和胸前。全身肌肉放松，静息呼吸。吸气时用鼻吸入，尽力挺腹，胸部不动；呼气时用口呼出，同时收缩腹部，胸廓保持最小活动幅度。缓呼深吸，以增进肺泡通气量。呼吸频率 7 ～ 8 次 / 分。反复训练，10 ～ 20 分钟 / 次。熟练后逐步增加次数和时间，使之成为自觉的呼吸习惯。

（2）缩唇呼吸训练：用鼻吸气、用口呼气，呼气时口唇缩拢似吹口哨状，持续缓慢呼气，同时收缩腹部。吸与呼时间之比为 1 ：2 或 1 ：3。缩唇大小程度与呼气流量由病人自行选择调整，以能使距离口唇 15 ～ 20cm 处、与口唇等高点水平的蜡烛火焰气流倾斜又不致熄灭为宜。

（3）整体呼吸运动。

3. 有氧呼吸运动的原则　全科医生在指导病人呼吸功能锻炼的同时应注意指导病人掌握有氧呼吸运动的原则。①运动强度：教会病人掌握运动中自我观察指标，其最高心率等于 170 减去年龄为宜；②运动量：从较低的各项呼吸运动开始，匀速、低强度持续训练，再进行整体呼吸耐力运动，逐渐递增，一次运动持续 6 ～ 8 分钟，3 次 / 天为宜，出现不适立即停止。

COPD 病人常因活动时呼吸困难而避免活动，甚至卧床。如果长期活动量不足，会使运动耐力下降，呼吸功能障碍更加明显，形成恶性循环。适度的运动训练可以提高肌肉的血流量和氧利用率，提高呼吸肌的运动功能和耐力，从而改善症状。对不同的病人，应制订不同的训练计划，选择合适的锻炼方法和强度，循序渐进。根据美国运动医学学院（ACSM）的指导，在全身运动时，运动强度达预计最高心率的 60% ～ 90%，持续 20 ～ 45 分钟，3 ～ 5 次 / 周。

肺源性心脏病病人缓解期应加强肺功能锻炼，常用的方法有缩唇呼吸训练，腹式呼吸锻炼，并教会病人有效咳嗽，排痰及呼吸运动。

总之，呼吸系统疾病是常见病、多发病，绝大多数情况可在社区得到诊断和治疗，对于一些危急情况及一些疑难病症，需要及时转诊至上级医院或转至专科医治。因此，全科医生首先需要具有扎实的医学基础和对呼吸系统疾病准确的判断能力，决定疾病轻重、缓急及处理方案，为社区居民提供医学服务。其次，全科医生在社区呼吸系统疾病的预防、保健、康复治疗及社区疾病的流行监控方面中也要发挥积极的作用。

（陈晓芸）

复习指导

1. 呼吸系统疾病是社区就诊中最常见的疾病，其流行病学具有人群分布、地区分布、季节分布等特征。导致呼吸系统疾病常见的危险因素包括：吸烟、职业因素、病原微生物、大气污染、过敏因素、遗传等。社区就诊中最常见的呼吸系统疾病症状包括咳嗽、胸痛、呼吸困难、咯血等。

2. 呼吸系统疾病的三级预防。一级预防，亦称为病因预防，是在疾病尚未发生时针对致病因素（或危险因素）采取措施，也是预防疾病和消灭疾病的根本措施。包括戒烟宣传、降低职业暴露、哮喘的健康教育、饮食的指导、指导相关生活行为及相关疫苗的注射防治疾病的发生等。二级预防，亦称"三早"预防，即早发现、早诊断、早治疗。是防止或减缓疾病发展而采取的措施。这一阶段的预防可以通过普查、筛检、定期健康检查来实现。三级预防，亦称临床预防。目的是防止伤残和促进功能恢复，提高生存质量，延长寿命，降低病死率。主要方法是对症治疗和康复治疗。

3. 呼吸系统疾病需要会诊或转诊指征：包括需要做特殊检查、诊断不明的病人；疗效不佳的病人；危重病人；治疗无效的所有咳嗽者；心脏疾病、肿瘤、异物吸入，其他严重疾病有关的病人；原因未明会有潜在危险的胸痛，如肺栓塞、心源性胸痛者等；不明原因的呼吸困难，咯血病人都应转至呼吸专科医生处进行诊断、评价。呼吸系统疾病住院指征：包括胸痛剧烈或频繁发作，不能除外心源性胸痛者；喘息、低氧血症、需支气管镜检查或其他介入性检查或治疗者；有气胸或肺血栓栓塞者；较重的肺炎，尤其是老年人；咯血病人 24 小时咯血量超过 50～100ml；出现明显呼吸衰竭的病人。

4. 全科医生在呼吸系统疾病康复中的作用包括饮食指导、戒烟指导、旅行指导、心理疏导、疾病的健康教育及康复指导。

第 22 章　糖尿病的全科医学处理

学习要求

重点掌握糖尿病的危险因素、三级预防和糖尿病的健康教育；熟悉糖尿病诊断、治疗方案以及专科治疗前后的工作；了解糖尿病流行特征及并发症。

第一节　糖尿病的全科医学服务

一、糖尿病概述

（一）现状与流行趋势

糖尿病是常见病、多发病。许多国家尤其是经济发展迅速的国家，糖尿病患病率呈明显上升趋势，其中 2 型糖尿病占 90% ～ 95%。根据国际糖尿病联盟（IDF）统计，2011年全球糖尿病病人人数已达 3.7 亿，其中 80% 在发展中国家，估计到 2030 年全球将有近5.5 亿糖尿病病人。糖尿病在世界流行与遗传因素、种族及生活方式等因素有关。1 型糖尿病在亚洲国家患病率低，在芬兰、英国患病率较高。2 型糖尿病在美国、日本、瑞典、智利等的患病率为 5% ～ 7%，太平洋岛国瑙鲁的患病率则高达 30.7%。即使同一国家内不同种族的患病率亦有不同，如美国白种人患病率为 6% ～ 8%，土著 Pima 人的患病率为50%。2010 年中国国家疾病控制中心和中华医学会内分泌学分会调查显示，我国糖尿病患病率为 9.7%。2013 年我国慢性病及其危险因素监测结果显示，18 岁及以上人群糖尿病患病率为 10.4%。2015 ～ 2017 年中华医学会内分泌学分会在全国 31 个省进行的甲状腺、碘营养状态和糖尿病的流行病学调查显示，我国 18 岁及以上人群糖尿病患病率为 11.2%。糖尿病病人亲属中的糖尿病患病率是普通人 4 ～ 10 倍，分子生物学、免疫学、生物化学等研究证明糖尿病是具有广泛遗传异质性的多基因疾病。糖尿病发病除与遗传易感性有关外还与环境因素相关，这些因素主要包括城市化、人口老龄化、不健康的生活方式、热量摄入过多、超重和肥胖等。同一国家不同经济发展时期或同一民族居住在不同经济水平地区的患病率均不同，2 型糖尿病的患病率随经济水平的提高而上升。

（二）糖尿病危害

糖尿病是当前威胁全球人类健康的最重要的非传染性慢性病之一。2011 年全球共有 460 万人死于糖尿病，当年糖尿病的全球医疗花费达 4650 亿美元。其中糖尿病在中国和其他发展中国家的快速增长，已给这些国家的社会和经济发展带来了沉重负担。2015 ～ 2017 年中华医学会内分泌学分会在全国 31 个省进行的甲状腺、碘营养状态和糖尿病的流行病学调查显示，糖尿病病人中仅有 46% 获得诊断。糖尿病不仅给患病个体带来了肉体和精神上的损害并导致寿命的缩短，还给个人、社会及国家带来了沉重的经济负担。CDS 在 2007 ～ 2008 年开展的糖尿病经济负担调查发现，与正常血糖人群相比，糖尿病病人住院的天数增加 1 倍，就诊次数增加 2.5 倍，医疗花费增加了 2.4 倍。病程超过 10 年的糖尿病病人与病程在 5 年之内者相比，医疗费用增加了近 3 倍。

如果不采取措施预防糖尿病前期向糖尿病转化，我国糖尿病人群将进一步增加，这对当前已经不堪重负的医疗系统无疑是雪上加霜。而已被诊断的病人如果得不到良好的治疗和管理，糖尿病并发症给个人、家庭和国家所带来的沉重的精神和经济负担将会严重影响我国社会和经济的健康发展。因糖尿病人口众多，我国在过去几十年中由经济快速发展所积累下的财富中的很大部分将被用于治疗糖尿病病人的慢性并发症和维持其终末期生命。

二、糖尿病的社区防治

糖尿病是基层医疗中最常遇到的内分泌代谢性疾病，是心脑血管病、高血压的主要原因。根据 2007 年 WHO 报道，糖尿病是心脑血管病、恶性肿瘤、慢性阻塞性肺疾病之后的第四大死亡原因。因此，糖尿病已成为严重威胁人类健康的世界性公共卫生问题。糖尿病病人群中发生冠心病、缺血性或出血性脑血管病、失明、肢端坏疽等严重并发症者是非糖尿病人群 2 ～ 3 倍以上。目前，糖尿病病人的医疗费用大多用于并发症治疗，与非糖尿病人相比，糖尿病病人住院率高、住院时间长、医疗费用高。美国糖尿病病人每年耗费医疗费用 1320 亿美元，其中慢性并发症耗费 246 亿美元。因此预防糖尿病以及延缓糖尿病进程是改善生活质量和减轻个人和社会医疗资源消费的前提。全科医生有责任在糖尿病这一需要终身医学照顾的疾病中充分发挥作用，提供连续性、综合性、协调性、个体化、人性化的医疗服务。

三、糖尿病需要全科医学服务

糖尿病是慢性、终身性疾病，防治的关键在于早期诊断、早期治疗和严格地控制病情，预防和延缓并发症发生发展。糖尿病治疗是长期细致的工作，必须结合病人的病情、生活环境、工作条件、性格及经济状况等制订切实可行的治疗方案和监督措施，才能达到提高生存质量，延长寿命的最终目标。因此，糖尿病病人需要全科医学服务。

糖尿病诊断不难，然而明确诊断后如何为病人提供连续性、综合性、协调性、个体化和人性化的医疗保健服务则是专科医生很难做到的；因为糖尿病是全身性疾病，可影响不同年龄、不同生理时期的人群，需要内分泌科、心血管科、肾科、眼科、血管外科、神经科、骨科、心理科、康复科及营养科等的协同配合。而全科医生由于其所受的培训和经验，具备独特的态度和技能对不同病人提供综合性医疗保健服务，还能适度利用社区资源，根据病人的生活环境、生活习惯、病情及有无并发症等为病人制订个体化的治疗方案，并恰当地决定适时会诊或转诊，能够提供及时、协调性医疗保健服务。此外，糖尿病患病率高，并发症多，涉及生物、心理、社会各方面的问题，全科医学服务由于为人性化的服务，追求合作型的医患关系，可充分发挥个人及家庭的主观能动性，满足病人个性化的治疗需要，维护病人的利益，提供预防、治疗、保健、康复一体化的服务。

第二节　全科医生在糖尿病预防中的作用

一、糖尿病的病因

　　绝大多数 1 型糖尿病是自身免疫性疾病，遗传因素和环境因素共同参与其发病过程。某些外界因素作用于有遗传易感性的个体，激活 T 淋巴细胞介导的一系列自身免疫反应，引起选择性胰岛 B 细胞破坏和功能衰竭，体内胰岛素分泌不足进行性加重，导致糖尿病。病人体内多数可以检测到自身抗体，如 ICA、IAA、GAD、IA-2。2 型糖尿病也是遗传因素和环境相互作用的结果。对同卵孪生子的研究发现，2 型糖尿病父母所生同卵孪生子同患糖尿病的一致性高达 88%。在遗传背景下，环境中的危险因素包括老龄化、超重与肥胖、代谢综合征、高热量、高脂肪、高糖、高蛋白及缺乏纤维素饮食，社会经济状况富裕、体力活动减少、多次妊娠及巨大胎儿分娩史、高血压、冠心病、胰岛素抵抗以及心理应激等与糖尿病的发生也均有关。

　　有些因素是我们无能为力的，如遗传因素；而环境中的危险因素则可通过教育、改变不良生活习惯等进行预防，减少糖尿病的发生。因此，全科医生对糖尿病危险因素的认识，将有助于社区、家庭和个体糖尿病的预防。

二、糖尿病的三级预防

　　糖尿病的预防应在各级政府和卫生部门领导下，发动社会支持，共同参与糖尿病的预防、保健计划。糖尿病预防实行一、二、三级预防。全科医生的工作立足于社区，熟悉社区环境，并具有人际支持、病人教育、咨询技巧等优势，可胜任糖尿病的预防工作。

（一）一级预防

　　一级预防旨在预防糖尿病的发生，糖尿病的发生风险高低主要取决于危险因素的数目和危险度（表 22-1），有些因素是不可改变，但有些因素是可变的。纠正危险因素，降低发病率，并提高检出率，尽早诊断和治疗糖尿病，应放在防治措施的首位。一级预防通过减少和消除糖尿病的危险因素以及哪些将来可能发展为糖尿病的特殊高危个体或对人群采取针对性干预措施来预防糖尿病发生。一级预防措施包括：糖尿病防治知识宣传教育、提倡健康的生活方式、重点人群筛查。及早发现糖调节异常（impaired glucose regulation，IGR），包括糖耐量减低（impaired glucose tolerance，IGT）和空腹血糖受损（impaired fasting glucose, IFG），并给予干预治疗，可降低糖尿病发病率。开展人群筛查，建立防治网是一级预防的主要措施。目前暂不推荐使用药物干预的手段预防糖尿病。

表 22-1　糖尿病的危险因素

不可改变的危险因素	可改变的危险因素
年龄	糖尿病前期（糖耐量异常或合并空腹血糖受损）（极高危）
家族史或遗传倾向	代谢综合征
种族	超重、肥胖、抑郁症
妊娠糖尿病史或巨大儿生产史	饮食热量摄入过高、体力活动减少
多囊卵巢综合征	可增加糖尿病发生风险的药物
宫内发育迟缓或早产	肥胖或糖尿病的社会环境

资料来源：《中国糖尿病防治指南》编写组 .2004. 中国糖尿病防治指南，北京：北京医科大学出版社。

糖尿病筛查重点人群：①年龄 ≥ 45 岁，BMI ≥ 24kg/m^2，以往有 IGT 或 IFG 者。②有糖尿病家族史者。③有高密度脂蛋白胆固醇降低（≤ 35mg/dl 即 0.91mmol/L）和（或）高三酰甘油血症（≥ 250mg/dl，即 2.75mmol/L）者。④有高血压（成年人血压 ≥ 140/90mmHg）和（或）心脑血管病变者。⑤年龄 ≥ 30 岁的妊娠妇女；有妊娠糖尿病史者；曾有分娩巨大儿（出生体重 ≥ 4kg）者；有不能解释的滞产者；有多囊卵巢综合征的妇女。⑥常年不参加体力活动者。⑦使用特殊药物者，如糖皮质激素、利尿药等。

2 型糖尿病的预防应从青少年开始，普及公众健康教育，提倡健康的生活方式。2002 年的 DPP（Diabetes Prevention Program）试验和 STOP-NIDDM 试验均已证实在 2 型糖尿病高危人群中，用生活方式干预，可以预防或延缓 2 型糖尿病的发生。中国大庆研究的生活方式干预组推荐病人增加蔬菜摄入量、减少酒精和单糖的摄入量，鼓励肥胖和超重病人减轻体重，增加日常活动量，每天进行至少 20 分钟的中等强度活动。生活方式干预 6 年，可使 30 年随访时累计发生 2 型糖尿病的风险下降 39%，T2DM 发病中位时间推迟 3.96 年。尽早发现和治疗高血压、冠心病和脂代谢异常；对于老年人、妊娠妇女尤其是肥胖者等高危人群定期进行健康体检。

1 型糖尿病的病因及发病机制尚未完全清楚，首先是由于其遗传学易感性，与某些特殊 HLA（人类白细胞组织相容性抗原）类型有关，但不同种族或不同研究人群中易感基因相关位点间的相互作用不完全一样。目前认为与 HLA-DQ 基因关系最密切，迄今尚无公认的预防 1 型糖尿病的有效措施。

普查妊娠期糖尿病可以预防巨大胎儿的产生，减少妊娠并发症的危险性。筛查时间一般在妊娠的第 24 ～ 28 周进行。

全科医生在糖尿病一级预防中可起重要作用，由于其面对相对固定的人群和背景，可以深入研究一个个体和家庭的完整背景和健康危险因素，为不同个人建立系统化的预防保健措施，提供综合性预防保健服务；全科医生与社区居民形成一种朋友式的医患关系，使社区居民感觉到安全和信赖，促使预防措施生效，维护和促进个人健康。

（二）二级预防

糖尿病二级预防的目的是对已诊断的糖尿病病人进行治疗，预防糖尿病并发症的发生。糖尿病控制与并发症试验（DCCT）、英国前瞻性糖尿病研究（UKPDS），日本Kumomoto研究等强化血糖控制的临床研究结果提示，在处于糖尿病早期阶段的糖尿病病人中，强化血糖控制可以显著降低糖尿病微血管病变的发生风险。UKPDS研究还显示，在肥胖或超重人群中，二甲双胍的使用与心肌梗死和死亡的发生风险显著下降相关。对DCCT和UKPDS研究人群的长期随访结果显示，早期强化血糖控制与长期随访中糖尿病微血管病变、心肌梗死及死亡的发生风险下降相关。上述研究结果支持在早期2型糖尿病病人中进行血糖的强化控制可以降低糖尿病大血管和微血管病变的发生风险。所以，糖尿病的二级预防应尽早控制血糖、血压、纠正血脂异常、超重和肥胖。对2型糖尿病病人要定期进行糖尿病并发症筛查，以便了解有无糖尿病并发症及高血压、脂代谢异常或心脑血管疾病。

糖尿病并发症筛查项目：①眼。视力，扩瞳查眼底。②心脏。标准12导联心电图、卧位和立位血压。③肾。尿常规、镜检、24小时尿白蛋白定量或尿白蛋白与肌酐比值、血肌酐和尿素氮。④神经系统。四肢腱反射、立卧位血压、音叉振动觉或尼龙丝触觉。⑤足。足背动脉、胫后动脉搏动情况和缺血表现、皮肤色泽、有否破溃、溃疡、真菌感染、胼胝、毳毛脱落等。询问有关症状。⑥血液生化检查。血脂（总胆固醇、三酰甘油、LDL-C、HDL-C）、尿酸、电解质。筛查发现糖尿病并发症，应及早进行治疗。对于无并发症病人，2型糖尿病病人应每年筛查1次。1型糖尿病病人如首次筛查正常，3～5年后应每年筛查1次。

二级预防中应加强并发症教育和提倡健康的生活方式，如并发症的危害性及危险因素，告知非药物治疗的重要性，调整生活方式，根据病人情况给予适合的饮食指导和运动建议。推广自我血糖监测，教会病人如何监测血糖，对于胰岛素治疗的病人，应学会如何调整胰岛素剂量。1型糖尿病病人需胰岛素终身替代治疗，使血糖控制达标。除血糖控制外，还要求血脂、血压正常，体重保持正常范围。

（三）三级预防

糖尿病三级预防的目的是减少糖尿病的致残率和死亡率，改善糖尿病病人的生活质量。1993年DCCT及1998年UKPDS的研究均已证实，严格控制血糖可以降低病人病死率和致残率，但在年龄较大、糖尿病病程较长和已经发生过心血管疾病的病人中，要充分平衡强化血糖控制的利弊，在血糖控制目标的选择上采用个体化的策略，并制订以病人为中心的糖尿病管理模式。早期慢性并发症经过有效治疗，可以终止或延缓其进展，但要注意预防糖尿病病人发生急性并发症。积极治疗慢性并发症包括冠心病、缺血性或出血性脑血管病、肾动脉硬化、肢体动脉硬化等大血管病变，糖尿病肾病、糖尿病性视网膜病变、糖尿病心肌病等微血管病变，以及神经病变、糖尿病足等。对于年龄较大、糖尿病病程较长和已经发生过心血管疾病的2型糖尿病病人，应在个体化血糖控制的基础上，采取降压、调脂（主要是降低LDL-C）和应用阿司匹林的措施，以降低心血管疾病反复发生和死亡的风险，并且降低糖尿病微血管病变的发生风险。糖尿病三级预防的最终目的是保护糖尿病病人的劳动力，提高生活质量，延长生命。

三、全科医生在糖尿病三级预防中的作用

糖尿病三级预防目标是通过对糖尿病病人进行综合治疗、强化治疗，尽量使糖尿病控制达标。在此过程中全科医生有责任做好专科医生和病人之间的桥梁，恰当地决定是否需要转诊和联系安排转诊事宜，并向专科医生反映治疗中出现的问题以及病人的想法，并鼓励病人遵循医嘱、配合治疗等。在社区康复治疗中，全科医生应和专科医生一起制订个体化的方案，遏止糖尿病及并发症的恶化，预防新的并发症出现和残疾的发生。

第三节　全科医生在糖尿病诊治中的职责

一、全科医生在糖尿病诊治中的职责

全科医生应如实向咨询者解释罹患糖尿病的可能性，是否需要进一步检查诊断，以及检查程序等。无论是诊断明确或诊断有怀疑或可能有并发症者，都应该导入有效的专科诊疗程序。因为糖尿病需要多专科的诊治，如内分泌科、心血管科、眼科、肾科、营养科等。专科诊疗可确定病人是否为糖尿病、糖尿病类型、有无并发症，并为病人制订治疗方案。全科医生应该帮助病人选择有条件的医院、经验丰富的专科医生，并主动为病人联系安排，提供最便利的转诊服务，为后续病人回到社区继续接受治疗打下良好的基础。

1. 糖尿病的症状　糖尿病的典型症状是多尿、多饮、多食、体重减轻（简称三多一少）。但是，临床上有相当多的病人无明显"三多一少"症状，仅因各种并发症和（或）伴发症而就诊，比如有不能解释的疲乏、感觉异常（尤其在足部），反复感染等，来医院化验后才发现血糖高。有些病人以反应性低血糖为首发症状或围术期才发现血糖高。此外，多饮多尿并不是糖尿病的特有症状。例如，精神性烦渴多尿病人，由于口渴神经中枢调节功能障碍，可出现多饮多尿，但此类病人血糖正常；尿崩症病人由于抗利尿激素缺乏，有多饮、多尿症状，但尿比重低，血糖正常。

2. 糖尿病的诊断及分型　目前糖尿病的诊断以血糖异常升高作为诊断依据（表 22-2），注意单纯空腹血糖正常不能排除糖尿病的可能性，应增加检查餐后血糖，必要时做口服葡萄糖耐量试验（OGTT）。OGTT 应在清晨进行，WHO 推荐成年人口服 75g 无水葡萄糖或 82.5g 含一分子水的葡萄糖，溶于 250～300ml 水中，5 分钟内饮完，2 小时后再测静脉血浆葡萄糖。

糖尿病分为以下 4 种类型。

（1）1 型糖尿病：胰岛 B 细胞破坏导致胰岛素绝对缺乏型。包括免疫介导性和特发性两种。

表 22-2　糖尿病诊断标准（WHO，1999 年）

糖尿病		静脉血浆葡萄糖水平
1. 糖尿病症状加	任意时间血浆葡萄糖水平	≥ 11.1mmol/L（200mg/dl）
	空腹血浆葡萄糖（FPC）水平	≥ 7.0mmol/L（126mg/dl）
	OGTT 试验中，2 小时 PG 水平	≥ 11.1mmol/L（200mg/dl）
2. 无糖尿病症状，仅 1 次血糖值达到糖尿病诊断标准者，必须在另一天按上述 3 个标准之一复查核实		≥ 11.1mmol/L（200mg/dl）

注：空腹指 8 ～ 10 小时无任何热量摄入。任意时间指一日内任何时间，无论上一次进餐时间及食物摄入量

（2）2 型糖尿病：从主要以胰岛素抵抗为主伴相对胰岛素不足到主要以胰岛素分泌缺陷伴胰岛素抵抗。

（3）妊娠糖尿病（GDM）。

（4）其他特殊类型糖尿病：包括 8 大亚型。

不论病因类型，在糖尿病自然病程中病人的血糖控制状态可能经过以下阶段：正常血糖、糖调节异常、糖尿病。病人可在各阶段间逆转（如经生活方式或药物干预后）、可进展或停滞于某一阶段。因此，全科医生在转诊时应向专科医生介绍病人的可能诊断及治疗情况，以及以往的血液生化检查情况。并了解专科医生下一步的检查计划，向病人及家人介绍检查的必要性，以取得病人与家属的积极配合。

3. 糖尿病治疗方案　糖尿病一旦诊断成立，全科医生应该向专科医师详细了解目前病人所处的状态，有无并发症等。与专科医生一起讨论治疗方案，并向病人及其家属介绍拟采取的治疗方案，介绍饮食治疗、体育锻炼和血糖监测的必要性，药物治疗的意义，胰岛素和降糖药治疗的适应证，用法和不良反应等，帮助病人制订详细的自我管理计划，并争取病人和家属的同意和支持，以取得病人对治疗的最大依从性。

二、全科医生对糖尿病病人不良生活方式进行干预

糖尿病确诊后，全科医生应该向病人及家人说明糖尿病目前尚无根治措施，而糖尿病本身并不可怕，威胁生命的主要是并发症。只要糖尿病病人坚持长期合理治疗，并将糖尿病长期的护理纳入日常生活之中，使病情得到满意控制，也可以和正常人一样尽享天年。在糖尿病治疗过程中，全科医生把糖尿病治疗达标的重要性与药物治疗的适应证、禁忌证和不良反应向病人及其家属详细说明，以取得治疗上的密切配合。

（一）严格控制血糖

大量科学研究表明强化治疗、长期及严格控制高血糖对预防、减少和延缓 1 型及 2 型糖尿病并发症的发生和发展具有深远的影响。糖尿病病人应在全科医生及专科医生的指导和监督下采取综合治疗措施严格控制血糖。全科医生应向病人和家属强调控制血糖的重要性，结合病人的病情、生活条件和工作环境等，制订确实可行的、有效的治疗方案，才能达到控制血糖的目的。表 22-3 是糖尿病控制目标，可作为糖尿病病情控制程度良好与否的参考。

表 22-3　糖尿病控制目标

指标	目标值
血糖（mmol/L）	空腹 4.4 ～ 7.0；非空腹 10.0
糖化血红蛋白（%）	< 7.0
血压（mmHg）	< 140/80
总胆固醇（mmol/L）	< 4.5
高密度脂蛋白胆固醇（mmol/L）	男性 > 1.0；女性 > 1.3
三酰甘油（mmol/L）	< 1.7
低密度脂蛋白胆固醇（mmol/L）	未合并冠心病 < 2.6；合并冠心病 < 1.8
体质指数（kg/m²）	< 24
尿白蛋白 / 肌酐比值 [mg/mmol（mg/g）]	男性 < 2.5（22mg/g）；女性 < 3.5（31mg/g）
尿白蛋白排泄率 [μg/min（mg/d）]	< 20（30mg/d）
主动有氧活动（分钟 / 周）	≥ 150

（二）降糖药物的选择

糖尿病治疗原则为早期治疗、长期治疗、综合治疗、个体化治疗。IDF 提出糖尿病现代治疗的 5 个要点为饮食控制、运动疗法、血糖监测、药物治疗和糖尿病教育。

对于 1 型糖尿病病人，因其胰岛素缺乏，一旦诊断应立即使用胰岛素治疗。2 型糖尿病病人以饮食治疗和运动为治疗基础，根据病情选用口服降糖药或胰岛素治疗。降糖药物包括口服降糖药、胰岛素和胰岛素类似物。目前批准使用的口服降糖药包括促进胰岛素分泌为主要作用的药物（磺脲类药物、格列奈类药物、DPP-4 抑制剂）和通过其他机制降低血糖的药物（α- 糖苷酶抑制剂、双胍类药物、格列酮类药物和钠 - 葡萄糖共转运蛋白 2 抑制剂）。

胰岛素治疗适应证：① 1 型糖尿病病人；②糖尿病酮症酸中毒，高渗昏迷和乳酸酸中毒；③各种严重的糖尿病急性或慢性并发症；④手术、妊娠和分娩；⑤ 2 型糖尿病 B 细胞功能明显减退者；⑥某些特殊类型糖尿病。

1.1 型糖尿病　1 型糖尿病病人因体内自身胰岛素分泌绝对缺乏，需要靠外源性胰岛素替代以维持体内血糖的代谢和其他体内需要胰岛素的生命活动。因此，无论采用多次胰岛素注射还是连续皮下胰岛素输注补充，均要模拟体内生理性胰岛素分泌模式。目前，常采用中效或长效胰岛素制剂提供基础胰岛素（睡前和早晨注射中效胰岛素或每日注射 1 ～ 2 次长效胰岛素），采用短效或速效胰岛素提供就餐时胰岛素。如无其他的伴随疾病，1 型糖尿病病人的胰岛素需要量为 0.5 ～ 1.0U/（kg·d），在出现其他伴随疾病时（如感染等），胰岛素用量要相应增加。儿童在生长发育期对胰岛素的需要量相对增加。

强化胰岛素治疗是为了达到理想的血糖控制，用每日多次胰岛素或胰岛素输注泵。最普遍的强化胰岛素治疗方案是餐前多次注射速效胰岛素加睡前注射中效胰岛素制剂。对病情相对稳定的 1 型糖尿病病人，初始剂量 0.5 ～ 1.0U/（kg·d）。维持昼夜基础胰岛素水平需总量的 40% ～ 50%，剩余部分按需分别用于每餐前。此疗法需要糖尿病病人和全科医生有紧密的伙伴关系。注意预防高血糖或低血糖，调整胰岛素剂量时，必须考虑相关的影响因素，如运动 / 活动、饮食、进食时间、睡眠、其他疾病状态和心理健康等。

低血糖是这一疗法的严重不良反应，2岁以下幼儿、老年病人、已有晚期严重并发症者不宜采用此疗法。了解每天血糖变化和预防低血糖的发生方法之一是家庭血糖监测，并做好记录（糖尿病日志）。

2.2型糖尿病 2型糖尿病的治疗主要是教育、饮食控制和运动。但是，持续高血糖和脏器受损需要药物干预。即使应用降糖药物治疗，也需饮食和运动疗法的配合。如病人对饮食控制和降糖药物治疗效果不佳，可采用短期胰岛素强化治疗使血糖得到控制并减少葡萄糖对胰岛B细胞的毒性反应。随后，多数2型糖尿病病人仍可改用饮食控制和口服降糖药物治疗。但是，随着病程的进展，大多数2型糖尿病病人需要补充胰岛素才能使血糖得到良好控制。在口服降糖药效果不佳时，可采用口服降糖药和胰岛素联合治疗。当上述联合治疗效果不满意时，可改用每日多次胰岛素注射治疗或连续皮下胰岛素输注治疗（胰岛素泵治疗）。

3.妊娠期糖尿病 在妊娠前患有糖尿病（糖尿病并妊娠）和妊娠首次发现糖尿病（妊娠期糖尿病）的治疗有其特殊性。1型或2型糖尿病的妇女，妊娠前、妊娠中理想的血糖控制相当重要，以保证母婴安全。妊娠期糖尿病病人在妊娠过程中需要控制血糖，未经治疗和控制不良的孕妇容易导致妊娠并发症如妊娠期高血压、胎膜早破、糖尿病酮症酸中毒、早产、羊水过多、胎儿宫内窘迫，产后出血及新生儿并发症（巨大儿、新生儿低血糖、胎死宫内、呼吸窘迫综合征、畸形、高胆红素血症、窒息），妊娠期糖尿病应选用速效和中效胰岛素治疗，忌用口服降糖药。妊娠期糖尿病的血糖控制范围见表22-4，如果有两项或以上的血糖值超过推荐的血糖范围，则应增加胰岛素用量。

表22-4 妊娠期糖尿病血糖控制范围

时间	美国糖尿病学会（ADA 2007）	中国糖尿病防治指南（2004）
餐前	≤95mg/dl	70～100mg/dl
餐后1小时	≤142mg/dl	
餐后2小时	≤120mg/dl	90～140mg/dl

全科医生在糖尿病药物治疗中要掌握胰岛素和各种降糖药物的适应证和禁忌证及不良反应，选择适合于糖尿病病人个体的药物和治疗方案。产后6～12周予以复查OGTT以筛查糖尿病，并在以后定期随诊。

 问题讨论

唐某，男，45岁，身高1.78m，体重86kg，BMI27.1kg/m²。现病史：确诊糖尿病史3个月，无合并糖尿病慢性病变，曾短期间断用过二甲双胍，血糖控制不佳。辅助检查：空腹血糖17.4mmol/L，餐后2小时血糖26.9mmol/L，HbA1c 15%，尿糖（++），酮体（+）。

请分析：

该病人的诊断是什么？治疗原则是什么？如何进行合理的药物治疗？使用胰岛素治疗6天后，下一步应如何治疗？

三、糖尿病病人的双向转诊

如果糖尿病病人的病情发生变化，超出了全科医生处理能力或初级保健门诊医疗资源，全科医生应该向病人及其家属说明病情，解释转诊和（或）住院的必要性，取得病人和家属的同意和配合。美国糖尿病学会（ADA）提出的糖尿病住院指征可作为参考，具体内容如下。

1. 合并急性并发症：①糖尿病酮症酸中毒（尿酮阳性，血糖 $>$ 13.9mmol/L 及动脉血 pH $<$ 7.35，伴恶心和呕吐）；②非酮症高渗状态（神志异常、脱水、血浆渗透压升高，血糖 $>$ 22.2mmol/L）；③糖尿病乳酸性酸中毒；④低血糖昏迷。

2. 新诊断的儿童和青少年糖尿病病人。

3. 血糖控制差。或低血糖或高血糖，需严密监测血糖及调整用药者。

4. 血糖控制差或新诊断的妊娠期糖尿病，需用胰岛素治疗者。

5. 需用胰岛素泵或其他强化治疗方案，必须密切监测血糖者。

6. 慢性并发症进行性发展，需积极治疗者。

7. 合并重症感染，急性心肌梗死，脑血管意外，糖尿病足、严重外伤或需行手术者。

需要专科医生会诊或转诊的其他情况包括血糖控制不满意（持续高血糖或低血糖），妊娠和出现并发症等。

适当的转诊是全科医生工作的重要内容，这并不意味着推卸责任，全科医生对转诊后的病人仍然负有责任。全科医生应该在适当的时候及时做出糖尿病病人转诊的决定，并向其和家属说明，以取得病人的理解和同意，转诊过程由全科医生负责。

四、糖尿病病人的随访和复查

糖尿病病人均要进行体检和血糖测定，全科医生应对病人进行定期随访和复查。1型糖尿病每 3 个月 1 次；2 型糖尿病伴有 1 个或 2 个并发症者应定期复查脏器功能受损程度和血糖控制情况，如果病人病情稳定和血糖控制良好，每 6 个月随访 1 次。

糖尿病病人随访和复查目标：①评价血糖控制情况；②检查眼底、心脏、肾、神经和周围血管等终末器官损害是否存在；③检查有无其他的自身免疫疾病，如甲状腺疾病或继发于其他原因引起的糖尿病。

随访和复查内容：包括空腹和餐后血糖、肝肾功能、血脂、电解质、尿常规、尿微量白蛋白（microalbunminuria，MAU）、X 线胸片、心电图等。糖化血红蛋白（HbA1c）推荐每 3 个月测定 1 次。MAU 作为检测早期糖尿病肾病的筛查指标，1 型糖尿病在诊断后 5 年开始监测，每年 1 次；2 型糖尿病诊断后立即应开始监测，每年 1 次。糖尿病病人随访和复查的体格检查要点（表 22-5）。

儿童糖尿病病人多为 1 型糖尿病，血糖控制不良将产生严重并发症。为了提高患儿的生活质量，使其尽可能和正常儿童一样生长发育，全科医生应对其进行系统管理、定期复查。随访的内容包括血糖、HbA1c，同时了解患儿监护人对胰岛素治疗、饮食治疗和运动治疗的掌握程度和执行情况，并指导患儿自我血糖监测并做好记录。病情稳定时 2 ~ 3 个月随访 1 次，除全面的体格检查外，同时测身高、体重、血压及青春期性征发

表 22-5 糖尿病病人的体格检查要点

部位	要点内容
生命征	血压，直立位血压或异常的心率反应（不规则、心动过速，尤其在活动或体位改变时）
眼底	眼底镜检查有无出血、血管改变和视网膜病变
口腔	牙周病、真菌感染或损伤
甲状腺	有无肿大或结节
颈部	听诊颈动脉有无杂音，观察颈静脉有无怒张
心脏	听诊心率、节律、杂音、喀喇音或附加心音
腹部	有无肝大，听诊有无杂音或主动脉搏动
血管	脉搏能否触及，搏动情况，检查手/手指和足的振动、感觉、两点区别和本体感受器、震颤和单尼龙丝触觉
皮肤	检查有无感染、红斑、溃疡脂肪营养不良、肥大。黑棘皮症和胰岛素注射点
神经/足部检查	有无膝腱和跟腱反射

育情况。每 6 个月至 1 年查一次眼底、肾功能、血脂等，以便早期发现并发症，早期干预治疗。糖尿病妇女妊娠后或患妊娠期糖尿病的妇女应更加严密监测，全科医生应指导病人定期随访产科医生，约每周或每 2 周一次，直至分娩。为达到血糖控制目标，可能需要每天测 7 次血糖。产科随访内容应包括监测胎儿生长发育状况及有无畸形等。

第四节 糖尿病病人的教育与康复服务

一、糖尿病病人教育

　　糖尿病病人发生微血管病变和大血管病变的风险显著高于非糖尿病病人，减少糖尿病病人发生大血管和微血管病变的风险不但依赖于高血糖的控制，还依赖于其他心血管疾病危险因素的控制和不良生活方式的改善。糖尿病的控制除药物治疗外，还需要对血糖和其他心血管危险因素进行监测，以了解控制是否达标，并根据控制目标调整治疗。此外，由于糖尿病是一种终身性疾病，病人的行为和自我管理能力也是糖尿病控制是否成功的关键，因此，糖尿病的控制不是传统意义上的治疗而是系统的管理。教育的对象包括糖尿病易感人群、糖尿病病人及其家属、普通人群等。

　　糖尿病教育的目的是使病人充分认识糖尿病并掌握糖尿病的自我管理。教育内容包括：①应使病人及家属认识到糖尿病是终身性疾病，目前尚不能根治，治疗需持之以恒，病人应做好长期与疾病做斗争的心理准备；②糖尿病并不可怕，只要病人和医务人员配合，及时合理治疗，血糖控制达标，大多数糖尿病病人的生活质量和寿命可以正常或接近正常；③糖尿病慢性并发症与病情控制程度（包括血糖、血压、血脂、吸烟、体重等）密切相关，因此维持血糖控制达标及综合治疗显得尤为重要；④要让病人了解糖尿病的基础知识（糖尿病的自然进程、临床表现、危害及如何防治急慢性并发症）和治疗控制要求（个体化的治疗目标），学会自我血糖监测；掌握饮食治疗的具体措施和体育锻炼的具体要求及注意事项；⑤了解降糖药物的使用方法及不良反应，尤其是低血糖的处理；学会胰岛素注射技术；善于自我护理（口腔、足部、皮肤护理技巧），保持规律的生活，预防各种感染等。糖尿病教育可采用多种形式，包括专题讲座、小组座谈和个别谈心等。可向病人推荐各种有关糖尿病的宣传资料，通俗读物，音像出版物。还可通过报纸、电台、电视、网络等媒介进行宣传。应建立糖尿病病人档案，以便开展糖尿病教育和系统管理。

二、生活指导

对糖尿病病人来说，全科医生对其生活方面的指导包括使糖尿病病人习惯于带病生活，学会和糖尿病相处，逐步适应糖尿病饮食结构和体育锻炼；遵从医嘱、按时用药；在生活中通过网络、广播、电视、报纸、杂志、书籍等广泛学习和了解糖尿病知识；丰富文化生活，如听音乐、跳舞，使生活丰富多彩；晚上应保证睡眠，可考虑适当使用镇静药物；在日常工作和生活中学会适应及应付各种事件，保持健康心态，避免情绪紧张及应激；保持规律生活，戒烟和戒烈性酒，讲究个人卫生，预防各种感染等。

（一）营养指导

医学营养治疗是临床条件下对糖尿病的营养问题采取的特殊干预措施，包括对病人进行个体化营养评估、营养诊断、制订相应的营养干预计划并在一定时期内实施及监测，是糖尿病及其并发症的预防、治疗、自我管理以及教育的重要组成部分。医学营养治疗通过调整营养素结构，有利于血糖控制，有助于维持理想体重并预防营养不良发生。糖尿病及糖尿病前期病人均需要接受个体化医学营养治疗，由熟悉糖尿病治疗的营养师或综合管理团队（包括糖尿病教育者）指导下完成。应在评估病人营养状况的情况下，设定合理的质量目标，控制总能量的摄入，合理、均衡分配各种营养素，达到病人的代谢控制目标，并尽可能满足个体饮食喜好。针对超重或肥胖者推荐适度减重，配合体育锻炼和行为改变，有助于维持减重效果。

1. **摄取合理的总热量**　糖尿病病人摄取的总热量应根据理想体重及劳动强度来制订热量摄取量（表22-6）。理想体重（kg）＝身高（cm）－105，理想体重±10%属正常体重。食物总热量由蛋白质、脂肪及糖类组成。肾功能正常的糖尿病个体，推荐蛋白质的摄入量占供能比的10%～15%，保证优质蛋白质摄入超过50%。有显性蛋白尿的病人蛋白质摄入量宜限制在每日每千克体重0.8g。从肾小球滤过率（GFR）下降起，应实施

表22-6　2型糖尿病病人摄取热量 [kcal/（kg・d）体重]（1cal＝4.1868J）

	消瘦	正常	肥胖
轻体力劳动	35	30	20～25
中等体力劳动	40	35	30
重体力劳动	45	40	35

低蛋白饮食，推荐蛋白质入量每日每千克体重 0.6g，为防止发生蛋白质营养不良，可补充复方 α- 酮酸制剂。1g 蛋白质产热 4kcal，过高蛋白摄入（高蛋白饮食）使肾小球滤过率及肾血流最明显增加，加速肾病变的发生。由于 1 型糖尿病均接受胰岛素治疗，摄取的总热量不宜限制过严。

2. 饮食结构 在限定的总热量中，50% ～ 60% 由糖类提供，蛋白质 < 15%，脂肪 < 30%。脂肪以不饱和脂肪酸为宜。可根据食物成分表安排适当的食谱。推荐膳食纤维食品，如豆类、荞麦麦片及苹果皮等食物中富含可溶性植物纤维。膳食中多食富含果胶类纤维有助于降低餐后高血糖及降低血胆固醇。每日饮食纤维含量不少于40g为宜。此外，食盐摄入量限制在每日 6g 以内，合并高血压病人更应严格限制摄入量。

3. 饮食安排 三餐按 1/5、2/5、2/5 或 1/3、1/3、1/3 或 1/7、2/7、2/7、2/7 的食物分配比例，计算各餐应提供的三大营养素及热量。在使用降糖药物过程中，按血糖变化再做调整，避免因降糖药物剂量过大出现低血糖反应而增加饮食的总热量。

（二）运动指导

运动锻炼在2型糖尿病病人的综合管理中占重要地位。规律运动可增加胰岛素敏感性，有助于控制血糖，减少心血管危险因素，减轻体重，提升幸福感。而且对糖尿病高危人群一级预防效果显著。流行病学研究结果显示：规律运动 8 周以上可将 2 型糖尿病病人 HbA1c 降低 0.66%；坚持规律运动 12 ～ 14 年的糖尿病病人病死率显著降低。

运动应遵循以下原则：①运动治疗应在医生指导下进行。运动前要进行必要的评估，特别是心肺功能和运动功能的医学评估（如运动负荷试验等）。②空腹血糖 > 16.7mmol/L、反复低血糖或血糖波动较大、有糖尿病酮症酸中毒等急性代谢并发症、合并急性感染、增殖性视网膜病、严重肾病、严重心脑血管疾病（不稳定型心绞痛、严重心律失常、一过性脑缺血发作）等情况下禁忌运动，病情控制稳定后方可逐步恢复运动。③成年糖尿病病人每周至少 150 分钟（如每周运动 5 天，每次 30 分钟）中等强度（50% ～ 70% 最大心率，运动时有点用力，心跳和呼吸加快但不急促）的有氧运动。④中等强度的体育运动：包括快走、打太极拳、骑车、乒乓球、羽毛球和高尔夫球。较强体育运动：舞蹈、有氧健身操、慢跑、游泳、骑车上坡。⑤如无禁忌证，每周最好进行 2 次抗阻运动、锻炼肌肉力量和耐力。训练时阻力为轻或中度。联合进行抗阻运动和有氧运动可获得更大程度的代谢改善。⑥运动项目要与病人的年龄、病情及身体承受能力相适应，并定期评估，适时调整运动计划。⑦记录运动日记，有助于提升运动依从性。⑧养成健康的生活习惯。培养活跃的生活方式，如增加日常身体活动，减少静坐时间，将有益的体育运动融入日常生活中。⑨运动前后要加强血糖监测，运动量大或激烈运动时应建议病人临时调整饮食及药物治疗方案，以免发生低血糖。

（三）戒烟限酒指导

糖尿病病人有吸烟嗜好者应劝其戒烟。因为对糖尿病病人来说吸烟具有以下危害：①可导致血中极低密度脂蛋白、三酰甘油和胆固醇浓度增高，高密度脂蛋白明显降低；②可减低胰岛素敏感性，升高血糖，并与向心性肥胖相关，显著加重胰岛素抵抗；③可升高血清转化生长因子 β（TGF-β）及循环细胞间黏附分子 1（ICAM-1）水平，使血管内皮功能失调加重；④糖尿病病人吸烟将加速大血管病变的发展，此外，研究还发现吸烟为 1 型糖尿病代谢控制不良最强的预测因素；⑤ 2 型糖尿病吸烟者冠心病患病率明显增高；⑥吸烟亦为糖尿病卒中的独立预测因素；⑦吸烟加重 1 型和 2 型糖尿病微量白蛋白尿及肾功能减退，并强烈提示其与糖尿病的神经并发症有关；⑧吸烟还可引起动脉硬化、呼吸道易于感染等。因此，一旦糖尿病诊断明确，全科医生就应立即教育并指导糖尿病病人戒烟。

长期饮酒可加重糖尿病的脂代谢紊乱；乙醇可抑制肝糖输出，如发生低血糖反应时难以纠正；服用磺脲类药物的病人，少数饮酒后可发生血管运动神经失调，出现心慌、气短、面部发红、头痛、恶心等症状。所以，建议男性乙醇摄入量应≤ 20 ～ 30g/d，女性≤ 10 ～ 20g/d。

三、康复治疗

（一）对糖尿病病人心理上的疏导

作为慢性疾病，糖尿病病人常见的反应是极度苦恼和自卑。而导致心理障碍的主要因素包括：教育程度、经济状况、地域和宗教、文化背景、周围环境等。一般人群中 5% ～ 8% 在一生中某段时间内可经历抑郁性精神障碍，而 1 型或 2 型糖尿病病人的抑郁发生率比一般人群高 3 ～ 4 倍。糖尿病病人情绪不稳定，如精神紧张、抑郁、恐惧或悲伤时，可导致交感神经兴奋性增高，血糖升高，也可引起脂肪分解加速，诱发酮症酸中毒。因此，全科医生在对糖尿病病人进行治疗前，应对病人及其家庭中与其疾病有关的因素进行全面了解和评价，了解病人性格特点和个人生活经历中发生的应激性情况，以及这些因素对病人主观思想上具有的重要影响。全科医生应帮助病人及其家庭成员和朋友共同正确认识疾病，正视现实，为病人创造温馨和谐、轻松愉快的家庭氛围，使病人保持思想乐观，情绪稳定。必要时心理治疗可以与药物治疗同时进行。

（二）慢性并发症的康复治疗

全科医生和糖尿病病人共同的任务是预防和减缓糖尿病并发症的发生和发展。实际上，相当部分病人在确诊糖尿病时，已存在并发症，或因并发症作为线索而发现糖尿病。因此，糖尿病的康复治疗应以避免更多并发症的发生和避免因并发症而致残为主要内容。由于社区医疗资源的限制，糖尿病并发症的发现和处理需要多学科的协作，此时，全科医生应发挥其协调性服务的优势。

1.大血管病变 动脉粥样硬化是糖尿病的重要并发症，主要累及大血管，引起冠心病、缺血性或出血性脑血管病，肾动脉硬化、肢体动脉硬化等。与非糖尿病人群比较，糖尿病病人动脉粥样硬化的患病率较高，发病年龄较轻，病情进展也较快，致死致残率较高。预防糖尿病大血管病变的方法：包括控制血糖、血压、戒烟、低脂饮食，适当锻炼等。这些措施，全科医生驾轻就熟。当出现血管严重阻塞或狭窄时，全科医生应咨询专科医生，考虑是否以手术方式去除阻塞，或口服减轻阻塞的药物、调脂药和降血压药等。

2.微血管病变 糖尿病病人可出现微循环障碍、微血管瘤形成和微血管基底膜增厚等典型病变。主要部位在肾、视网膜、神经、心肌组织，尤以糖尿病肾病和视网膜病变为重要。

(1) 糖尿病肾病：是常见而又难治的微血管并发症。糖尿病病程达 10 年，1 型糖尿病病人累计有 30% ～ 40% 发生肾病，而且是首位死亡原因；2 型糖尿病病人累计 20% ～ 40% 发生肾病，在死亡原因中列心脑血管病之后。在糖尿病肾病早期阶段通过严格的控制血糖及综合干预，可防止或延缓糖尿病肾病的发展。糖尿病肾病的演进过程可分为 5 期（Ⅰ、Ⅱ、Ⅲ、Ⅳ、Ⅴ期），当肾功能减退时，慢性肾病分期可便于指导临床用药。伴有慢性肾病的糖尿病病人用口服药物治疗时，均应注意其肾安全性。绝大多数降糖、调脂和降压药物对于处于慢性肾病Ⅰ～Ⅱ期的病人是安全的。

(2) 糖尿病视网膜病变（diabetic retinopathy，DR）：视网膜病变是糖尿病高度特异性的微血管病变，其发病率随年龄和病程增长而增加，糖尿病控制不良将加速其发生和发展。在 20 ～ 74 岁成年人新发失明病例中，糖尿病视网膜病变是最常见的病因。早期发现、早期治疗是避免影响视力的关键。糖尿病病人应定期进行详细的眼科检查，以便及时发现，及早治疗，从而有效预防视力损害的发生。建议 1 型糖尿病病人每年复查 1 次，2 型糖尿病无 DR 者每 1 ～ 2 年检一次。若已出现 DR，应缩短随访间隔时间，可以 3 ～ 6 个月检查一次。糖尿病病人在妊娠后建议在妊娠各期和产后 1 年内检测视网膜病变程度变化。如果 DR 持续进展，应该交由眼科医生给予更频繁的随访和相应处理。

2018 年糖尿病视网膜防治专家共识推荐内分泌科医生采用免散瞳眼底摄片筛查 DR，同时建议内分泌科医生和有经验的眼科医生共同阅片。若病人视力下降，则建议在眼科医师处行光学相干断层成像和眼底荧光血管造影检查，必要时行眼底超声检查，尽早治疗，争取保存视力者。对不能恢复视力者，则应和眼科医生一同制订康复计划，指导病人使用助视器及各种为盲人特制的糖尿病工具，如胰岛素注射器、血糖仪等。

链 接

糖尿病的最大危害在于其引起的诸多慢性并发症，而眼部病变是糖尿病最为常见的慢性并发症之一。一旦发生糖尿病眼病，病人视力减退，甚至失明，失明率是正常人的 25 倍。全世界范围内，成人导致失明最重要的原因之一就是糖尿病眼病。因此，糖尿病病人万万不可忽视眼部病变。

---

3. 糖尿病足　是糖尿病最严重的和治疗费用最高的慢性并发症之一，重者可导致截肢。糖尿病病人下肢截肢的相对风险是非糖尿病病人的 40 倍。通常因神经病变、血管病变和感染等综合因素所致，引起足部疼痛、皮肤深溃疡、肢端坏疽等病变。并可发生营养不良性关节炎（Charcot 关节）。糖尿病足的处理，强调预防为主，全科医生要教会病人注意足部卫生和清洁，保持足部血流通畅，要坚持降血压、纠正脂代谢异常、戒烟、散步或长期体育锻炼。还要注意防止外伤、感染、冻伤，积极治疗末梢神经病变并注意消除一些已知的血管病变危险因素。如果发生足部病变应及时考虑转诊，建议病人住院系统检查和治疗。如果因糖尿病足导致截肢，截肢后全科医生应积极为病人联系安装假肢，使病人恢复行走，甚至跑、跳能力。

4. 糖尿病神经病变　糖尿病诊断后的 10 年内常有明显的糖尿病神经病变的发生，其发生率与糖尿病病程以及血糖控制不良相关。以糖尿病周围神经病变多见，特点为对称性，下肢较上肢严重，夜间较白天重，寒冷季节加重；病情发展缓慢。临床上出现肢端感觉异常，分布如袜子或手套状，伴麻木、针刺、灼热或踏棉垫感，有时伴痛觉过敏。后期可有运动神经受累，出现肌张力减弱，肌萎缩。检查发现早期腱反射亢进，后期减弱或消失，震动感减弱或消失，触觉或温度觉降低。自主神经病变也较常见，起病隐匿，影响自主神经所支配的组织和器官，临床表现有瞳孔改变、排汗异常、胃排空延迟、腹泻、便秘、直立性低血压、心动过速，以及残尿量增加、尿失禁、尿潴留、逆向射精、阳痿等。全科医生要和病人共同努力，为缓解糖尿病症状及预防神经病变的进展与恶化为治疗目标。

5. 糖尿病引起的多发感染 糖尿病病人抵抗力下降，容易罹患各种感染，糖尿病病人细胞免疫及体液免疫功能减低常易伴发口腔、尿路、呼吸道、胆道感染、皮肤真菌或细菌感染等。因此糖尿病病人除控制血糖外，全科医生还应提醒其注意个人卫生，有感染症状时应及时就医和治疗。

糖尿病是一种严重危害人类健康的常见病，是在遗传基础上及环境因素共同作用下而导致疾病的发生与发展，需要长期的医学照顾。全科医生可利用其在社区的独特优势，在疾病预防、早期发现、早期治疗、导入有效的专科治疗、随访检查和康复治疗等方面发挥积极作用。

（李才锐　孙曙光）

复 习 指 导

1. 糖尿病的一级预防：通过减少和消除糖尿病的危险因素以及哪些将来可能发展为糖尿病的特殊高危个体或对人群采取针对性干预措施来预防糖尿病发生。一级预防措施：包括糖尿病防治知识宣传教育、提倡健康的生活方式、重点人群筛查。

2. 糖尿病病人随访和复查目标：①评价血糖控制情况；②检查眼底、心脏、肾、神经和周围血管等终末器官损害是否存在；③检查有无其他的自身免疫疾病，如甲状腺疾病或继发于其他原因引起的糖尿病。

3. 全科医生对糖尿病病人进行的生活指导主要包括营养指导、运动指导及戒烟限酒指导等。

4. 糖尿病慢性并发症的康复治疗：包括大血管病变、微血管病变、糖尿病足、糖尿病神经病变及糖尿病引起的多发感染等。

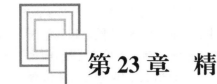

第 23 章　精神卫生问题的全科医学处理

学习要求

　　学习并理解常见精神疾病的全科医学处理；熟悉精神疾病与精神卫生的概念，全科医生对精神疾病的早期识别和干预；了解不同生命周期的精神卫生保健要点。

　　精神疾病是一类严重威胁人民健康的疾病，精神卫生问题作为公共卫生和社会问题已经成为国际社会的共识。2001 年 WHO 将世界卫生日主题定为"精神卫生 - 消除偏见，勇于关爱"，希望能增加社会各界对精神卫生重要性及精神疾病所致负担的认识，使人们正确了解精神疾病对人类、社会和经济方面的影响，消除对精神疾病的偏见和歧视。精神疾病在我国呈高发态势，国民精神健康水平和享有精神卫生服务质量直接关系到所在地区的经济发展和社会稳定，已成为衡量一个国家文明程度的重要指标。如何早期预防和处理精神疾病成为政府关注的重点。目前精神疾病防治康复模式从单纯的住院治疗模式向"社会化、综合性、开放式"模式的重大转变，需要多部门联合管理，全科医生在精神疾病社区管理方面起到了非常重要的作用。

第一节　社区常见精神卫生问题

　　社区精神卫生是应用社会精神病学的理论、研究方法及临床医学、预防医学等技术，以社区居民为对象，为保障和促进人群心理健康、提高个体承受应激和适应社会的能力，减少心理行为问题的发生，提供符合实际情况的医疗和康复服务社会的系统工程。

一、精神疾病的概念及分类

（一）精神疾病的概念

　　1. 精神疾病　精神疾病（mental illness），又称精神障碍（mental disorders），是一类具有诊断意义的精神方面的问题，特征为认知、情绪、行为等方面的改变，可伴有痛苦体验和（或）功能损害。例如，阿尔茨海默病有典型的认知（特别是记忆）方面的损害，抑郁症有明显病态的抑郁体验，而儿童注意缺陷障碍的主要特征是多动。这些认知、情绪、行为改变使得病人感到痛苦、功能受损或增加病人死亡、残疾等危险性。

2. 精神卫生　精神卫生又称心理卫生或心理健康、精神健康，是指身心功能健康，人格协调统一，对自身有正确的认识，能够应付困难处境和社会生活压力并积极适应的一种良好状态。健康的个体能够态度积极、情绪稳定且有效地处理人际关系，有幸福感和安定感。

精神健康与精神障碍并非对立的两极，而是介于"健康"和"异常"两个极端状态之间的可变化的状态。精神卫生工作的任务重点，一方面是对精神疾病病人的诊疗和康复，另一方面是通过咨询教育提高居民心理素养，为健康者提供精神健康的维护和保障。

（二）精神疾病的分类

20 世纪中叶以前，精神疾病没有国际公认的分类，各国采用的诊断体系不一。传统上，精神障碍根据有无器质性因素分为"器质性"精神障碍（如脑炎、慢性脏器衰竭所致的精神障碍）和"功能性"精神障碍，后者又分为重性精神障碍（又称为精神病性障碍，如精神分裂症）和轻性精神障碍（如焦虑症、应激所致的精神障碍）。还有一类起于早年，可能持续终身的精神障碍（如儿童发育障碍、精神发育迟滞、人格障碍）。这种分类现在临床诊断、治疗和科研中仍有实际意义。

目前最常用的国际疾病分类系统第 10 版"精神与行为障碍"（the ICD-10 classification of mental and behavioral disorders）将精神障碍分成十大类（表 23-1）。除精神分裂症、偏执型精神病等严重精神障碍外，许多精神疾病病人通常首诊于精神科以外的其他科室，这就要求非精神科的医生也要熟悉精神疾病的临床表现和诊断方法，能够正确地鉴别诊断并积极地处理和转诊。全科医生工作中最常见的精神障碍种类包括抑郁症、焦虑症、强迫症、躯体化障碍、精神分裂症、注意缺陷多动性障碍、老年期痴呆等。

表 23-1　精神障碍的分类（ICD-10）

序号	内　容
1	器质性精神障碍，如阿尔茨海默病，脑外伤、脑肿瘤、癫痫所致精神障碍
2	使用精神活性物质所致的精神或行为障碍，如阿片类药物成瘾、酒精依赖
3	精神分裂症、分裂型障碍和妄想性障碍
4	心境（情感）障碍，如双相障碍、抑郁障碍
5	神经症性、应激相关的及躯体形式障碍，如焦虑障碍、强迫症
6	伴有生理紊乱及躯体因素的行为综合征，如厌食症、失眠症
7	成人人格与行为障碍，如偏执型、强迫型人格障碍
8	精神发育迟滞
9	心理发育障碍，如语言发育障碍、运动功能发育障碍
10	通常发生于童年与少年期的行为与情绪障碍，如多动性障碍、品行障碍

二、沿生命周期的精神保健要点

世界精神卫生工作的开展，主要经历了两个阶段：一是对社会保护阶段，即控制严重精神疾病病人对社会的危害，对重性精神疾病病人进行治疗和管理；二是保护病人、关注全民精神健康阶段。全科医生作为居民健康的"守门人"，是精神卫生保健工作的重要力量，能够为社区居民提供全生命周期的健康保健。

（一）婴幼儿期（0～3岁）精神卫生保健

婴幼儿精神发育是学龄前期和学龄期儿童智力、个性发展的基础。婴幼儿神经系统发育不完全，婴儿出生后第一年是大脑神经细胞数量增长的重要阶段。对婴幼儿来说，精神发育主要包括运动功能（大运动和精细动作）、语言、适应能力、个人社会能力等方面的发展。

婴幼儿精神卫生保健要点：

1. 要有正确的养育方式，避免养育方式不当对婴幼儿产生不利影响。
2. 要养成良好、有规律的生活习惯，保证充足睡眠时间与睡眠质量，加强体育锻炼。
3. 要有计划地对婴幼儿进行知识教育，促进婴幼儿的精神健康发育。

（二）学龄前儿童期（4～6岁）精神卫生保健

在学龄前期，对儿童各种行为问题和心理障碍要做到早预防、早发现、早诊断、早干预和早治疗。社区应建立学前儿童心理健康服务社会网络，教育工作者、心理工作者、社会工作者、儿童精神病医生和儿科保健工作者等社会各方面人员需要互相沟通，密切配合。

学龄前儿童精神卫生保健要点：

1. 注重学龄前儿童左、右脑的平衡发展：重视右脑开发，把具体的与概括的、形象的与抽象的东西结合起来，促进左、右脑均衡发展。
2. 保证健康的家庭环境：家庭成员之间和谐相处、关系融洽；父母教养态度端正，理解、尊重、信任学龄前儿童，鼓励儿童自由探索、学习，保护其独立性。
3. 创造优质的托幼环境：教师对学龄前儿童要充满关心和爱心，能尊重学龄前儿童的兴趣、要求和愿望，能谅解学龄前儿童的缺点和不足；拓展并丰富各类活动，培养互助、友爱的同伴关系等。与家庭达成共识，保证学龄前儿童心理健康教育的延续性和有效性。
4. 建立良好的社会环境：依法保护学龄前儿童接受监护和教育的权利，避免儿童受到虐待或伤害，保护儿童心理健康发展。

（三）学龄儿童期（7～12岁）精神卫生保健

儿童期是正常心理开始成长和发育阶段。这个时期由于儿童心理开始发育，而精神状态还未达到成熟，儿童对各种事物过于敏感，容易受到外界环境影响。

学龄儿童精神卫生保健要点：

1. 此期儿童往往缺乏控制自己行为和情绪的能力，易患儿童期精神疾病。可有说谎、逃学、斗殴、甚至有吸烟、盗窃等行为和其他异常行为,因此急需父母、教师等进行心理、道德、品质和行为的正确引导与教育。

2. 对于存在精神发育迟滞、儿童多动综合征、神经症的学龄儿童要进行特殊教育、训练和治疗。

（四）青少年期（13～18岁）精神卫生保健

青少年期是精神卫生保健最关键阶段。青少年阶段生理发育和心理发展急剧变化,特别是内分泌生理改变突出,自主神经不稳定、心理活跃,易患精神分裂症、神经症等精神疾病。

青少年精神卫生保健要点:在这关键时期,父母、教师要特别重视思想品德教育和心理卫生保健等。这个时期青少年易受外界不良环境的影响,可出现吸烟、饮酒、斗殴、行凶、出走、欺骗和色情行为等。家庭、学校应采用诱导、沟通等教育方法,不可歧视和用粗暴手段管教。

（五）中青年期（19～55岁）精神卫生保健

中青年期是脑力和体力充沛、心理思维丰富的时期,此阶段生理和心理比较稳定。

中青年精神卫生保健要点:中青年期日常工作和生活处于紧张、兴奋状态,在家庭、经济、工作和人际关系诸多问题上,易发生矛盾和冲击,在心理或思想上可出现紧张、焦虑、抑郁、恐惧或兴奋等状态,可有离婚、酗酒、药物依赖或有消极、厌世,甚至自杀企图,可诱发抑郁症、心身疾病、神经症或其他精神疾病。因此保证健康的生活方式,构建良好的人际网络,遇事主动寻求帮助,是中青年期避免精神卫生问题发生的有效方法。全科医生要注意中青年期人员各种异常行为或精神病态的发生,加强心理咨询和心理治疗方面的精神卫生保健,防止精神疾病的发生。

（六）中老年期（55岁以上）精神卫生保健

我国人口结构已出现老龄化,中老年期精神卫生是当前重大公共卫生问题之一。

中老年精神卫生保健要点。

1. 处于更年期时,由于机体生理功能（特别是内分泌系统）变动明显,心理不稳定,容易表现出焦虑、抑郁、惊恐、妄想、自伤等情感和行为,有的可患上更年期综合征、抑郁症、偏执症和心身疾病等。因此需要在其症状早期进行精神卫生保健工作,防止发展为各类精神疾病。

2. 老年期躯体各项生理功能逐渐衰退,心理活动也逐步减弱或改变。此期易产生老年精神障碍,如老年性偏执症、老年期抑郁症、脑动脉硬化症精神障碍和阿尔茨海默病等。社区要增设老年精神卫生机构,进行早期心理咨询和心理治疗,从预防着手,减少发病率。

第二节　全科医生对精神疾病的识别和处理

随着工业化和城市化进程的不断加快,社会竞争不断加剧,家庭结构和人口结构悄然变化，科技进步带来便利的同时，巨大的信息量和各种各样的选择在不停地考验着人们的承受能力，也导致精神障碍和心理卫生问题日益突出。在美国，每 10 人中就有 1 人在其一生某个时段住进过精神病院，1/4 ～ 1/3 的人群曾因精神健康问题寻求过专业人员的帮助。在我国，现有重性精神疾病病人约 1600 万，抑郁症病人已经超过 3000 万，但是精神疾病的就诊率和治疗率均较低。目前社区精神康复的作用和价值日渐受到人们的关注，有学者认为，更好地建立医院与社区的关系，通过医院 - 社区一体化服务模式，由精神专科医生、社区医生、护士等专业的综合团队组织院外随访会诊，促进病人向社区更好过渡，是中国精神卫生服务的重要改革方向。通过社区精神卫生服务，全科医生能够及时地发现社区潜在的精神异常个体，进行早期识别和早期干预，并对精神疾病病人进行健康管理。

一、精神疾病的早期识别

（一）早期识别的重要性

精神心理问题距离我们并不遥远，但因为它的特殊性，很多时候人们并不能及时意识到它的发生，以至于"积小疾而成大患"。通常情况下，在出现明显的精神症状很长时间以后，精神疾病病人才能够被确诊并接受治疗。如果能够更早地诊断并及时开始治疗，病人康复的可能性将显著增加；相反，对诊断和治疗的延误，会导致疾病的预后变差，康复的可能性降低，抑郁和自杀的危险性增加，医疗费用也会成倍增长。

（二）早期识别的策略

全科医生需要重视精神障碍发生的危险因素、致病因素，关注高危人群，早期识别精神疾病，通过消除或减少致病因素来防止或减少精神障碍的发生。主要内容如下。

1. 对公众开展心理健康保健工作，加强精神卫生知识普及，及时提供心理咨询服务，促进人们自我心理保健等。

2. 加强遗传咨询，防止近亲结婚，做好围生期保健。

3. 对易患精神障碍的"高危人群"，包括具有特殊心理素质者和从事高心理压力职业者，采取相应的心理干预措施。

4. 定期进行流行病学调查。研究精神障碍在人群中的发病规律、分布情况及影响因素，结合国内外有关精神障碍预防的循证医学证据和当地实际情况，协助相关部门制订预防精神障碍发生的总体规划。

二、精神疾病的早期干预

对精神症状恰当的早期干预可以改善疾病的进程。在症状刚出现时即实施干预可能会避免精神疾病的发生，通过改善前驱症状阶段的精神状态可以延迟精神疾病的首次发作。早期干预的方式有药物干预、心理社会干预、综合干预。

（一）药物干预

对早期精神疾病药物干预的原则是从小剂量开始给药，逐步增加或调整至个体化的最佳剂量，争取做到尽可能增加疗效的同时减少不良反应，尽量避免联合用药。临床医生应充分考虑病人的接受程度，随时倾听病人对药物的感受，耐心地解释以消除病人的疑虑及担忧。

（二）心理社会干预

处于前驱期的超高危人群已经存在脑功能和形态结构异常变化、认知和社会功能下降，若给予早期心理社会干预则可以延缓异常的病理生理过程，纠正心理功能缺陷。

1. 认知行为治疗　认知行为治疗能够改善高危人群精神症状，降低高危人群进一步发展为精神疾病的风险。在改善社会认知、社会适应能力，降低疾病的致残率等方面都有显著作用。

2. 技能训练　根据精神疾病发病的应激-易感-保护模式，社会问题的解决是精神疾病发病的保护性因素。

3. 危机干预　危机干预是在简短心理治疗基础上发展起来的心理治疗方法，包括电话、面对面帮助、信函咨询和家庭、社会干预等形式。研究表明对高危人群进行危机干预能预防或推迟精神疾病的发生。

（三）综合干预

药物治疗配合心理干预可以给病人带来躯体方面的帮助和精神上的支持，起到延迟或阻断精神疾病的首次发作、缓解症状、改善预后和减少复发的作用，被认为是目前最佳的干预模式。通常首次经历精神疾病发作的病人会产生悲观、怀疑甚至恐惧的情绪，医务人员正确的反应能安抚病人的情绪，有利于后续疾病的治疗。

不论是药物干预还是心理干预均可以降低精神病转化率、改善精神症状和认知功能。但在取得效益的同时，不同干预方法又带来相关问题。药物干预可导致药物不良反应，影响生活质量；而个体被冠以精神病高风险标签，可能会给被干预个体带来焦虑与病耻感。对前驱期个体是否进行干预，全科医生与精神科医生应综合考虑，权衡利弊，根据个体意愿提出相应治疗措施，以求达到最佳治疗效果。

三、精神疾病的全科诊断策略

大多数精神障碍的病因与发病机制尚未明确，疾病的发生、发展与转归受生物、心理、社会等各个方面诸多因素的直接或间接影响，其中生物学因素（内在因素）和心理社会因素（外在因素）起着重要作用。精神障碍的诊断主要遵循"症状-综合征-诊断"的过程式思维方式，首先确定症状，根据症状组合确定综合征，再结合发病过程、病前性格、社会功能等相关资料进行综合分析，最后做出症状诊断或病因性诊断。诊断分析过程中有 4 个方面的信息非常重要：①发病基础；②起病及病程；③临床表现；④病因与诱因。

面对精神疾病，除要求全科医生具有丰富的临床专业知识外，建立良好的医患关系、掌握谈话技巧、从不同途径有重点地收集病人病情资料的能力也尤为重要。

（一）建立良好的医患关系

对于精神疾患而言，医师与病人及家属之间围绕精神障碍所建立的人际关系是医患关系的重要组成部分，也是影响精神检查和相关治疗的重要因素。一个值得信赖、风趣、乐于助人、具有理解力和同情心的医生更能够让病人感到安全并乐于接受。想要建立良好的医患关系，医生必须从内心深处真正接受病人，充分理解和尊重病人的人格、文化取向、生活态度、世界观与价值观，相信病人是完全可以进行面谈、交流和协商的。即使病人无法被"治愈"，一种良好的医患关系至少可以帮助病人改善功能情况、躯体情况，提高生活质量。

（二）面谈的基本原则与技巧

熟练而有效的谈话技巧是对精神疾病正确诊断和成功治疗的基本保障，也是医生需要掌握和不断完善的临床核心技能。为使面谈获得良好效果，应遵循以下原则：

1. 与病人谈话前，应详细了解病人的病史资料。

2. 最好与病人单独面谈，面谈开始时向病人介绍自己，给病人信任、舒适的感觉。

3. 面谈过程中注意尊重病人，同情、理解其处境，并给予适当的安慰和保证，积极倾听是以病人为中心面谈（patient-centered interview）最重要的方法。

4. 使用开放式提问与追究性交谈来启发和引导病人，最大限度地收集对诊断和治疗有用的信息。开放式提问是那些不能用简单的"是"或"否"来回答的提问，这样的提问方式可以让病人感到自己的观点被重视，能更开放地表达自己的感受；而追究性交谈则是在开放式提问之后作针对性的询问，往往涉及一些较为特殊的问题，目的在于得到更为具体和细节性的资料，例如对处于严重抑郁发作状态的病人，必须询问有关自杀的问题。

5. 交谈的方式灵活多变，应对不同的对象采用不同的交谈方式：①为了引起病人的交谈兴趣，通常会选取病人最关心的问题切入正题；②有的病人在表述自己的感受或经历时，会偏离主题或出现思路停顿，此时应给予适当的启发或引导，帮助其进行完整地表达；③在接触多疑、敏感（如幻觉、妄想）的病人时，不要因其荒谬的思维而随便打断病人的讲话，更不要与病人争辩或强行指正其病态，否则会阻碍病人的表述而引起病人的猜疑；④对抑郁、情绪消极的病人，可以用热情鼓励的话语，引导病人回忆以前的成绩；⑤对精神衰退或思维迟缓的病人，应耐心的重复问题，诱导病人按主题思路进行交谈；⑥避免因外界的干扰而使交谈中断，破坏交流的气氛，引起病人不快；⑦对紊乱性兴奋、焦虑、抑郁和愤怒等恶劣情绪明显的病人暂时不宜交谈。

6. 注重非言语性的交流，通过鼓励性眼神或肯定性的语气让病人更加敞开心扉。

7. 恪守职业道德，尊重精神障碍病人的隐私权，不随便议论病人羞于启齿的言行或遭遇，不议论病人的缺陷和隐私。

（三）精神障碍病人的病史采集

病人是病史的主要来源，与其他临床学科不同的是，由于精神障碍的发作可能会影响病人的思维过程，或因病人对自身的精神症状缺乏认知。当病人自身无法提供准确的病史时，相关的知情人也可以作为病史的提供者，包括亲属、同事、同学、朋友以及以前为其诊治过的医务人员等，病人既往发病期间的病历也可以提供重要信息。

病史采集的基本内容包括：①病人详细的个人资料，包括病史提供者的情况、病史的可靠性评价；②起病时间与发病形式，起病急或缓，起病当时有无精神诱因、环境变化等生活事件发生，是否与本次发病有关；③早期有无潜在的精神症状，有无生活习惯、性格行为等方面的变化；④症状的发生发展是否相互关联；⑤经治疗病情缓解后有无性格行为的改变，有无伤人毁物、自残自杀等行为；⑥既往史，包括儿童期患病史、重大躯体疾病史、过敏史、药瘾史、酒瘾史等，既往发病情况和诊治经过，特别是用药情况；⑦个人史，出生及生长发育情况、成长环境（如是否长期与父母分离、与父母的关系、家庭氛围等）、受教育情况（包括学龄前教育和学校教育）、职业和工作经历、能否胜任工作、工作中的人际关系、婚恋经历、家庭状况、夫妻感情、家庭收入和社会地位等。

四、严重精神障碍的社区健康管理

严重精神障碍是指精神疾病症状严重，社会适应功能严重受损、对自身健康状况或者客观现实不能完整认识，或者不能处理自身事务的精神障碍。为加强对这类病人的发现、治疗、管理和服务，根据《中华人民共和国精神卫生法》和《严重精神障碍管理治疗工作规范（2018年版）》的相关要求，基层医疗卫生机构要在各级卫生管理部门和精神卫生防治机构的管理和指导下，开展严重精神障碍的社区管理。为此，基层医疗卫生机构需要配备适当数量的执业（助理）医生、注册护士、公卫医生，每年接受专业培训，专职或兼职开展严重精神障碍的防治工作。

社区管理的服务对象是在社区内居住的，已经确诊患有精神分裂症、分裂情感性障碍、偏执性精神病、双相（情感）障碍、癫痫所致精神障碍、精神发育迟滞伴发精神障碍等严重精神障碍的病人。基层医疗卫生机构提供的服务内容包括以下4个方面。

（一）信息管理

在精神卫生机构的指导下，基层医疗卫生机构人员配合政法、公安等部门，每季度对辖区内重性精神障碍病人进行筛查，疑似病例就近转诊到精神卫生机构进行确诊或联络会诊。为已经确诊的重性精神疾病病人进行登记，建立"居民个人健康档案"，填写"严重精神障碍病人个人信息补充表"，并录入国家严重精神障碍信息管理网络系统。

居民个人健康档案中除个人基本信息外，还应包括病人监护人姓名、监护人电话、初次发病时间、既往主要症状、既往治疗情况、最近诊断情况、最近一次治疗效果、药物的不良反应及病人的康复锻炼情况、患病对家庭社会的影响、有无关联情况等。

（二）随访评估

基层医疗卫生机构人员在精神科医生的指导下，对辖区内连续居住6个月以上并已知情同意参加社区管理的病人开展随访服务。每年至少随访4次，随访形式可以是面访或电话随访，随访内容包括危险性评估、精神症状、服药情况、药物不良反应、社会功能、康复措施、躯体情况、生活事件等。随访结束后填写严重精神障碍病人随访服务记录表，并录入网络信息系统。

精神障碍的危险性评估分6级。0级：无符合以下1～5级中的任何行为；1级：口头威胁，喊叫，但没有打砸行为；2级：有打砸行为，局限在家里，针对财物，能被劝说制止；3级：有明显打砸行为，不分场合，针对财物，不能接受劝说而停止；4级：有持续的打砸行为，不分场合，针对财物或人，不能接受劝说而停止（包括自伤、自杀）；5级：持续针对人的任何暴力行为，或者纵火、爆炸等行为，无论在家里还是公共场合。

（三）分类干预

根据病人的危险性评估分级、社会功能状况、精神症状评估，以及病人是否存在药物不良反应或躯体疾病情况，对其开展分类干预，依病情变化及时调整随访周期。

1. 病情稳定病人　指危险性为0级，精神症状基本消失，自知力基本恢复，社会功能一般或良好，无严重药物不良反应，躯体疾病稳定，无其他异常的病人，可继续执行精神卫生医疗机构制订的治疗方案，3个月时随访。

2. 病情基本稳定病人　指危险性为1～2级，或精神症状、自知力、社会功能状况至少有一方面较差的病人，分析病情后可调整药物用法用量，或查找原因对症治疗，初步处理后病情趋于稳定者，可维持目前治疗方案，3个月时随访；未达到稳定者，需到精神卫生医疗机构复诊调整治疗方案，1个月时随访。

3. 病情不稳定病人　指危险性为3～5级或精神病症状明显、自知力缺乏、有严重药物不良反应或严重躯体疾病的病人，在做好自我防护的前提下，对病人紧急处理后立即转诊到精神卫生医疗机构，2周内随访了解其治疗情况。对有暴力史、滥用酒精或药物、被害妄想、有严重伤害行为、自杀行为等情况的病人，社区人员需与民警共同随访，并增加随访频次。

（四）其他

1. 免费健康体检：为重性精神疾病病人每年至少进行1次健康检查，可与随访相结合。

2. 贫困病人药物补助：社区医生可为在管的贫困病人提交申请，为其提供居家抗精神病药物维持治疗，每半年由精神专科医生进行一次服药疗效及安全性评估，并根据情况调整治疗方案。

3. 社区可优先为严重精神障碍病人开展家庭医生签约服务。

4. 组织开展辖区内精神卫生健康教育、政策宣传活动，鼓励和帮助病人进行生活功能康复训练，参与社会活动，消除病人及其家属的病耻感，帮助其回归社会。

第三节　常见精神疾病的全科医学处理

在临床医疗实践中，全科医生会遇到大量的轻性精神障碍病人，比较常见的有抑郁障碍、焦虑障碍、躯体形式障碍、成瘾问题等，能否正确而快速地评估诊断这类问题，并提出恰当的处理策略，对提高治疗效率、构建和谐的医患关系和节省医疗费用支出等方面有着重要的意义。

一、抑 郁 障 碍

焦虑和抑郁障碍是诊疗过程中最常见的两类精神疾病，在病人病情严重，需要去心理科或精神病科专科医生处就诊前，更多是由全科医生来承担这类病人的诊治。处理好这些潜在的抑郁和焦虑状态不仅能够改善病人的情绪，对躯体疾病的治疗也能获得更好疗效。

抑郁障碍（depressive disorders）属于心境障碍，是以情绪或心境低落为主要表现的一组疾病的总称。据 WHO 统计，全球约有 3.5 亿抑郁障碍病人，而且患病人数每年还在上升。按照伤残调整寿命年（disability adjusted life year，DALY）计算，抑郁障碍带来的负担在所有精神疾病中所占权重最大，约为 40.5%。若抑郁症反复发作，可严重困扰病人的生活和工作，给家庭和社会都带来沉重的负担。抑郁症的病因尚不清楚，遗传、神经、生物、心理与社会环境以及成年期遭遇应激等诸多方面因素参与了抑郁症的发病过程；病前性格特征，如抑郁气质也与抑郁症关系密切。

（一）抑郁障碍的临床表现

抑郁发作的表现可分为核心症状、心理症状群与躯体症状群三方面。

1. 核心症状　抑郁的核心症状包括心境或情绪低落，兴趣缺乏。病人自觉情绪低沉、苦恼忧伤、兴趣索然，有度日如年之感，常诉说自己高兴不起来，认为自己的生活充满了失败，一事无成，对前途感到悲观失望。病人不能从平日从事的活动中获得乐趣，丧失了体验快乐的能力。典型病例常有晨重晚轻的节律特点，情绪低落在早晨较为严重。

2. 心理症状群　①抑郁常伴发不同程度的焦虑，表现为莫名其妙地紧张担心、坐立不安、甚至恐惧。②可出现精神运动性迟滞或激越，迟滞病人常自述思维迟缓，反应迟钝，主动言语减少，应答及交流困难；激越病人则正相反，表现为紧张，烦躁不安，难以控制自己，甚至出现攻击行为。③抑郁病人存在认知功能损害，主要表现为近事记忆力下降、注意力障碍、反应时间延长、学习困难、语言流畅性差、空间知觉、眼手协调及思维灵活性等能力减退。认知功能损害导致病人社会功能障碍，而且影响病人远期预后。④病人在心境低落的基础上，会出现自我评价降低，产生无用感、无望感、无助感和无价值感，常伴有自责自罪，严重者出现罪恶妄想和疑病妄想，部分病人可出现幻觉。抑郁病人半数左右会出现自杀观念，最终 10% ～ 15% 的抑郁病人会死于自杀。偶尔会出现所谓"扩大性自杀"，病人在杀死他人后自杀，因此，对此类病人进行积极的干预十分必要。

3. 躯体症状群　躯体症状主要有睡眠障碍、食欲缺乏、性欲减退、体重下降、便秘、躯体疼痛不适、乏力、自主神经功能失调症状等。睡眠障碍主要表现为早醒，一般比平时早醒 2 ～ 3 小时，醒后不能再入睡；有的表现为入睡困难，睡眠不深；少数病人表现为睡眠过多。体重减轻与食欲缺乏不一定成比例，少数病人可出现食欲增强、体重增加。

（二）诊断与鉴别诊断

对于许多全科医生来讲，识别、治疗以及管理抑郁病人是非常重要的。抑郁障碍的诊断主要根据病史、临床症状、病程及体格检查和实验室检查，典型病例诊断一般不困难。除了心理科常用的医院焦虑抑郁量表（hospital anxiety and depression scale，HADS）外，抑郁自评量表（self-rating depression scale，SDS）也可用于抑郁障碍的筛查和随访，在家庭医疗中简单易用，敏感可信。原发性心境障碍的诊断应与脑器质性疾病、躯体疾病、某些药物和精神活性物质所引发的继发性心境障碍相鉴别，与精神分裂症相鉴别。

心境障碍在临床上除单相障碍外还可表现为双相障碍，即抑郁症状和躁狂症状交替发作，病人反复出现心境低落或心境高涨。在诊断中应注意询问病史，如果病程中曾出现明显的心境高涨、兴奋、话多等和抑郁状态完全不同的症状，则考虑双相障碍。与单相抑郁障碍相比，双相障碍的临床表现更复杂，治疗更困难，预后更差，引发自杀的风险更大。区分单相和双相心境障碍对全科医生是难点，因为双相障碍的漏诊将导致治疗错误（仅使用抗抑郁药），可加重心境障碍向躁狂或混合状态转变。如果一个全科医生做出双相障碍的诊断，最好将病人转诊至专业的精神病医生，尤其是对心境障碍治疗具有丰富经验的医生处进行治疗。

（三）抑郁障碍的处理治疗

治疗目标主要是抑郁症状的缓解。多项研究表明，症状的持续不缓解与更高的复发率、更加严重的复发程度、更短的发作间期、增加的死亡率和自杀风险呈正相关。

1. 药物治疗　抗抑郁治疗以药物为主，目前临床上的抗抑郁药主要包括：选择性 5- 羟色胺再摄取抑制药（SSRIs，如氟西汀、帕罗西汀、舍曲林、氟伏沙明），5- 羟色胺/去甲肾上腺素再摄取抑制药（SNRIs，如文拉法辛、度洛西汀），去甲肾上腺素能和特异性 5- 羟色胺能抗抑郁药（NaSSAs，如米氮平）等。传统的三环类抗抑郁药和单胺氧化酶抑制药由于不良反应较大，应用已明显减少。

药物治疗具有如下原则：①抗抑郁药的选择主要基于病人的病情特点、不良反应、药物相互作用及对特定药物的反应；②剂量最优化，抑郁症状缓解的同时不良反应最小化；③足量足疗程治疗，持续治疗直到症状缓解，症状缓解后仍需继续药物治疗 6～9 个月防止复发；④尽可能单一用药，如疗效不佳可考虑更换药物类别或联合治疗，但需要注意药物相互作用；⑤治疗过程中监测抑郁症状的改善情况，使用抑郁自评量表进行评估；⑥达到持续缓解后应谨慎地逐渐减少药物的用量，降低撤药反应的发生；⑦可联合心理治疗提高疗效；⑧积极治疗与抑郁共病的其他躯体疾病、物质依赖、焦虑障碍等。

2. 心理治疗　对有明显心理社会因素作用的抑郁发作病人，在药物治疗的同时常需合并心理治疗。常用的心理治疗方法包括认知 - 行为治疗、精神动力学治疗和人际心理治疗等，其中认知 - 行为治疗对抑郁发作的疗效已经得到公认。

3. 物理治疗　有严重消极自杀企图的病人及使用抗抑郁药治疗无效的病人可采用改良电抽搐（MECT）治疗，电抽搐治疗后使用药物维持治疗。近年来又出现了一种新的物理治疗手段——经颅磁刺激治疗（TMS），可用于单相抑郁症病人。

4. 健康教育　对病人及其家属进行恰当的健康教育是非常有益的。病人的理解和配合可以使病人能更好地控制其疾病，促进健康。健康教育的主要内容包括：①抑郁是一种疾病，而不是人的一种缺点或性格的缺陷；②抑郁大多能康复；③每位病人都可以在多种治疗方法中选择适合自己的治疗方法；④抑郁障碍复发率很高，应尽可能帮助病人解决生活和工作中的实际困难及问题，减轻病人的心理负担，提高病人的应对能力；⑤每位病人及其家属都应学会识别抑郁障碍复发早期或再次加重的警示信号，如失眠、早醒、对活动失去兴趣等，从而及早进行治疗。

二、焦 虑 障 碍

焦虑障碍（anxiety）又称焦虑症或焦虑性疾病，是指在没有脑器质性疾病或其他精神疾病的情况下，以病理性焦虑情绪为主要表现的一组精神障碍，临床上可表现为精神性焦虑和躯体性焦虑。精神性焦虑是指一种提心吊胆、紧张不安、恐惧和忧虑的内心体验，躯体性焦虑是指在精神性焦虑的基础上伴发的自主神经功能亢进的一系列症状，如心悸、胸闷、气短、出汗、紧张性震颤、口干及颜面潮红、苍白等。焦虑障碍是所有精神障碍中最普遍的疾病之一，可以给病人及其家庭造成严重的功能损害和痛苦。

焦虑是一种情感表现，是人们面对危险或威胁时产生的情绪反应，如在考试进行前感到适度的焦虑紧张属于正常的情感反应。病态焦虑区别于正常焦虑反应有 4 个方面。①自主性：情绪反应源自"本身"，是病人的内心体验；②紧张：指压抑的程度和痛苦水平已经超过了病人所能承受的范围，开始寻求解脱的方法；③时间：症状是持续性的，而非短暂的适应性反应；④行为：焦虑影响了日常生活的应对，正常社会功能（工作、学习等）被破坏，或有特殊的回避、退缩行为，这种焦虑便是一种病态，在临床上我们称为病理性焦虑或焦虑症状。

（一）焦虑障碍的诊断和鉴别诊断

焦虑障碍的诊断主要取决于临床表现和病史，对出现原因不明的严重躯体症状或者具有过度求医、抑郁状态、焦虑恐惧表现的病人，应警惕焦虑障碍的存在，尤其是曾有过严重的生理或心理创伤、重大生活事件或既往有药物滥用史的个体。表 23-2 列举了 6 种最常见的焦虑障碍，可根据疾病的临床表现进行诊断。此外，汉密顿焦虑量表（Hamilton anxiety scale，HAMA）、焦虑自评量表（self-rating anxiety scale，SAS）也在诊疗中被广泛使用，用以鉴别诊断认知障碍和躯体症状。

表 23-2　焦虑障碍病人的临床表现

疾病	临床表现
广泛性焦虑	慢性焦虑障碍，对各种事物、环境或事件均过度焦虑，持续存在数日，反复发作，超过 6 个月
惊恐障碍	反复发生的急性焦虑障碍，数分钟到几十分钟，有以下 13 项中的至少 4 项：心悸、胸闷、出汗、震颤、窒息感、哽噎感、腹部不适、眩晕、发冷发热感、手足麻木、不真实感、失去控制感、濒死感
社交焦虑障碍	对任何社交或公共场合感到强烈恐惧或忧虑，对于在陌生人面前或可能被别人仔细观察的社交或表演场合，有一种显著且持久的恐惧

续表

疾病	临床表现
特定恐惧症	对特定事物、场合或活动的一种显著且持久的恐惧，身处其中时压力骤增进而有躲避倾向
广场恐惧症	对人流拥挤的场所或不易离开的密闭环境感到焦虑和惊恐，可产生强烈的生理反应并采取措施回避
分离焦虑障碍	当与生活中重要的依恋对象分离或预期分离时所出现的不恰当的、过度的恐惧、害怕或焦虑

焦虑障碍应注意与躯体疾病及精神疾病所伴发的焦虑状态相鉴别，应排除甲状腺功能亢进、甲状腺功能减退、冠心病、低血糖、高血压、二尖瓣脱垂等躯体疾病所致的继发性焦虑，排除兴奋药物过量、镇静催眠药戒断症状以及心境障碍的可能。

抑郁和焦虑障碍通常同时存在，超过50%的抑郁障碍病人伴有焦虑症状，而焦虑障碍越严重，继发抑郁的可能性越大。焦虑症状通常会掩盖抑郁症状，同时患有这两种疾病的病人发作更频繁，症状更严重，有更高的自杀率，对治疗的反应差，总体预后差。

（二）焦虑障碍的治疗

焦虑障碍临床治疗效果相对较好，越早诊断，越早治疗，预后就越好。经过规范的药物治疗和心理治疗后，大多数病人都能得到临床康复，恢复往日的愉快心情。

1. **药物治疗** 抑郁和焦虑障碍在治疗用药方面有显著的重叠，多数的抗抑郁药也有一定的抗焦虑作用，如SSRIs、SNRIs。需要注意的是抗抑郁药起效较慢，因此焦虑发作急性期需要合并使用苯二氮䓬类药物，以快速缓解恐惧和焦虑症状，常用的苯二氮䓬类药物有地西泮、阿普唑仑、氯硝西泮等。治疗一般持续6个月到1年，如需停药或增减药量需咨询专科医生，病人不可擅自调整药物治疗方案。

2. **心理治疗** 通过心理教育等方式向病人说明疾病的本质，减轻病人的预期焦虑和回避行为，引导其改变行为习惯。

（1）放松疗法：不论是对广泛性焦虑症还是惊恐发作均有益。当个体全身松弛时，生理警醒水平全面降低，心率、呼吸、脉搏、血压、肌电等生理指标出现与焦虑状态逆向的变化。松弛不仅有上述生理作用，亦有相应的心理作用，生物反馈疗法、音乐疗法、瑜伽、静气功的原理都与之接近，疗效也相仿。

（2）认知疗法：努力找出消极认知与焦虑情绪之间的关系，确定病人的主要问题，通过各种技术方法（特别是认知改变的方法），帮助病人矫正消极思想，改变成长过程中形成的适应不良性假设，应用新的观念行事，达到改善焦虑症状的目标。

三、躯体形式障碍

躯体形式障碍（somatoform disordes），主要特征是病人反复陈述躯体不适症状，不断要求给予医学检查，无视反复检查的阴性结果，不接受医生关于其并无躯体病变基础的再三保证；即使存在某种躯体疾病，该疾病的性质和程度也不能解释病人的痛苦。本病女性多见，起病年龄多在 30 岁以前。这类病人最初多就诊于内、外科门诊，通常具有长期的就诊经历，做过大量的临床检查，用过多种药物甚至外科手术后效果仍旧不佳。

目前认为在病人生活中存在的现实冲突可能是患病的主要原因，疾病症状的出现可能可以引起他人的关注、同情和照顾，并控制他人的行为，而病人通常意识不到或不愿承认这一点。多疑、敏感和对身体的过分关注等人格特点也可能与疾病的发生有关。

在 ICD-10 中，躯体形式障碍主要包括躯体化障碍（somatization disorder）、疑病障碍（hypochondriasis）、躯体形式的自主神经功能紊乱和持续的躯体形式的疼痛障碍等。临床表现为多种多样、反复出现、时常变化、查无实据的躯体症状，最常见的症状是胃肠道反应（腹部疼痛、呃逆、反酸、呕吐、恶心等），异常的皮肤感觉（痒、烧灼感、刺痛、麻木感、酸痛等），性及月经方面的主诉也很常见。有的病人有明确的自主神经兴奋的症状，如心悸、出汗、颤抖、脸红等，或部位不定的疼痛感、烧灼感、肿胀感；也有表现为不能用生理过程或躯体障碍予以合理解释的、持续而严重的疼痛。病人坚持这些症状源于自己某一器官或系统患了严重的疾病，并由此而感到痛苦。即使症状的出现与不愉快的生活事件、困难或冲突密切相关，病人也拒绝讨论心理问题，固执的认定其疾病本质上是躯体性的，需进一步的检查，若不能说服医生接受这一点，便会愤愤不平，临床可见这类病人常存在明显的抑郁和焦虑情绪。

根据疾病典型的临床表现可以对躯体形式障碍进行诊断，同时还需与抑郁障碍、精神分裂症早期、焦虑及相关障碍相鉴别。有些躯体疾病在早期可能难以找到客观的医学证据，因此，各类躯体形式障碍的诊断要求病程至少要 3 个月以上，有的甚至要求 2 年以上。

躯体形式障碍的治疗比较复杂，需要医生投入更多的时间和精力：

1. 对躯体化障碍的治疗从建立良好的医患关系开始。要以耐心、同情、接纳的态度对待病人的痛苦和诉述，理解他们躯体体验的真实性，而不说是"想象的问题"或"装病"。

2. 对病人进行适当的检查和全面的医学评估。由医生对临床检查的结果给予清楚的报告并进行恰当的解释，解释既不能加重病人对躯体不适灾难化的推论，也不应彻底否认病人的躯体问题。在疾病的过程中如果症状加重或出现新的症状，必须进行适当的检查和评估以排除器质性障碍。同时，医生应适当控制病人的要求，避免安排过多的检查，强化病人的疾病行为。

3. 重视心理评估和心理治疗。医生应尽早引入心理因素致病的话题，尽早地选择适当的时机向病人提出心理社会因素与躯体疾病关系问题的讨论。要鼓励病人将他的疾病看成是涉及躯体、心理和社会因素的疾病，让病人逐渐了解所患疾病之性质，改变其错误的观念，解除或减轻精神因素的影响，对自己的身体情况与健康状态有一个相对正确的评估，逐渐建立对躯体不适的合理性解释。

4. 药物治疗。应用精神药物对症治疗，伴抑郁和焦虑症状者可选用抗抑郁药物 SSRIs、SNRIs，对有偏执倾向者可使用小剂量非经典抗精神病药物治疗。

问题讨论

女性,32岁,已婚。近3年逐渐出现心悸、乏力、多汗,睡眠时好时坏,头晕脑涨;上腹有饱胀感,食欲缺乏,周身不适,有游走不定的疼痛感、烧灼感,经多方检查无明确诊断,对症治疗效果不佳,目前病人为疾病不能康复而常紧张不安、时有情绪低落。3年前调动至现工作岗位,因小事与领导产生冲突,大吵一架,之后总觉得领导和同事疏远自己,工作难度大且无法推进。近2年因病经常请假,已无法坚持长期工作。躯体检查无明确阳性发现,实验室检查也无异常发现,精神检查引出轻度焦虑。

请分析:

该病例属于哪种常见精神疾病?为什么?

四、躯体疾病所致精神障碍

一些躯体疾病可以引起机体血流动力学改变、水和电解质平衡失调和代谢障碍,进而引起中枢神经系统的紊乱和精神障碍。这类精神障碍一方面可以表现为认知功能障碍,如意识障碍、智力障碍、记忆障碍、注意障碍;另一方面表现为情感、思维、感知、行为等方面的障碍,甚至是人格的改变。

在临床工作中,当有严重躯体疾病的病人出现精神异常或认知障碍时,应提高警惕,考虑到躯体疾病引发精神障碍的可能性,立即查找精神障碍的原因,积极治疗原发病,防止躯体疾病和精神障碍的进一步恶化。常见的可以引起精神障碍的躯体疾病有以下几类。

1.感染性疾病 流行性感冒、肺炎、支气管炎、伤寒、病毒性肝炎等。

2.内脏器官疾病 肝性脑病、肺性脑病、冠心病、风湿性心脏病、二尖瓣脱垂、尿毒症等。

3.内分泌及代谢系统疾病 垂体前叶功能异常、甲状腺功能异常、肾上腺皮质功能异常、性腺功能异常等。

4.结缔组织疾病 系统性红斑狼疮、结节性动脉周围炎、多发性肌炎等。

5.恶性肿瘤 肿瘤对中枢神经系统造成直接或间接的影响而产生精神障碍。

五、睡眠障碍

在全科医生临床工作中,失眠可能是除疼痛以外最常见的症状,多见于女性和老年人病人,患病率可达到10% ~ 20%。失眠有多种形式,包括入睡困难、睡眠不深、易醒和早醒、醒后再次入睡困难、白天困倦等,以入睡困难最为常见。病人对失眠的恐惧和对失眠所致后果的担心反而加重了失眠,从而陷入恶性循环。长期失眠可引起焦虑、抑郁或恐怖心理,并导致情绪不稳、个性改变。

治疗失眠,不能单纯依靠催眠药,而是应该医患配合,共同努力,提高病人对睡眠的正确认识,减少睡前焦虑,帮助病人建立有规律的睡眠节奏,包括放松训练、自由想象训练等；催眠药对症治疗要注意短期使用，以免形成药物依赖。目前临床经常使用的是苯二氮䓬类镇静催眠药。一些抗抑郁药在改善抑郁症状的同时也可以治疗失眠，如曲唑酮和多塞平可以有效改善失眠症，米氮平可以缩短睡眠潜伏期、减少觉醒次数。

六、依赖与成瘾

成瘾是指个体强烈地或不可自制地反复渴求滥用某种物质或进行某种活动，尽管知道这样做会给自己带来各种不良的后果，但仍然无法控制。成瘾行为包括物质成瘾和精神行为成瘾，能够引起成瘾的物质有很多，如毒品（海洛因、大麻、摇头丸、冰毒等）、阿片类药物（吗啡、哌替啶）、催眠药（地西泮）、特殊处方药（曲马朵、复方甘草片）等，也有尼古丁、酒精这些更容易获得的物质。精神行为成瘾多见于赌瘾、电子游戏成瘾、网络成瘾以及手机成瘾等行为。目前精神病学界已经普遍认为，成瘾性疾病尤其是毒品成瘾是一种慢性复发性脑疾病，成瘾不仅是一类躯体疾病，更是一种心理疾病。人一旦成瘾，想要戒除就要经历艰苦而漫长的过程，因为成瘾后不但有着生理上的影响，还有强大的心理影响。

酗酒是社区常见的成瘾性疾病，饮酒所造成的各种急慢性危害、酒精依赖的发病率逐年都在攀升，相较于一般人群，酗酒者在急诊、外伤、住院和心理治疗方面的花费也较多。

若怀疑就诊者有酗酒问题，首先应询问病人持续饮酒时间和每日饮酒量，病人是否在饮酒过程中出现过意识丧失或遗忘，询问酗酒对病人的家庭、生活圈子和职业造成的影响。在采集病史时还应重点询问有无酒精滥用或酒精依赖可能造成的危害，如Wernicke脑病、戒酒后癫痫、肝硬化、胰腺炎、胃炎、骨髓抑制、髋关节无菌性坏死等。

全科医生对慢性酒精性疾病的干预目的是改变其自然进程和结果，干预手段为心理治疗和药物治疗。

1. 心理治疗包括认知行为治疗、家庭治疗、厌恶治疗、动机性治疗等，目的是提高病人对酒瘾行为的危害及负面影响的认识，唤起病人改变酗酒行为的意识和内在动力。

2. 制订治疗计划，完善病史采集和体格检查、实验室检查，安排病人进行门诊或住院的戒酒治疗，帮助其做好减少或停止饮酒的各种准备工作；像对待其他慢性病病人一样，对病人进行随访，对其精神状况进行仔细的评估，依据病人的需要对症治疗。

3. 可以选择安定替代疗法进行脱瘾治疗，替代疗法起效后应逐渐减少安定的用量，避免产生新的成瘾。

4. 及时发现和治疗酒精所致的戒断综合征。

七、应激状态及危机干预

(一) 危机干预

全科医生常需要去帮助处于危机状态下的病人，无论是自然或人为的灾难，或是家庭危机、家人的突然死亡、失业、致死性的疾病、抑郁、惊恐发作等情况。当处于危机情绪状态时，病人会产生恐慌、无助和挫败感，不能进行正常的家庭交流甚至是日常生活等基本活动，无法工作，并伴有严重的不安全感。危机状态下的病人会因为某些躯体症状前来就诊，也有些是由关心他们的亲属和朋友带来就诊。

对于多数病人而言，随着适应能力的增强，危机状态一般数周内就能够自发缓解。也有一些病人不能完全解决危机，相反他们"封闭"自己的感觉，否认事件的重要性，例如，一位病人在与男友分手后吞食了大量的药片，事后却否认自己的自杀行为，称"我只是有点头痛"，这样的状态只会让病人的适应能力变得更差，心理虚弱的时间更长，未来对应激事件的易感性也会增加。还有少数病人不能适应危机状态而出现创伤后应激障碍。

危机的解决情况取决于病例的复杂程度和治疗参与者的工作经验。医生应综合使用说服教育、心理治疗或支持性的治疗方法，必要时可使用药物治疗。可以从探究危机的易感因素开始，有意识的通过询问寻找与此次危机的发生发展相关联的事件。危机治疗的基础在于鼓励病人形成良好的应对技巧并解决适应性障碍，同时学会危机解决策略。药物可能对于缓解症状是必要的，也可以是严重精神疾病治疗方案中的一部分。

（二）自杀的预防与处理

自杀行为并非完全是突然的和不可预测的，大多数自杀行为的发生存在一定的预兆。病人通过各种途径流露出消极、悲观的情绪，表达过自杀意愿，近期有过自伤或自杀行为，慢性难治性疾病病人突然不愿意接受治疗，都表明病人可能就处于抑郁或焦虑状态中。当医生怀疑所治疗的病人有自杀想法时，与病人谈论自杀问题尤为重要。预防是处理自杀的最好方式，谈论自杀问题并不会使病人更想去自杀。事实上，提出自杀问题并给病人一个讨论此话题的机会，病人可能会意识到自杀并不是最好的解决问题的方法。

当注意到病人企图自杀或无法从自杀观念中解脱时，非常重要的是制订干预计划帮助病人安全度过这一危险时期。计划包括：①保证对病人有适当的监护或送入院，得到适当的临床护理，不要让病人独处；②对待病人的病情不评判、不威胁、同情和帮助的态度是非常重要的；③努力推迟病人的自杀冲动的出现，可以教给病人一些当其处于自杀边缘时的应对方法（如寻求可信赖的人帮助，值得信赖的家属、朋友、医生或紧急热线等）；④淡化突如其来的问题，鼓励病人抱有"一切都会好"的观点，有条理地解决问题；⑤鼓励家庭成员对病人的关爱，鼓励动用社会资源（如紧急热线、警察、医疗中心等）帮助病人解决与他人暂时的冲突，赢得治疗时间；⑥取走所有可以用来自杀的物品，如药、化学物品、刀、绳及其他武器；⑦如果病人需要服药，仅留很少量的药物让病人自己保管。

（吴　琼）

复习指导

1. 精神卫生是身心功能健康、能够应付困难处境并积极适应的一种良好状态。精神卫生工作的任务重点，一方面是对精神疾病病人的诊疗和康复，另一方面是通过咨询教育提高居民的心理素养，为健康者提供精神健康的维护和保障。

2. 对精神症状恰当的早期干预可以改善疾病的进程，干预的方式包括心理社会干预和药物干预两个方面，两者的综合运用被认为是最佳的干预模式。

3. 严重精神障碍的社区健康管理包括信息管理、随访评估、分类干预等内容。

4. 焦虑和抑郁障碍是诊疗过程中最常见的两类精神疾病。抑郁发作的核心症状是心境或情绪的低落，抗抑郁治疗以药物为主，辅以心理治疗和物理治疗。焦虑障碍是以病理性焦虑情绪为主要表现的一组精神障碍，可表现为精神性焦虑或躯体性焦虑。经过规范的药物治疗和心理治疗后，大多数病人可以得到临床缓解。

5. 躯体形式障碍是涉及躯体、心理和社会等因素的疾病。对躯体形式障碍的治疗比较复杂，需要医生投入更多的时间和精力。

6. 酒精成瘾所造成各种急慢性危害逐年攀升，全科医生对慢性酒精性疾病的干预目的是改变其自然进程和结果。

第 24 章　重点人群保健

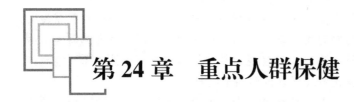

学习要求

学习并掌握重点人群保健服务的主要内容；熟悉各种重点人群的生理特征；了解重点人群保健的目标。

全科医生是为社区全体居民服务的，但服务的重点应当是容易受到各种伤害的重点人群，这些重点人群是社区卫生服务的重点目标人群。

社区中的重点人群并没有一个明确而统一的概念，也有不同的称呼方法，如特殊人群、弱势人群等，一般是指在社区中具有特殊生理、心理特点或者处于某一特殊环境中容易受到各种有害因素作用、容易罹患各种疾病的人群。对于社区重点人群的界定也有不同的方法，但是大多数将儿童青少年、妇女、老年人、残疾人、长期患病人群和临终关怀对象作为社区卫生服务的重点人群，这些人群可以是生理上的相对弱势，也可能是心理上的相对弱势。

第一节　社区儿童保健

一、儿童的年龄分期及各期特点

(一) 儿童的年龄分期

习惯上将 0～14 岁（0～12 岁）称为儿童期。一般将儿童的年龄分期划分为 6 期，但生长发育是一个连续的过程，各期难以分割，且各期之间联系密切。

1. 胎儿期　从受精卵形成到胎儿娩出称为胎儿期，从受精卵算起约为 38 周，从末次月经第 1 天算起约为 40 周。

2. 新生儿期　从胎儿娩出脐带结扎时起到出生满 28 天。

3. 婴儿期　从出生后到满 1 周岁。

4. 幼儿期　从 1 周岁后到满 3 周岁，通常将婴儿期与幼儿期合并成为婴幼儿期。

5. 学龄前期　从 3 周岁到入小学前（6～7 岁）。

6.学龄期　从入小学前（6～7岁）到青春期（女 10～12 岁，男 12～14 岁）开始前。部分学者认为儿童期还包括青春期前期。

（二）儿童各期的特点

1.胎儿期　胎儿主要依靠母体生存，与母体的健康、营养、情绪等密切相关，胎儿期是儿童发展的第一阶段。

2.新生儿期　这一时期小儿脱离母体开始独立生活，逐渐适应外界生活环境，体内各器官在功能上逐渐成熟、完善，但生理调节和适应能力不够成熟，极易出现不适应现象。新生儿期生命很脆弱，死亡风险最高。

3.婴幼儿期　是儿童生长发育最迅速和旺盛的时期，是个体身心发展的第一个加速时期。这时期有三个特征：一是身体外观发育迅速，身长、体重增加较快，尤其是出生后 6 个月内；二是独立行走和精确动作发育；三是语言发育迅速，并能通过语言对自己的行为和心理活动进行最初步的调节。对营养的需要量较高、对环境的敏感性较强，脑和生理发育深受婴儿环境影响，其经历决定了今后的健康、教育和经济参与程度。此期儿童机体抵抗力不强。

4.学龄前期　大部分学龄前儿童进入幼儿园过集体生活。身高、体重发育减缓，乳牙脱落恒牙萌发；中枢神经系统功能逐渐成熟，精细动作逐渐发育，好奇心强；消化吸收功能发育成熟；免疫功能有所加强，但仍然易受传染病威胁。

5.学龄期　除生殖系统外，大多系统的发育接近成年人；智能发育更加成熟。

二、儿童各期主要卫生问题

儿童健康是儿童发展的基础，"儿童优先"是全世界维护人类健康和发展的新准则。早产、出生窒息和感染是儿童死亡的主要原因。肺炎、腹泻、疟疾和麻疹等疾病是 1 个月至 5 岁儿童死亡的主要原因。

1.胎儿期　孕妇保健是胎儿期保健的重点。孕妇营养缺乏、感染、妊娠高血压综合征、流产、早产、宫内生长迟滞、窒息等是主要的卫生问题。早产成为杀害 5 岁以下儿童的第二大杀手。

2.新生儿期　生命最初 28 天中，儿童的死亡风险最高，5 岁以下儿童死亡约 44% 发生在新生儿期。在这阶段产伤、新生儿窒息、溶血、感染等问题的发生率较高，新生儿死亡的主要原因是早产并发症和在分娩或出生过程中出现的问题。

3.婴幼儿期　传染病、寄生虫病感染、营养不良等问题的发生率较高，同时由于活动范围加大后自我照顾能力不足而导致的意外事故容易发生；溺水是导致我国儿童伤害死亡的主要原因。在头 6 个月至 3 岁，语言和智力发育尤为重要，如果幼儿未受到充分激励，或在心理和生理上未获得适当呵护，脑发育就会受到影响，导致智力、社交和行为发展迟缓，这些儿童今后将难以应付复杂的情况和环境，幼儿期遭受重大挫折和压力可能会增大成人后罹患与压力有关疾病和学习障碍的风险。

4.学龄前期　传染病、寄生虫病感染、营养不良、意外伤害等问题的发生率较高。同时由于家庭、社会等因素，行为异常也在此期易发。

5. 学龄期 营养不良、脊柱发育不良、意外伤害等问题的发生率较高。

三、全科医疗中的儿童保健服务

社区儿童保健要坚持公平性、有效性和经济适用性的原则，让社区内的每个人和家庭积极参与社区儿童保健，构建以保护儿童身心健康为中心的社区儿童保健体系。通过系统的定期健康体检和监测，早期筛查、发现儿童生长发育中的异常现象并给予科学指导和干预，提高儿童健康水平。儿童保健的内容主要包括以下 5 个方面。

1. 新生儿家庭访视 新生儿出院后 1 周内，医务人员到新生儿家中进行，了解出生时情况、预防接种和新生儿疾病筛查情况等。观察家居环境，重点询问和观察喂养、睡眠、大小便、黄疸、脐部情况、口腔发育等。为新生儿测量体温、记录出生时体重、身长，进行体格检查，建立《0～6 岁儿童保健手册》。有针对性地对家长进行母乳喂养、护理和常见疾病预防指导。如果发现新生儿未接种卡介苗和第一针乙肝疫苗，提醒家长尽快补种。如果发现新生儿未接受新生儿疾病筛查，告知家长到具备筛查条件的医疗保健机构补筛。对于低出生体重、早产、双多胎或有出生缺陷的新生儿根据实际情况增加访视次数。

2. 新生儿满月健康管理 新生儿满 28 天后，结合接种乙肝疫苗第二针情况，在乡镇卫生院、社区卫生服务中心进行随访。重点询问和观察新生儿的喂养、睡眠、大小便、黄疸等情况，对其进行体重、身长测量、体格检查和发育评估。

3. 婴幼儿健康管理 满月后的随访服务均应在乡镇卫生院、社区卫生服务中心进行，偏远地区可在村卫生室进行，时间分别在 3、6、8、12、18、24、30、36 月龄时，共 8 次。服务内容包括询问婴幼儿喂养、患病等情况，进行体格检查，做生长发育和心理行为发育评估，进行母乳喂养、辅食添加、心理行为发育、意外伤害预防、口腔保健、中医保健、常见疾病防治等健康指导。在婴幼儿 6～8 月龄、18 月龄、30 月龄时分别进行 1 次血常规检测。在 6 月龄、12 月龄、24 月龄、36 月龄时分别进行 1 次听力筛查。若无禁忌证，体检结束后接受疫苗接种。

4. 学龄前儿童健康管理 为 4～6 岁儿童每年提供一次健康管理服务。服务内容包括询问上次随访到本次随访之间的膳食、患病等情况，进行体格检查，生长发育和心理行为发育评估，血常规检测和视力筛查，进行合理膳食、心理行为发育、意外伤害预防、口腔保健、中医保健、常见疾病防治等健康指导。在每次进行预防接种前均要检查有无禁忌证，体检结束后接受疫苗接种。

5. 健康问题处理 对健康管理中发现的有营养不良、贫血、单纯性肥胖等情况的儿童应当分析其原因，给出指导或转诊的建议。对口腔发育异常（唇腭裂、高腭弓、诞生牙）、龋齿、视力低常或听力异常儿童应及时转诊。健康问题的处理还包括以下 3 方面内容。

（1）加强体弱儿童管理：对系统管理或者全科门诊中发现的体弱儿要进行专案管理。一般而言体弱儿主要包括早产儿、出生儿低体重、Ⅱ 度以上营养不良、营养缺乏性贫血、佝偻病、反复消化道和呼吸道感染者和先天性畸形和代谢疾病患儿。

（2）社区儿童心理行为干预：随着经济的发展，在肺炎、腹泻、贫血等疾病的预防措施得以较好实施后，儿童健康问题将越来越多转向心理行为问题，儿童心理行为保健将在一定意义上成为儿童保健的核心。

（3）社区儿童疾病综合管理：儿童疾病综合管理（IMCI）是儿童疾病综合管理项目，是世界卫生组织和联合国儿童基金会共同开发的一项以全世界儿童的福祉为重点的儿童健康综合措施。疾病包括呼吸道感染（主要是肺炎）、腹泻、麻疹、疟疾（我国删除该疾病）及营养不良等最常见、对儿童威胁最大的几类疾病，可以覆盖 70% 以上前来就诊的儿童。儿童疾病综合管理的目标是在 5 岁以下儿童中降低死亡、疾病和残疾，并促进他们更好地成长和发育。儿童疾病综合管理包括家庭和社区以及卫生机构实施的预防性和医疗性措施。

预防性的计划免疫是预防控制传染病最主要的手段；计划免疫是根据儿童的免疫特点和传染病发生的情况而制订的免疫程序，通过有计划地使用生物制品进行预防接种，以提高人群的免疫水平，达到控制和消灭传染病的目的。而目前我国实行儿童基础疫苗，包括卡介苗，脊髓灰质炎疫苗，百日咳、白喉、破伤风类毒素混合制剂（简称百白破混合制剂）、麻疹减毒疫苗及乙型肝炎病毒疫苗接种的基础免疫）。根据我国卫健委规定儿童必须在 1 岁以内完成卡介苗、乙型肝炎疫苗、脊髓灰质炎疫苗、百白破疫苗混合制剂、麻疹减毒活疫苗、乙脑疫苗和流脑疫苗 7 种疫苗的全程接种；具体接种程序见表 24-1；同时可根据各个地区流行情况、季节及个人意愿，进行其他疫苗的接种，如甲型肝炎病毒疫苗、水痘疫苗、流感杆菌疫苗、肺炎疫苗、轮状病毒疫苗、出血热疫苗等、钩端螺旋体病疫苗、炭疽疫苗等，做好人群的有针对性的预防保健。

表 24-1　儿童计划免疫接种表

可预防疾病	疫苗种类	接种途径	剂量	接种年龄															
				出生时24小时内	1个月	2个月	3个月	4个月	5个月	6个月	7个月	8个月	9个月	18个月	2岁	3岁	4岁	5岁	6岁
结核病	卡介苗	皮内注射	0.1ml	1															
乙肝	乙肝疫苗	肌内注射	10μg或20μg	1	2					3									
脊髓灰质炎	脊灰灭活疫苗	肌内注射	0.5ml			1	2												
	脊灰减毒活疫苗	口服	1粒或2滴					3									4		
百日咳、白喉、破伤风	百白破疫苗	肌内注射	0.5ml				1	2	3					4					
	白破疫苗	肌内注射	0.5ml																5
流行性腮腺炎、麻疹、风疹	麻腮风疫苗	皮下注射	0.5ml									1		2					

续表

可预防疾病	疫苗种类	接种途径	剂量	接种年龄															
				出生时24小时内	1个月	2个月	3个月	4个月	5个月	6个月	7个月	8个月	9个月	18个月	2岁	3岁	4岁	5岁	6岁
流行性脑脊髓膜炎	A群流脑多糖疫苗	皮下注射	0.5ml							1			2						
	A群C群流脑多糖疫苗	皮下注射	0.5ml													3			4
流行性乙型脑炎	乙脑减毒活疫苗	皮下注射	0.5ml									1			2				
	乙脑灭活疫苗	肌内注射	0.5ml									1、2				3			4
甲肝	甲肝减毒灭活疫苗	皮下注射	0.5ml或1.0ml											1					
	甲肝灭活疫苗	肌内注射	0.5ml											1	2				

注：结核病主要指结核性脑膜炎、粟粒性肺结核；选择乙脑减毒活疫苗接种时，采用2剂次接种程序；选择乙脑灭活疫苗接种时，采用4剂次接种程序；乙脑灭活疫苗第1、2剂间隔7～10天；选择甲肝减毒活疫苗接种时，采用1剂次接种程序；选择甲肝灭活疫苗接种时，采用2剂次接种

第二节　社区妇女保健

根据2021年发表在《柳叶刀》上的中国妇幼70周年分析文章，我国成立70周年以来在妇幼健康领域的发展中取得了重大成绩，女性的平均寿命从1981年69.27岁提高至2015年的79.43岁；孕产妇死亡率从1949年以前的1500/10万下降至2020年的16.9/10万，位居全球高收入国家前列，已超前完成联合国面向2030可持续发展目标中降低母婴死亡率的具体指标；且在产前保健、住院分娩、产后访视、新生儿筛查、计划免疫和儿童健康管理等基本妇幼卫生服务方面的覆盖率达到90%以上，15岁及以上女性识字率也超过90%；这些成果使我国妇女儿童健康状况在城乡和地区间的差异逐步缩小，进一步促进了妇幼健康服务的公平性和可及性；但与此同时我国妇幼健康领域仍面临极大的挑战和差距。报告指出我国生殖健康领域的重点问题包括：生育意愿的下降及延迟，生育调节、避孕和流产，不孕症及辅助生殖技术，性传播疾病，乳腺癌、宫颈癌

和 HPV 疫苗，针对女性的性及性别暴力等。母婴健康领域的重点问题包括：母亲安全（降低产后出血及间接产科死因），死胎 / 死产，早产、出生缺陷等新生儿疾病，孕产妇、胎儿及新生儿营养，孕产妇心理健康等。妇幼卫生体系方面的重点问题包括：卫生人力资源和职业发展，初级卫生保健机构的妇幼卫生服务能力，妇幼卫生服务的公平性和质量，筹资风险保护，妇幼健康信息系统的跨部门整合等。

　　妇女保健是社区全科医生工作的重要组成部分。妇女保健是根据妇女各生殖阶段的生理和心理特点，针对危害妇女健康的主要疾病和相关的健康影响因素，从社会、心理和生理等方面采取连续性、综合性的防治和保健措施，以促进妇女健康水平的提高。妇女保健工作要以预防为主，以保健为中心，以基层为重点，以生殖健康为核心。

一、妇女各生殖阶段分期及保健重点

　　妇女是指 15 岁以上的女性。全科医生在提供妇女保健服务时，应当重视妇女的生殖健康，并注意不同生殖阶段的衔接。

（一）青春期

　　一般将第二性征开始出现到生殖功能发育成熟为止的发育时期称为青春期，女性的青春期一般在 10 ～ 19 岁。

　　1. 青春期的生理 - 心理特点　第二性征的出现、机体发育和月经初潮是这个时期的主要生理变化，由于生理上的变化，可能导致恐惧、羞怯、焦虑等反应，容易导致一些疾病和不良的心理卫生问题，如营养问题、精神卫生问题、性与生殖健康问题和物质滥用问题，通常将这一阶段称为危险年龄阶段。

　　2. 青春期的保健重点

　　（1）营养指导：青春期是人一生中身体发育和心理发展最旺盛和关键的时期，机体新陈代谢对营养素摄入的要求较高，特别是对优质蛋白质、维生素和一些微量元素的要求较高，同时月经的出现，对铁的需求量也加大。此外，良好饮食习惯的培养也应当得以重视，要三餐定时，特别重视早餐，少吃零食，不偏食、挑食，不受情绪影响暴饮、暴食或不食，特别是注意不应为了减肥而盲目节食。

　　（2）体育锻炼：合理安排学习、休息、活动和锻炼，要保证足够的户外活动量和活动时间。体育锻炼要从实际出发，承认差别，因人而异。在月经期，可以适当进行体育锻炼。

　　（3）经期卫生指导：开展月经生理和相关卫生知识的教育，学会正确对待月经初潮、月经来潮，对月经周期、出血量等有一定程度的认识和判断，并对月经期可能出现的生理现象有一定的认识；学会重视月经期的阴部卫生和月经用品的选择与正确使用；对痛经等月经常见问题进行咨询和处理。

　　（4）性教育：要支持与配合学校和社区开展青春期性教育。性教育要包括性生理、性心理和性伦理的教育等。

（二）围婚期

　　围婚期是指确定婚姻对象到婚后受孕为止的一段时间，包括婚前、新婚和孕前三个阶段。围婚期的保健重点在于婚前保健。

1. 婚前卫生指导　婚前卫生指导要以提供系统的、全面的以生殖健康为中心的有关婚育、性保健和新婚避孕节育等知识的健康教育，提高婚前保健人群的保健意识和保健能力。

2. 婚前医学检查　婚前医学检查是对准备结婚的男女双方可能患影响结婚和生育的疾病进行的医学检查，包括询问病史、体格检查、常规辅助检查和其他特殊检查，并根据检查结果提出医学意见并给予指导。

3. 婚前卫生咨询　针对医学检查结果发现的异常情况提出"不宜结婚"、"不宜生育"和"暂缓结婚"等医学意见时耐心、细致地讲明科学道理，对可能产生的后果给予重点解释，必要的咨询；对某些对象针对生殖健康方面的疑虑给予有针对性的解答；提供遗传咨询，指导服务对象知情选择婚育。

4. 孕前卫生指导　孕前卫生指导是为了帮助准备生育的夫妇在孕前创造良好的条件、选择良好的受孕时机，以避免影响孕产妇和胎婴儿的健康，达到优生的目的。一般是在健康教育与咨询的基础上，结合健康状况检查，主要内容包括给予最佳受孕时期选择的知识、健康生活方式的形成知识、避孕方法的调整知识、受孕年龄的选择知识等。

（三）围生期

围生期是产前、产时和产后的一段时期，在我国是指从妊娠满 28 周到产后 1 周。围生期保健包括孕期保健、产时保健、产褥期保健、哺乳期保健和新生儿保健等。围生期保健的目的在于贯彻预防为主的方针，降低孕产妇和围生儿死亡率、降低病残儿出生率，提高母儿健康水平，增进人口素质。

1. 妊娠早期保健　妊娠早期是妊娠至 12 周以内，对妊娠妇女做到"三早"，即早发现妊娠、早检查、早发现妊娠禁忌证及并发症；宣传优生知识、避免不良因素干扰，预防先天畸形。

2. 妊娠中期保健　妊娠中期是妊娠 13～27 周，做好产前检查，预防胎儿宫内发育不良，指导孕期卫生及营养。

3. 妊娠晚期保健　妊娠晚期是妊娠≥28 周，定期进行产前检查，防治妊娠并发症，预防早产、纠正异常胎位，做好高危门诊及高危病房监护，预测分娩方式。

4. 产时保健　正确处理各产程，提高接产质量，做好"五防"（防滞产、防感染、防出血、防窒息、防产伤），"一加强"（加强高危产妇的分娩监护）。

5. 产褥期及新生儿期保健　做好产妇及新生儿保健，包括产褥期护理、新生儿护理、高危儿监护、提倡母乳喂养、产后访视、产后健康检查和早产儿、体弱儿的管理等。同时重视产后抑郁的预防和控制。

（四）节育期

女性从初次性生活到生育终止，其间有 25～30 年甚至更长时间需要生育的调节与控制。节育期保健是向育龄妇女提供以避孕为核心内容的生殖健康和相关的医疗服务，预防非意愿妊娠，提高妇女健康水平。

1. 提供足够选择的避孕方法　WHO 估计，在发展中国家，每年约有 2.22 亿对夫妻希望推迟或终止妊娠，但并未采取任何避孕方法。通过提供合适的避孕方法，可以降低意外妊娠率,提高妇女的生殖健康水平。为服务对象提供避孕方法要以良好的咨询为基础,运用现代科学知识和人际交流技巧,确定服务对象的需求,在服务对象积极参与、充分尊重服务对象价值观并在保护服务对象隐私的情况下,指导育龄男女有计划地生育、节育。选择避孕方法的关键在于"知情选择"。在服务对象选择了避孕方法后,提供周密的随访服务,或上门或应邀来诊,能够提高对象对避孕方法的满意度和续用率。

WHO 于 2009 年发布《避孕方法知情选择咨询服务台式指南》(*Decision-Making Tool for Family Planning Clients and Providers*),提出下列知情选择的原则:①服务对象自己决定;②服务人员帮助服务对象思考并做出最适宜于自身情况的选择;③无论如何,服务对象的愿望应得到尊重;④服务人员对服务对象的叙述、问题和需求要给予回应;⑤服务人员倾听服务对象的叙述,以便于明晰下一步该如何做。指南采用绿色、粉色、蓝色、紫色来代表不同服务对象的需求并提供了较为详细的服务流程图。

2. 流产后服务　人工流产是非意愿妊娠的补救措施,是全世界应用最广泛的医疗技术之一,全球每年约有 5300 万妇女因非计划妊娠而要求人工终止妊娠。在流产后应立即落实教育和避孕服务,避免重复流产,包括:流产后社区服务、流产后咨询服务、流产后治疗服务、流产后计划生育服务、流产后生殖健康及其他健康综合服务等。

(五) 围绝经期

围绝经期俗称更年期,指围绕绝经的一段时期,是妇女自生殖期步入老年期的生理过渡阶段,一般发生在 40 ~ 60 岁,平均持续 4 年,可以分为绝经前期、绝经期以及绝经后期。但近年来,随着妇女压力的增大等原因,出现围绝经期年龄提前的倾向,越来越多的妇女在 35 岁左右便出现围绝经期症状。妇女在围绝经期后卵巢功能逐步衰退,雌激素分泌和排卵功能减少、停止,导致一系列的生理和病理现象(围绝经期综合征),如月经不规律、潮热、出汗、心悸、骨质疏松、性功能减退、失眠等,严重影响她们的身体健康。另外由于雌性激素水平的降低将引发一系列精神症状和情绪改变,如焦虑、悲观心理和一些个性行为的改变。

1. 围绝经期一般保健　积极主动对社区妇女进行围绝经期保健知识的健康教育,主要内容包括:①围绝经期是一种自然过渡状态,经过一段时间机体自然调整和适应后,机体症状大多会自然消失;②家庭内健康教育,使家庭成员关心和理解,并给予更多的鼓励与支持,使妇女能顺利度过这一阶段;③生活方式的管理,这一期是乳腺癌等肿瘤、糖尿病、心血管疾病、绝经后骨质疏松等易发现时期,要注意选择中等强度的体育锻炼,并保持合理的膳食结构,定期进行体格检查。

2. 围绝经期的医疗保健　主要是针对围绝经期综合征制订个性化的治疗方案,包括一般治疗和激素替代治疗(HRT)。

二、全科医疗中的妇女保健服务

为了实现国务院颁布的《中国妇女发展纲要(2011—2020 年)》规定的妇女健康水平,全科医疗中的妇女保健服务主要包括以下 5 个方面。

1. 妊娠早期健康管理　妊娠 12 周前由孕妇居住地的乡镇卫生院、社区卫生服务中心为孕妇健康状况评估，建立《孕产妇保健手册》；开展孕早期个人卫生、心理和营养保健指导，特别要强调避免致畸因素和疾病对胚胎的不良影响，同时进行产前筛查和产前诊断的宣传告知，根据检查结果填写第 1 次产前随访服务记录表，对具有妊娠危险因素和可能有妊娠禁忌证或严重并发症的孕妇，及时转诊到上级医疗卫生机构，并在 2 周内随访转诊结果。

2. 妊娠中期健康管理　在孕 16～20 周、21～24 周各进行 1 次随访，对孕妇的健康状况和胎儿的生长发育情况进行评估和指导，识别需要做产前诊断和需要转诊的高危重点孕妇；对未发现异常的孕妇，除了进行妊娠期的个人卫生、心理、运动和营养指导外，还应进行预防出生缺陷的产前筛查和产前诊断的宣传告知；对发现有异常的孕妇，要及时转至上级医疗卫生机构；出现危急征象的孕妇，要立即转上级医疗卫生机构。

3. 妊娠晚期健康管理　督促孕产妇在妊娠 28～36 周、37～40 周前往有助产资质的医疗卫生机构各进行 1 次随访。开展孕产妇自我监护方法、促进自然分娩、母乳喂养以及妊娠期并发症、并发症防治指导。对随访中发现的高危孕妇应根据就诊医疗卫生机构的建议督促其酌情增加随访次数。随访中若发现有意外情况，建议其及时转诊。

4. 产后访视　乡镇卫生院、村卫生室和社区卫生服务中心（站）在收到分娩医院转来的产妇分娩信息后，应于 3～7 天到产妇家中进行产后访视，进行产褥期健康管理，加强母乳喂养和新生儿护理指导，同时进行新生儿访视。

5. 产后 42 天健康检查　乡镇卫生院、社区卫生服务中心为正常产妇做产后健康检查，必要时进行辅助检查对产妇恢复情况进行评估；异常产妇到原分娩医疗卫生机构检查；对产妇应进行性保健、避孕、预防生殖道感染、纯母乳喂养 6 个月、婴幼儿营养等方面的指导。

三、妇女常见病普查普治

（一）妇女常见病普查普治原则

实施妇女常见病普查普治工作是贯彻预防为主、保护妇女生殖健康的一项公共卫生行动，是保证妇女常见妇科疾病实现"早发现、早诊断、早治疗"的重大干预措施。通过妇女常见病普查普治工作的开展，有力地推动了妇幼健康服务均等化，提高妇女儿童健康水平。

（二）妇女常见病普查内容

妇女常见病的普查项目，包括妇科恶性肿瘤、生殖道感染及乳腺疾病的筛查。

1. 妇科恶性肿瘤筛查　妇科恶性肿瘤主要为宫颈癌、子宫内膜癌和卵巢癌，其中我国宫颈癌每年约有 13.2 万新发病例，占世界宫颈癌新发病例总数的 28%。宫颈癌的筛查，常用的方法是宫颈细胞学筛查、高危型 HPV 检测、肉眼筛查。子宫内膜癌的筛查技术目前尚不成熟。卵巢癌也没非常有效的筛查手段，一般认为如果女性连续几周出现腹胀、进食后即有饱胀感、食欲缺乏及盆腔疼痛的，先测定血清 CA125 水平，如果 CA125 ≥ 35kU/L 时，要进行盆腔或腹腔的超声影像学检查。

2. 生殖道感染　生殖道感染是女性不孕的重要原因，也是宫颈癌的一个重要危险因素，女性生殖道感染主要包括宫颈支原体感染、阴道炎（细菌性、真菌性、滴虫性阴道炎等）、盆腔炎等。一般采用将阴道分泌物、宫颈分泌物、盆腔液涂片，在显微镜下观察，然后根据需要再进行相关的检查。

3. 乳腺疾病 乳腺疾病是女性常见病、多发病，严重危害妇女身心健康，主要包括乳腺炎、乳腺增生、乳腺纤维瘤、乳腺囊肿、乳腺癌五大类，其中乳腺癌是女性常见的恶性肿瘤之一，发病率位居女性恶性肿瘤的首位，也是最容易被早期检出的恶性肿瘤。乳腺癌筛查的目的在于通过早期检出无症状病人，降低乳腺癌病人死亡率和与乳腺癌相关疾病的发病率。乳腺癌筛查最常见的方法有医生手诊的基础上行 B 超检查、标准乳腺钼靶 X 线摄影检查。

4. 恶性肿瘤的免疫接种 有些恶性肿瘤是可以预防的，比如原发肝癌常为乙型肝炎病毒感染后引起，接种乙肝疫苗后，我国原发性肝癌病例明显减少，而宫颈癌的源头则是人乳头瘤病毒（HPV）的感染，HPV 是一种双链 DNA 病毒，可引起人体皮肤黏膜上皮增生，主要通过性生活或密切接触传播，80% 以上的女性一生中至少有过一次 HPV 感染，90% 以上的 HPV 感染可在 2 年内自然清除，1% 的病人发展至宫颈癌前病变和宫颈癌；根据有无致癌性，将 HPV 分为高危型和低危型。我国国家药品监督管理局根据 WHO 国际癌症研究机构（IARC）的建议，将 HPV16/18/31/33/35/39/45/51/52/56/58/59/68 定义为高危型，而将 HPV 26/53/66/73/82 定义为中危型，其中以 HPV16/18 诱发癌变的风险最高。高危型 HPV 持续性感染是下生殖道高级别上皮内病变和癌发生的必要因素，已成为严重威胁女性健康的公共卫生问题。低危型 HPV 感染主要引起生殖器疣等良性病变，常由 HPV6/11 引起。HPV 的疫苗接种是预防 HPV 感染的有效方法，HPV 疫苗在美国的临床应用已有 11 余年，而我国上市仅 5 年，根据 WHO 推荐 9 岁以上的女性接种，而 9 ～ 26 岁被认为是最佳接种年龄，而根据疫苗效价的不同，我国推荐年龄也不同。

（1）HPV 疫苗的免疫机制：主要诱导体液免疫反应，产生的中和性抗体在 HPV 进入机体时即可与病毒抗原结合，从而防止 HPV 感染。

（2）分类及接种程序：目前根据可预防型别分为国产双价 HPV 疫苗、进口双价 HPV 吸附疫苗、进口四价 HPV 疫苗、进口九价 HPV 疫苗；接种程序见表 24-2。

表 24-2 HPV 疫苗类别

项目	国产双价 HPV 疫苗（大肠埃希菌）	进口双价 HPV 吸附疫苗	进口四价 HPV 疫苗	进口九价 HPV 疫苗
预防 HPV 型别	16/18	16/18	6/11/16/18	6/11/16/18/31/33/45/52/58
适宜接种年龄	9 ～ 45 岁	9 ～ 45 岁	9 ～ 45 岁	16 ～ 26 岁
预防 HPV 感染性疾病	宫颈癌、CIN1 级、CIN2/3 级、AIS、HPV16/18 持续性感染	宫颈癌、CIN1 级、CIN2/3 级、AIS	宫颈癌、CIN1 级、CIN2/3 级、AIS	宫颈癌、CIN1 级、CIN2/3 级、AIS，9 种 HPV 相关亚型感染
免疫量	共接种 3 剂，每剂 0.5ml			
接种方式	肌内注射，首选上臂三角肌			
接种方案	第 0、1、6 个月，岁接种 2 剂	第 0、1、6 个月	第 0、2、6 个月	第 0、2、6 个月

注：1 年内接种 3 剂为完成免疫接种，CIN 为子宫颈上皮内瘤变，AIS 为原位腺癌

（3）HPV疫苗的安全性：根据2017年WHO发布的HPV疫苗立场文件指出，结合现有证据，表明目前已上市的HPV疫苗安全性良好，不良反应与其他疫苗相似；十分常见的接种部位不良反应依次为局部疼痛、肿胀和红斑；接种部位处瘙痒和硬结。一般发生于接种后15天内，多为轻、中度，大多可自然缓解，一般无须特殊处理。全身不良反应（adverse reaction，AR）有发热、头痛、眩晕、疲劳、肌肉痛、关节痛和胃肠道症状（恶心、呕吐、腹痛）等。而我国国产HPV疫苗临床试验显示总体安全性良好，尚无严重的不良反应。

第三节　社区老年人保健

社区老年保健是研究如何预防老年常见疾病以及保护老年人身心健康的一门学科。其内容包括老年的界定、人口老龄化及其对社会及全科医生的影响、老年人的病理生理特点等。

一、老龄化及老年界定

（一）老龄化概念

人口老龄化亦称社会老龄化或人口老年化，是指老年人口在总人口中所占比例较多的统称，是一种社会人口、年龄结构的变化。目前世界上并无统一的确切标准，它实际上是老年人口占总人口的比例随着时间推移而不断上升的一种社会状态。

（二）老年界定

目前世界各国对老年人年龄界限划分的标准不一。世界卫生组织建议亚太地区和发展中国家用60岁作为老年的标准。我国人口学上将老年人不同年龄阶段分为：45～59岁为老年前期（中老年人）；60～79岁为老年期（老年人）；80岁以上为高龄期（高龄老人）；90岁以上为长寿期（长寿老人）；100岁以上为百岁老人。

（三）人口老龄化程度评价与划分

社会医学在评价人口老龄化时常用以下5种指标。

1. 老年人口比例　也称老年人口系数，表示老年人口在总人口中所占的比例。

2. 老年人口指数　是指老年人口数占劳动力的人口数的百分比。这一指标表示生产者对老年人负担的轻重程度。其中劳动力的人口数是指15～59岁的人口数（以60岁作为老龄化指标）；或15～64岁人口数（以65岁作为老龄化指标）。

3. 老龄化指数　也称人口老化指数，是指老年人口数占少年人口数（0～14岁）的百分比，这一指标表示人口老龄化的程度。

4. 年龄中位数　系指在某个社区或城市中，某一年龄以上和以下的人口各占50%。这个年龄就是这个社区或城市的年龄中位数。年龄中位数越高老龄化越重。

5. 长寿水平　是指80岁以上人口数占60岁以上人口数的比例，用以表示长寿水平的高低。一个地区的长寿水平直接反映这个地区老年人医疗保健的质量。

以上 5 个指标基本能评价一个国家人口老化的程度。目前联合国采用的人口老龄化的划分标准有两个：一是 60 岁及以上的人口占全人口 10% 以上，即可认为已进入老龄化社会，我国目前采用的就是这个标准；二是 65 岁及以上人口占全人口的 7% 以上，即为老龄化社会。当前发达国家采用这一标准。

（四）人口老龄化对社会及全科医生的影响

1. 人口老龄化是社会进步的标志　人口老龄化是社会富裕带来的人口变化，它是人类物质、文化生活和医疗保健水平的不断提高的必然结果。它与出生率、死亡率下降等因素有关。

2. 人口老龄化社会对全科医生需求量增大　老年人口数占劳动力人口数的百分比，即老年人口抚养比。这一指标表示生产者对老年人负担的轻重程度。它反映了人口老龄化的社会后果。我国学者王茂斌等预测，2020 年 4.0 个劳动力人口供养一位老年人；2030 年 2.6 个劳动力人口供养一位老年人；2040 年 2.1 个劳动力人口供养一位老年人；2050 年 1.8 个劳动力人口供养一位老年人。可见未来人口老龄化的程度加剧，个人与家庭将无法承担照顾老年人的重任，需依赖政府与社会的力量。未来敬老院、老年中长期疾病医院、老年俱乐部等均是照顾老年人的场所。因而对全科医生数量的需求将越来越大。

（五）我国人口老龄化现状与发展趋势

1. 我国人口老龄化发展速度快　2000 年我国跨入老龄化社会。我国近 20 年及未来人口老龄化可能会出现 3 个阶段：1990 ～ 2003 年是缓慢老龄化阶段，老年人口比例从 1990 年的 8.50% 上升到 10.19%；2003 ～ 2020 年是加速老龄化阶段，老年人口比例从 10.16% 将猛增到 15.56%；2020 ～ 2050 年是超老龄化阶段，老年人口比例将从 15.55% 进一步提高到 27.44%，此时年龄结构将出现高度老龄化。据 2020 年的第七次全国人口普查报告，我国 60 岁以上的老年人口已经达到 2.6 亿。

2. 中国的老龄化是一个非自然过程　中国的老龄化有其"人为因素"，即中国的计划生育政策。计划生育是我国的国策，它的存在人为地推进了中国人口老龄化的非自然过程。

3. 中国的老龄化是"未富先老"　世界多数国家人口老龄化是"先富后老"，即人均国内国民经济生产总值 GDP 至少达到 5000 美元以上以后才逐渐进入老龄化社会。而我国的人口老龄化出现在 2000 年、人均 GDP 1 000 美元左右的时候。此时社会是"未富先老"，社会经济发展水平及社会医疗保障水平等与人口老龄化的需求不相适应，加之中国人口众多，老龄人口庞大，必然会出现我国目前"看病难""看病贵"及慢性病失于控制等现象。

（六）全科医生研究人口老龄化的意义

中国的人口老龄化特点决定了我国老年慢性病、退行性疾病数量的急剧增多，须长期的医疗、保健、康复等医疗维护。需要大量的全科医生来承担此任务。因而全科医生应清楚人口老龄化对社会、家庭、个体健康的影响，应掌握老年疾病的预防、医疗与保健的理论与技能，以维护老年群体的健康，使老年人既长寿又健康达到健康老龄化。

问题讨论

上海市长宁区某社区各年龄段人口分布（图 24-1），请根据该图提供的数据，计算长宁区某社区老年人口比例、老年人口指数及老龄化指数，试评价该社区老龄化程度及长寿水平。

请分析：

全科医生应如何制订该社区老年人的医疗、保健及康复计划？

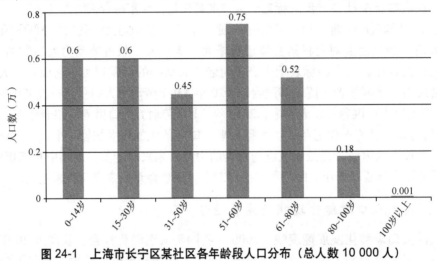

图 24-1　上海市长宁区某社区各年龄段人口分布（总人数 10 000 人）

二、老年人生理、心理特点与卫生保健需求

老年期的生理、心理变化是老年保健的基础，社区全科医生必须掌握老化后生理、心理改变才能做好社区老年人的健康保健工作。

（一）老年期的生理特点

1. 神经系统老化　神经系统老化改变主要有脑组织重量逐渐减轻。神经细胞数量减少，70 岁以上老年人神经细胞总数减少可达 45%，此年龄段多数老年人出现脑萎缩。神经递质减少可引发某些老年疾病，如去甲肾上腺素（NA）减少可出现抑郁和睡眠障碍，多巴胺（DA）下降可导致老年性帕金森病，NA、DA 和 5- 羟色胺（5-HT）同时减少是老年抑郁症和阿尔茨海默病等疾病的重要发病因素之一。

2. 心血管系统老化　心脏老化时心脏重量逐年增加，心脏体积也增大，老化的心脏通过代偿性肥厚来适应所增加的负荷，故老年高血压病人心脏彩超常可见心房、心室增大。这一方面是高血压病的影响，另一方面也有老化等自身因素的影响。心脏瓣膜老化，心内膜和心瓣膜逐渐发生纤维化、钙化。心脏血管老化，冠状动脉随增龄变得扭曲、硬化，不同程度狭窄，冠状动脉血流减少，心肌收缩力逐年下降、心排血量逐渐减少，易导致心肌缺血、冠心病及心绞痛等。心脏自律细胞数目逐渐减少，自律细胞功能失调而易导致心律失常。

3. 消化系统的老化　主要表现为消化液分泌减少、肠道蠕动减慢、味蕾发生萎缩等，使老年人常食之无味。食管上段的骨骼肌和下段的平滑肌变薄，收缩力减弱等易致吞咽困难。老年胆囊及胆管变厚弹性降低，胆囊常下垂，胆管口括约肌也出现老化，胆汁的流出有一定障碍，使老年人消化能力明显减弱等。

4. 呼吸系统老化　老年人呼吸肌与韧带萎缩、老化，肺和气管弹性减弱，使呼吸道阻力增加及呼吸功能下降；脊柱后凸，胸廓变形，前后径变大，左右径变小，多呈桶状胸；鼻腔黏膜萎缩变薄，纤毛运动减弱，易致微生物感染；肺泡弹性减退、数量减少，无功能肺泡扩大，易出现肺气肿，易发生缺氧、感染、呼吸功能衰竭。

5. 泌尿系统老化　泌尿系统的老化主要表现为肾小球数目减少、肾小管功能减退、肾动脉硬化、肾血流量降低、肾小球滤过率下降、肾内分泌功能减退等。膀胱肌肉萎缩，肌层变薄，纤维组织增生，肌肉收缩无力使膀胱既不能充满，又不能排空，导致残余尿增多，夜尿增多等。

6. 内分泌系统老化　老年期多数内分泌功能随着衰老而下降，衰老时，各类内分泌激素受体的消失或减少是普遍的。如肾上腺、性腺及甲状腺等功能均有所下降，一方面分泌的激素减少，另一方面靶器官对激素的反应减弱。如胰岛 B 细胞分泌胰岛素功能随着增龄逐渐减退，临床 80 岁以上的老年人"糖耐量减退"发生率明显升高。

7. 运动系统老化　老年人的运动功能随年龄增长而减退，肌肉力量逐渐减弱，骨皮质变薄，骨胶质减少或消失，骨密度降低，骨质疏松，脆性增加，骨吸收超过骨形成。韧带与肌腱变硬、僵直，屈曲运动困难，易引起这些结构撕裂。关节面上的软骨退化，其通透性随增龄而减弱。故临床老年人关节疼痛的发生率远比高血压、糖尿病多。

（二）老年人的心理特点

所谓老年心理，就是指老年人的心理过程及个性。包括老年人的认知能力、情感特征、意志行为等特有的心理变化。老年人的心理状况影响着老年人的生理功能及其对社会环境的适应能力，与老年人器官组织的病变密切相关。

1. 感知觉特点　人到老年，视力、听力明显降低，嗅觉、味觉老化、减退。使他们对外界事物的反应迟钝、模糊，其所带来的交流障碍，易使他们产生情绪沮丧、孤独、抑郁和自卑的心理。

2. 记忆特点　老年人随年龄增长，记忆力下降，记忆速度变慢；对刚听过、看过、感知过的事物的初级记忆能力下降，对需要进行加工、编码、储存和提取的，过程较复杂的次级记忆尚好，远事记忆比近事记忆好。理解记忆比机械记忆好。

3. 智力特点　老年人智力发展有很大的可塑性，参差不齐。一方面老年智力障碍疾病发生率高，使很多老年人处于"失智"状态。且多数老年人因视力减退、听力减退、语言表达慢、行动迟缓等易被带上"糊涂"的帽子。但另一方面很多老年人在晚年仍然保持着旺盛的创造力。有 80 岁的老年人能著书立说、表演、创造，驾驶飞机、跳伞等。所以"老糊涂"的说法并不适用于所有的老年人。

（三）社区老年人的卫生保健需求

社区老年人的卫生保健需求主要有如下 4 个方面。

1. 老年人日常生活保健与护理的需求 社区空巢家庭、高龄老人的家庭照料和医疗护理是老年人，特别是高龄老人的第一需要，而且随着人口老龄化程度加剧，这种特殊需要将会越来越突出。这是老年人对维持生命的基本需求。

2. 健康促进与预防疾病的需求 通过提供信息、健康教育和提高生活技能以使老年人更有效地维护自身的健康。使老年人懂得自我保健，让家庭其他成员懂得如何照顾老年人。实行老年疾病的三级预防，防治老年慢性疾病等。这一需求是老年保健的重要内容。

3. 疾病医疗与康复的需求 由于中国老龄化严重，老年慢性病发病率迅猛增长，老年人对疾病医疗的需求巨大。另外，老年人致残率也在增高，因而对康复的需求也很大。

4. 老年心理健康的保健需求 因老年人容易情绪沮丧，孤独、抑郁，易产生自卑的心理，偏瘫、残疾、智力障碍疾病发生率高，特别需要予以心理保健，以增强老年人的信心，提高生活能力、抵抗疾病的能力。

以上是老年人卫生保健的基本需求，也是老年社区保健工作的基本内容。

━━━ 链 接 ━━━

中国台湾地区的全科医学学科发展较中国大陆多数地区先进。其发展模式中的"长照机构"非常值得我们借鉴学习。所谓"长照"就是长期照护的意思。如"护理之家"是台湾地区最常见的长照机构。这种护理之家是护士执业，机构中也可聘请1～2名医生，主要是针对高龄老年人日常生活的护理，健康的维护，疾病的基本治疗。由于老年人生理功能退化、多种疾病并存，很多老年人常因偏瘫、压疮、骨折等，生活不能自理，家庭无力照顾。这种医疗机构减轻了家庭的负担，也提高了高龄老年人的生活质量，延长了寿命。

三、社区老年人综合功能评估

（一）生活功能的评价

身体功能包括：排泄、进食、活动等日常生活能力（ADL）及服药管理、料理家务及购物能力等日常生活手段（IADL）。

（二）健康程度评估

评价老年人群的健康状况需依据躯体上、精神上及社会功能上的完好状态等多方面因素。具体内容可参照本书健康管理章节，以老年多种评估量表为基础，如匹茨堡睡眠质量指数量表（PQSI）、简易智能状态检查（MMSE）量表、汉密尔顿抑郁量表（HAMD）等。

四、全科医疗中的老年保健服务

社区全科医疗中针对老年人的保健服务是与老年人的卫生保健需求相适应的，主要包括老年人日常生活的保健与护理；健康促进与疾病预防；疾病的诊疗与康复；心理健康保健与护理。

1. 日常生活保健与护理 包括进食护理，排泄护理，洗澡护理，日常社会交往维护等。

2. 健康促进与疾病预防 是防治老年疾病、促进疾病康复最有价值的工作内容。很多老年疾病终身携带，如能使其并发症得到预防，可提高老年人生活质量。

3. 老年疾病的诊疗与康复 是老年社区保健的主要内容。做好这一工作需掌握老年疾病特点及用药原则，用以指导老年保健与医疗。

（1）老年疾病特点与用药原则：老年期疾病特点是基于其生理、心理改变所特有的。

1）老年疾病特点：①老年易发生感染，感染的好发部位是呼吸道、泌尿及生殖道、胆道等。肺炎是老年人较常见的感染性疾病。②老年非感染性疾病患病率高，如高血压、冠心病、脑血管病、糖尿病及恶性肿瘤，还有阿尔茨海默病、骨关节炎及退行性变、白内障等。③症状及体征不典型，老年人应激能力降低，加之常并发多种疾病，因而使发病后症状及体征不典型，容易漏诊、误诊。④多种疾病共存。⑤起病隐匿，发展缓慢，在相当长时间内可无症状，无法确定发病时间。⑥意识障碍，易引起水、电解质紊乱。⑦易发生后遗症和并发症。⑧治愈率低、预后不良。

2）老年人用药原则：①遵循受益原则，用药的受益/风险值＞1；②小剂量原则，从小剂量开始逐渐增量原则，因老年人排泄慢，易发生药物蓄积等；③五种药物原则，老年人因多病共存常使用多种药物，易出现药物不良反应（ADR），使用5种药物ADR发生率为50%，使用8种药物为100%，因而用药以不超过5种药物为宜。

（2）社区老年常见疾病的保健与康复：社区老年的常见疾病有冠心病、高血压、慢性阻塞性肺疾病、糖尿病等。其保健与康复措施详见第19章、第21章、第22章。

4. 心理健康保健与护理 社区老年人常见的心理问题有离退休综合征、老年抑郁障碍、老年疑病症、空巢综合征等。其保健与康复措施详见第23章。

第四节 社区残疾人保健

一、残疾的定义及分类

（一）残疾的定义

残疾（disability，handicap）是一种心身状态。处于这种状态的人，由于躯体功能或精神心理的障碍，难以适应正常的社会生活和工作。

（二）残疾的分类

世界卫生组织于2001年正式签署并颁布了"国际功能、残疾和健康分类标准"，以生物-心理-社会医学模式，从生物学能力、个体能力和社会能力3个维度对残疾进行了综合评价。

1. **能力障碍（伤残）** 指多种因素所致心理、生理、解剖或功能上的缺陷和异常。其损伤为暂时或永久的丧失或异常，为生物学水平的残疾。

2. **能力低下（残疾）** 是指正常人的基本日常生活活动及其他能力受到削弱的状态。病人不能以正常的行为、方式和范围进行个体的活动，为个体水平的残疾。

3. **严重残疾（残障）** 由于残疾程度严重，不但生活不能自理，而且影响参加社会活动。指限制和妨碍行使其社会权利和义务，发挥应有的社会作用，为社会学水平的残疾。

二、残疾人的心理特征及保健需求

（一）残疾人的心理特征

残疾严重困扰着残疾人的心理，其心理特征有共性，也有个性不同。

1. **自卑感** 很多残疾人由于丧失了正常人的生活能力，担心被人瞧不起，觉得低人一等，易产生孤僻、胆怯和自卑感，意志消沉，丧失生活信心。

2. **孤独感** 残疾人由于生理上的某种缺陷不能或不愿主动接触社会，不能像正常人一样在社会活动中与人交流，缺少朋友，久而久之就会产生孤独感。

3. **敏感** 由于残疾人身体的残疾，容易对别人的态度和评论敏感、过激。遇到有损残疾人自尊心的事情，他们多难以忍受，报复心理明显。聋哑人情绪反应多表现于外，容易上火和发怒。而盲人的听觉、触觉代偿增强，超过正常人，所以盲人常比较健谈。

4. **老年人残疾特征** 后天形成残疾的老年人其孤独、悲观、绝望、自暴自弃很重。他们多由慢性疾病引起，这样的老年患病人数将逐渐增加。

（二）残疾人的心理保健需求

根据残疾人的心理特点，其心理的保健有如下 3 个方面。

1. **帮助残疾人避免消极的心态** 使他们认识不良情绪对人心灵、生活可造成危害。如可导致内分泌紊乱、血压升高、月经紊乱等现象。

2. **帮助残疾人掌握调适不良情绪和心态的方法** 鼓励残疾人参加社会活动和家庭活动，像残奥会、各种力所能及的公益活动。让残疾人明白积极的情绪可使精神舒畅，身体健康，不让悲观、愤怒、焦躁等不良情绪控制身心。

3. **充分尊重残疾人的人格** 不能对残疾人居高临下，不要伤害其自尊心，鼓励他们建立自强自立、自尊自重的信念。

三、全科医疗中的残疾人保健服务

残疾的预防和残疾人的功能康复是全科医疗中的残疾人保健服务的核心内容。

（一）残疾的预防

1. **一级预防** 预防能导致残疾的损伤、疾病、发育缺陷的因素，如社区糖尿病的筛查、骨折的预防、胎儿保健，一定程度可起到预防先天及后天残疾的作用。

2. 二级预防　早期发现及治疗已发生的伤病，防止遗留残疾，如糖尿病、高血压、冠心病的二级、三级预防均能防止已发生的疾病所致的伤残。

3. 三级预防　轻度残疾发生后，应积极康复治疗以限制其发展，避免永久性残疾。

（二）残疾人的功能康复

1. 社区残疾人康复要根据老年人身心功能特点采取对策，使康复治疗能顺利进行。如老年人肌力较差，在康复运动中不做或少做力量性练习。老年人心肺功能及脑血循环比年轻人差，要采用较小的运动强度，避免剧烈运动和速度快、身体位置急剧转变的运动。

2. 充分利用社区卫生服务促进老年康复，其中以社区为基础的康复服务，具有覆盖面广、应用方便、花钱少、效果确实等优点，尤其在促进老年残疾人融入社区生活，改善生活质量方面，社区康复有其优势。

3. 对已患常见致残疾病的老年人，要定期进行危险致残因素的测定，防止其功能受损，如糖尿病坏疽致残、脑血管病偏瘫等。要控制这些致残疾病的发生与发展。

第五节　临终关怀

一、临终关怀的定义

临终关怀（hospice care）又称安宁疗护，不是一种治愈疗法，而是对注定离世的病人，用"关爱"减轻其由疾病带来的痛苦，享受人间的温暖。主要针对人群为：经评估预期寿命在 6 个月内的疾病终末期或老年病人。目的以改善临终病人生活质量为主。为病人提供舒适的医护环境、温暖的人际关系和坚强的精神支持，帮助病人完成人生的最后旅途，并给予家属安慰和关怀的一种综合性卫生医疗服务。1967 年英国的修女兼医生桑德斯首创了第一家临终关怀医院，此后传遍欧美。20 世纪 90 年代，临终关怀发展到亚洲。1988 年，天津医学院首创国内第一家临终关怀医疗机构，目前全国各地成立了多家此类医疗机构，2017 年国家卫健委颁布了《安宁疗护中心基本标准（试行）》和《安宁疗护中心管理规范（试行）》，以更好地推动临终关怀医疗机构的建设。

二、临终关怀服务是全科医疗服务的一个内容

全科医学注重全生命周期的连续性照顾服务，而临终是生命的最后里程。对临终病人提供整体照护，不以治疗疾病为主，而是控制病人的症状、减轻病人的痛苦、对病人进行全面的照护，这也是全科医学人性化、连续化医疗照顾的一部分。已经定义临终的病人在大型综合性医院治疗同样没有价值及意义。为提高临终病人临终阶段的生存质量，尽可能地使病人处于舒适的状态，家庭式温暖，全科医生的人性化临终关怀医院或病房，充满了家庭式的温暖、关怀与爱抚，它既为病人提供服务，又为病人的家庭提供有关服务。

除了多方面满足病人的需求外，又注重对临终者亲友的关怀、帮助与安慰，使他们适时从悲哀与痛苦中解脱出来。国内外这样的医疗机构越来越多。所以临终关怀是全科医疗服务的一个重要内容。

三、临终关怀服务在社区的实施

在美国等发达国家，主要开展以家庭临终关怀为主的社区服务，而我国则以临终关怀的病房形式较多，当然在社区服务支持下的家庭病房是目前的发展趋势，在我国社会老龄化的严峻形势下，社区医疗必将承担临终关怀服务的功能。

临终关怀的治疗是以病人及家庭为中心，多学科协作的形式进行的，主要内容包括缓解症状，心理、精神社会支持及针对性的护理计划等多方面覆盖；WHO 提出的临终关怀的治疗原则是：①维护生命，把濒死认作正常过程；②不加速也不拖延死亡；③减轻疼痛和其他痛苦症状；④为病人提供身体上、心理上、社会上和精神上（即身、心、社、灵）的支持直到他们去世；⑤在病人重病及去世期间为家属提供哀伤抚慰和其他帮助。

（一）控制症状

社区的临终关怀服务以缓解症状、提高生活治疗为主要内容。目前这类人群因疾病本身、治疗过程中的生理变化及多种疾病共存所致的症状有很多，包括疼痛症状、乏力、厌食、失眠、呼吸困难、恶心呕吐、便秘、焦虑、谵妄、抑郁等或多个症状并存。社区服务不以延长生命为目的，减轻疼痛是关键。

以缓解疼痛为主的治疗如下。

1. 评估症状　首先了解疼痛的诱发因素，加剧及缓解的方式，评估病人疼痛的部位、性质、程度、发生规律及持续的时间；其次询问既往史、疼痛对病人各方面的反应及心理反应；最后观察有无伴随症状及并发症。

2. 药物治疗　目前根据 WHO 提出的止痛三阶梯指南及相关药物分类见表 24-3。遵循口服给药、按阶梯给药、按时给药、个体化给药及注意具体细节的原则，根据病人情况合理应用。

表 24-3　临终关怀镇痛药物治疗

阶梯 / 程度	药　品
第一阶梯（轻度疼痛）	非阿片类镇痛药（阿司匹林、对乙酰氨基酚、非类固醇类抗炎药等）
第二阶梯（中度疼痛）	弱阿片类镇痛药（可待因、哌替啶、曲马朵等）＋非甾体抗炎药物＋辅助用药
第三阶梯（重度疼痛）	强阿片类镇痛药：吗啡、美沙酮、芬太尼贴剂等＋非甾体抗炎药＋辅助用药

注：非甾体类药物常有胃肠道反应；弱阿片类药物存在天花板效应；强阿片类药物常产生耐受，需适当增加剂量；常用的辅助用药包括抗抑郁药、抗惊厥药物及糖皮质激素类药物等

（二）社会心理支持及健康宣教

1. 社会心理支持 临床工作中改善病人的症状很重要，但照顾病人心理更重要；根据临终病人心理特征可采取以下的心理疗法。

（1）耐心沟通，陪伴倾听：以亲切的态度，温和、关心的词汇与病人多交谈，特别是针对病人不良的心理，组织语言进行安慰和安抚，倾听是走进病人内心世界的重要途径，可以让我们得到病人的信任，了解他们的过往经历或未了心愿，更能让我们有效地了解影响病人死亡恐惧的原因，从而帮助他们面对死亡恐惧；同时指导病人相应的放松训练，提醒病人家属与病人多相处，让病人感受到来自亲人的关爱，避免病人产生孤独感。

（2）多鼓励，维护病人的自尊：在治疗过程中应多鼓励病人表达内心的情绪，让疑惑、压抑、愤怒等负面情绪得到宣泄，引导病人进入较为稳定的情绪状态；尊重病人的意愿，以积极的方式告知病人病情，激发病人的积极心态和价值观取向，提升自我效能感和幸福感，提高病人人生价值观和生活质量，而不是盲目的延长生命时间。

（3）回顾性疗法，发现自身的价值：引导病人回忆一些过去的开心往事，让病人保持放松心态，通过让病人回忆过往，反思人生，发现自我价值感、生命意义感，从而提高生活质量。

2. 死亡健康宣教 在我国的传统观念中，常常避讳谈及死亡话题，而对病人"隐瞒病情"也是我们临床治疗的特色，然而教会病人如何正确地看待死亡、树立正确的生死观是必要的。在国外儿童早期便会教育其树立正确的死亡观念，认为死亡是一个自然的过程，从而减少对死亡的畏惧，提高对生命自然过程的认知，尊重病人的意愿，提高病人的生活质量，才能使其平静地度过生命的最后时光。

（三）家庭的支持

临终关怀针对的不仅是病人本人，更以家庭为单位，为家庭提供帮助，如指导家庭对病人实施生活照顾的同时，提醒家庭成员应用语言沟通及行为陪伴等方式提供情感支持，满足病人的需求，缓解病人的心理压力；鼓励家属表达感情，释放情绪，帮助和指导家属减轻悲伤的程度，缩短伤痛的时间。

（四）针对性有计划的护理

以基础护理为主，重视疼痛护理。

1. 基础护理 包括保持呼吸道通畅，及时吸氧、吸痰；加强压疮的护理，及时翻身；做好专项护理，如口腔护理、留置导尿管者注意防止泌尿道感染；对意识丧失、谵妄、躁动的病人护理时动作要轻，避免坠床、摔倒及外界刺激而引起病人抽搐。

2. 疼痛的护理 晚期肿瘤病人70%左右以疼痛为主诉，鼓励病人说出自己的痛苦，给予同情和理解，及时发现、解决病人的痛苦。

（徐仲卿 葛 荣）

复习指导

1. 一般将儿童的年龄分期划分为胎儿期、新生儿期、婴儿期、幼儿期、学龄前期、学龄期，但生长发育是一个连续的过程，各期难以分割，且各期之间联系密切。

2. 早产、出生窒息和感染(肺炎、腹泻和疟疾)、营养不良、伤害(道路交通碰撞、溺水、烧烫伤、跌落和中毒)是儿童的主要死亡原因。

3. 妇女保健工作要以预防为主，以保健为中心，以基层为重点，以生殖健康为核心。围婚期保健是围绕结婚前后，为保障婚配双方及其下一代健康所进行的一系列保健服务措施，主要包括婚前卫生指导、婚前医学检查、婚前卫生咨询和孕前卫生指导，重点在于婚前保健。围生期保健包括妊娠期保健、产时保健、产褥期保健、哺乳期保健和新生儿保健等。围生期保健的目的在于贯彻预防为主的方针，降低孕产妇和围生儿死亡率、降低病残儿出生率，提高母儿健康水平，增进人口素质。

4. 节育期保健是向育龄妇女提供以避孕为核心内容的生殖健康和相关的医疗服务，预防非意愿妊娠，提高妇女健康水平。避孕方式的选择要遵循知情选择原则。围绝经期保健的重点在于提高围绝经期的认识并适当采取一般治疗措施和（或）激素替代治疗。

5. 人口老龄化是指 60 岁及以上的人口占全人口 10% 以上或者 65 岁及以上人口占全人口的 7% 以上。

6. 社区老年人的卫生保健需求包括：老年人日常生活保健与护理的需求、健康促进与预防疾病的需求、疾病医疗与康复的需求、老年心理健康的保健需求。

7. 老年人用药应遵循受益、小剂量、5 种药物三原则。

全科医学服务模式及服务内容实习指导

实习一　全科医疗服务模式及服务内容

一、实 习 目 的

1. 了解社区卫生服务中心或站的科室设置，设施、设备和人员配置情况。
2. 熟悉全科医疗的服务模式，理解全科医疗与专科医疗服务的异同。
3. 掌握全科医疗服务的内容及服务特征。

二、实 习 地 点

某指定的社区卫生服务示范中心或站。

三、实 习 时 间

3 学时。

四、实 习 内 容

1. 社区卫生服务中心或站的科室设置，以及设施、设备和人员配置。
2. 全科医生开展全科医疗服务的情况。
3. 全科医疗服务的内容及服务特征等。

五、实 习 方 式

到某指定的社区卫生服务示范中心或站进行社区见习，按照每组 5 ～ 6 名学生分成小组，每组由 1 名带教老师负责完成见习。

六、实 习 要 求

1. 完成社区见习，并在带教老师组织下讨论以下内容。

（1）全科医疗与社区卫生服务的区别和联系。

（2）全科医疗与专科医疗的区别和联系。

（3）全科医疗服务的内容及服务特征。

（4）全科医生在社区经常处理的健康问题。

2. 社区见习后 1 周之内，每位学生需递交 1 份不少于 1000 字的《社区卫生服务中心见习感受》报告。

实习二　全科医疗接诊技巧

一、实 习 目 的

1. 掌握全科医生接诊中沟通（包括言语沟通与非言语沟通）的基本技巧。

2. 熟悉全科医生接诊中的应诊过程、应诊会谈方法及与特殊人群的沟通技巧。

二、实 习 地 点

某指定的社区卫生服务中心或站 / 全科诊室。

三、实 习 时 间

2～3 学时。

四、实 习 内 容

全科医生应诊过程与技巧。

五、实 习 方 式

到某指定的社区卫生服务示范中心或站进行社区见习，按照每组 5～6 名学生分成小组，在带教老师组织和指导下，分小组进行见习、观摩和角色扮演。

六、实 习 要 求

1. 观摩带教老师对预约病人的接诊全过程。

2. 通过角色扮演来学习和体会全科医生的应诊方式。具体做法：选两名同学分别扮演医生和病人，模拟演示应诊过程，其余同学进行观摩。观摩结束后由同学发表观点，指出应诊过程中的成功之处和存在的不足，指出所建个人健康档案是否规范和标准，最后由带教老师展示接诊过程，并进行点评和总结。

（1）情景：某社区卫生服务中心全科医生诊室。

（2）全科医生：王医生。

（3）病人：赵某，男，63 岁，退休工程师，因睡眠不好、血压升高就诊。

（4）教学工具：血压计、听诊器、体重计、体温计各 1 个。

3. 讨论内容

（1）全科医生接诊有什么特点？你了解到了哪些关键性的接诊技巧？

（2）全科医疗中个人健康问题记录多采用以问题为导向的医疗记录方式。问题描述将问题表中的每一问题依序号逐一以"S-O-A-P"的形式进行描述，在进行 SOAP 记录时应注意什么？与目前使用的医院门诊病历有何异同？

4. 社区见习后 1 周之内，每位学生需递交 1 份病人个人健康档案。

实习三　个人健康档案建立

一、实 习 目 的

1. 掌握全科医疗个人健康档案的基本内容和以问题为导向的健康档案记录方式。

2. 了解社区居民健康档案管理系统，了解全科医疗个人健康档案的作用、意义及其在全科医疗服务中的使用情况。

二、实 习 地 点

某指定的社区卫生服务中心或站／全科诊室。

三、实 习 时 间

2 ～ 3 学时。

四、实 习 内 容

1. 全科医疗个人健康档案的基本内容。

2. 以问题为导向的健康档案记录方式。

五、实 习 方 式

到某指定的社区卫生服务示范中心或站进行社区见习，按照每组 5 ～ 6 名学生分成小组，在带教老师组织和指导下，分小组参观居民健康档案管理系统，学习撰写以问题为导向的医疗记录。

六、实 习 要 求

1. 参观社区卫生服务机构居民健康档案管理系统，然后学习带教老师对健康问题描述的 SOAP 的记录格式。

2. 讨论内容。全科医疗中个人健康问题记录多采用以问题为导向的医疗记录方式。问题描述将问题表中的每一问题依序号逐一以"S-O-A-P"的形式进行描述，在进行 SOAP 记录时应注意什么？与目前使用的医院门诊病历有何异同？

3. 社区见习后 1 周之内，每位学生需递交 1 份病人的个人健康档案。

实习四　家 庭 访 视

一、实 习 目 的

1. 掌握家庭访视的类型，能针对性提出健康管理计划，为病人和家庭提供合适、有效的健康指导。

2. 熟悉入户调查的常用方法、程序和技巧。

3. 熟悉家庭访视的程序、技巧及家庭访视报告的撰写。

4. 掌握常用的家庭评估方法。

二、实 习 地 点

某居民家中。

三、实 习 时 间

2 学时。

四、实 习 内 容

1. **家庭类型评估**　核心家庭、扩展家庭、单亲家庭或重组家庭。

2. **家庭生活周期评估**　8 个阶段，判断该家庭处于家庭生活周期的哪个阶段。

3. **家庭功能评估**　绘制家庭圈和家系图；采用家庭功能评估问卷（Family APGAR）综合评估家庭功能。

4. **家庭资源评估**　家庭内外资源，采用问卷法和家庭外资源 ECO-MAP 综合评估家庭资源。

五、实 习 方 式

将学生按照每 5～6 人分成一小组，每组由 1 名带教老师带领，进入居民家庭中实施家庭访视。

1. 准备阶段　在带教老师指导下，从社区居民健康档案中随机抽取一份家庭档案，查阅户主姓名及联系方式，电话预约被访视对象（即访视的家庭成员），主要确认家庭需要访视的原因、是否愿意接受家访等，并了解到达的路线。

2. 前往探视阶段　从出发至到达家庭过程中，观察评估家庭的邻里和社区情况。

3. 进入家庭阶段　说明访视目的后，努力与家庭成员建立良好的人际关系，取得家庭成员的信任，并观察家庭内的基本情况。

4. 访视阶段　通过言语交流、现场观察和问卷调查等，进行家庭类型评估、家庭周期评估、家庭功能评估和家庭成员居家环境安全评估等。

5. 结束阶段　在本次家庭访视结束后，快速审视并分析结果，预计是否需要下一次家访，并做好预约准备。

6. 记录和总结　填写家访记录并进行总结。

六、实 习 要 求

1. 完成社区见习，并讨论以下内容

（1）你认为入户调查的技巧是什么？在入户调查过程中，应注意哪些问题？

（2）教师张某刚退休，现与早她退休两年的丈夫相依为伴。请问该家庭将面临什么问题？

（3）居民吴某，为了让儿子接受更好的教育，夫妻俩节衣缩食，筹措费用送儿子出国读研究生，现家中剩下夫妻两人，请问该家庭处于生活周期的什么阶段？此家庭生活周期的重点应关注什么问题？

2. 社区见习后 1 周之内，每组需递交 1 份家庭访视报告，内容包括

（1）所访视家庭的基本情况。

（2）家系图绘制与家庭评估。

（3）家庭主要健康问题目录和描述。

（4）家庭健康管理计划与实施措施。

（5）家庭保健措施的评估。

附：家庭访视记录格式（供参考）

某家庭访视记录

时间　　　　户主姓名　　　　参加人员　　　记录人员地点

访视内容：①基本情况；②家系图和家庭资源；③问题目录和描述；④管理计划和措施。

实习五 社区卫生诊断

一、实习目的

1. 掌握社区卫生诊断的目的与意义。
2. 了解社区调查的步骤与方法。
3. 掌握社区卫生诊断报告书写格式和主要内容。

二、实习地点

某指定的社区卫生服务中心。

三、实习时间

2～3学时。

四、实习内容

1. 社区卫生诊断的实施步骤和方法。
2. 社区调查的设计、实施和总结。
3. 社区卫生诊断报告的书写格式与主要内容。

五、实习方式

社区诊断
1. 将学生分成小组，每组选定1名组长，在老师带领下入户调查收集资料。
2. 根据收集资料，拟定社区卫生诊断报告的主要内容。
3. 老师讲解并演示标准的社区卫生诊断报告书写格式。
4. 各组派代表报告本小组社区卫生诊断主要内容，老师现场指导并进行点评和总结。

六、实习要求

1. 完成社区见习，并讨论以下内容：
(1) 本社区主要健康问题有哪些？采取哪些措施可以干预？
(2) 社区卫生诊断的主要内容及方法有哪些？
2. 社区见习后1周之内，每组需递交1份社区卫生诊断报告，或1份病人教育和群体健康教育计划。

实习六　社区健康教育

一、实习目的

1. 掌握社区健康教育计划的设计原则、实施步骤与评价方法。
2. 熟悉社区健康教育的技巧。

二、实习地点

某指定的社区卫生服务中心。

三、实习时间

2～3学时。

四、实习内容

社区健康教育计划的设计原则、实施步骤与评价方法。

五、实习方式

社区健康教育
1. 阅读带教老师所发的背景资料，小组讨论后提出需优先干预的问题。
2. 各小组制订社区健康教育计划、实施方案、目标及效果评价手段。
3. 各小组派代表进行10分钟病人教育（角色扮演）和群体健康教育实施的观摩，老师指导并进行现场点评和总结。

六、实习要求

1. 完成社区见习，并讨论以下内容：
（1）社区健康教育的主要环节有哪些？
（2）你认为健康教育有效吗？为什么？如何评价？
2. 社区见习后1周之内，每组需递交1份病人教育和群体健康教育计划。

（邵　爽）

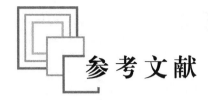

参考文献

陈孝平, 汪建平 . 2019. 外科学 . 9 版 . 北京: 人民卫生出版社 .

崔树起 . 2007. 全科医学概论 . 2 版 . 北京: 人民卫生出版社 .

邓世雄 . 2012. 基础医学概论 . 北京: 人民卫生出版社 .

董燕敏, 陈博文 . 2008. 社区卫生诊断技术手册 (试用) . 北京: 北京大学医学出版社 .

杜雪平 . 2012. 全科医生基层实践 . 北京: 人民卫生出版社 .

葛均波, 徐永健 . 2019. 内科学 . 9 版 . 北京: 人民卫生出版社 .

顾湲 . 2010. 全科医学概论 . 3 版 . 北京: 人民卫生出版社 .

郭清 . 2000. 社区卫生服务理论与实践 . 广州: 暨南大学出版社 .

郭晓曦 . 2018. 我国分级诊疗制度建设的伦理思考 . 沈阳: 中国医科大学 .

国家卫生计生委 . 国家基本公共卫生服务规范 (第三版) (国卫基层发〔2017〕13 号) .

国家卫生计生委印发 . 安宁疗护实践指南 (试行) (国卫办医发〔2017〕5 号) .

国家卫生健康委办公厅 . 全科医生转岗培训大纲 (2019 年修订版) (国卫办科教发〔2019〕13 号) .

国家卫生健康委印发 . 国家免疫规划疫苗儿童免疫程序及说明 (2021 年版) (国卫疾控发〔2021〕10 号) .

国家心血管病中心, 中国医学科学院阜外医院 . 2019. 中国高血压健康管理规范 (2019) 北京: 人民卫生
    出版社 .

国家心血管病中心 . 2020. 国家基层高血压防治管理指南 (2020 版) .

国务院关于 . 实施健康中国行动的意见 (国发〔2019〕13 号) .

海峡两岸医药卫生交流协会全科医学分会 . 2021. 姑息治疗与安宁疗护基本用药指南 . 中国全科医学,
    24(14):1717-1734.

郝伟, 于欣 . 2014. 精神病学 . 7 版 . 北京: 人民卫生出版社 .

黄秀兰 . 2006. 全科医学基础 . 北京: 中央民族大学出版社 .

姜贵云, 王强 . 2013. 康复医学 . 北京: 人民军医出版社 .

姜鑫 . 2009. 论我国患者权利法的构建及其内容 . 中国医院管理, 29(7):19-21.

孔维佳, 2019. 耳鼻咽喉头颈外科学 . 2 版 . 北京: 人民卫生出版社 .

李鲁 . 2013. 社会医学 . 4 版 . 北京: 人民卫生出版社 .

李闪闪 . 家庭医生签约服务中的若干伦理问题研究 . 北京协和医学院, 2019,

李艳 . 2010. 我国医学伦理学教材关于医学伦理学基本原则的评述 . 医学与哲学, 31(7):20-21.

李源 . 2005. 老年病学 . 西安: 第四军医大学出版社 .

梁万年, 郭爱民 . 2008. 全科医学基础 . 北京: 人民卫生出版社 .

梁万年, 路孝琴 . 2017. 全科医学 . 2 版 . 北京: 人民卫生出版社 .

梁万年, 吕兆丰 . 2012. 全科医学理论与实务 . 北京: 人民卫生出版社 .

梁万年 . 2012. 全科医学概论 . 2 版 . 北京: 人民卫生出版社 .

刘爱忠，黄民主 . 2010. 临床流行病学 . 长沙：中南大学出版社 .

刘汴生，张思雄 . 2001. 实用临床老年病学 . 北京：中国医药科技出版社 .

刘剑 . 2006. 现代医学伦理原则的探析与构成 . 上海：华东师范大学社会科学部：30-38.

路薇 . 2006. 医学伦理学 (4)：基本原则及范畴 . 诊断学理论与实践，5(3)：附 13- 附 15.

路孝琴，杜娟 . 2019. 全科医学基本理论教程 . 北京：人民卫生出版社 .

路孝琴 . 2013. 全科医学概论 . 北京：北京大学医学出版社 .

吕兆丰，郭爱民 . 2010. 全科医学概论 . 北京：高等教育出版社 .

罗家洪，薛茜 . 2008. 医学统计学 . 北京：科学出版社 .

申杰，韩萍，何伟 . 2007. 医用科研方法学 . 北京：人民军医出版社 .

沈洪，刘中民 . 2013. 急诊与灾难医学 . 北京：人民卫生出版社 .

沈洪，于学忠 . 2008. 急诊医学 . 北京：人民卫生出版社 .

沈渔邨 . 2009. 精神病学 . 5 版 . 北京：人民卫生出版社 .

施榕，郭爱民 . 2017. 全科医生科研方法 . 北京：人民卫生出版社 .

施榕 . 2011. 预防医学 . 2 版 . 北京：高等教育出版社 .

世界卫生组织，联合国儿童基金会 . 2009. 新生儿家庭访视：改善生存的策略 .

世界卫生组织 . 2010. 促进妇女儿童健康全球策略 .

孙爱萍 . 2009. 健康管理实用技术 . 北京：中国医药科技出版社 .

孙宝志 . 2006. 临床医学导论 . 北京：高等教育出版社 .

孙宝志 . 2013. 临床医学导论 . 4 版 . 北京：高等教育出版社 .

孙福川，王明旭 . 2014. 医学伦理学 . 4 版 . 北京：人民卫生出版社 .

孙福川 . 2002. 论生命伦理学基本原则的解构与重建 . 医学教育探索，1(1):70-72.

唐滢 . 2006. 我国的人口老龄化 . 人口与经济，4:130-132.

万学红，卢雪峰 . 2019. 诊断学 . 9 版 . 北京：人民卫生出版社 .

王家骥 . 2010. 全科医学基础 . 北京：科学出版社 .

王家骥 . 2019. 全科医学概论 . 4 版 . 北京：人民卫生出版社 .

王茂斌，王红静 . 2008. 社区保健与康复 . 人民卫生出版社 .

王明旭 . 2010. 医学伦理学 . 北京：人民卫生出版社 .

王晓波 . 2013. 医患冲突视阈下的患者权利谱系管窥 . 中国卫生事业管理，(4):274-277.

王晓明 . 2011. 老年病学 . 西安：第四军医大学出版社 .

卫生健康委、科技部、中医药局 . 2021. 关于印发医学科研诚信和相关行为规范的通知 . 中华人民共和
　国国务院公报，(11):77-80.

我国人口素质不断提升：解读第七次全国人口普查数据 http://www. gov. cn/xinwen/2021-05/12/
　content_5605910. htm.

吴江 . 2013. 神经病学 . 2 版 . 北京：人民卫生出版社 .

席焕久 . 2001. 新编老年医学 . 北京：人民卫生出版社 .

夏良伟 . 2008. 浅谈病人义务与文明就医 . 中国医院，12(2):66-69.

熊庆，王临虹 . 2014. 妇幼保健学 . 北京：人民卫生出版社 .

杨秉辉，刘凤奎 . 2008. 全科医疗 . 北京：人民卫生出版社 .

杨秉辉 . 2011. 全科医学概论 . 3 版 . 北京：人民卫生出版社 .

杨秉辉 . 2013. 全科医学概论 . 4 版 . 北京：人民卫生出版社 .

杨慧艳 . 2009. 患者权利立法研究 . 法学杂志，5:115-117.

医疗纠纷预防和处理条例 . 中华人民共和国国务院公报，2018(26):10-16.

于波心，张亚杰，王佳贺 . 2017. 老年安宁疗护中常见症状的控制 . 实用老年医学，31(11):1003-1006.

于晓松，路孝琴 . 2018. 全科医学概论 . 5 版 . 北京：人民卫生出版社 .

于晓松 . 2013. 全科医学理论与循证实践 . 北京：人民卫生出版社 .

曾益新 . 2012. 全科医学 . 8 版 . 北京：人民卫生出版社 .

张风秋，吴织芬，郭照江 . 2000. 尊重人格尊严，保障患者权利 . 中国医学伦理学，(4):10-13.

张为佳 . 2001. 英国的全科医生与全科医学教育，中医教育，20(5):60-61.

赵淑英 . 2014. 全科医学概论 . 北京：北京大学医学出版社 .

中国医师协会急诊医师分会，国家卫健委能力建设与继续教育中心急诊学专家委员会，中国医疗保健
国际交流促进会急诊急救分会 . 2019. 急性冠脉综合征急诊快速诊治指南 (2019). 中华急诊医学杂志
28(4):

中华医学会妇科肿瘤学分会，中国优生科学协会阴道镜和宫颈病理性分会，马丁，等 . 2021. 人乳头瘤病
毒疫苗在临床应用中国专家共识 . 协和医学杂志，(2):189-201.

中华医学会糖尿病学分会 . 2021.《中国 2 型糖尿病防治指南 (2020 版)》. 中华糖尿病杂志，13(4):315-
409.

祝墡珠 . 2013. 全科医学概论 . 3 版 . 北京：人民卫生出版社 .

祝墡珠 . 2014. 全科医学概论 . 4 版 . 北京：人民卫生出版社 .

Hutcheson A. 2011. Hospice care in the United States. Prim Care, 38(2):173-182.

John Murtagh. MURTAGH'S general practice// 梁万年 . 2015. 全科医学 . 4 版 . 北京：人民军医出版社 .

Meites E, Szilagyi PG, Chesson HW, et al. 2019. Human Papillomavirus Vaccination for Adults:Updated
Recommendations of the Advisory Committee on Immunization Practices. MMWR Morb Mortal Wkly
Rep, 68(32):698-702.

Merchant RM, Topjian AA, Panchal AR, et al. 2020. Part 1:executive summary:2020 American Heart
Association Guidelines for Cardiopulmonary Resuscitation and Emergency Cardiovascular Care.
Circulation, 142(suppl 2):ln press.

Qiao J, Wang Y, Li X, et al. 2021. A Lancet Commission on 70 years of women's reproductive, maternal,
newborn, child, and adolescent health in China. Lancet, 397(10293):2497-2536.

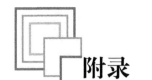

附录　全科医学教育与发展相关政策条目

1.《中共中央、国务院关于卫生改革与发展的决定》(中发〔1997〕3 号)

2.《卫生部关于印发发展全科医学教育的意见的通知》(卫科教发〔2000〕第 34 号)

3.《关于加快发展城市社区卫生服务的意见》(卫基妇发〔2002〕第 186 号)

4.《国务院关于发展城市社区卫生服务的指导意见》(国发〔2006〕10 号)

5.《关于加强城市社区卫生人才队伍建设的指导意见》(国人部发〔2006〕69 号)

6.《教育部关于加强高等医学院校全科医学、社区护理学教育和学科建设的意见》(教高〔2006〕13 号)

7. 卫生部、国家中医药管理局《城市社区卫生服务机构管理办法(试行)的通知》(卫妇社发〔2006〕239 号)

8. 卫生部、国家中医药管理局《关于公立医院支援社区卫生服务工作的意见》(卫医发〔2006〕244 号)

9.《关于印发城市社区卫生服务机构设置和编制标准指导意见的通知》(中央编办发〔2006〕96 号)

10. 财政部、国家发展和改革委员会、卫生部《关于城市社区卫生服务补助政策的意见》(财社〔2006〕61 号)

11.《中共中央、国务院关于深化医药卫生体制改革的意见》(中发〔2009〕6 号)

12.《国务院关于印发医药卫生体制改革近期重点实施方案(2009—2011 年)的通知》(国发〔2009〕12 号)

13. 卫生部办公厅关于印发《基层医疗卫生机构全科医生转岗培训大纲(试行)》的通知(2010 年 12 月 30 日)

14. 卫生部、中央编办等六部委发布的《以全科医生为重点的基层医疗卫生队伍建设规划》(发改社会〔2010〕561 号)

15.《国务院关于建立全科医生制度的指导意见》(国发〔2011〕23 号)

16. 卫生部办公厅关于征求《经济欠发达的农村地区助理全科医生培养标准(征求意见稿)》意见的函(卫办科教函〔2012〕162 号)

17.《教育部卫生部关于实施临床医学教育综合改革的若干意见》(教高〔2012〕6 号)

18. 关于印发《全科医生规范化培养标准(试行)》的通知(卫科教发〔2012〕48 号)

19. 卫生部《关于疾病预防控制机构指导基层开展基本公共卫生服务的意见》(卫疾控发〔2012〕42 号)

20. 国家卫生计生委等 7 部门《关于建立住院医师规范化培训制度的指导意见》(国卫科教发〔2013〕56 号)

21.《关于做好 2015 年国家基本公共卫生服务项目工作的通知》(国卫基层发〔2015〕67 号)

22. 国务院办公厅《关于推进分级诊疗制度建设的指导意见》(国办发〔2015〕70 号)